SELBST HEILEN MIT KRÄUTERN

PFLANZENHEILKUNDE
FÜR ZU HAUSE

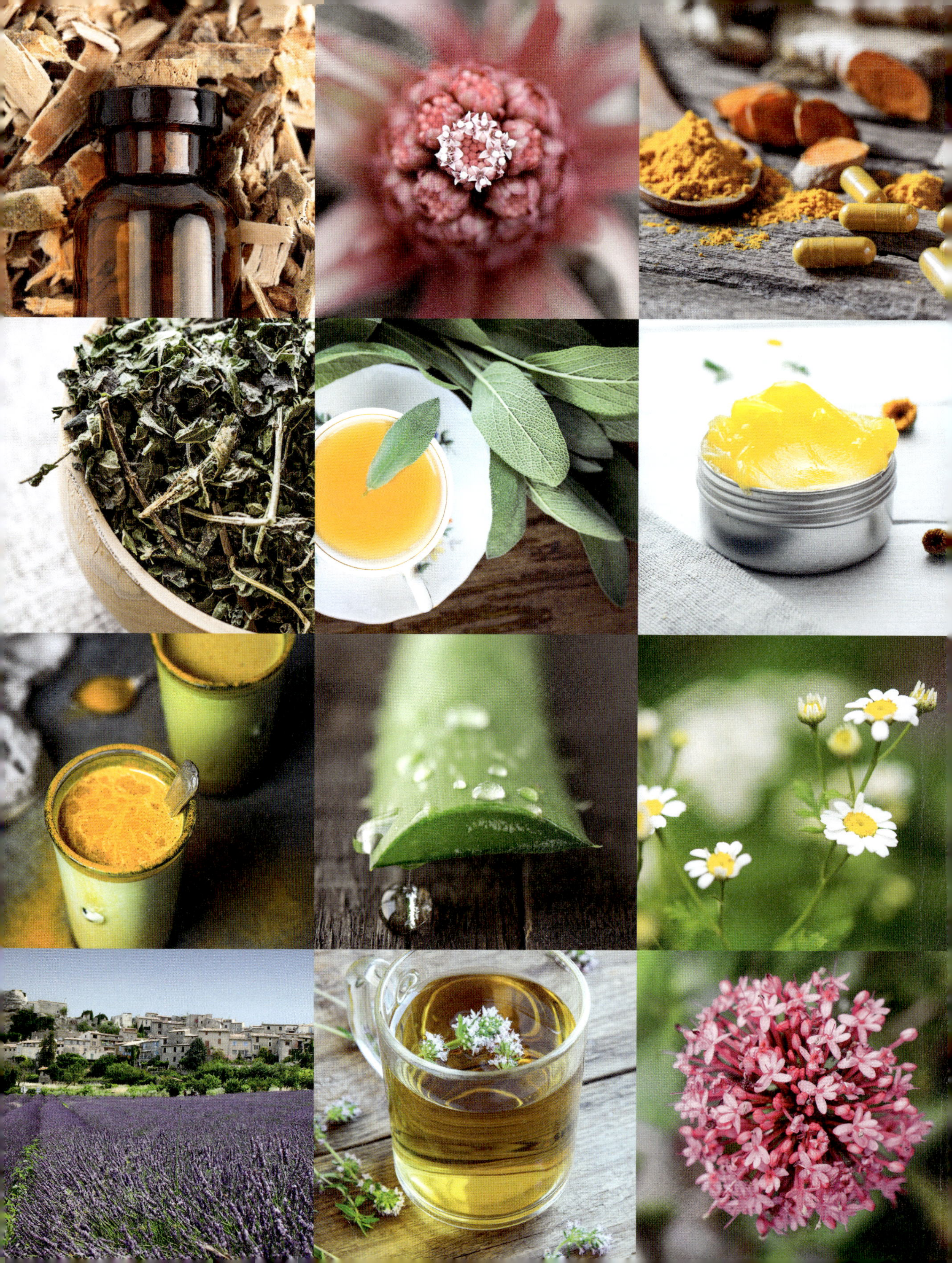

SELBST HEILEN MIT KRÄUTERN

PFLANZENHEILKUNDE FÜR ZU HAUSE

Mit Anleitung zur medizinischen Anwendung und Dosierung

Friederike und Prof. Dr. Dietrich

GRÖNEMEYER

Inhalt

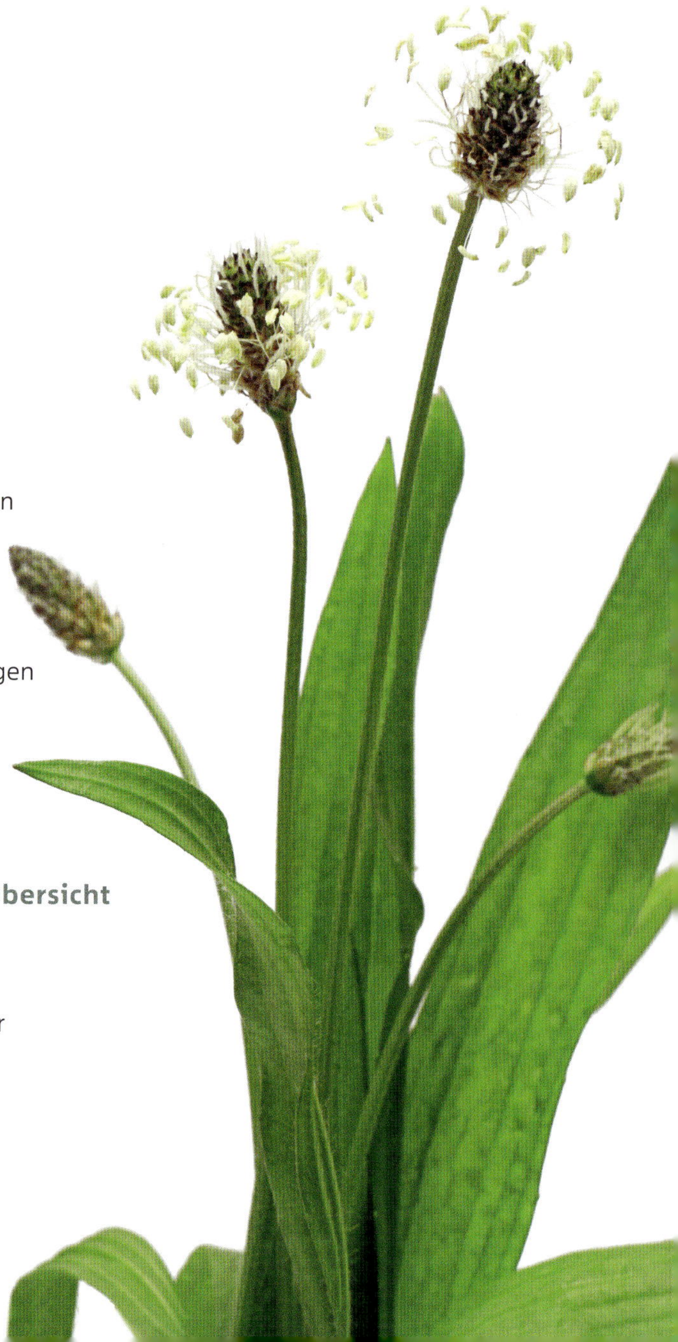

Die bedeutendsten Heilpflanzen für die Anwendung zu Hause

ab Seite 93

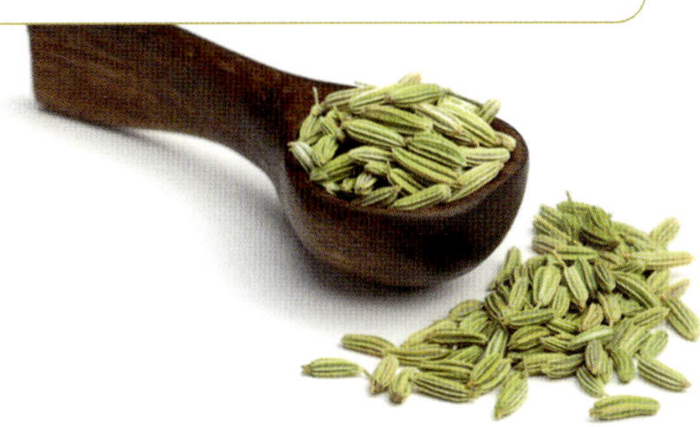

Bucherlöse

Dieses Buch ist in Wissenschaft und Systematik durch Unterstützung der Grönemeyer Stiftung für Weltmedizin entstanden (www.worldmedicine.eu). Prozentuale Einkünfte aus den Erlösen dieses Werks fördern die wissenschaftlichen Arbeiten der Stiftung beim Aufbau einer Bibliothek der Weltmedizin.

Haftungsausschluss

Alle Ratschläge in diesem Buch wurden von den Autoren und vom Verlag sorgfältig erwogen und geprüft. Eine Haftung der Autoren oder des Verlags und seiner Beauftragten für Personen-, Sach- und Vermögensschäden ist jedoch ausgeschlossen.

Diese Publikation präsentiert die Methode, die Meinungen und Vorstellungen der Autoren. Sie soll Hilfreiches und Informatives zu den behandelten Themen „Pflanzenheilkunde" und „Phytotherapie" bieten. Sie ersetzt aber nicht die individuelle und ärztliche Beratung. Autoren und Verleger des Buches erbringen keine medizinischen, gesundheitlichen oder persönlichen beziehungsweise fachlichen Leistungen. Bei Vorerkrankungen, schnell zunehmenden Beschwerden und Komplikationen sollte der Leser in jedem Fall einen Arzt konsultieren, bevor Ratschläge aus diesem Buch (weiter) umgesetzt werden. Das individuell gestartete Programm ist am besten mit dem Arzt des Vertrauens abzustimmen und gegebenenfalls nach ärztlicher Weisung anzupassen oder abzubrechen.

Der Verlag weist ausdrücklich darauf hin, dass im Text enthaltene externe Links vom Verlag nur bis zum Zeitpunkt der Buchveröffentlichung eingesehen werden konnten. Auf spätere Veränderungen hat der Verlag keinerlei Einfluss. Eine Haftung für Links ist deshalb ausgeschlossen.

§

Selbst heilen

mit Heilkräutern

Auf die Heilkräuter ist Verlass

Ihre Wirkung kennt man, so weit wir die Geschichte der Menschheit zurückverfolgen können. Seit Jahrtausenden, lange bevor an den Beruf des Arztes überhaupt zu denken war, haben unsere Vorfahren innere Leiden und Wunden mit dem behandelt, was sie in der Natur vorfanden. Die Pflanzen, die sie sammelten, halfen ihnen, Schmerzen zu lindern, Fieber und Krankheiten zu überwinden. Gewiss nicht so erfolgreich und auf die Schnelle, wie wir das heute erwarten, aber doch allemal so heilsam, dass das Wissen um die Wirkung der Heilkräuter von Generation zu Generation weitergetragen wurde, mündlich zumeist. Die Frauen vor allem bewahrten die Überlieferung. Die Töchter erfuhren von den Müttern, was diesen wiederum die Großmütter beigebracht hatten. Bekanntes verband sich mit Neuem. Keine Kultur, in der sich die Kenntnisse nicht über die Epochen ständig erweitert hätten, bei uns in Europa ebenso wie in Afrika, Asien und Australien oder auf dem amerikanischen Kontinent. Schier unüberschaubar ist der weltmedizinische Erfahrungsschatz, der sich im Laufe der Geschichte anhäufte. Nur sind wir uns dessen bloß noch eingeschränkt bewusst, wissen oft kaum noch, wie wir davon profitieren könnten.

Dass die naturwissenschaftliche Forschung in der jüngeren Geschichte, etwa seit der Renaissance und insbesondere seit dem Ende des 19. Jahrhunderts, Erfolge erzielte, die viele zu einer Geringschätzung der hergebrachten Heilkunst verführten, hat – wenigstens in den Ländern der westlichen Zivilisation – zu einer deutlichen Einschränkung der Vielfalt therapeutischer Möglichkeiten geführt. Denn das eine kann das andere doch nie völlig ersetzen, auch wenn die Dogmatiker des Fortschritts diesem Trugschluss allzu gern erliegen. Natürlich verfügen wir heute über chemisch erzeugte Medikamente, ohne die viele Krankheiten nicht zu heilen, mindestens zu lindern wären. Welche Beschwerden drohten etwa

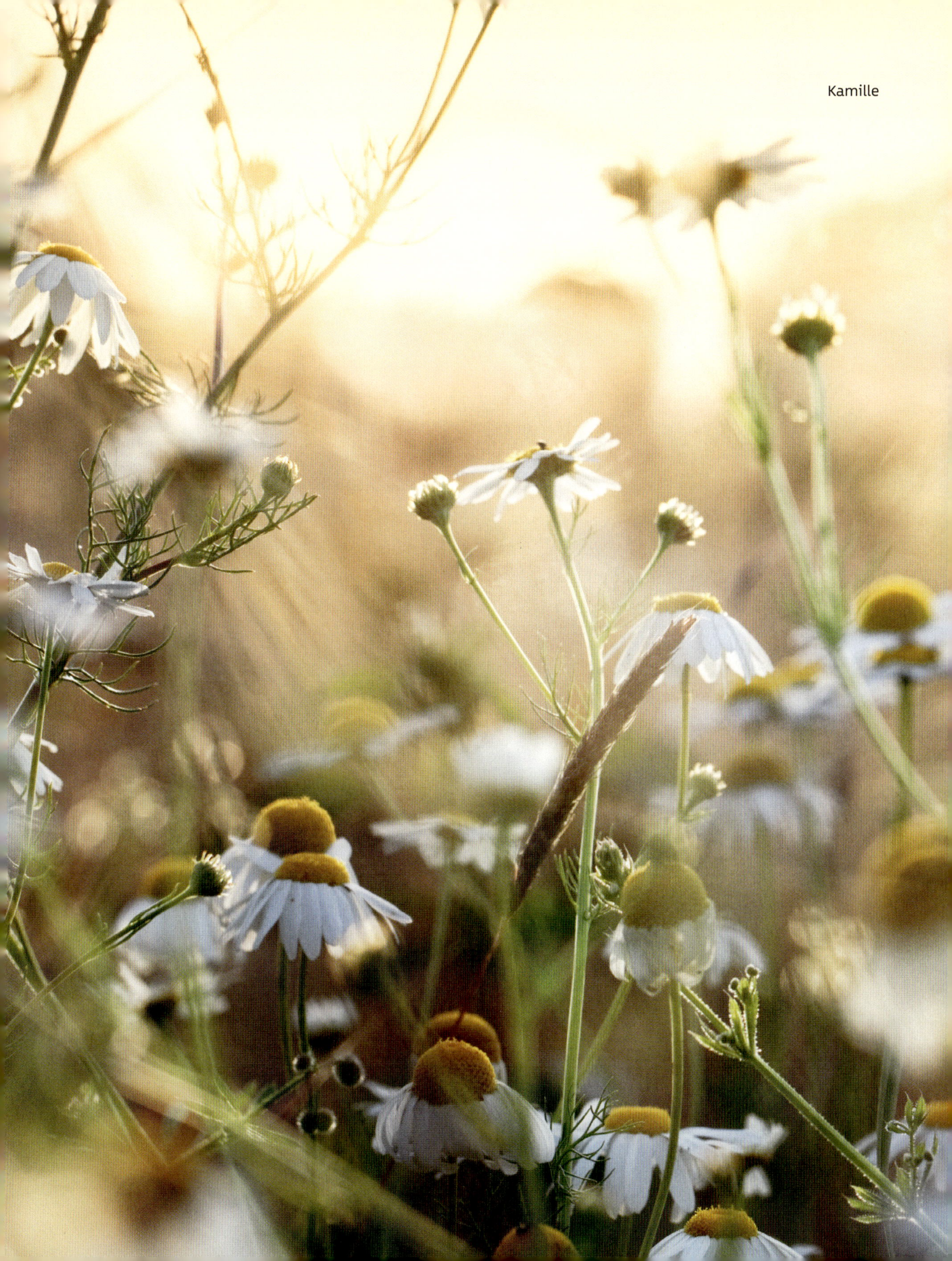
Kamille

Millionen von Diabetikern, gäbe es nicht das industriell hergestellte Insulin? Wie viele von ihnen würden frühzeitig sterben? Fraglos verdanken wir der Hightechmedizin Diagnose- und Operationsverfahren, die beispielsweise nach einem Herzinfarkt Leben retten, wie man sich das vor 100 Jahren nicht hätte träumen lassen. Man denke auch an das Röntgen und die Kernspintomografie oder die Transplantationschirurgie, an die Verpflanzung von Organen bis hin zum Herzen.

Was aber besagt das im Hinblick auf die Pflanzenheilkunde, die Phytotherapie? Mindert es ihre Bedeutung? Keinesfalls! Zwar kann sie nicht immer, aber doch in vielen Fällen mit pflanzlichen Anwendungen genauso heilsam wirken, schonender zudem als die „chemische Keule". Nicht allein bei Husten und Schnupfen, sondern auch bei Erkrankungen der Leber, der Nieren oder der Harnwege. Bei vielem können Pflanzen oder Pflanzenteile – Wurzeln, Blätter, Früchte, Samen – zur Prävention sowie zur Behandlung eingesetzt werden. Eine Erkenntnis, die sich zunehmend herumzusprechen scheint, geradezu überraschend, nachdem man lange glaubte, auf die alte Kräuterapotheke nicht mehr viel geben zu müssen. Sogar im Deutschen Arzneimittelgesetz (AMG) ist die Pflanzenheilkunde unterdessen als eine „besondere Therapierichtung" fest verankert. Empfohlen werden Phytopharmaka, deren Wirkung wissenschaftlich nachprüfbar ist, belegt durch die Forschung. Hat sich ihr heilendes Potenzial in der ärztlichen Praxis bestätigt, tragen Krankenkassen wenigstens teilweise die Kosten der Kräutermedizin.

Nach Jahrzehnten der Ignoranz folgen nun ein Umdenken und die Rückbesinnung auf das Wesentliche: einen ganzheitlichen Ansatz ärztlicher Versorgung. Kommt es doch nie darauf an, sich auf das Neue um seiner selbst willen zu fixieren, sondern sich von Fall zu Fall für die jeweils beste Behandlungsmethode zu entscheiden. Und das kann eben auch eine sein, die nutzt, was draußen in der Natur wächst, blüht und gedeiht – was schon in der Kräuterapotheke unserer Ahnen vorrätig war. Mit der Renaissance der Naturheilkunde begeben wir uns auf den Weg zurück in die Zukunft. Der Markt wächst zusehends, gerade in Deutschland. Allein 2018 wurden Phytotherapeutika für 1,746 Milliarden Euro verkauft. Gegenüber dem Vorjahr war das ein Umsatzplus von 1,9 %. Das sind bereits 25 % des Gesamtumsatzes aller rezeptfrei erhältlichen Arzneimittel. Dabei dürfte es weniger das Misstrauen gegenüber dem Neuen sein – dazu neigt die moderne Gesellschaft in den seltensten Fällen –, das diesen Stimmungswandel auslöste, als vielmehr das Zutrauen zu dem, was den Menschen bereits vor Zeiten geholfen hat. Erfahrung weckt Vertrauen.

Was schon die Alten wussten

In einer Höhle im Irak wurde ein ungefähr 60.000 Jahre altes Grab entdeckt, in dem 28 verschiedene Pflanzen als Beigaben lagen, vermutlich als Heilkräuter mit auf die Reise ins Jenseits gegeben. Auch in den jungsteinzeitlichen Pfahlbauten am Bodensee konnte man Samen und Pflanzen nachweisen, die in späterer Zeit als Heilkräuter verwendet wurden, unter anderem Holunder (Foto unten) und Kümmel. Ebenso trug Ötzi, der in den Alpen gefundene Steinzeitmensch, verschiedene Kräuter in seinem Köcher.

Die ersten Textzeugnisse über pflanzliche Rezepturen stammen von den Sumerern aus dem 3. Jahrhundert vor Christus. Sie fanden sich im einstigen Mesopotamien, dem Zweistromland, wo die Archäologen auch Keilschriften babylonischer Rezepturen aus dem 2. Jahrhundert vor Christus ausgruben. Überdies liegen Zeugnisse aus den frühen Hochkulturen Indiens und Chinas vor. Dort haben sich aus den heilpflanzlichen Erkenntnissen erstmals ganze Lehren der Heilkunst entwickelt: die Traditionelle Chinesische Medizin (TCM), der Ayurveda, die Tibetische Medizin, die japanische Kampo-Medizin, die Traditionelle Koreanische

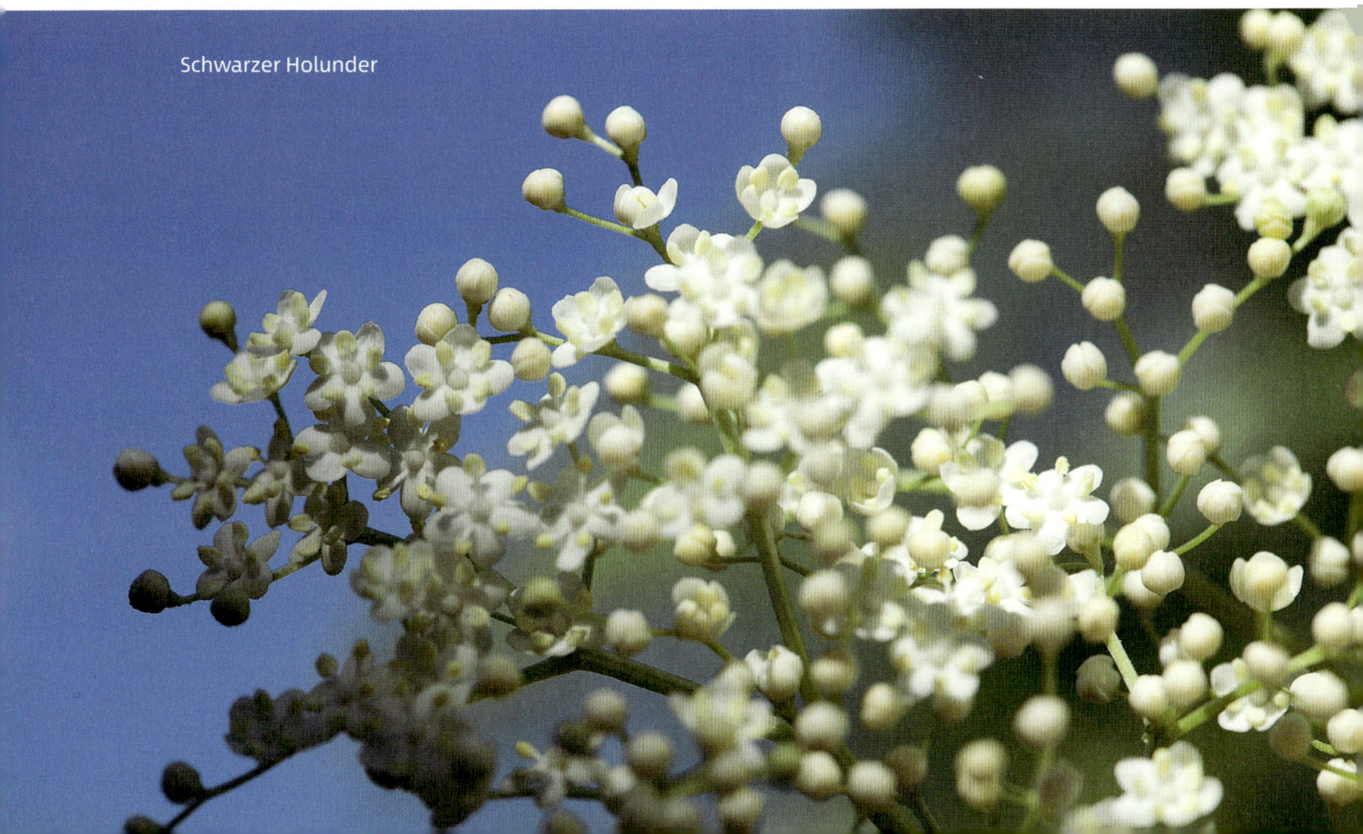

Schwarzer Holunder

Medizin (TKM) oder Unani, die graeco-arabische Medizin. Zu den eindrucksvollsten Geschichtszeugnissen der Naturheilkunde zählen Funde aus ägyptischen Königsgräbern wie der Papyrus Ebers (1.700–1.600 vor Christus) mit 877 Rezepturen unter anderem zur Verwendung von Aloe, Wacholder, Myrrhe, Thymian und Knoblauch. Ein weiterer früher Höhepunkt in der Heilpflanzenkunde ist für das 5. Jahrhundert vor Christus in Griechenland dokumentiert. Der berühmteste Arzt der Antike, Hippokrates (Foto unten), arbeitete eine vollständige Diätetik aus, die auch die Heilpflanzen integrierte. Theophrastos von Eresos, ein Schüler des Aristoteles, verfasste um 350 vor Christus eine „Naturgeschichte der Pflanzen" mit der detaillierten Beschreibung von 450 Heilpflanzen. Seine Kategorisierung der Pflanzenklassen hielt sich bis in die Neuzeit. Der römische Gelehrte Plinius der Ältere (23–79 nach Christus) verband nachher die naturkundlichen Einsichten von Hippokrates, Theophrastos und Aristoteles in seiner „Naturalis historia", einer 37-bändigen Enzyklopädie. Im 2. Jahrhundert nach Christus verwendete der griechische Arzt Galen bereits Pflanzenpräparate zur Wundversorgung. Sein Wissen fußte auf dem Werk des Dioskurides. Der als „Pionier der Pharmakologie" gerühmte Grieche hatte in seiner „Materia medica", entstanden im 1. Jahrhundert nach Christus, schon 1.000 Arzneimittel für fast 5.000 Anwendungen erfasst und beschrieben.

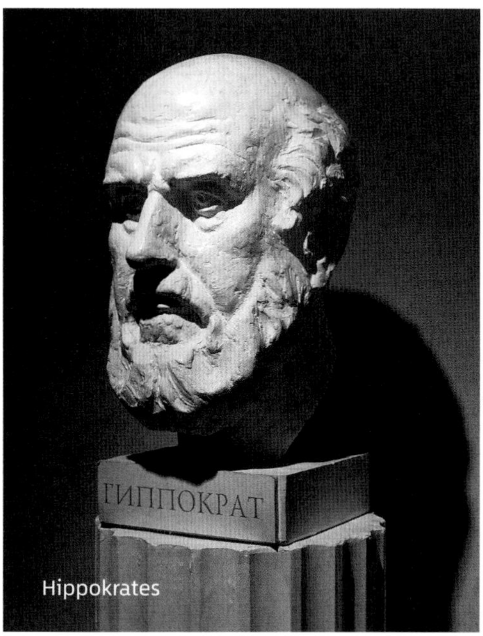

Hippokrates

Rückschauend betrachtet, eine Geistesgeschichte, die uns noch heute in Erstaunen versetzt. Eine seit der Antike fortwirkende Tradition der Kräuterheilkunde, in der wiederum die großen arabisch-persischen Ärzte standen. Der bekannteste von ihnen, Avicenna (um 980–1037), verfasste einen medizinischen Kanon, in dem es sich wesentlich um die Pflanzenheilkunde dreht. Mit dem Werk verbreitete sich die Kenntnis arabischer Heilpflanzen im europäischen Mittelalter.

Hildegard von Bingen schloss im 12. Jahrhundert mit der pflanzenzentrierten Behandlung verschiedenster Leiden daran an. Die „Klostermedizin“ stand in voller Blüte. Herbarien und Kräutergärten wurden von Mönchen und Nonnen zu medizinischen Zwecken angelegt. Praxis und Theorie beflügelten sich gegenseitig. Aus einem Spital für die erkrankten Brüder der Abtei Montecassino entwickelte sich in Salerno bei Neapel die erste medizinische Fakultät. Der Heilpflanzen- und Gewürzhändler Constantin von Afrika (um 1010–1087) schloss sich dem Kloster an und übersetzte medizinische Texte aus dem Arabischen und Griechischen ins Lateinische, die damals gängige Sprache der Gelehrten. In seinem „Liber graduum“, einem Lehrbuch der Heilkräuter und Mineralien, legte er die Grundlage für eine universitäre gelehrte Pflanzenheilkunde. Endgültig etablierte sie sich wenig später, im 12. Jahrhundert, mit der Veröffentlichung der „Circa instans“, einer Sammlung ausführlicher Drogenmonografien, dem Prototyp folgender Kräuterbücher.

Nachdem es über Jahrhunderte die Kleriker waren, die sich seelsorgerisch um die Kranken gekümmert hatten, avancierte die Heilkunst nun zu einer akademischen Disziplin. Die naturwissenschaftlichen Aspekte gewannen zunehmend an Bedeutung. Während der Renaissance im 15. und 16. Jahrhundert erlebte die „Medizin“ einen ersten Höhepunkt. Weitestgehend naturheilkundlich begründet blieb sie gleichwohl. So machte Paracelsus (1493/94–1541) damals erste Versuche mit der Destillation von Pflanzenextrakten. 200 Jahre später markierte der Arzt und Botaniker Carl von Linné (1707–1778) mit seiner wissenschaftlichen Benennung und Klassifizierung der Gewächse den Beginn einer Pflanzenkunde, die das Interesse der aufstrebenden, methodisch vorgehenden Naturwissenschaften weckte. In den beiden vergangenen Jahrhunderten wurden Verfahren entwickelt, um die Wirkstoffe der Pflanzen konzentriert zu isolieren und zu synthetisieren, zum Beispiel die Acetylsalicylsäure (ASS) aus dem Extrakt der Weidenrinde. Unterdessen industriell produziert, zählt das Aspirin bis heute zu den am weitesten verbreiteten Medikamenten. Seit 1977 steht es bei der Weltgesundheitsorganisation (WHO) in Genf auf der Liste der unentbehrlichen Arzneimittel.

Freilich konnte die Chemie die Natur nie ganz, jedenfalls nicht in jedem Fall ersetzen. Um 1900 mussten die Forscher erkennen, dass die Heilpflanzen dank der Vielfalt ihrer jeweils besonders zusammengesetzten Inhaltsstoffe häufig eine Heilkraft besaßen, die isolierte und erst recht synthetisierte Stoffe nicht aufwiesen. Deshalb bereicherte 1913 der französische Arzt Henri Leclerc (1870–1955) die medizinische Terminologie endlich um den Begriff der Phytotherapie.

Die Pflanzenheilkunde in der ärztlichen Praxis

In der Pflanzenheilkunde verbinden sich naturwissenschaftliche Erkenntnisse und das jahrtausendealte Erfahrungswissen ärztlicher Praxis zu einer Kräutermedizin, die sich mittlerweile in den modernen Gesundheitssystemen als eigenständiger Therapiezweig etablieren konnte. Dass es dabei nicht zuletzt in Deutschland der Überwindung schulmedizinischer Vorurteile bedurfte, ist kein Geheimnis, zumal die Zweifel noch immer nicht durchweg überwunden sind. Andererseits ist gerade bei der jüngeren Ärztegeneration eine wachsende Aufgeschlossenheit gegenüber alternativen, scheinbar vorzeitlichen Behandlungsansätzen zu beobachten. Und sicher hat die Nachwirkung charismatischer Persönlichkeiten wie die einer Hildegard von Bingen (1098-1179) viel dazu beigetragen. Längst wird die einstige Äbtissin des Klosters am Rupertsberg hoch über dem Rhein als die „Mutter der europäischen Naturheilkunde" verehrt. Das mag eine Glorifizierung sein. Denn Wunder konnte die heilig gesprochene Hildegard ebenso wenig bewirken wie die Kräuter, die sie den Kranken zur Heilung verordnete, manchmal auch nur zur Aufhellung des Gemüts.

Wie jede Medizin so hat auch die aus Pflanzen gewonnene ein jeweils begrenztes Wirkungsspektrum samt Nebenwirkungen. Nichts als ein fauler Zauber sind die Erwartungen, die weniger seriöse Therapeuten mit der Verschreibung scheinbar umfassend heilender Stoffe wecken. Hildegard von Bingen wäre auf einen solchen Schwindel wohl niemals hereingefallen. Als begnadete Beobachterin der Natur, der pflanzlichen, der tierischen und der menschlichen, wusste sie, dass kein Kraut gegen alles gewachsen ist. In den beiden Büchern, die sie dazu verfasste, der „Physica" (Heilkraft der Natur) und den „Causae et Curae" (Ursachen und Behandlungen), verzeichnete sie Hunderte von Heilpflanzen sowie 1.800 Rezepturen. Nicht zu vergessen ihre Ernährungslehre zur präventiven Gesunderhaltung.

Grundnahrungsmittel sollten danach Fenchel und Esskastanien mit mehr als 40% Zuckeranteil und wenig Fett sein, vor allem aber Dinkel. Als Brot, Grieß oder Suppe verarbeitet, würde er im Inneren des Körpers wie eine Salbe wirken.

Das Wissen der deutschen Ordensfrau reichte weit über die Grenzen des christlichen Abendlandes hinaus. Auch die Kichererbsen, die wir aus der Küche des Vorderen Orients kennen, standen auf ihrem Speiseplan. Von jungen Brennnesselblättern (Foto rechts) wusste sie, dass sie einen wassertreibenden Effekt und damit eine günstige Wirkung bei den meist schmerzhaften

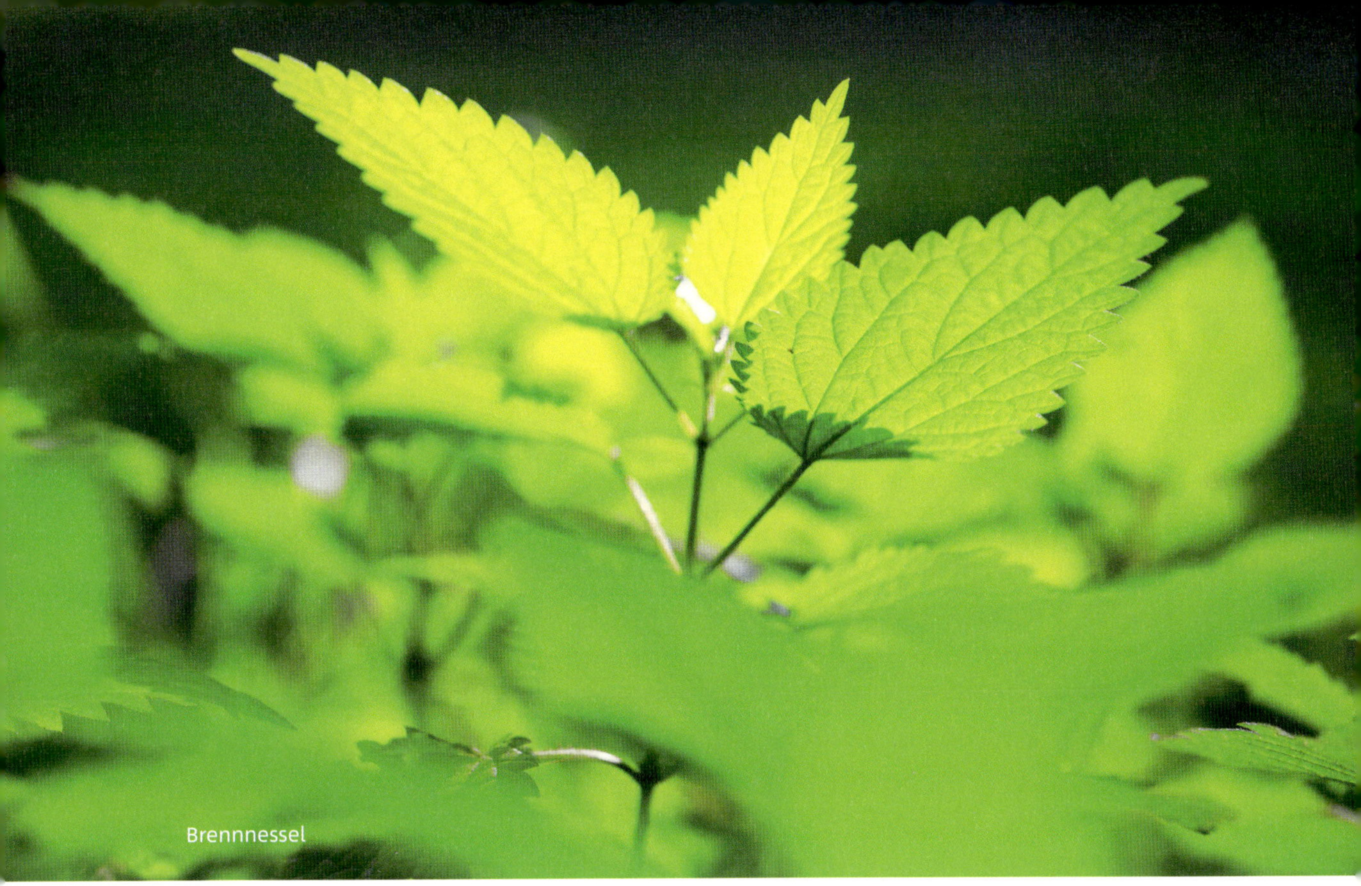

Brennnessel

Infektionen der Harnwege haben. Wenig hielt die Nonne dagegen vom Wasser. Verdünnter Wein, meinte sie, bekomme dem Menschen besser. Auch da war sie nicht ganz auf dem Holzweg. Denn wie wir heute wissen, kann Alkohol, in Maßen genossen, desinfizierend wirken. Das ist seinerzeit durchaus wichtig, fast lebenswichtig gewesen. War das Trinkwasser doch keineswegs rein, sondern hochgradig verunreinigt, da es keine Kläranlagen gab, der Kot über die Straßen in Bäche und Flüsse geleitet wurde. In den Städten, selbst in den Bädern, muss es regelrecht zum Himmel gestunken haben.

Gleichwohl hat nicht alles, was Hildegard angeblich für geboten hielt, späteren Erkenntnissen standgehalten, wie etwa die Behandlung mit Silber oder Gold. Ihre Jünger neigen da gelegentlich zu dogmatischer Übertreibung oder zu Verfälschungen oder falschen Interpretationen der Quellen. Vieles, das sie propagierte, hat aber nach wie vor Bestand und sollte wissenschaftlich weiter erforscht werden. Hildegards Kräuterapotheke wird ohnehin legendär bleiben. Sie war Teil eines durchaus modernen geistigen und körperlichen Gesamtkonzepts, das darauf abzielte, den Menschen in einen Zustand innerer Harmonie

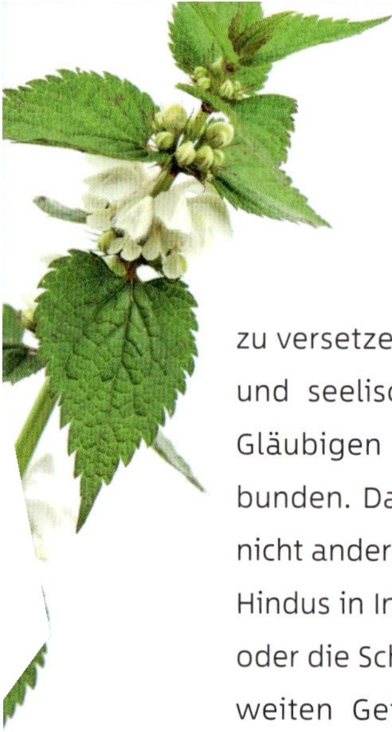

zu versetzen. Heilung und Heil, körperliche und seelische Gesundung waren für die Gläubigen untrennbar miteinander verbunden. Da dachte die Christin im Grunde nicht anders als die Buddhisten in Tibet, die Hindus in Indien, die Buschmänner in Afrika oder die Schamanen sonst irgendwo in den weiten Gefilden der Weltmedizin. Ohne dass sie sich dessen hätten bewusst sein können, waren die kräuterkundigen Heiler ihrer Zeit in manchem voraus.

Was es mit den Kräuterhexen auf sich hat

Viele freilich wurden für ihr Wissen auch mit dem Tod bestraft. Vor allem Frauen, die sich der Pflanzenheilkunde sozusagen auf eigene Faust verschrieben, hat die Kirche schnell als „Kräuterhexen" verdächtigt, gefoltert, ertränkt oder verbrannt. Man bezichtigte sie der Unzucht mit Luzifer und verfolgte die Sünderinnen, weil sie Heilkräuter zur Behandlung von Menstruationsschmerzen sowie zur sexuellen Stimulation und zum Schwangerschaftsabbruch kannten. Dabei wurde den Kranken und Bedrückten, den Menschen in der Not, da wie dort, in den Klöstern wie in den Hütten der „buckligen Kräuterweiblein" außerhalb der Dörfer, an den Rändern der Wälder auf die gleiche Weise geholfen: mit dem Wissen über die Wirkung der Heilkräuter. Nur fühlten sich die einen durch ihren christlichen Glauben berufen, während die anderen mit dem Teufel im Bunde sein sollten. Doch mag auch das manchem in der Not noch Hoffnung gemacht haben. Wurde ja dem Satan nachgesagt, dass er alles richten könne, um welch teuflischen Preis auch immer. Noch in Goethes „Faust" kann Mephisto anfangs wahre Wunder auf Erden bewirken. So umgab selbst die gefürchteten „Hexen" eine Aura, die ihre psychologische Wirkung nicht verfehlte, indem sie Selbstheilungskräfte zu wecken vermochten, die ihrerseits die heilende Kraft der angewendeten Mittel verstärkten. Ist es da nicht menschlich verständlich, dass vielen, die unter irgendeiner Krankheit litten oder verwundet waren, ihre Gesundung im Diesseits wichtiger war als der Preis, den sie für das „Hexenwerk" nachher im Jenseits zahlen sollten, die Höllenqualen, die ihnen die Kirche androhte? Wurde nicht mit dem Aberglauben Schindluder getrieben, wenn die Wirkungen der Heilmittel bei den einen als göttliche Fügung bewundert, aber gleichzeitig bei den anderen als üble „Zauberei" verdammt wurden?

Und könnte es nicht sein, betrachten wir die düstere Geschichte der Hexenverfolgung einmal aus dem Blickwinkel patriarchalischer Dominanz und betriebswirtschaftlichen Eigennutzes, dass es auch hier um

Macht, Konkurrenzkampf, Eitelkeiten und Geldgier ging? Sicher, die Kräuterkundigen handelten nicht allein aus reiner Nächstenliebe, sie wollten aus ihrem Wissen Nutzen ziehen, das Leben damit bestreiten. Doch wollten nicht auch die Nonnen und Mönche mit ihrem medizinischen Beistand die Gläubigen an die Kirche binden? Fürchtete der Klerus zum ausgehenden Mittelalter schlichtweg um seinen Einfluss auf das Gesundheitswesen und den Vorrang bei der „Behandlung" der Menschen? Verhielt es sich vielleicht ganz ähnlich wie Jahrhunderte später, da sich die Schulmediziner hochmütig über die Kräutermedizin erhoben, ihre Vertreter belächelten, sie nicht selten als Kurpfuscher ansahen ...

Was uns die Natur zu bieten hat

Alles Geschichte, alles vergangen und gleichwohl nicht zu vergessen, vor allem deshalb nicht, weil die eifersüchtige Konkurrenz am Ende niemandem etwas brachte, schon gar nicht den Patienten. Gegen die Kräutermedizin war und ist kein Kraut gewachsen. Bei leichten Depressionen hilft der Johanniskrautextrakt heute wie früher. Nach wie vor lindert ein Kombinationspräparat aus Kapuzinerkresse und Meerrettich die Beschwerden bei beginnender (unblutiger) Blasenentzündung oder Bronchitis, noch dazu ohne Nebenwirkungen, wie sie Antibiotika vielfach mit sich bringen. Ähnlich überzeugend ist die beruhigende Wirkung von Lavendel oder die Behandlung der Migräne mit Pestwurz-Präparaten im Vergleich mit chemischen Psychopharmaka. Anders als diese besitzt das Naturprodukt kein Suchtpotenzial, das zur Abhängigkeit führt. Auch mit der Anwendung des Ingwergewächses Kurkuma lassen sich schmerzstillende Effekte erzielen, die denen des geradezu massenhaft konsumierten Ibuprofen durchaus entsprechen. Statt mit Diclofenac könnten Arthrose-Patienten ihre Hüft- und Kniegelenkschmerzen wesentlich schonender mit Präparaten aus Weidenrinde oder Kurkuma lindern. Auch Rheuma-Patienten sollen neuesten Studien zufolge davon profitieren.

Die Aufzählung alternativer Naturheilmittel ließe sich seitenlang fortsetzen. Vieles davon werden Sie in diesem Buch noch bei der ausführlichen Vorstellung der wichtigsten Kräuter finden. Vorwegzunehmen ist aber schon, dass allein die Vielzahl der in Deutschland zugelassenen und erhältlichen Pflanzenheilmittel zeigt, wie wichtig diese Präparate zur Behandlung körperlicher Erkrankungen sowie der psychischen Beeinträchtigung unseres Wohlbefindens

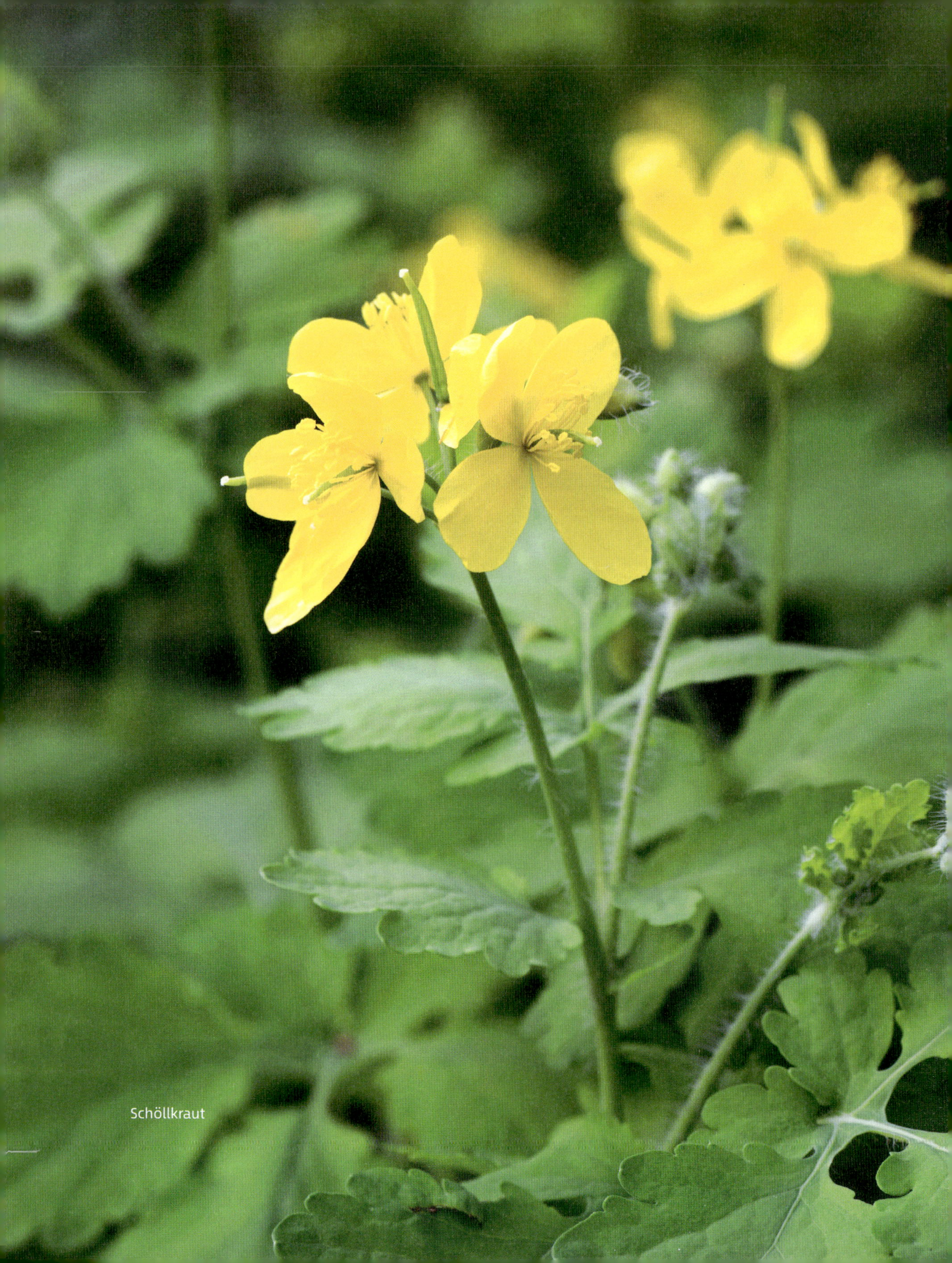

Schöllkraut

sind, wie sie sowohl bei frühzeitiger Ermüdung als auch bei Schlafstörungen helfen können, bei Angst-, Spannungs- und Unruhezuständen, Erkrankungen der Atemwege, Herz-Kreislauf-Beschwerden, Venenleiden, Magen-Darm-Beschwerden und Hauterkrankungen. Oder in der Krebsbehandlung zum Beispiel mit Taxol, der heute synthetisch hergestellten Substanz aus der Eibe. Keine der bis zu 3.000 Jahre alten Eiben muss mehr gefällt werden. Das heutige Präparat fällt zwar nicht unter die Rubrik „Kräuterheilkunde", aber ökologisch extrem sinnvoll war dieser industrielle Schritt allemal. Häufig ergänzen pflanzliche Präparate allerdings die Therapie mit chemisch-synthetischen Arzneimitteln sinnvoll. Einem gefährlichen Trugschluss würde jedoch erliegen, wer annähme, mit den Kräutern allein sei es getan, womöglich sogar in lebensbedrohlichen Situationen. Es geht nicht um Entweder-oder, sondern darum, beides zu nutzen: die Errungenschaften der Schulmedizin und die bewährten Methoden der Kräuterheilkunde. Jedes kann mehr oder weniger bewirken.

Generell gelten pflanzliche Arzneimittel zwar als gut verträglich und nebenwirkungsarm. Sollten jedoch bei der eigenverantwortlichen Einnahme nicht erklärliche Beschwerden auftreten, sollte sich keine Besserung des Befindens einstellen, es gar dazu kommen, dass bestehende Beeinträchtigungen zunehmen, muss unbedingt der Arzt, eine Ärztin oder Apothekerin, ein Apotheker des Vertrauens konsultiert werden. Zeigen doch bereits die nachhaltig heilenden Erfolge, die sich mit den pflanzlichen Produkten erzielen lassen, dass es sich um starke Medikamente handelt, nicht um harmlose Placebos. Umso mehr kommt es daher auf die richtige Dosierung an. Viel muss nicht immer viel helfen. Wie bei allen Medikamenten sollte der Beipackzettel aufmerksam gelesen werden, um unvermuteten Schäden vorzubeugen. So können sich etwa die toxischen Inhaltsstoffe des Schöllkrauts (Foto links), das gern auch zur Behandlung äußerer Hautkrankheiten sowie zur Entfernung von Warzen eingesetzt wird, unter Umständen toxisch auf die Leber auswirken, die Einnahme von Pflanzenblättern kann bis zum Tod durch Kreislaufversagen führen. Deshalb findet sich in diesem Buch kein Hinweis zu dieser Pflanze. Wacholder (Grundlage des Gins, den es jetzt sogar alkoholfrei gibt), in geringer Dosierung zur Förderung der Verdauung und gegen Sodbrennen angewendet, würde bei falscher Verabreichung einer hohen Dosis das Zentralnervensystem in Mitleidenschaft ziehen – die Giftmörder wussten seit jeher, was es damit auf sich hat. Gleiches gilt für das Wermutkraut, dessen sich die Ärzte schon in der Antike bedienten, um Appetitlosigkeit, Kopfschmerzen oder Gelbsucht zu behandeln. Allerdings gilt durchweg auch, dass die Fälle schwerwiegender Nebenwirkungen in der Kräutermedizin seltene Ausnahmen sind. Eher kann es schon einmal zu leichteren Magen-Darm-Beschwerden und Kontaktallergien kommen. Der fachkundige Arzt, der Apotheker oder die Mitarbeiter im Reformhaus wissen in der Regel, was zu tun ist, um schnell Abhilfe zu schaffen.

Was wissenschaftlich bewiesen ist

In der Kräutermedizin verhält es sich nicht anders als in der Schulmedizin: Nicht alles muss bei jedem immer genauso und vorhersehbar anschlagen - gleich, ob es sich um Hopfen oder Baldrian zur Behandlung von Unruhe und Schlafstörungen handelt, um Kamille, Salbei, Thymian zur Linderung grippaler Infekte oder um Kümmel und Schafgarbe, verabreicht gegen Magen- und Darmbeschwerden. Jede einzelne Heilpflanze verfügt über viele unterschiedliche Inhaltsstoffe, die entsprechend der Wirkungsmechanismen bei den verschiedenen Beschwerdebildern eingesetzt werden. Solange körperliche wie seelische Beeinträchtigungen im Stadium der Beschwerde verharren, sich noch nicht als schwere Krankheit manifestiert haben, gibt es wenig, wogegen sich kein Mittel in der Kräuterapotheke finden würde.

Sicher, wenn die Leber bereits vorgeschädigt ist, sodass ein akuter Ausfall droht, muss schwereres Geschütz bis hin zur Organtransplantation aufgefahren werden, ist doch die Leber das wichtigste Stoffwechsel- und Entgiftungsorgan des menschlichen Körpers. Sie bildet die Galle als Verdauungssekret. Über die Gallenblase wird diese in den Dünndarm abgegeben, um die fetthaltige Nahrung zu verarbeiten. Auch die Leber selbst ist eine Schadstoffvernichtungsstelle im Körper. Durch übermäßigen Alkohol-, Zucker- und Arzneimittelkonsum oder infolge von Vergiftungen durch chemische Substanzen kann das Organ bis zur Funktionsunfähigkeit geschädigt werden. Es verhärtet oder verfettet, das Gewebe vernarbt. Im Endstadium kommt es zur irreversiblen Leberzirrhose oder zum Leberkrebs mit tödlichem Ausgang. Wird die Gefahr jedoch frühzeitig erkannt, muss das Schlimmste in den allermeisten Fällen nicht eintreten.

Erstens können die Betroffenen ihre Ernährung umstellen, weniger fett- und zuckerhaltig essen und auf Alkohol verzichten, um das Organ zu entlasten. Und zweitens gibt es Phytopharmaka, die, beizeiten eingenommen, für Abhilfe sorgen. So belegen Studien, dass Präparate aus Kurkuma (Foto unten) und den Früchten der Mariendistel die Leberzellen stabilisieren und eine Regeneration des Gewebes bewirken könnten. Bekannt ist, dass sie Symptome wie Appetitlosigkeit, Übelkeit, Druckgefühl und Schmerzen im Oberbauch sowie Blähungen und Luftentweichung (Flatulenz) lindern. Auch wenn Gallenbeschwerden nachgewiesenermaßen nicht auf die Bildung von Gallensteinen zurückzuführen sind und keine Erkrankungen der Leber beziehungsweise Gallenblase vorliegen, können pflanzliche Medikamente aus Artischockenblättern oder Löwenzahn Erleichterung verschaffen. Kombiniert oder einzeln eingenommen, regen sie die Produktion der Galle an und/oder beschleunigen die Entleerung in den Dünndarm.

Ähnlich regulierende Wirkungen der Naturprodukte können bei der Behandlung der Nieren, der Lunge oder des Kreislaufs helfen. Wir müssen uns nur wieder bewusst machen, wie sich therapeutisch nutzen lässt, was die Natur zu bieten hat. Es ist mehr, als Ärzte und Patienten oftmals für möglich halten. Vielfach sind es Pflanzen, an denen wir achtlos vorübergehen, wenn wir sie nicht gleich als Unkraut ausreißen. In ihnen schlummern therapeutisch

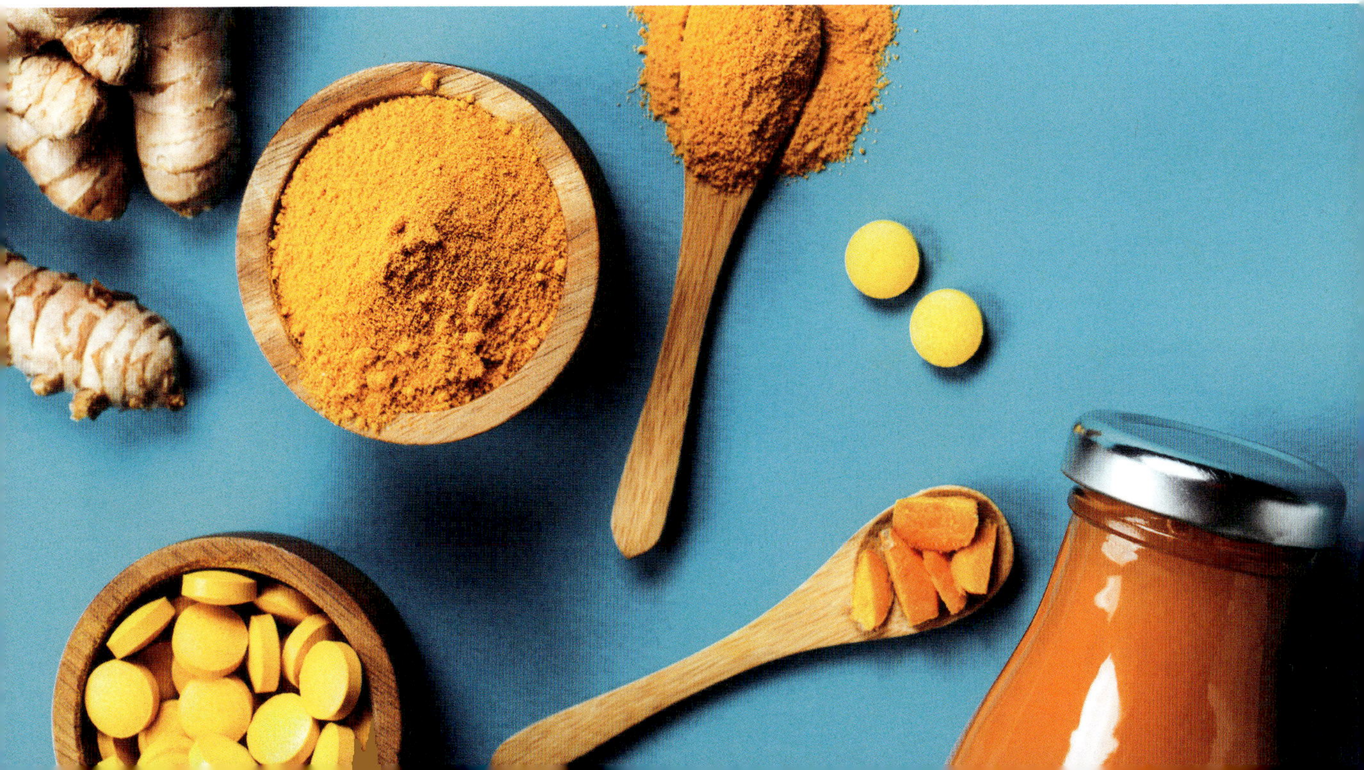

nutzbare Inhaltsstoffe wie Chlorophyll, Pektine, Flavonoide, ätherische Öle, Glykoside, Phytohormone, Mineralien, Vitamine, Stärke und vieles mehr.

Wer weiß denn noch, dass die Blätter der Birke und der Brennnessel bei rheumatischen Erkrankungen helfen und welche Erfolge mit Aloe vera, Arnika, Eichenrinde, Ringelblume und Zaubernuss bei der Versorgung von Hautverletzungen, Riss- und Quetschwunden, Hämorrhoiden oder Sonnen- und Brandwunden zu erzielen sind? Selbst leichteren Fällen von Neurodermitis oder Akne ist so beizukommen. Gegen Schuppenflechte werden Teere verschiedener Nadelbäume eingesetzt, bei Ekzemen Cremes aus Kamille, Ringelblume, Rosmarin, Hamamelis, die sogenannte Zaubernuss, Borretsch (Foto unten) oder Walnüsse.

Und gewiss braucht nicht jedes Herz, das schmerzt, gleich einen Katheter. Stressreaktionen, die das Herz-Kreislauf-System irritieren, können durch spezielle Entspannungsverfahren oder die Behandlung psychischer

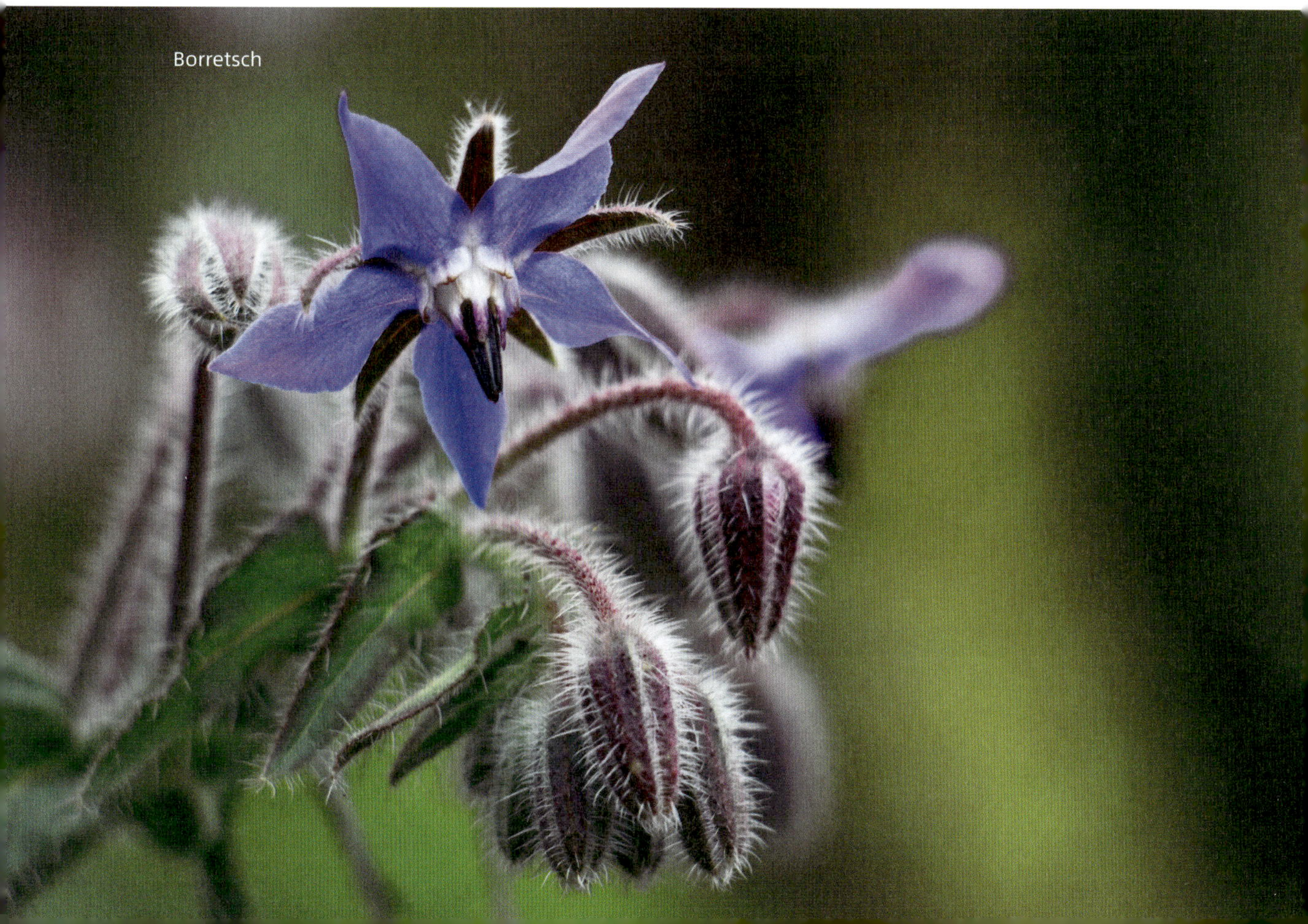

Borretsch

und sozialer Beeinträchtigungen, in Einzelfällen aber auch phytopharmakologisch gelindert werden. Eine leichte Pumpschwäche des ermüdeten Herzens zählt zu den öfter auftretenden Alterserscheinungen. Phytopharmaka mit der Taigawurzel, dem Sibirischen Ginseng, beispielsweise schaffen im Vorfeld mit sehr viel weniger Aufwand und Stress für den Patienten behutsam Abhilfe, indem sie die Herz-Kreislauf-Funktion stimulieren. Das wussten schon unsere Vorfahren in Ost und West, auch die Indianer. Gleiches gilt für den Rosmarin. Knoblauch und die Taigawurzel wiederum stärken den Kreislauf vorbeugend, da sie vermutlich die Verkalkung der Gefäße verzögern, günstigstenfalls verhindern. Für Arzneimittel, die den Samen der Kastanie enthalten, ist nachgewiesen, dass sie die Spannung der Venenwände erhöhen. Die Durchblutung verbessert sich und überdies kann weniger Flüssigkeit in das umgebende Gewebe austreten. Wassereinlagerungen, die Beine und Füße anschwellen lassen, werden verringert. Extrakte aus rotem Weinlaub tun dabei ein Übriges.

Auch in der Aromatherapie tut sich wissenschaftlich und therapeutisch einiges, werden Düfte doch seit Jahrtausenden nicht nur bei religiösen Zeremonien, sondern auch zur sinnlichen Anregung als Parfum sowie bei medizinischen und hygienischen Maßnahmen eingesetzt. Zur Desinfektion wirkt das aus dem Lavendel gewonnene Öl, Weihrauch und Myrrhe beruhigten die Gläubigen in den Kirchen. Und noch im 18. Jahrhundert hielt sich die feinere Gesellschaft mit Lavendel getränkte Schnupftücher unter die Nase, um den üblen Geruch in den Städten besser ertragen zu können. Die Aromen der Pflanzen beeinflussen unsere Psyche positiv, sehr viel seltener negativ. Die gute Wirksamkeit der Melisse bei Verdauungsstörungen ist möglicherweise auch auf den Duft des ätherischen Öls zurückzuführen. Schon wenn man im Beet oder Topf über die Blätter streicht, wirkt er entspannend und kann Glücksgefühle auslösen.

Was die Forscher herausfanden

Nicht alle Naturprodukte können medizinisch unmittelbar in der Form eingesetzt werden, in der wir sie vorfinden. Das bekannteste Beispiel hierfür ist der hochgiftige Fingerhut (*Digitalis lanata*). Soll er das Herz nicht tödlich schädigen, sondern zu vermehrter Tätigkeit anregen, muss sein Wirkstoff zunächst extrahiert werden, um ihn dann in medizinischen Dosierungen verabreichen zu können. Andere Kräuter wiederum kann man verwenden, wie sie gewachsen sind. Nur sollte man sich vorher gut informieren. Die Möglichkeiten dazu sind heute größer denn je: In den meisten Fällen ist über das Internet herauszufinden, was man wissen sollte. Eine Geheimlehre ist die Kräutermedizin mitnichten, kein Gedanke an Aberglaube oder Hexerei. Die Zeiten der Mystifizierung liegen hinter uns. Und die Mühe der Information lohnt allemal. Denn je genauer wir uns in der Welt der Kräuter auskennen, desto erfolgreicher können wir sie therapeutisch nutzen: Ginkgo oder Rosmarin bei nachlassender Konzentration und Gedächtnisleistung oder – für ältere Männer wichtig – Brennnesselextrakte und Kürbiskernpräparate, wenn die vergrößerte Prostata beginnt, Schwierigkeiten bei der Ausscheidung des Urins zu verursachen. Für Frauen mit menstruellen und menopausalen Beschwerden dagegen können Schafgarbe, Mönchspfeffer, Traubensilberkerze, Salbei, Blutwurz, Hopfen, Ginkgo oder Rotklee und Soja mit ihren Phytoöstrogenen bei hormonellen Schwankungen hilfreich sein – gegen Schmerzen, starke Blutungen, Schlafstörungen, Schweißausbrüche und Stimmungsschwankungen sowie Gewichtszunahme.

An Untersuchungen, die die medizinisch überzeugende Wirkung von Heilkräutern bestätigen, fehlt es nicht. So zeigte im Jahr 2000 eine klinische Studie, dass mit 1 g pulverisiertem Ingwer eine bessere Wirkung zu erzielen ist als mit dem gängigen synthetischen Medikament Metoclopramid, einem Medikament zur Beruhigung der Bewegung im Magen-Darm-Bereich. Betrachtet wurde dabei das Auftreten von Übelkeit und Erbrechen infolge von Seekrankheit, Chemotherapie und Schwangerschaft sowie nach Operationen. In einem weiteren Fall, dem der Kapuzinerkresse (siehe Seite 187), belegen Forschungsergebnisse der Jahre 2006 und 2007, dass ein Kombinationspräparat aus diesem Kraut und Meerrettich bei akuter Blasenentzündung und Bronchitis „bezüglich der Wirksamkeit der Therapie mit Standard-Antibiotika vergleichbar ist". Von der Deutschen Gesellschaft für Urologie wird das Naturprodukt inzwischen als ein besonders wirksames und sehr verträgliches Therapeutikum empfohlen. Es ist heute Bestandteil der Behandlungsleitlinien für unkomplizierte Harnwegsentzündungen.

Ähnlich verhält es sich mit der gern belächelten Ringelblumensalbe (siehe Seite 279). Auch da hat eine Vergleichsstudie, 2004 in Frankreich angestellt, die „Überlegenheit" bei einer entzündlichen Hautveränderung (Strahlendermatitis infolge einer Bestrahlung bei operierten Brustkrebspatientinnen) gegenüber synthetischen Mitteln bewiesen. Die Therapie musste in keinem Fall wegen einer zu starken Hautreizung

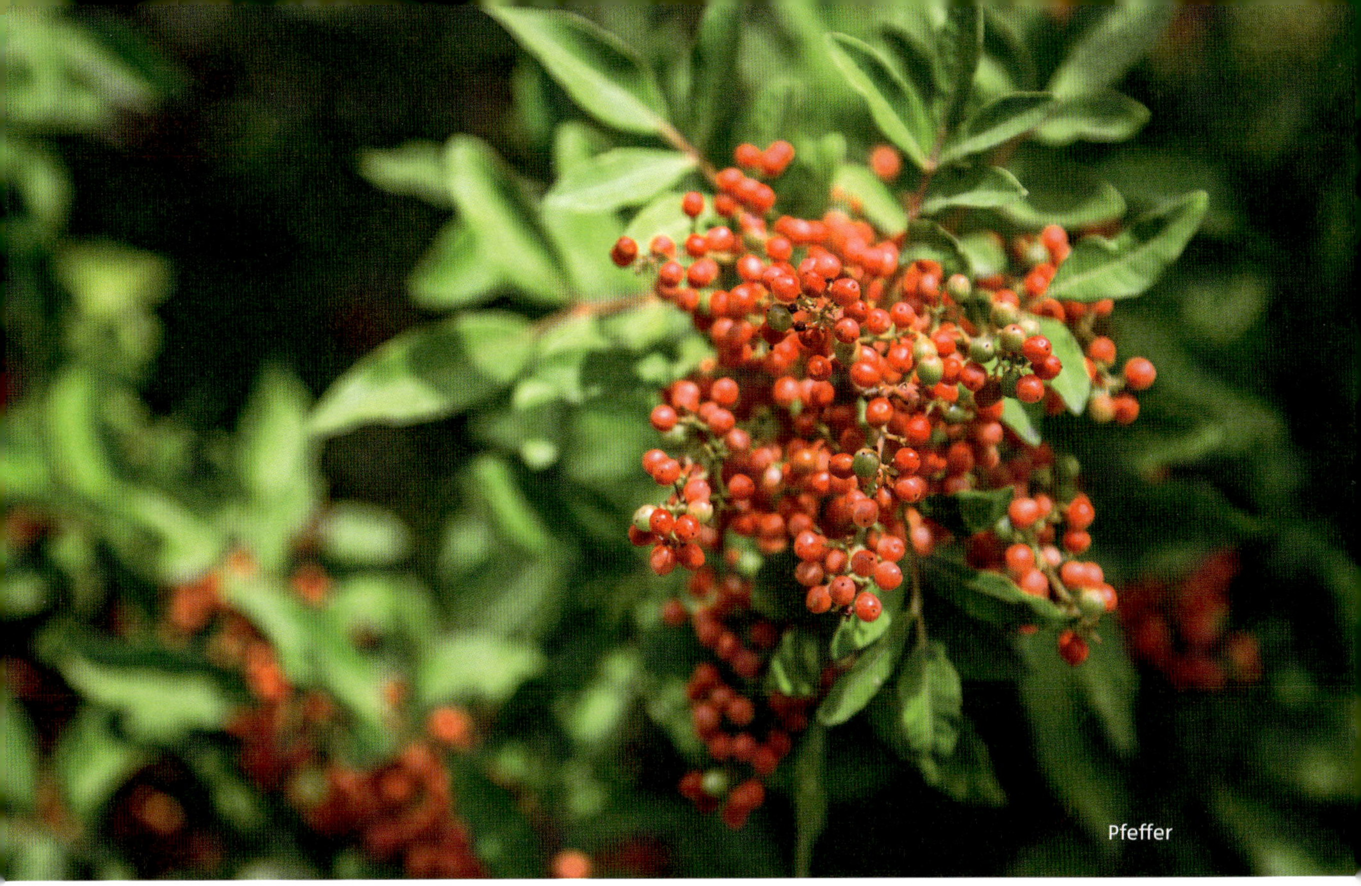

unterbrochen werden. Da mache sich über die Ringelblume noch lustig, wer sich unbedingt blamieren will.

Weitere wissenschaftlich geprüfte Beispiele ließen sich abermals Seite um Seite anhängen. Von der angstlösenden Wirkung des Lavendels wäre ebenso zu reden wie vom erfolgreichen Einsatz des Rosmarins gegen die Depression, klinisch nachgewiesen 2018. Nicht zuletzt die rasante Ausbreitung antibiotikaresistenter Keime befeuert zunehmend die Suche und Erforschung alternativer Naturheilmittel. Besondere Aufmerksamkeit erregt die Wirkung von Pfeffer (Bild oben; siehe Seite 253) in höherer Dosierung als sogenannter Bioenhancer (Glossar, siehe Seite 376). Er verstärkt die entzündungshemmende und antibakterielle Wirkung von Kurkuma um ein Vielfaches – so die Literatur. Und möglicherweise auch von Antibiotika. Zumindest führte das bereits 2009 in Indien dazu, dass die Dosis gewisser Antibiotika wie Rifampicin, ein Medikament, das besonders gegen Tuberkulose und Lepra eingesetzt wird, reduziert werden konnte. **Aber Achtung: Auch ein gegenteiliger Effekt kann bei der Kombination von Pflanzen oder Obst wie Grapefruit bei gleichzeitiger Einnahme**

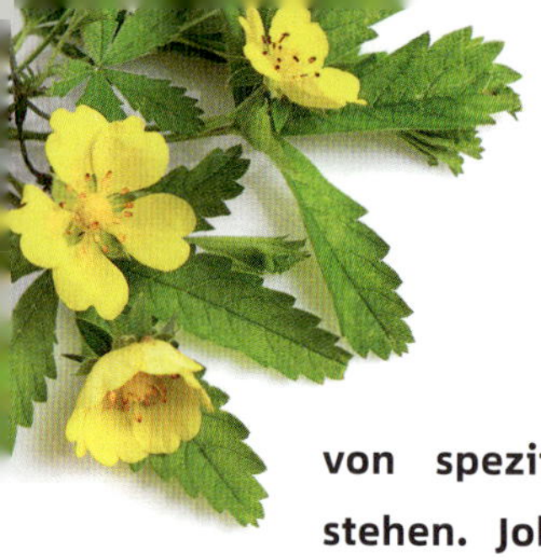

von spezifischen Medikamenten entstehen. Johanniskraut, Ingwer, Pfeffer, Zimt oder Grapefruit können im Einzelfall deren Wirkung verändern. Deshalb sollte eine Kombination von schulmedizinischen Medikationen wie Herzmittel, die eine geringe therapeutische Breite aufweisen, mit Phytopharmaka vermieden werden.

Auch Senföl hat eine keimreduzierende Wirkung auf verschiedene bis dato resistente Bakterien. Die Forscher konnten nachweisen, dass die Kapuzinerkresse (siehe Seite 187) und der Meerrettich drei Senföle enthalten, mit denen sich Krankheitserreger erfolgreicher bekämpfen lassen als bisher vermutet. Durch die Kombination der pflanzlichen Wirkstoffe, so der Freiburger Mikrobiologe Uwe Frank, „ergibt sich ein breites Spektrum therapeutisch relevanter Substanzen, die sich in ihrer Wirkung zum Teil noch gegenseitig verstärken [...] Aufgrund der Senföle und des vielfältigen Wirkmechanismus stellt die arzneilich wirksame Pflanzenkombination eine antiinfektive Therapieoption bei Blasenentzündungen und Erkältungskrankheiten dar".

Neben diesem antibakteriellen Potenzial haben Wissenschaftler in Frankreich, England, Italien und Deutschland auch ein antivirales Potenzial der gemischten Senföle nachgewiesen. So konnte ein Forscherteam der Universität Gießen bei der Kombination von Kapuzinerkresse und Meerrettich eine deutlich höhere Wirkung gegen das Grippevirus H1N1 feststellen als bei der separaten Nutzung der einzelnen Senföle. Vielstoffgemische aus Pflanzen könnten eine neue Wirkqualität in der Behandlung von Volkskrankheiten bedeuten. Verschiedene Einzelkomponenten von unterschiedlichen Pflanzen potenzieren ihre Effekte im Körper, wie das Beispiel zeigt.

Biochemisch, physikalisch, toxikologisch und experimentell hat die Naturwissenschaft der Medizin zu neuen Naturheilmitteln verholfen. Das jahrtausendealte, bislang gewachsene Erfahrungswissen über den therapeutischen Nutzen pflanzlicher Arzneimittel ist das eine – darauf können wir aufbauen. Das andere – die weitere Erschließung ihrer Wirkungsspektren – müssen wir noch leisten. Aus allem zusammen ergäbe sich dank unserer wissenschaftlichen Möglichkeiten ein weltmedizinischer Gewinn ohnegleichen – einer zudem, auf den wir angesichts des weltweiten Bevölkerungswachstums mehr und mehr angewiesen sein werden. Immer vorausgesetzt, wir bemühen uns um die Erhaltung der natürlichen Ressourcen, statt sie plündern.

Was wächst wie und wo

Auch die Kräuter, die wir brauchen, wachsen nicht wie das sprichwörtliche Unkraut. Auch für sie müssen Wiesen und Wälder erhalten, Anbauflächen ökologisch gepflegt werden. Bereits heute steigt der Bedarf an Heilpflanzen schneller, als diese nachwachsen können. Was das nach sich ziehen könnte, kann man sich ausmalen. Die Verlockung, mit einem chemisch intensivierten Anbau das große Geschäft zu machen, ist zweifelsohne da. Was aber wäre auf den überdüngten Feldern zu ernten? Grünzeug, das bestenfalls noch so aussieht wie die Heilpflanzen unserer Vorfahren. Mehr denn je gilt deshalb: Auf die Herkunft kommt es an.

Rund 28.000 Pflanzen mit phytotherapeutischem Potenzial soll es nach derzeitigem Erkenntnisstand geben. Etwa 1.500 davon werden in Deutschland medizinisch genutzt. Der Umsatz, den die Apotheken damit erzielen, steigt von Jahr zu Jahr. 2014 belief er sich bereits auf 760 Millionen Euro. Doch nur ein Teil, ein Zehntel der frei verkäuflichen, bisweilen ärztlich verordneten Pharmaka, kommt mit dem aus, was der heimische Anbau hergibt. Vieles wird aus Ost- und Südeuropa eingeführt. Die Qualitätsmaßstäbe hinsichtlich der Gewinnung der pharmazeutisch relevanten Stoffe definiert das Europäische Arzneibuch. Wer indes noch selbst sammelt, sollte sich nicht scheuen, einen Arzt oder Apotheker oder im Reformhaus um Rat zu fragen, falls er sich nicht sicher ist, was Wirkung, Unbedenklichkeit und mögliche Schadstoffbelastungen anbelangt, kann sich doch die Konzentration der Einzelbestandteile von Pflanze zu Pflanze massiv unterscheiden, je nachdem, wo die Kräuter wachsen oder angebaut werden.

Insgesamt produzieren derzeit rund 750 Betriebe in Deutschland auf etwa 12.000 Hektar etwa 120 verschiedene Arzneipflanzenarten. Die größte Bedeutung haben Kamille, Leinsamen, Mariendistel, Pfefferminze, Sanddorn, Fenchel, Johanniskraut und Fingerhut. Wegen der notwendigen Fruchtfolgebegrenzungen können viele Betriebe ihre Kapazitäten nicht weiter steigern. Da sie aber Qualitätsware aus kontrolliertem Anbau benötigen, verlassen sich die weiterverarbeitenden Betriebe ungern auf Zwischenhändler und ordern die Ernte lieber direkt beim Erzeuger. Oftmals bestehen längerfristige Kooperationsverträge, die es den Herstellern der Phytopharmaka erlauben, auf die Produktion der Grundstoffe Einfluss zu nehmen. Zwar bietet der Anbau von Arzneipflanzen Landwirten und Gärtnern die Aussicht auf eine gute Wertschöpfung, doch verlangt das zugleich ein spezielles Wissen, einen nur dafür tauglichen Maschinenpark, viel Handarbeit und nicht zuletzt einen erhöhten Energieeinsatz zur Trocknung der Pflanzen nicht irgendwo, sondern möglichst in der Nähe angesiedelter Weiterverarbeiter. Alles in allem Aufwendungen, an die wir denken sollten, wenn wir uns gelegentlich über die Preise der vermeintlich einfachen Naturprodukte wundern.

Ferner sollte man beachten, dass viele Pflanzen nach wie vor von weiter her importiert werden - aus Indien, Asien und Afrika, seltener aus Südamerika und vom australischen Kontinent. Das ist stets mit einem besonderen Risiko verbunden. Ein zunehmendes Problem: Nicht nur, dass anderen Kulturen ihre heimischen Pflanzen entzogen werden, wie etwa die südafrikanische Teufelskralle, die unterdessen bereits durch Massenanbau und Wildsammlung gefährdet ist, da die Wurzeln nur langsam nachwachsen. Auch bestehen beträchtliche Handelsrisiken. Zwar sind die importierten Pflanzen zunächst eher kostengünstig, ihre Qualität aber lässt sich vorher nur schwer abschätzen. So kann die quantitative Zusammensetzung der Inhaltsstoffe je nach Standortklima, Bodenbeschaffenheit und Verarbeitungsverfahren schwanken. Erst nach Abschluss der Ernte sind Verunreinigungen durch Pflanzenschutzmittel, Mikroorganismen oder Schwermetalle im Labor feststellbar. Korrigierende Eingriffe sind dann nicht mehr möglich. Ganze Chargen müssen bisweilen verworfen werden.

Das alles hat dazu geführt, dass man insbesondere Arzneipflanzen, die in größeren Mengen verarbeitet werden, zunehmend aus kommerzieller Bewirtschaftung bezieht. Für die überzeugten Anhänger der Naturheilkunde mag das bedrohlicher klingen, als es tatsächlich ist. Denn erstens werden die Pflanzen bei uns und in vielen Ländern streng kontrolliert gezogen und zweitens reicht die Tradition dieses gezielten Anbaus zurück bis in die Klostergärten des Mittelalters (Foto rechts). Auch die verehrte Hildegard von Bingen hat gezüchtet und kultiviert, was sie für ihre Kräuterapotheke brauchte.

Bei aller Liebe zur freien Natur ist doch zu sehen, dass sich die Spektren der Inhaltsstoffe - um die 100.000 sind bis heute bekannt - nur beim gezielten Anbau der Pflanzen relativ konstant und vor allem reproduzierbar bestimmen und nutzen lassen. Doch eben darauf kommt es an. Qualität und Zusammensetzung der Substanzen in den Pflanzen entscheiden über deren pharmakologischen Nutzen. Auch hier gilt, fast wie beim Bier, ein strenges „Reinheitsgebot". Einer erhöhten Belastung der Pflanzen durch Schwermetalle, Pestizide

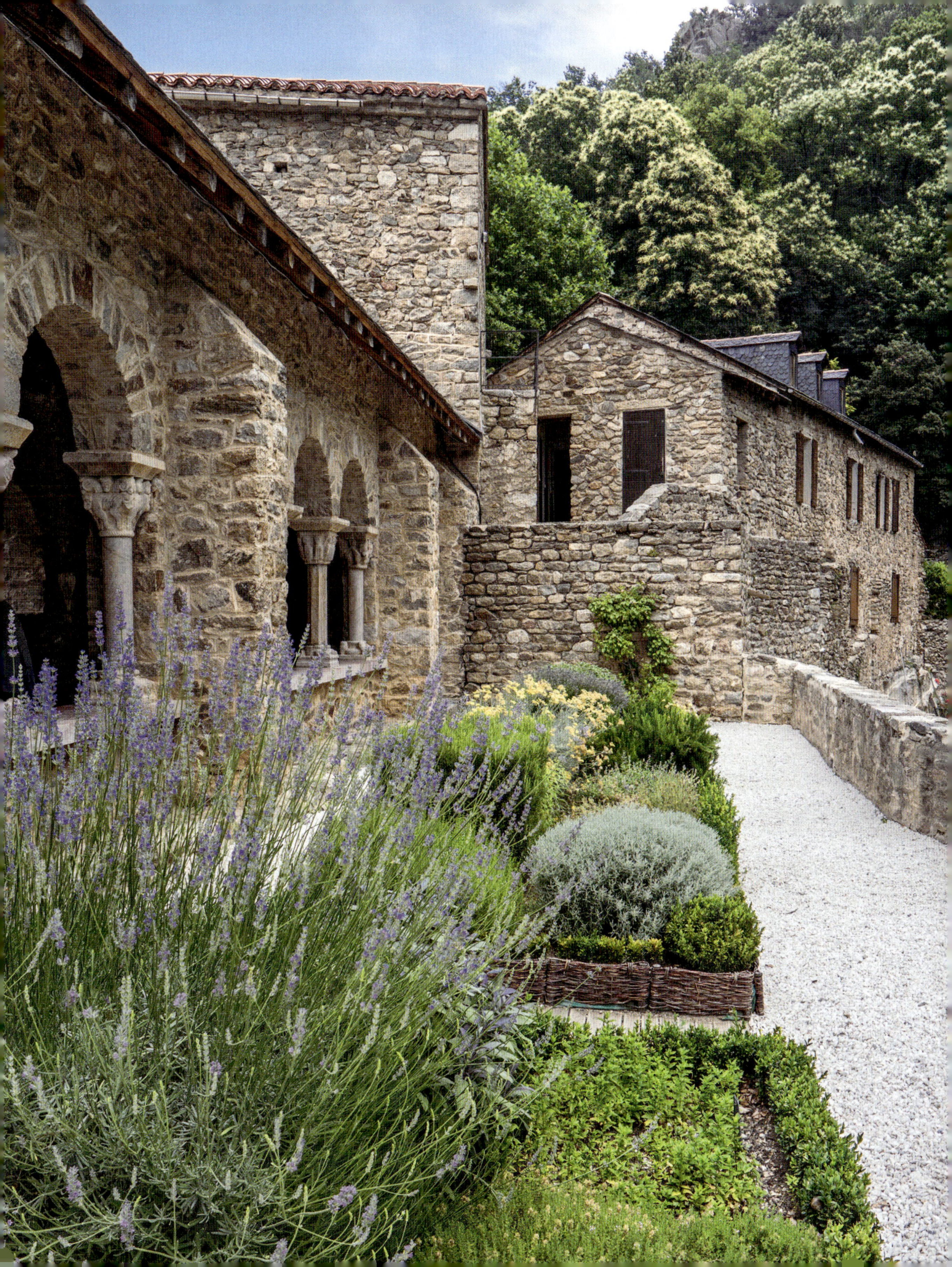

und schädliche Mikroorganismen kann aber vorgebeugt werden, sofern sich die Erzeuger an die festgelegten Leitlinien der „Guten landwirtschaftlichen Praxis" halten. Sie beinhalten Vorgaben zum Saatgut, zu Bodenbeschaffenheit, Düngung und Bewässerung sowie zu Ernte, Trocknung und Lagerung. Seriöse Anbieter pflanzlicher Medikamente belegen deshalb die Herkunft der verwendeten Rohstoffe.

Der Kultivierung bislang nicht angebauter Arzneipflanzen geht stets eine längere Versuchsphase voraus, dann zumal, wenn es sich um langsam wachsende Gehölze oder Bäume handelt. Schon bei krautigen Gewächsen ist mit wenigstens fünf Jahren zu rechnen. Für die Hersteller von Phytopharmaka beginnt die Arbeit bereits vor dem Anbau der Rohstoffe, erklärt der Pharmazeut Prof. Michael A. Popp. Als Vorstandsvorsitzendem eines der führenden Hersteller pflanzlicher Arzneimittel sind ihm Theorie und Praxis gleichermaßen vertraut. Aus Erfahrung weiß er, dass „allein die Auswahl der aus pharmazeutischer Sicht ‚richtigen' Pflanze [...] sehr komplex sein" kann. Tatsächlich ist beispielsweise Thymian nicht gleich Thymian (siehe Seite 325). Innerhalb jeder Art gibt es zahlreiche Pflanzen, die sich in Aussehen, Geruch und Zusammensetzung der Inhaltsstoffe unterscheiden. Und nicht jedes Kraut ist für die Herstellung eines Arzneimittels geeignet. Deshalb werden zuerst Kulturen von natürlich vorkommenden Pflanzen angelegt, um sie hinsichtlich ihrer Eignung zu prüfen. Sind dann Pflanzen mit dem gesuchten Inhaltsstoffmuster gefunden, wird deren Saatgut für die Züchtung herangezogen.

In einem nächsten Schritt müssen die optimalen Standorte für den Anbau ermittelt werden. Dabei spielen Faktoren wie Bodentyp, Klima oder Umwelteinflüsse eine entscheidende Rolle. Generell gilt, dass Standortwahl, Jungpflanzenaufzucht, Kulturführung und Pflanzenschutz auf die jeweiligen Bedürfnisse der Pflanzen abzustimmen sind. Allemal am besten wachsen sie in ihrer natürlichen Heimat: Rosmarin unter anderem in Spanien, Arnika in den höheren Bergregionen Europas, Teufelskralle im wärmeren Süden Afrikas oder Kamille im Süden und Osten Europas. Weiterhin hat der Erntezeitpunkt großen Einfluss auf die pharmazeutische Qualität der Kräuter, ändert sich doch die Zusammensetzung der Inhaltsstoffe von einem Vegetationsstadium zum nächsten. Wie bei der Weinlese muss der geeignete Erntetermin durch eine wiederholte Analyse der Pflanzen bestimmt werden.

Die Ansprüche, denen die Landwirte genügen müssen, sind hoch. Dennoch haben sich viele schon heute auf den Anbau von Heilkräutern spezialisiert, hierzulande wie anderswo auf der Welt. Gut 400.000 Tonnen Heilpflanzenware werden jährlich umgeschlagen. Das Geschäftsvolumen beträgt mehr als eine Milliarde Euro. Die Weichen sind auf Zuwachs gestellt. Da aber zugleich die Möglichkeiten zur traditionellen Wildsammlung schrumpfen, vornehmlich durch die meistens bedenkenlose Bodenverdichtung unberührter Landschaftsflächen zu Siedlungszwecken, werden wir zunehmend auf die landwirtschaftliche Erzeugung von Heilpflanzen angewiesen sein. Wenn dafür das eine oder andere Maisfeld, dessen Erträge der Kraftstoffherstellung dienen, renaturiert werden sollte, wäre das ein zusätzlicher Gewinn. Denn da, wo Kräuter wachsen, fliegen auch wieder Bienen.

Für den Anbau gilt der Biostandard. Schon länger wird diese umweltfreundliche Kräuterwirtschaft in Thüringen, Bayern, Hessen und Niedersachsen betrieben. In den ländlichen Regionen dieser Flächenstaaten ist sie traditionell beheimatet. Gärtner und Landwirte verfügen über entsprechende Erfahrung sowie das nötige Know-how. Mit ihren Erträgen decken sie über 70 % des deutschen Bedarfs an Arzneipflanzen.

Aber auch individuell werden nach wie vor viele Kräuter an Feld-, Wald- und Wiesenrändern oder in den Uferregionen von Bächen, Flüssen und Seen gesammelt. Meiden sollte man dabei allerdings abgasbelastete Straßenränder und Böden, die unmittelbar an intensiv bewirtschaftete Äcker grenzen. Zu groß ist die Gefahr, dass die Pflanzen mit Pestiziden und Feinstaub und anderem mehr vergiftet sind. Auch gibt es gesetzliche Einschränkungen, an die sich jeder halten muss, da immer mehr Pflanzen vom Aussterben bedroht sind. Gefährdete oder geschützte Kräuter dürfen weder durch das Abreißen von Blättern oder Früchten geschädigt, noch dürfen sie ausgegraben werden. Bei manchen von ihnen, etwa dem Fingerhut oder den Maiglöckchen, verbietet sich das ohnehin wegen ihrer giftigen Wirkung. Wer da leichtfertig zugreift, kann sich schnell in Lebensgefahr bringen. Dass Heilkräuter zu den Hausmitteln zählen, mit denen man sich selbst behandeln kann, heißt nicht, dass es dazu nicht auch fachlicher Kenntnisse bedürfen würde, eines Wissens, das wir heute googeln können, während es früher in den Familien von Generation zu Generation weitergegeben wurde.

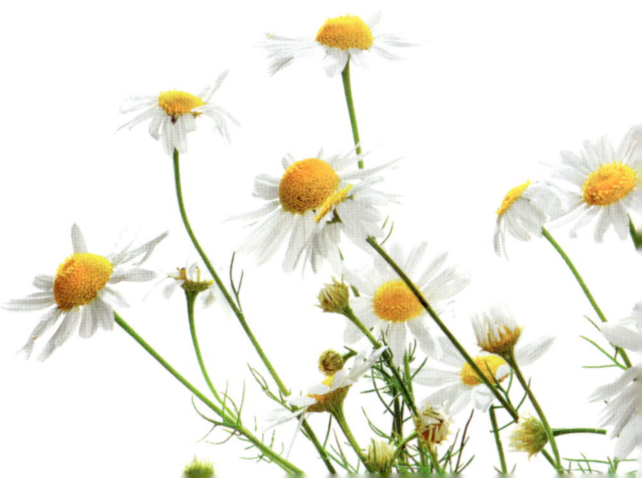

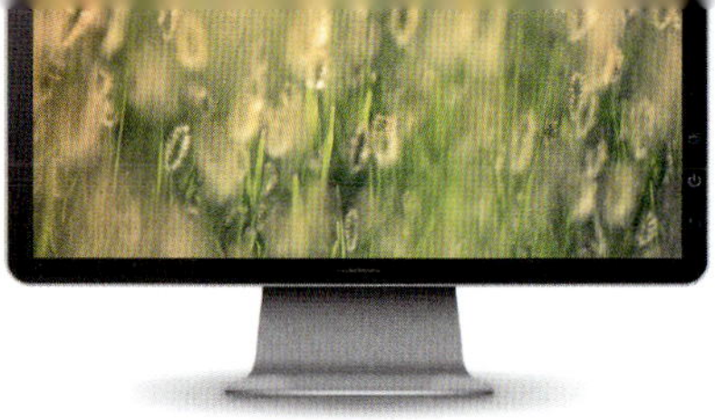

Pflanzenheilkunde im Netz

Im Zeitalter des Internets scheint es auf den ersten Blick einfacher denn je zu sein, Informationen zu den Heilpflanzen und ihrer Wirkung sowie ihrer richtigen Anwendung zu finden. Außerdem kennen wir uns in vielen Fällen sehr viel genauer aus als unsere Großmütter früher. Während sie meist nur wussten, wie dieses oder jenes wirkt, weil man schon immer darauf vertraute, können wir uns mittlerweile den Wirkungsmechanismus wissenschaftlich erklären - noch nicht immer, doch immer öfter. Wir können nachweisen, dass es sich bei der Kräuterheilkunde eben nicht, wie lange unterstellt, um Hokuspokus handelt, der allein dem hilft, der daran glaubt. Ein Fortschritt der Erkenntnis, der es zugleich erlaubt, ganz neue Einsatzgebiete für die altbekannten „Hausmittel" zu entdecken. Man muss nur einmal im Internet „blättern", um eine Ahnung davon zu gewinnen, wie rasant sich das Wissen zur Naturheilkunde vermehrt.

Wo viel Licht ist, gibt es aber auch Schatten. Und nicht bloß dem Laien kann es mitunter schwerfallen, sich in der Fülle des Materials, der Berichte, Erklärungen, Versprechen und Verheißungen zu orientieren. Die Suche nach verlässlichen Informationen gleicht da mitunter der Suche nach einer Stecknadel im Heuhaufen. Hinzu kommt, dass die Auskünfte oft vage sind. Hilft Kurkuma bei Gallenbeschwerden oder hilft sie nicht, sind die Präparate nichts als Placebo? Ist mit Sägepalmenextrakt etwas gegen die gutartige, aber lästige Vergrößerung der Prostata auszurichten oder wird das nur von denen behauptet, die ihren Schnitt machen wollen? Die Antworten des Internets widersprechen sich in diesen wie in vielen anderen Fällen. Eine Patientin von uns hat es einmal auf den Punkt gebracht: „Ich bin völlig verwirrt von den Ratschlägen zu meinem Rückenschmerz im Netz. Da wird man ja fast bekloppt von den Tausend verschiedenen Behandlungsvorschlägen. Ich habe doch immer wieder diese blöden Rückenschmerzen. Aber ich will mich nicht operieren lassen. Denn die Chili-/Johanniskrautwickel, die ich mir mache, helfen doch super. Ist das nicht genug? Was soll ich tun?" Wir haben sie bestärkt und Massage, Osteopathie und warme Ölbäder verordnet.

Frau A. ging es wie vielen. Und allen ist zu einer gewissen Skepsis gegenüber jenen Websites zu raten, auf denen Produkte zum Kauf angeboten werden, die Hersteller sozusagen in eigener Sache informieren. Was da steht, muss nicht immer falsch sein, keineswegs. Doch ist auch nicht von vornherein auszuschließen, dass mehr versprochen wird, als man vernünftigerweise, das heißt nach dem Stand wissenschaftlicher Erkenntnis, erwarten darf. Würde beispielsweise alles zutreffen, was die Produzenten von Kapseln mit Omega-3-Fettsäuren den Konsumenten verheißen, gäbe es keinen „Zappelphilipp" mehr, kein Kind mit einem ADHS-Syndrom, einem Aufmerksamkeitsdefizit und einer Hyperaktivitätsstörung.

Unterstützung beim Finden objektiv informierender Websites leistet beispielsweise HON (Health on the Net). Die gemeinnützige Vereinigung von Fachleuten verleiht ein Gütesiegel, das die Transparenz der Darstellungen und eine sachlich begründete Argumentation bestätigt, wodurch die Gefahr interessengeleiteter Fehlinformationen weitestgehend auszuschließen ist. Das hilft dem Nutzer, die Spreu vom Weizen zu trennen. Die absolute Richtigkeit aller Informationen kann aber kein Gütesiegel der Welt bestätigen. Dass es das ewig Feststehende nicht gibt, jede Erkenntnis relativ ist, haben uns schon die Philosophen der Antike gelehrt. „Panta rhei", alles fließt, sollen die alten Griechen Heraklit und Platon gesagt haben. Was heute erwiesen scheint, kann sich morgen als Irrtum herausstellen.

Lange gingen Ärzte zum Beispiel davon aus, dass Magenschleimhautentzündungen und Magengeschwüre durch eine erhöhte Vagusreizung erzeugt würden, also vom Gegenspieler des Sympathikus. Beide sind winzig kleine Nerven des vegetativen, des unbewussten Nervensystems. Mit einer Strecke von über 50.000 Kilometern durchzieht es den gesamten Körper, so auch den Magen. Heute wissen wir, dass dessen Beschwerden aber höchst selten auf eine erhöhte Vagusreizung zurückzuführen sind. Vielmehr werden sie durch ein Bakterium – das Helicobacter-pylori-Bakterium – verursacht. Dank dieser wissenschaftlichen Erkenntnis haben sich sehr viele Operationen am Magen erübrigt. Die Behandlung erfolgt mit antibakteriellen Medikamenten, im Anfangsstadium mit Phytoantibiotika. Natürlich können uns auch körperliche Belastungen und Stress auf den Magen schlagen, ebenso Depressionen, Alkohol oder Medikamente wie ASS. Dagegen helfen dann abermals, in den leichteren Fällen zumal, gezielte Anwendungen mit Hausmitteln wie Heilerde, Tees, Wickel, Bäder mit Pflanzen wie Kamille, Minze, Melisse, Rosmarin oder Kombinationen davon bei der Wirkverstärkung. Auch eine Ernährungsumstellung mit dem verstärkten Einsatz antientzündlicher Pflanzen, die die Magenschleimhaut beruhigen, wie Kurkuma und Koriander, kann hilfreich sein.

Wer sichergehen will, was wogegen einzusetzen ist, tut deshalb gut daran, sich nicht allein auf das Netz zu verlassen, sondern auch die Ärztin oder den Arzt seines Vertrauens zu konsultieren. Das Für und Wider muss kompetent erwogen werden. Die eigene Recherche vorab kann dem nur zugutekommen. Der sachlich informierte, nicht der altkluge Patient kann mehr zu seiner Heilung beitragen als der ehrfürchtig aufschauende, auch wenn sich viele Ärzte erst noch daran gewöhnen müssen, dass sie es zunehmend mit Rat- und Hilfesuchenden zu tun haben, die dem „Doktor" selbstbewusster gegenübersitzen, nicht länger vor den Halbgöttern in Weiß verstummen.

Zu diesem Fortschritt in der therapeutischen Kommunikation haben die neuen Medien in einem Maß beigetragen, das wir gar nicht hoch genug einschätzen können. Wer sich auf die Suche macht und nicht gleich auf das hereinfällt, was mit blumigen Worten das Blaue vom Himmel verspricht, kann im Internet brauchbare Informationsquellen zu allen möglichen Fragen rund um die Medizin finden. Leicht verständliche Erklärungen zu vielen Krankheiten und zu deren Behandlung bietet etwa www.gesundheitsinformation.de. Auf www.igel-monitor.de werden Leistungen erklärt und geprüft, für deren Kosten die Kassen nicht aufkommen, während die Website des Deutschen Krebsforschungszentrums Auskunft über Entstehung und Behandlung unterschiedlicher Tumorkrankheiten sowie über die Möglichkeiten der Vorsorge gibt. Äußerst umfassend unterrichten die offiziellen Portale der Gesundheitsministerien in Deutschland und Österreich.

Jeder kann die Informationsquelle finden, mit der er am besten zurechtkommt. Eine der ergiebigsten, aus der sich fundiertes Wissen zur Pflanzenheilkunde schöpfen lässt, ist das Arzneipflanzenlexikon der Kooperation Phytopharmaka. Darin werden rund 170 Pflanzen vorgestellt, neue Artikel kommen laufend hinzu. Federführend von der **Gesellschaft für Phytotherapie** (Definition „Phytotherapie", siehe Seite 35) und dem Ausschuss für pflanzliche Arzneimittel bei der Europäischen Arzneimittel-Agentur (EMA) erarbeitet, erklären die einzelnen Artikel, welcher Teil der jeweiligen Pflanzen seit jeher oder neuerdings bei welchen Beschwerden verwendet wird. Über Art und Methoden der Anwendung wird ebenso aufgeklärt wie über mögliche Nebenwirkungen, auch über Wechselwirkungen bei der gleichzeitigen Einnahme oder äußerlichen Anwendung weiterer Medikamente.

Definition „Phytotherapie"

Die Heilung, Linderung und Vorbeugung von Krankheiten und Beschwerden durch Arzneipflanzen, durch deren Blüten, Wurzeln oder Wurzelstöcke (Rhizome), Früchte oder Blätter, durch Pflanzenbestandteile wie unter anderem ätherische Öle oder durch Zubereitungen aus Arzneipflanzen (Phytopharmaka) wie Tee, Trockenextrakte, Tinkturen oder Presssäfte. www.phytotherapie.de

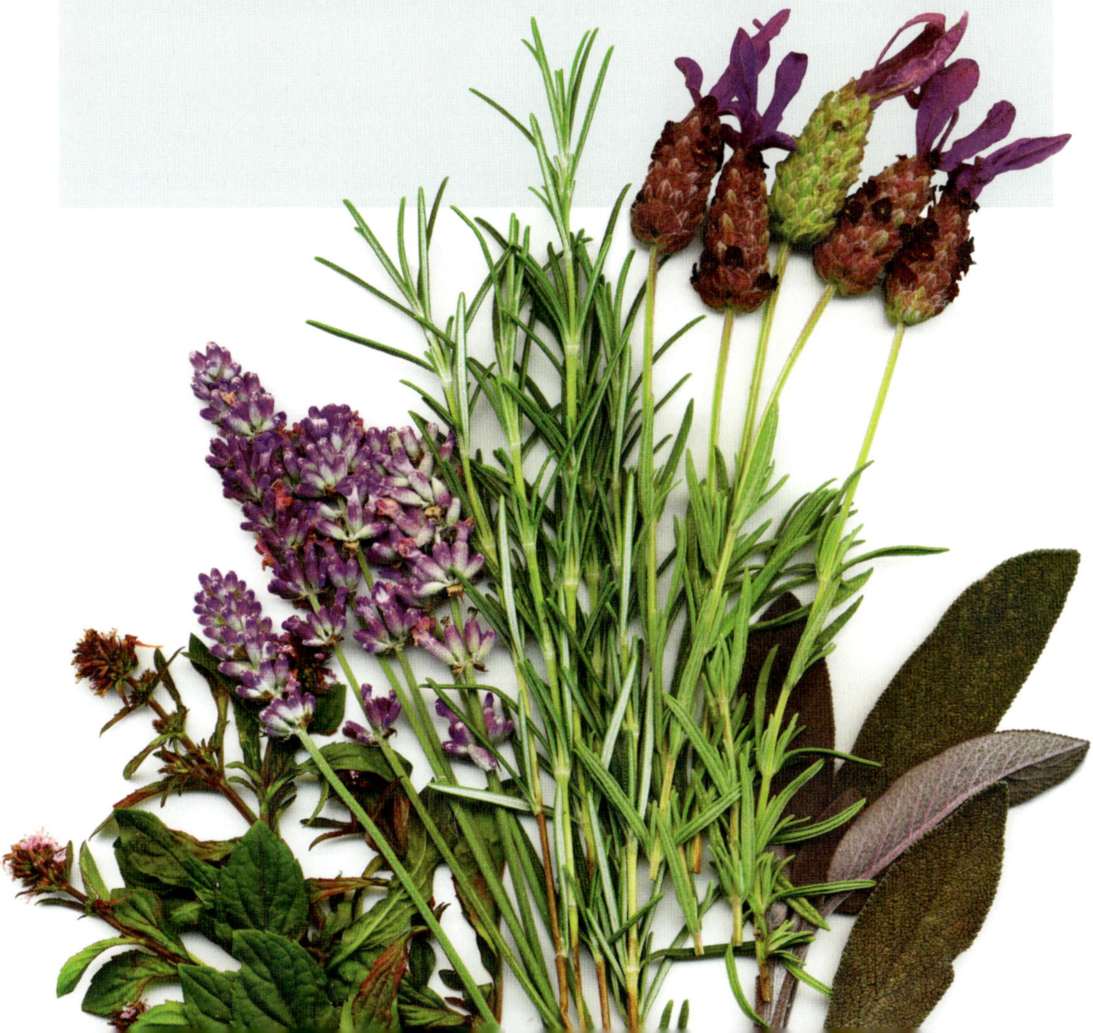

Pflanzenheilkunde und Schulmedizin, zwei auf einem Weg

Nicht alles, was sich im Internet oder in den einschlägigen Fachbüchern findet, ist so geschrieben, dass es dem Laien sofort verständlich wäre. Vielfach wird ein gewisses Maß an Fachwissen vorausgesetzt. Das mag einerseits bedauerlich sein. Andererseits belegt es, wie ernst die Pflanzenheilkunde seitens der Wissenschaft mittlerweile genommen wird. Vorbei die Zeiten, da man die Verfechter der Kräutermedizin für wunderliche Öko-Apostel hielt. Tatsächlich waren sie das nie. Das pharmazeutische Vorgehen der Phytotherapie entspricht dem der naturwissenschaftlich orientierten Schulmedizin allemal. Dem hat auch der Gesetzgeber inzwischen Rechnung getragen.

Als das 2. Arzneimittelgesetz 1978 in Kraft trat, wurde zugleich die sogenannte Kommission E, eine Sachverständigenkommission des Bundesgesundheitsamtes, ins Leben gerufen, um das wissenschaftliche Material zu Wirksamkeit und Unbedenklichkeit phytotherapeutischer Drogen zu begutachten. Im Laufe der Jahre, bis 1994, sind so insgesamt 378 Monografien unterschiedlichster Heilpflanzen erstellt worden. In 252 Fällen endete die Prüfung mit einer positiven Beurteilung. Seither werden Medikamente pflanzlicher Herkunft vermehrt auch im schulmedizinischen Alltag eingesetzt und verschrieben. Nach dem GKV-Versorgungsgesetz von 2012 ist es den gesetzlichen Krankenkassen jetzt freigestellt, die Kosten verschriebener Phytopharmaka in einem gewissen Umfang zu erstatten.

Wer hätte all das noch vor 20 oder 30 Jahren für möglich gehalten? Was wir derzeit erleben, ist nicht weniger als eine Renaissance der Naturheilkunde auf wissenschaftlicher Grundlage. Die Politik kann sich dem ebenso wenig verschließen wie die Schulmedizin. Sie ist drauf und dran, sich wieder ihrer Herkunft zu besinnen. Aus Pflanzen und pflanzlichen Bestandteilen hergestellte Medizin war neben Mineralien und tierischen Produkten über Jahrtausende das einzige verabreichte Heilmittel überhaupt, ob appliziert als Tee, Tinkturen, Tabletten, Kompressen, Wickel, Massagen oder Klistiere. Sie wurden mit dem Aufschwung der chemischen Pharmaindustrie seit dem 19. Jahrhundert zunächst als harmlos und wenig hilfreich, wenn nicht gar wirkungslos angesehen. Angesichts der zunehmenden Resistenzentwicklung, des bedrohlich ansteigenden Verbrauchs von Psychopharmaka und Schmerzmitteln sowie der fortschreitenden Umweltbelastungen will sich das Blatt nun aber wieder wenden. Die

Mittel der Kräuterheilkunde genießen wachsendes Vertrauen. Laut WHO werden derzeit rund um den Globus 60 Milliarden Dollar, das sind 53 Milliarden Euro, für alternative Therapien, also auch für die Kräutermedizin, ausgegeben.

Mit sich brachte das – fast schon eine Ironie der Geschichte – den wissenschaftlichen Fortschritt, nicht die anheimelnde Nostalgie, diese um sich greifende Sehnsucht nach den guten alten Zeiten. Vielmehr ist die streng rational orientierte Schulmedizin selbst auf den Trichter gekommen, um das Umdenken mal etwas salopp auf den Punkt zu bringen. Die skeptischen Naturwissenschaftler haben sich mit ihrer Forschung sozusagen selbst eines Besseren belehrt, stellte sich doch bei ihren Studien zum überlieferten Gebrauch der Heilpflanzen immer öfter das Gleiche heraus: Viele haben – wir erinnern uns – erstens ein Wirkungsspektrum, das dem synthetisch erzeugter Mittel nicht selten ohne Weiteres vergleichbar ist. Man denke nur noch einmal an die antivirale und antibakterielle Wirkung der Zistrose, die Förderung der Wundheilung durch Tormentill oder die antidepressive Wirkung von Johanniskraut. Und zweitens lassen sich Phytopharmaka sehr viel schonender anwenden als die „chemischen Keulen“, wenn auch nicht immer mit dem schnellen

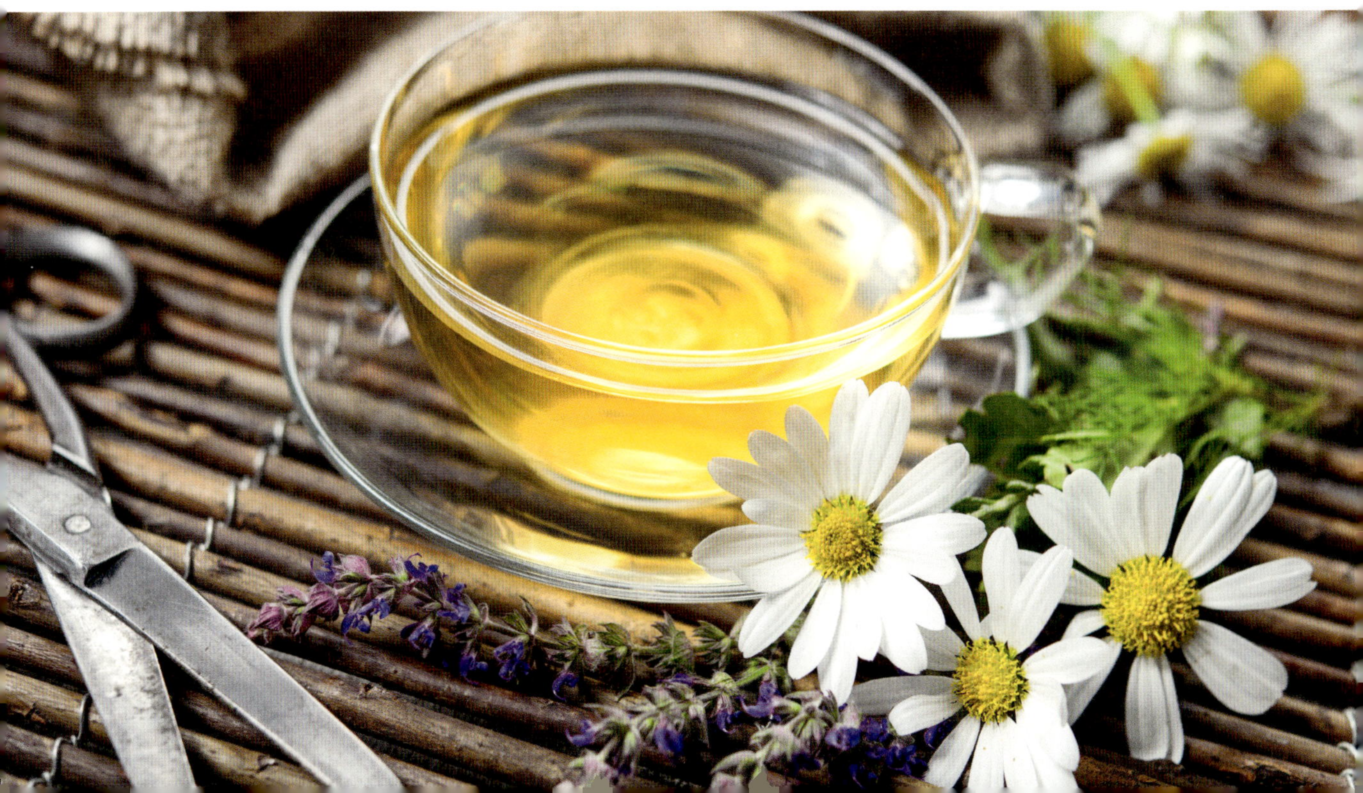

und durchschlagenden Erfolg, auf den es Patienten und Therapeuten oft mehr ankommt, als dem Körper guttut.

Dieser Erkenntnisgewinn verdankt sich ausgerechnet dem rationalen und methodischen Vorgehen derer, die sich noch vor wenigen Jahren kaum mehr als ein Achselzucken abringen konnten, wenn vom therapeutischen Nutzen der Kräuter die Rede war. Diese unverhoffte Rückbesinnung der medizinischen Neuzeit auf die Mittel der ärztlichen Vorfahren markiert endlich die entscheidende Wende im Verhältnis der Schulmedizin zur Naturheilkunde. Abgrenzung war gestern, Zusammenwirken gilt heute und für die Zukunft. Hat sich doch gezeigt, dass die einen nicht ohne die anderen können. So wie die Schulmediziner von den Erfahrungen der Phytotherapeuten profitieren, nutzen diesen die naturwissenschaftlichen Erkenntnisse jener, um selbst gezielter behandeln zu können, das heilende Potenzial ihrer Mittel umfangreicher zu nutzen. Denn machen wir uns nichts vor, wir müssen handeln, schnell und global neue Wege einschlagen: Die Resistenzentwicklung von Antibiotika, die steigende Lebenserwartung, die Veränderung der Ernährung und der Lebensgewohnheiten, die Zunahme von Allergien, Kopf-, Gelenk- und Rückenschmerzen oder Autoimmunerkrankungen, alles das erfordert neue Behandlungsmethoden sowie neue medikamentöse Konzepte.

Erst das konstruktive Zusammenwirken beider Seiten, der Kräuter- und der Schulmedizin, bildet die Grundlage einer humanen Weltmedizin der Zukunft. Einer Heilkunst, die alles zusammenführt, was dem Patienten helfen kann, statt sich auf diese oder jene Lehrmeinung zu versteifen. Am Ende zählt doch nur eines: Wer heilt, hat Recht. Auch jeder Patient tut deshalb das Richtige, wenn er auf das eine oder andere Pflanzenpräparat, auf den selbst gemachten Wickel, die Kompresse oder den Tee vertraut. Das wird ihm umso besser gelingen, je mehr er über die Inhaltsstoffe der jeweiligen Medizin, der jeweiligen Pflanzen und Anwendungen sowie über deren Wirkung weiß. Als eine erste Orientierungshilfe mag dabei dieses Heilkräuterbuch dienen. In ihm lässt sich nachschlagen, mit welch wenigen Pflanzen man etwas gegen körperliche Beschwerden, psychisches Unwohlsein, Entzündungen oder Wunden sowie gegen Verdauungsprobleme, Husten, Schnupfen, Kopfschmerzen oder Rücken- und Gelenkprobleme ausrichten kann. Denn auch wenn es nicht stimmt, dass gegen jedes Übel ein Kraut gewachsen ist, so gibt es doch Kräuter genug, die zu heilen vermögen. Aus Tradition wird Zukunft!

Welche Funktion haben die wesentlichen wissenschaftlichen Institutionen?

Weltgesundheitsorganisation (WHO)

Die WHO wurde 1945 als Idee in San Francisco geboren und 1948 gegründet. Sie ist die Koordinationsbehörde der Vereinten Nationen für das internationale öffentliche Gesundheitswesen mit Sitz in Genf. Ihr gehören heute 194 Mitgliedsstaaten an. Sie hat ein weltweites Programm für den Nachweis der Effektivität von Naturheilverfahren ins Leben gerufen.

Sie unterscheidet drei Kategorien für die Pflanzen:

1. Wissenschaftlich weltweit gut etabliert (Well established: auf klinischen Studien beruhend und Effektivität gut dokumentiert)
2. Gut etabliert in vielen Ländern (in nationalen Monografien und offiziellen Arzneibüchern dokumentiert)
3. Traditionelle und volksmedizinische Heilweisen (nicht offizielle Dokumente, keine klinischen Daten)

Kommission E

Sie ist eine 1978 gegründete Sachverständigenkommission für Arzneimittelpflanzen des Bundesgesundheitsamtes, die das wissenschaftliche Material zu Wirksamkeit und Unbedenklichkeit phytotherapeutischer Drogen begutachtet. Sie erstellte Monografien, um den wissenschaftlichen und erfahrungsheilkundlichen Gehalt bezüglich Wirkung und Nebenwirkung spezifischer Pflanzen und deren Inhaltsstoffen zur Neuzulassung oder Nachzulassung von Phytopharmaka zu beurteilen. Die Kommission E arbeitete von 1983 bis 1994 im Auftrag des damaligen Bundesgesundheitsamtes (BGA) in Berlin – heute Bundesinstitut für Arzneimittel und Medizinprodukte (BfArM) in Bonn. Die ESCOP (siehe nächste Seite) hat zunehmend die Aufgaben übernommen.

Liste der Monografien der Kommission E (Phytotherapie), die im Bundesanzeiger veröffentlicht sind (2010):
www.bfarm.de/SharedDocs/Downloads/DE/Arzneimittel/Zulassung/zulassungsarten/besTherap/amPflanz/mono.html

ESCOP

Die ESCOP (European Scientific Cooperative on Phytotherapy) wurde 1989 durch den Zusammenschluss phytotherapeutischer Fachgesellschaften aus sechs Ländern auf europäischer Ebene gegründet. Im Jahr 2017 gehörten ihr Fachwissenschaftler an, die aus 14 EU-Staaten und Nicht-EU-Staaten delegiert wurden. Die Kommission erarbeitet Monografien nach Maßgabe der im Europäischen Arzneibuch definierten Pflanzendrogen. Anspruch der ESCOP ist, die vorliegende Evidenz für Effektivität und Unbedenklichkeit der Arzneidrogen darzustellen.

Ihre bisher erstellten Monografien (gegenwärtig um die 125) haben zwar keinen zulassungsrelevanten Status wie diejenigen der Kommission E, gehen aber über diese inhaltlich weit hinaus, was die wissenschaftliche Dokumentation und Aktualität betrifft. Die Arbeit der ESCOP leistet weltweit einen wesentlichen Beitrag zu Verständnis und Bewertung der phytotherapeutischen Arzneidrogen.

Für den Laien wird eine App zu den Pflanzenmonografien angeboten:
http://escop.com/escop-products/app

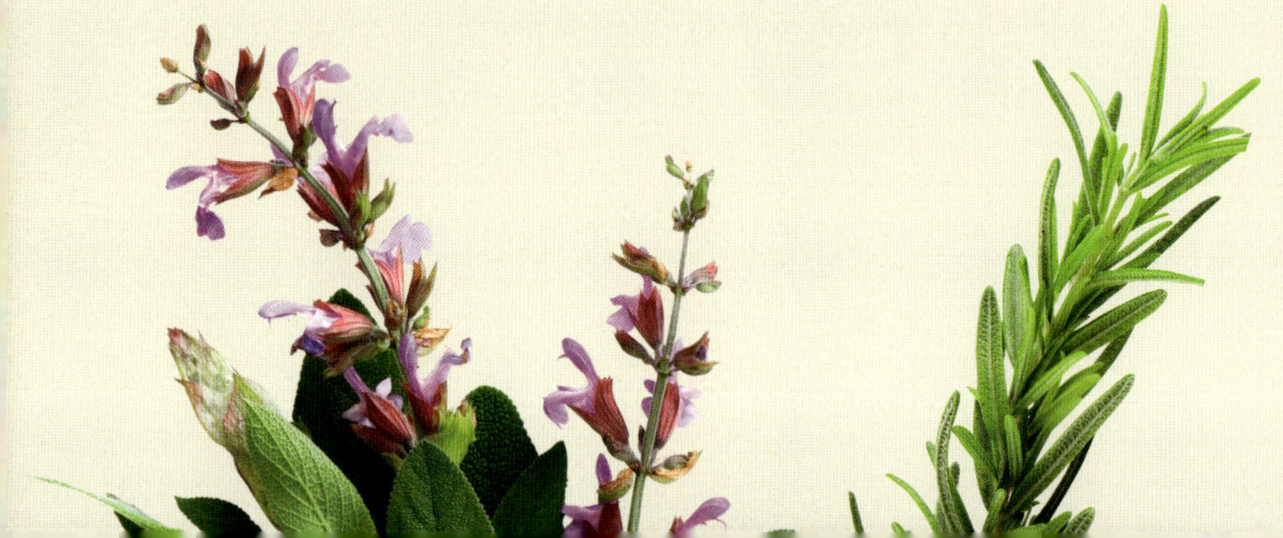

HMPC

Dieser Ausschuss für pflanzliche Arzneimittel – das Herbal Medicinal Product Committee (HMPC) – ist die wissenschaftliche Instanz der Europäischen Arzneimittel-Agentur (EMA). Sie besitzt die ausschließliche Kompetenz in Europa, pflanzliche Arzneimittel zuzulassen. Unter anderem bei der Indikationenangabe unterscheidet das HMPC zwischen „Well-established use" (belegt durch eine ausreichende Datenlage in Bezug auf Sicherheit und Wirksamkeit) und „Traditional use" (akzeptiert auf der Basis einer ausreichenden Datenlage hinsichtlich der Sicherheit und auf der Basis plausibler Wirksamkeit). Die Angaben des HMPC haben europaweit regulatorischen Charakter und definieren einen Standard, der bis auf wohlbegründete Ausnahmen von den nationalen Zulassungsbehörden übernommen werden sollte. Bis 2019 hat das HMPC ungefähr 200 Monografien erstellt.

Weblinks: www.bfarm.de/DE/BfArM/EU_Internationales/HMPC/_node.html, www.ema.europa.eu/en/committees/committee-herbal-medicinal-products-hmpc

Europäische Arzneimittel-Agentur

Die Europäische Arzneimittel-Agentur (EMA) mit Sitz in Amsterdam wurde 1995 gegründet. Sie gewährleistet die wissenschaftliche Evaluierung, Überwachung und Sicherheitsüberprüfung von Human- und Tierarzneimitteln in der EU.

Weblink: https://europa.eu/european-union/about-eu/agencies/ema_de

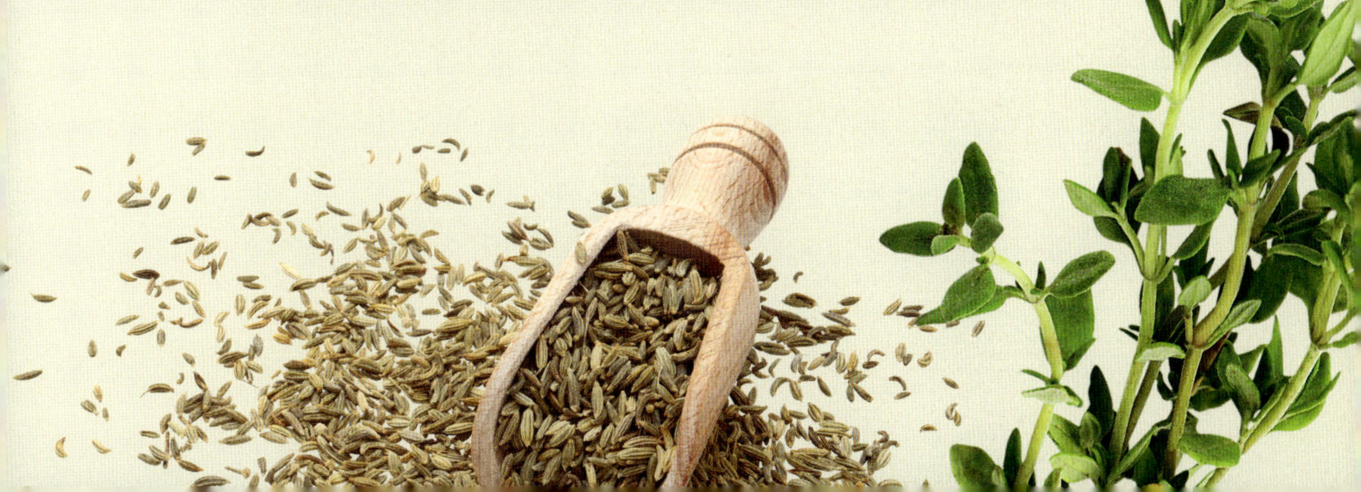

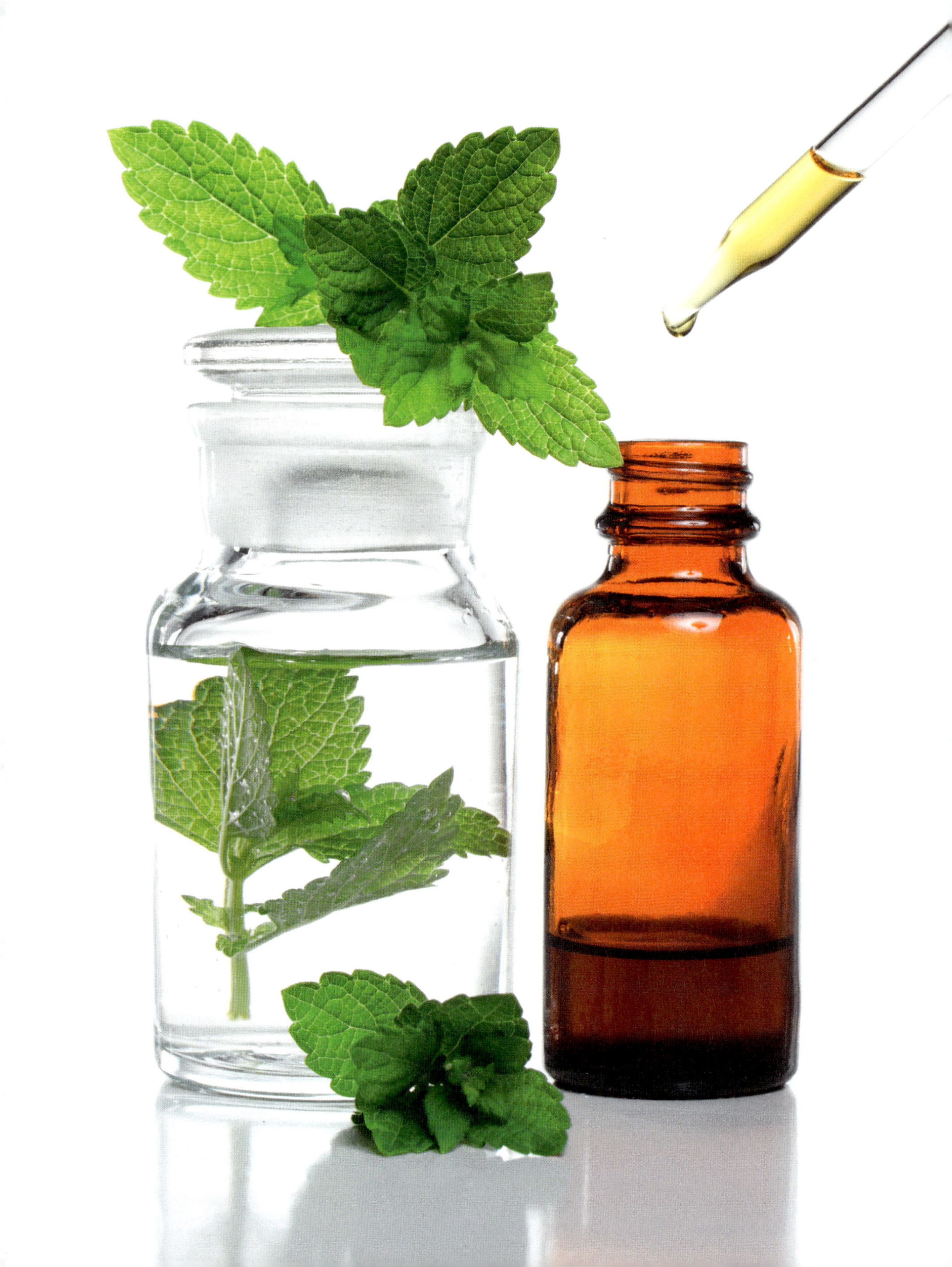

Mögliche Darreichungsformen

Grundsätzliche Prinzipien

zur Zubereitung der Präparate

TEE Die Zubereitung eines Tees kann sowohl aus einer einzelnen Heilpflanze als auch aus einer Kombination mehrerer Heilpflanzen bestehen. Eine Arzneitee-Mischung sollte nicht mehr als sieben Pflanzen beinhalten. Die einzelnen Teezubereitungsmöglichkeiten können in den Pflanzenkapiteln oder im Rezeptteil nachgeschlagen werden. Die Pflanzenteile, die für die Zubereitung eines Tees verwendet werden, sollten aus einer sicheren Quelle stammen, um den gewünschten Wirkstoffgehalt und die Abwesenheit unerwünschter Schadstoffe zu gewährleisten. Deshalb ist es notwendig, sich auf sichere Herstellungsquellen wie die Apotheke oder das Reformhaus verlassen zu können.

TEE-AUFGUSS (INFUS) Um einen Aufguss zu erzeugen, sollte der Heilpflanzenteil mit kochendem oder mit heißem Wasser übergossen und abgedeckt werden. Dann 5–20 Minuten (je nach Pflanze) ziehen lassen und Pflanzenteile abfiltern.

ABKOCHUNG Hierzu kaltes Wasser zum Sieden bringen, 5–10 Minuten kochen lassen und dann abseihen. Die Einnahme sollte dreimal erfolgen (morgens, nachmittags, abends), wenn möglich in etwa gleichen Zeitabständen (8 + 8 + 8 Stunden). Je nach Pflanze variiert die Anwendungsdauer. Die Daueranwendung eines therapeutischen Tees im Krankheitsfall sollte nur nach ärztlicher Rücksprache erfolgen. Zum Beispiel kann Zistrosetee zur Infektprophylaxe oder Schleimstofftee für (ältere) Menschen mit chronischer Mundtrockenheit als Daueranwendung durchaus sinnvoll sein.

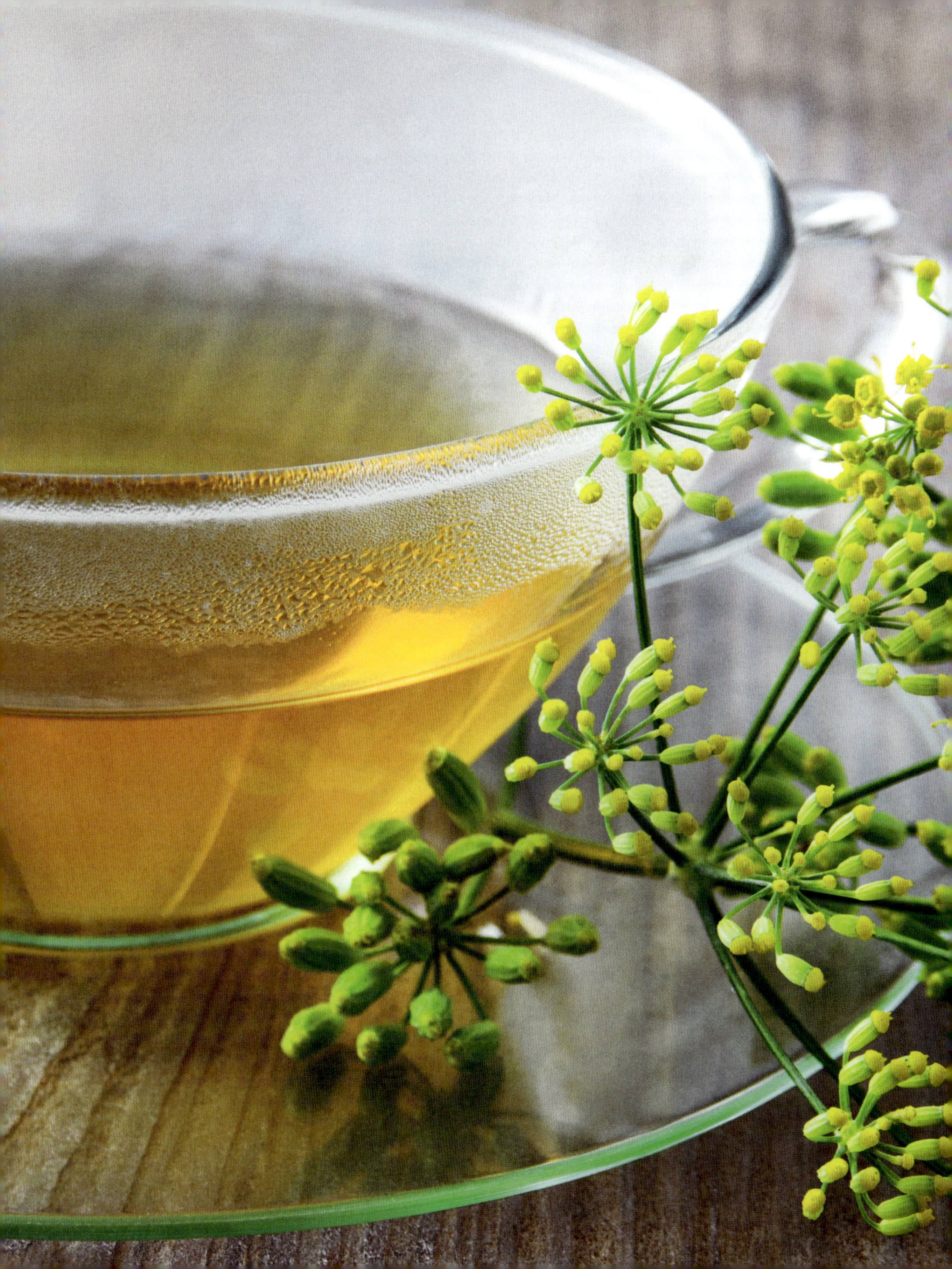

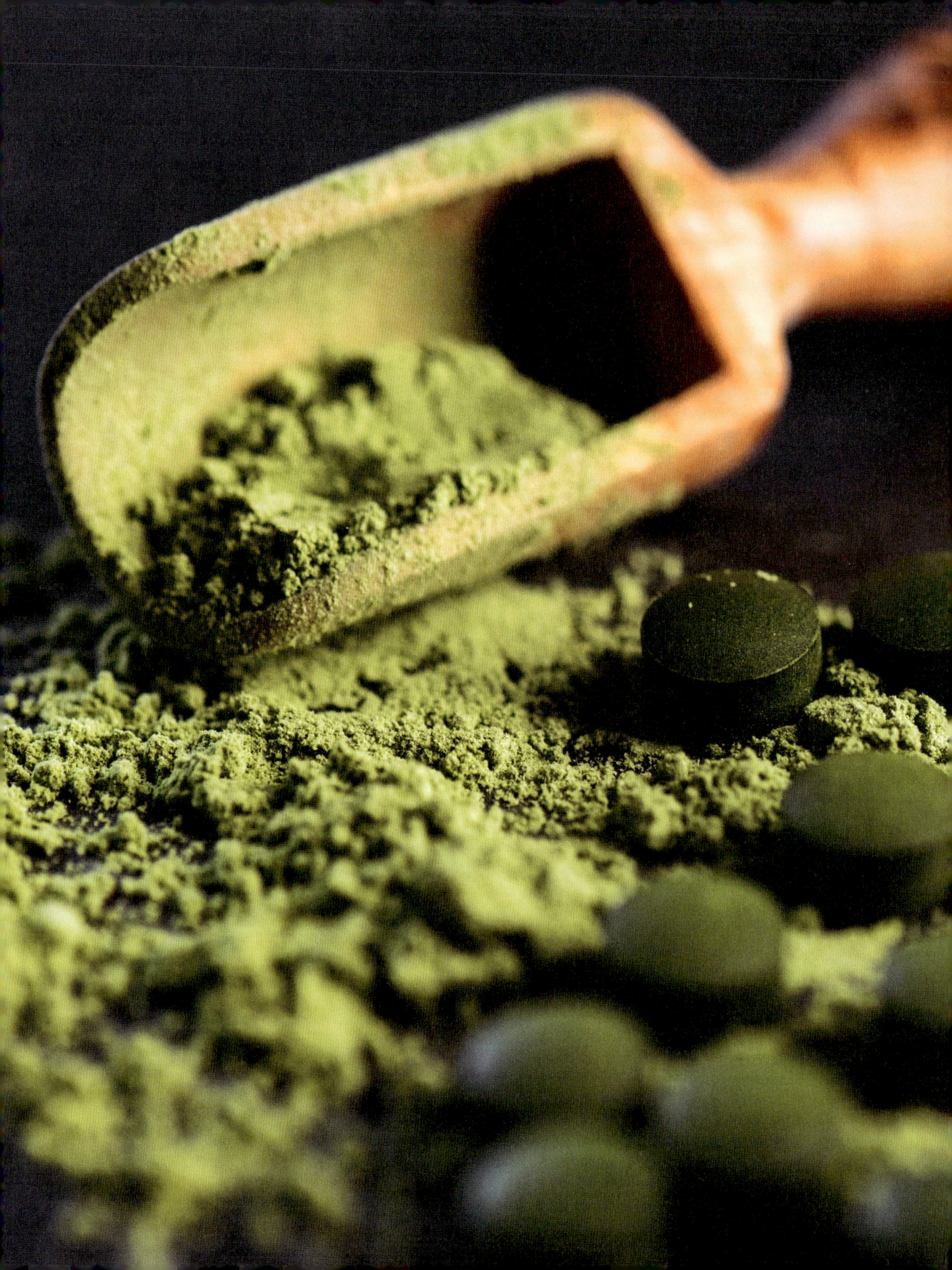

TINKTUR Tinkturen sind flüssige, alkoholhaltige Heilpflanzenauszüge, die in Tropfenform eingenommen werden. Meistens wird für die Extraktion 70 % Ethanolgehalt verwendet. Sie enthalten somit Alkohol! Innerliche Anwendung: verdünnt mit einem halben Glas Wasser (etwa 100 ml) einnehmen. Äußerliche Anwendung: für Kompressen und Spülungen verdünnt mit lauwarmen Wasser. Vorteil: Bei Schluckbeschwerden sind sie besser als feste Arzneiformen (Kapseln, Tabletten, Granulat). Nachteil: Alkoholhaltig!
ACHTUNG Nicht für Alkoholiker oder Personen mit Leberproblemen geeignet!

TROCKENEXTRAKT Ein Trockenextrakt ist eine feste Drogenzubereitung, die aus einer wässrigen oder alkoholischen Extraktion und anschließender Abdampfung des Lösungsmittels gewonnen wird. Der Extrakt muss vor Licht und Feuchtigkeit geschützt aufbewahrt werden. Er wird meist zu Kapseln oder Presslingen weiterverarbeitet.

PRESSLINGE Presslinge sind feste, unüberzogene Arzneiformen aus gepressten Pflanzen, Pflanzenextrakten und/oder Trägerstoffen, die sich im Mund oder in Wasser langsam auflösen. Gut zu lutschen.

DRAGEES Ein Dragee ist eine gepresste Tablette aus Pflanzenextrakt mit einem Überzug aus Zucker, Fett oder Ähnlichem. Der Überzug dient der Konservierung und Geschmacksneutralisierung. Sollte mit 100–200 ml Wasser eingenommen werden.

FILMTABLETTE Eine Filmtablette ist eine Tablette, die mit einem Polymer statt mit Zucker überzogen wird. Im Gegensatz zum Dragee sind Filmtabletten teilbar.

KAPSEL Kapseln beinhalten flüssige, feste oder halbfeste Pflanzenstoffe und sind für die innerliche Anwendung bestimmt. Die Hülle ist meist durchsichtig und besteht oft aus Glycerin, die vegetarische Alternative aus Hydroxypropylmethylcellulose (HPMC). Die Kapseln mit 100–200 ml Wasser herunterspülen. Vorteil: gut für unterwegs. Nachteil: Bei Schluckbeschwerden kann es für den betroffenen bzw. den pflegenden Menschen kompliziert werden.

SITZBAD Ein Sitzbad ist ein Teilbad, das für die Anwendung am Unterleib in einer Sitzwanne oder großen Schüssel erfolgen sollte. Ein Sitzbad wird lauwarm durchgeführt. Ein Aufguss wird zunächst mit etwa 1 l Wasser zubereitet und anschließend mit weiteren 5–10 l Wasser in der Sitzwanne verdünnt. Anwendung: zweimal täglich für 10–15 Minuten.

VOLLBAD Ähnlich wie beim Sitzbad. Entsprechend der Dosierungsangabe im jeweiligen Pflanzenkapitel wird der Tee-Aufguss mit etwa 2 l Wasser zubereitet. Anschließend die Badewanne mit 35–37 °C warmem Wasser füllen und den Aufguss hinzufügen. Anwendung: einmal täglich für 10–15 Minuten. Danach sollte eine 30-minütige Ruhephase eingehalten werden. Besonders wirksam bei Erkältungen, Stress und Muskelschmerzen.

AROMABAD Ein Vollbad mit ätherischen Ölen. Dafür wird ein natürlicher Emulgator gebraucht, zum Beispiel Neutralseife, Salz vom Toten Meer oder Pflanzenöl. Je nach Heilpflanze sollte auf die richtige Dosierungsangabe im Kapitel geachtet werden. Anwendung: einmal täglich für 10–15 Minuten. Danach sollte eine 30-minütige Ruhephase eingehalten werden. Besonders wirksam bei Stress und Unruhe.
ACHTUNG Rutschgefahr! Wir empfehlen eine rutschfeste Unterlage.

SPÜLUNG Wird zur Reinigung und unterstützenden Wundheilung betroffener Körperteile verwendet. Hierfür kann ein Tee-Aufguss oder eine Tinktur in Verdünnung verwendet werden (siehe dazu die entsprechenden Pflanzenkapitel). Mehrmals täglich anwendbar.

Quellen: Pschyrembel für Naturheilkunde, 2006; Rationale Phytotherapie, Schulz und Hänsel, 2004, Berlin; Aromatherapie in Wissenschaft und Praxis, Steflitsch, Holz, Buchbauer, 1. Auflage 2013, Wiggensbach; Das große Buch der Heilpflanzen, M. Pahlow, 6. Auflage 2017, Hamburg.

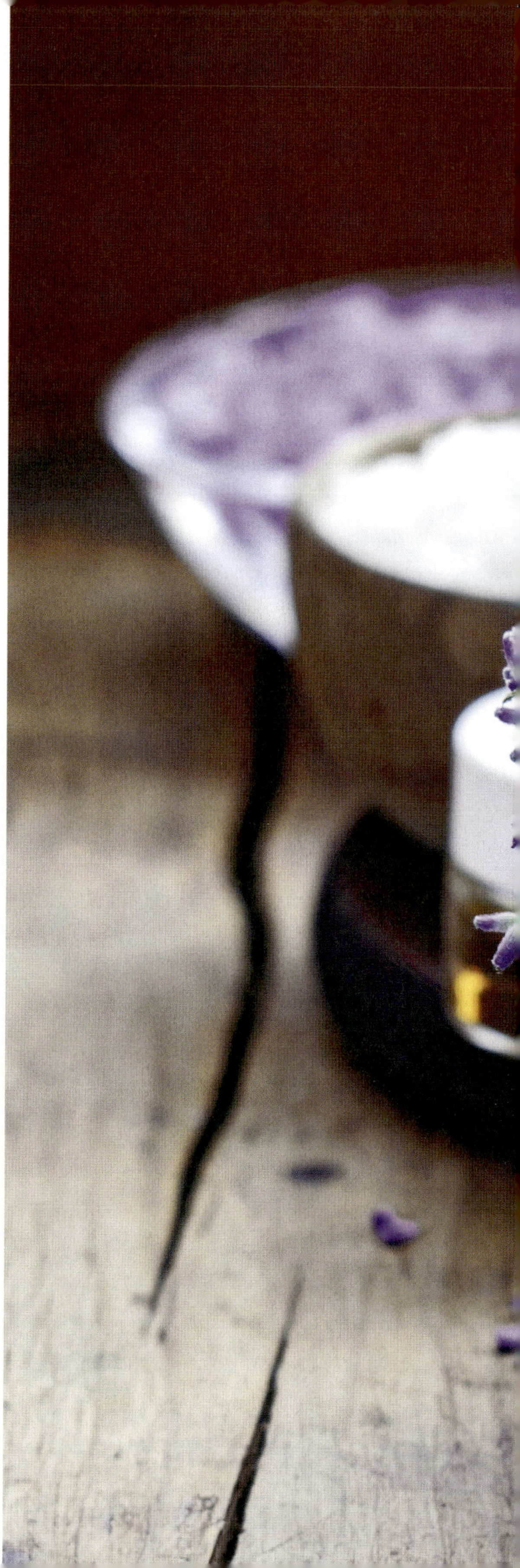

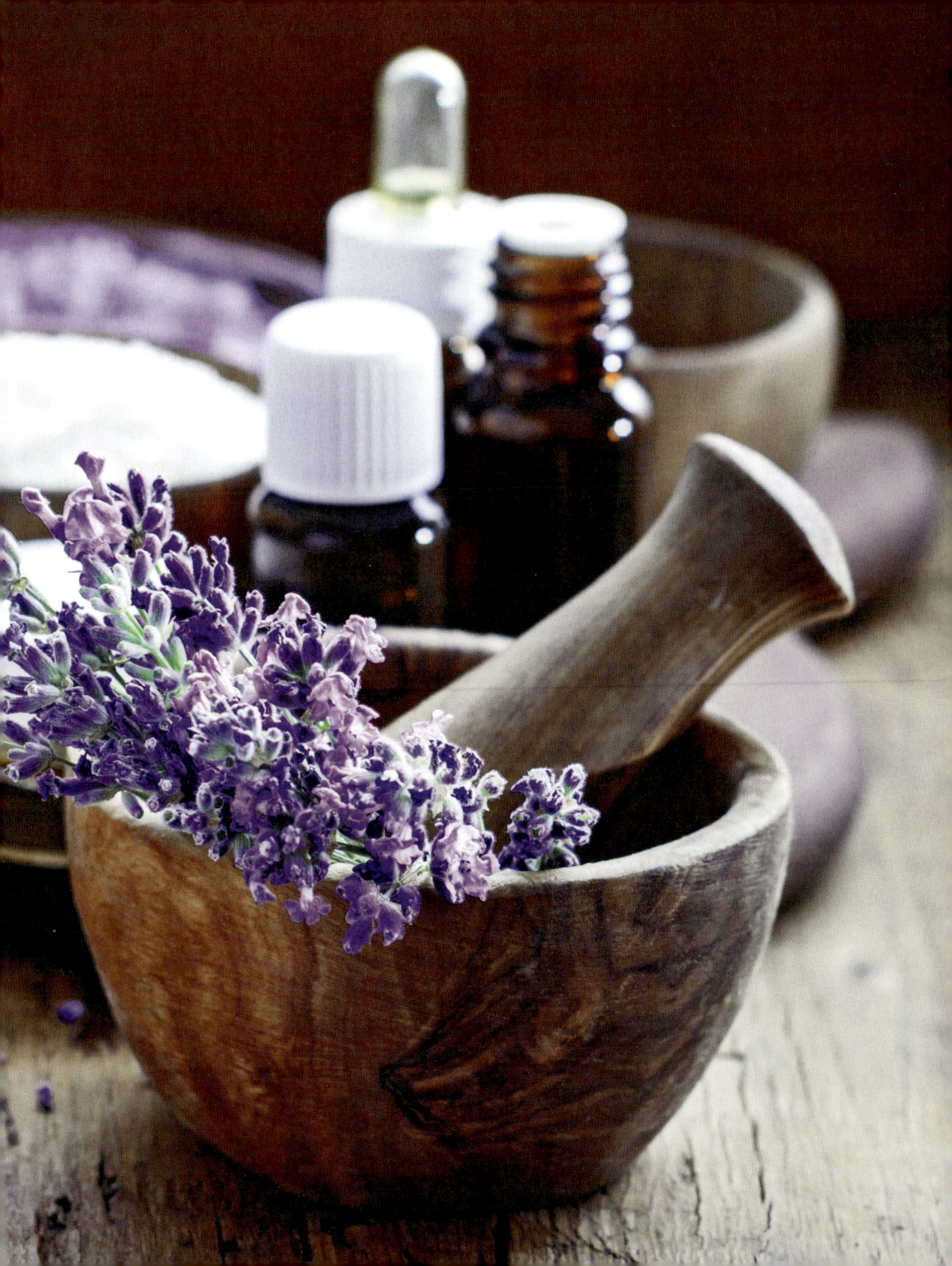

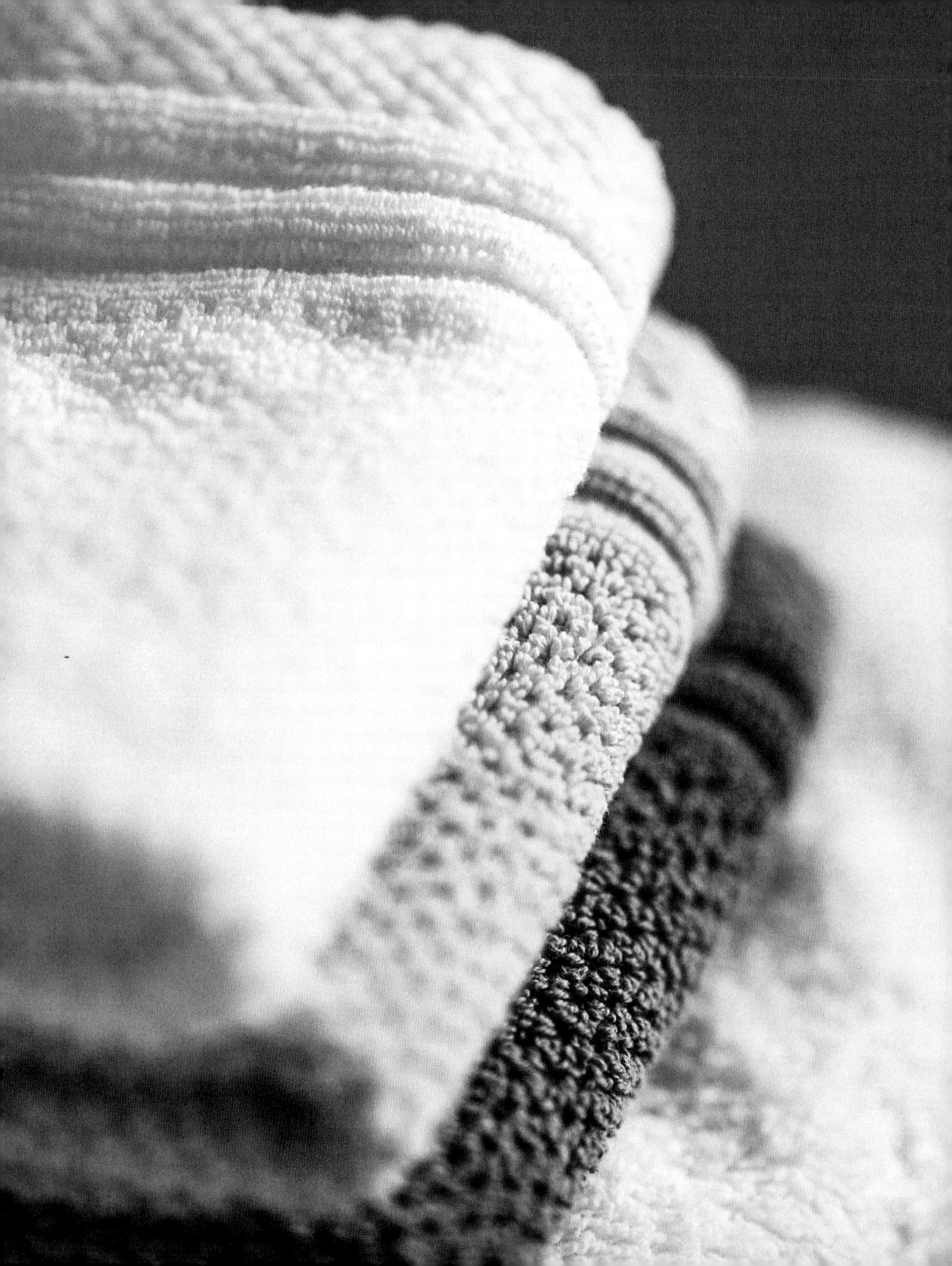

Wickel dich gesund! – Wickel und Kompressen

WICKEL Wickelverbände sind in vielen Kulturen effektive Heilmittel – in der Naturmedizin genauso wie in der Schulmedizin. Beide Seiten gehören eigentlich zusammen und bilden ein Ganzes im Rahmen einer künftigen Weltmedizin, die nach dem Prinzip „Von leicht nach schwer" aufgestellt sein müsste. Hausmittel wie Wadenwickel mit kaltem Wasser, um Fieber zu lindern, oder Halswickel mit Quark oder zerstampften Kartoffeln bei Halsschmerzen zählen zu den bewährten Therapien der Weltmedizin, ebenso gewickelte Verbände zum Beispiel mit Honig oder Propolis bei entzündeter Haut oder Senfwickel bei starkem Husten oder Bronchitis. Wie wirken nun Wickel?

WARME WICKEL Sie wirken entspannend und entkrampfend. Sie fördern die Durchblutung und lindern Schmerzen. Gegen chronische Schmerzen helfen Wärmebehandlungen über Wochen bis Monate (Rücken, Nacken, Gelenke, Muskeln, aber auch Muskelkater). Akute Schmerzen lindert meist Kälte.

KALTE WICKEL Sie wirken bei Entzündungen, Sonnenbrand, Gelenkschmerzen, Prellungen und Verstauchungen abschwellend, können Fieber senken und aktivieren das Immunsystem. Bleiben kalte Wickel länger am Körper, wärmen sie sogar. Die Feuchtigkeit wird durch die Körperwärme verdunstet. Die Verdunstungswärme in Kombination mit den Wirkstoffen wirkt entzündungshemmend sowie durchblutungssteigernd und entspannt bei chronischen Prozessen wie im Fall von Rheuma und Gicht, bei Blähungen, Verdauungsstörungen oder Rückenschmerzen. Wärmedecken oder Wärmflaschen können den Effekt verstärken.
ACHTUNG Nicht anwenden bei Ohren-, Kieferhöhlen- oder Blasen-/Nierenentzündungen!

BASISWICKEL Normalerweise besteht ein Wickel aus drei verschiedenen Lagen. Diese sind:

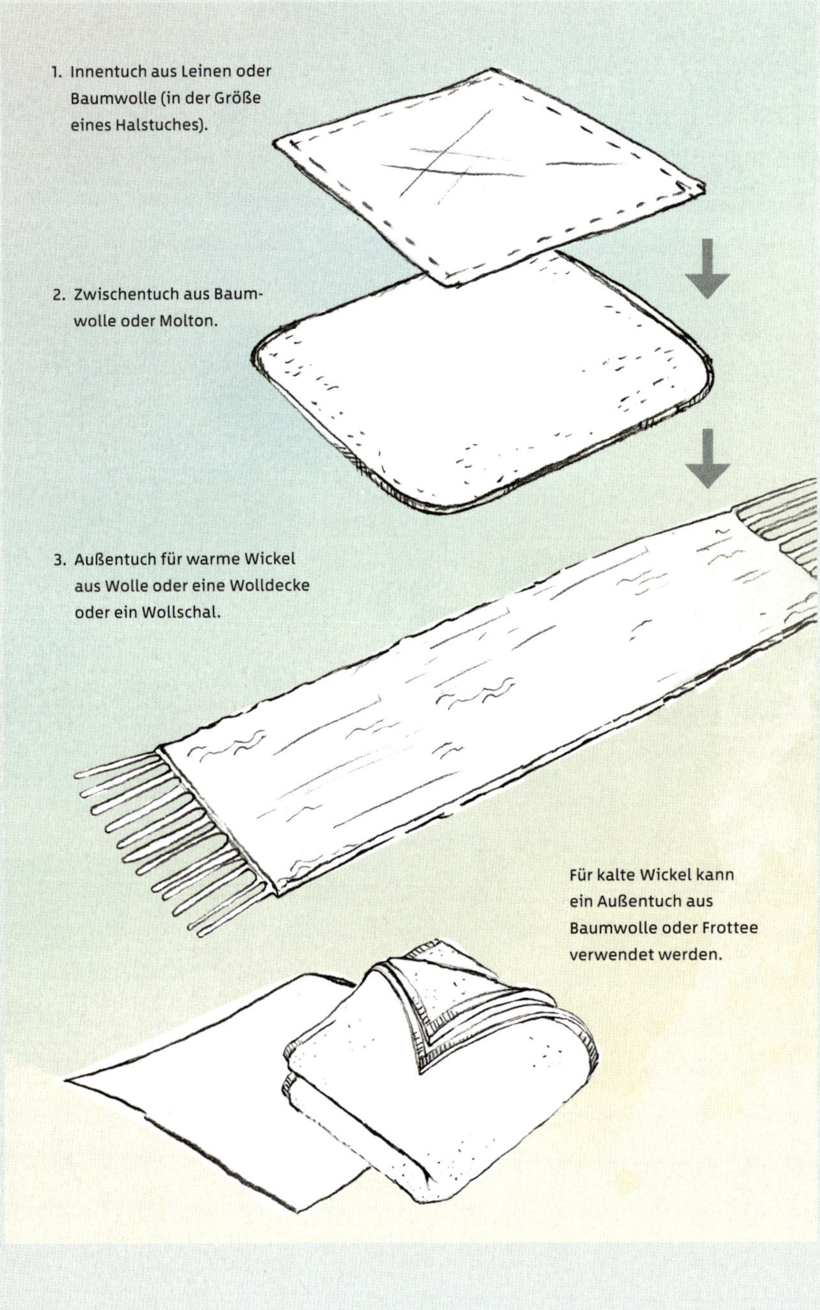

KOMPRESSE Eng anliegender kalter oder warmer Umschlag zur äußerlichen Anwendung. Eine saubere oder bei Wunden sterile Gaze aus der Apotheke in einem frisch zubereiteten Tee-Aufguss oder einer verdünnten Tinktur tränken. Anschließend auf die betroffene Körperstelle legen. Anwendungsdauer, wenn nicht anders angegeben: 10–20 Minuten. Besonders wirksam bei Koliken, Beschwerden im Unterleib und in den Gelenken. Mehrmals am Tag anwendbar.

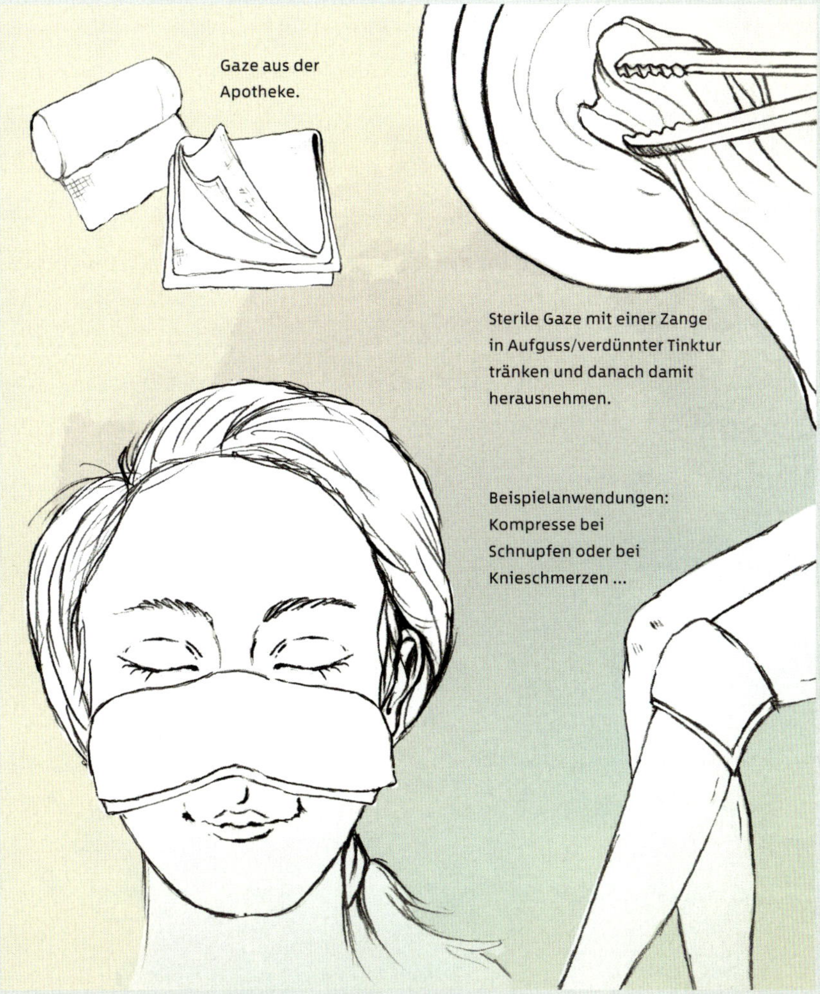

Rezepturen

Die folgenden ersten drei Wickel sind schmerzlindernd und wirken antientzündlich und abschwellend. Sie sind im Anfangsstadium von Halsschmerzen sehr hilfreich, können aber auch zusätzlich zu einer spezifischen Therapie medikamentöser schulmedizinischer oder heilpflanzlicher Art eingesetzt werden. Wirkungen: schmerzlindernd, wärmeentziehend, schleimhautberuhigend, antientzündlich und durchblutungsfördernd.

Bei Halsschmerzen, Angina, Rachen-, Kehlkopf-, Brust-, Venen-, Lymphknotenentzündung.

QUARKWICKEL (KALT) Quarkwickel sind bei Halsschmerzen, aber auch bei Brustentzündungen (zum Beispiel Mastitis) oder Venenentzündungen hilfreich. Das Innentuch des Wickels dick mit Quark bestreichen. Bitte nach etwa 20 Minuten den Wickel entfernen und mehrmals erneuern, solange das Kältegefühl angenehm ist. Die Prozedur kann am Tag mehrmals wiederholt werden. Bei chronischen Halsschmerzen kann der Wickel auch über Nacht und einen längeren Zeitraum angelegt werden.

PFEFFERMINZ-QUARK-WICKEL (KALT) Bei Halsschmerzen kann der Quark mit 1-2 Tropfen ätherischem Pfefferminzöl in Bioqualität versetzt werden. Die Pfefferminze hat kühlende Eigenschaften, unterstützt so die schmerzlindernde Wirkung. Auch mit ihrem Duft, der antimikrobiell wirkt und das Einatmen erleichtert.

ZITRONENWICKEL (KALT) Zur Behandlung von Halsschmerzen: Das Innentuch des Wickels in ein Glas lauwarmes Wasser tunken, das mit dem Saft einer ganzen unbehandelten Zitrone gemischt wurde. Hier können ebenfalls 1-2 Tropfen ätherisches Pfefferminzöl zugefügt werden. Bitte den Wickel abnehmen, wenn er warm geworden ist, und erneuern.

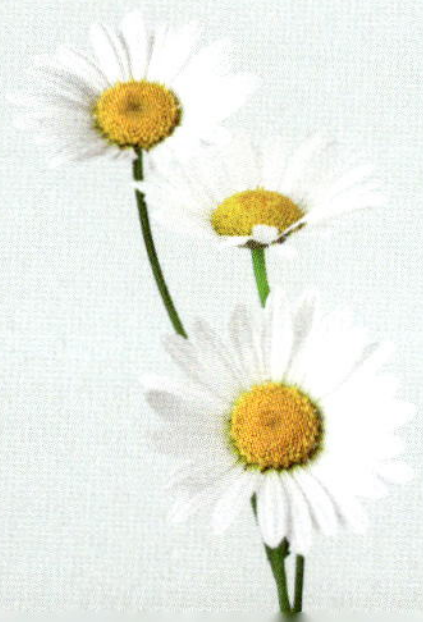

KAMILLENTEE- ODER MELISSENWICKEL (WARM) Tut gut bei Magenschmerzen, Darmkrämpfen, Darmträgheit, Blähungen sowie Blasen- und Menstruationsschmerzen. 2 gehäufte TL mit getrockneten Kamillenblüten oder getrocknetem Melissenkraut aus der Apotheke oder dem Reformhaus mit 5 l heißem Wasser übergießen und 3 Minuten abgedeckt ziehen lassen. Kompressen oder Wickelinnentuch eintauchen und auswringen. Wickel zwei- bis dreimal täglich etwa 30 Minuten anwenden. Die Prozedur am besten mit einer Wärmflasche (Ellenbogentest) unterstützen, die auf den Wickel gelegt wird. Zusätzlich kann Melissen- oder Kümmelöl aus der Apotheke oder dem Reformhaus – am besten vor dem Auflegen einer Wärmflasche – vorsichtig in die Haut einmassiert werden.

Bei Magenschmerzen, Darmkrämpfen, Menstruationsschmerzen.

ACHTUNG Nicht bei Allergien gegen Korbblütler, Durchfall oder Fieber anwenden! Nicht bei einer Blinddarmentzündung durchführen!

HEILERDEWICKEL (KALT UND WARM) Bei Akne, Ekzemen oder schlecht heilenden Insektenstichen, aber auch bei Überbeinen oder Furunkeln/Abszessen. 5 EL Heilerde mit warmem Wasser oder warmem Kräutertee mit Kamille oder Tormentill zu einem Brei verrühren. Der Brei sollte nicht flüssig sein. Am besten ein paar Tropfen Mandel- oder Olivenöl dazugeben, damit er nicht zu schnell austrocknet. Einmal am Tag anwenden.

Bei Akne, Ekzemen, schlecht heilenden Insektenstichen.

ACHTUNG Nicht auf offenen Wunden anwenden!

MEERRETTICHWICKEL (WARM) Bei Schnupfen, besonders bei Nasennebenhöhlenentzündungen, kann eine feuchtwarme Kompresse aus zwei bis drei fingerdicken Scheiben geriebenem Meerrettich im Nacken helfen. Nach 10 Minuten die Prozedur beenden.

Bei Schnupfen, Nasennebenhöhlenentzündungen.

LEIN-PFEFFERMINZ-KOMPRESSE (WARM) Alternativ/Zusätzlich: Nasennebenhöhlen (Wangen, Stirn) mit einer feuchtwarmen Leinölkompresse, die mit 1–2 Tropfen ätherischem Pfefferminzöl versetzt sein kann, abdecken. Dreimal täglich 20 Minuten. Bitte die Kompresse mit einem Wolltuch oder -schal abdecken.

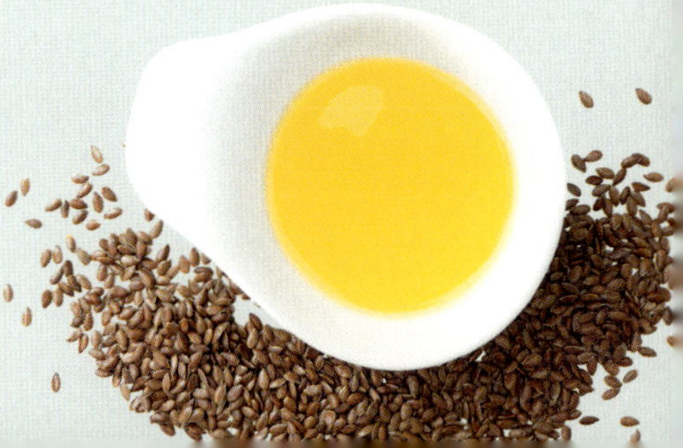

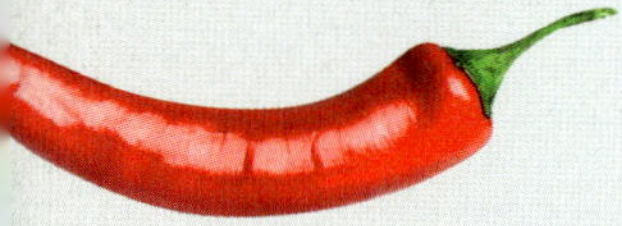

Bei lokalen Schmerzen in den Gelenken, in der Muskulatur oder in Rücken, Hals und Nacken.

SENF-/CHILIWICKEL (WARM) Bei lokalen Schmerzen, zum Beispiel in den Gelenken, der Muskulatur oder dem Rücken bzw. dem Hals/Nacken, können vor dem Wickel zur Verbesserung der schmerzlindernden Wirkung sowie zur Entspannung und Durchblutungsförderung einige Tropfen Rosmarin- und Johanniskrautöl in ein Wannenbad (35–37 °C) gegeben werden. Danach einen warmen Wickel mit Senfmehl aus der Apotheke oder dem Reformhaus (2–3 EL mit 500 ml nicht mehr kochendem Wasser aufgießen, das Innentuch des Wickels darin tränken) oder Chilibalsam aus der Apotheke (zwei- bis dreimal dünn auf die betroffene Stelle auftragen und das Innentuch darüberlegen; zur Verstärkung der Tiefenwirkung kann das Innentuch vorher mit lauwarmem Wasser befeuchtet werden) herstellen und anlegen: dreimal täglich 30 Minuten.

Bei Husten und Erkältung.

INGWERWICKEL (WARM) Bei Husten und Erkältungen hilft ein Ingwerwickel. Er wirkt abschwellend und wärmend. Auf dem Innentuch des Wickels wird ein Brei mit Ingwermehl aus sicheren Quellen verteilt. Dafür etwa 100 ml lauwarmes Wasser mit circa 3–4 TL Ingwermehl zu einem homogenen Brei verrühren. Dann den Brei gleichmäßig und messerspitzendick auf dem Innentuch verteilen. Abschließend um die Brust wickeln und 10–15 Minuten ruhen. Zwei- bis dreimal täglich anwenden.
ACHTUNG Nicht bei Fieber anwenden!

Bei Schwellungen und Entzündungen in den Gelenken, bei Brustentzündung.

BONUS: KOHLWICKEL (KALT) Bei Kohl handelt es sich zwar nicht um ein Heilkraut, doch der Kohlwickel ist sehr wirksam und empfehlenswert. Er ist bei Schwellungen und Entzündungen in den Gelenken oder bei Brustentzündungen indiziert. Dafür kann ein herkömmlicher Weißkohl aus dem Biomarkt verwendet werden. Er sollte im Kühlschrank gelagert werden, um die kühlende Wirkung zu verstärken. Für den Wickel ein ganzes Kohlblatt vom Kohlkopf trennen. Danach das Blatt mit einem Nudelholz kurz glatt rollen. Nun das ganze Blatt direkt um das Gelenk wickeln, es passt sich sehr gut der Hautstruktur an und wirkt wie eine zweite Haut. Dreimal täglich den Wickel jeweils 20–30 Minuten anwenden und dabei ruhen.

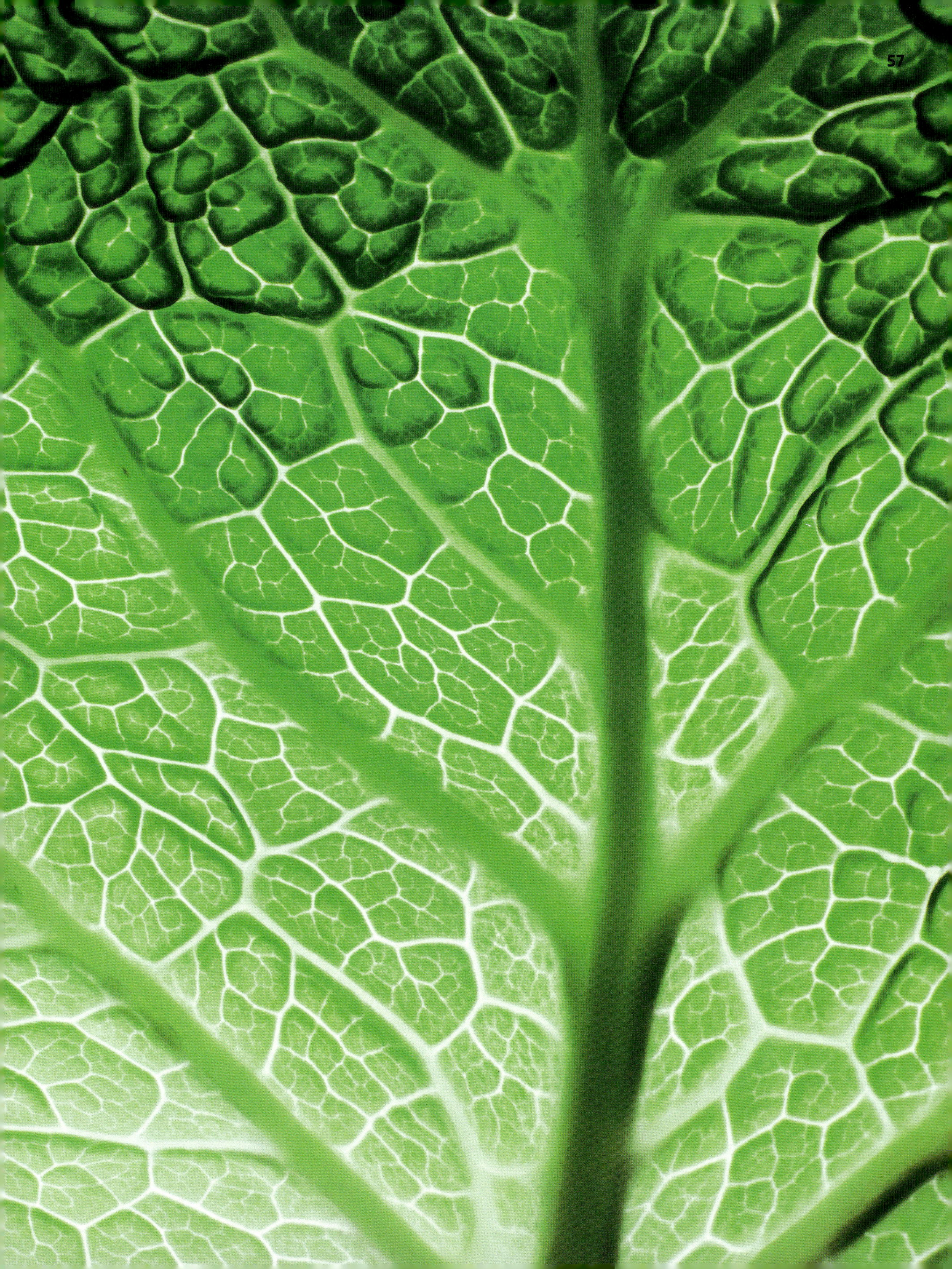

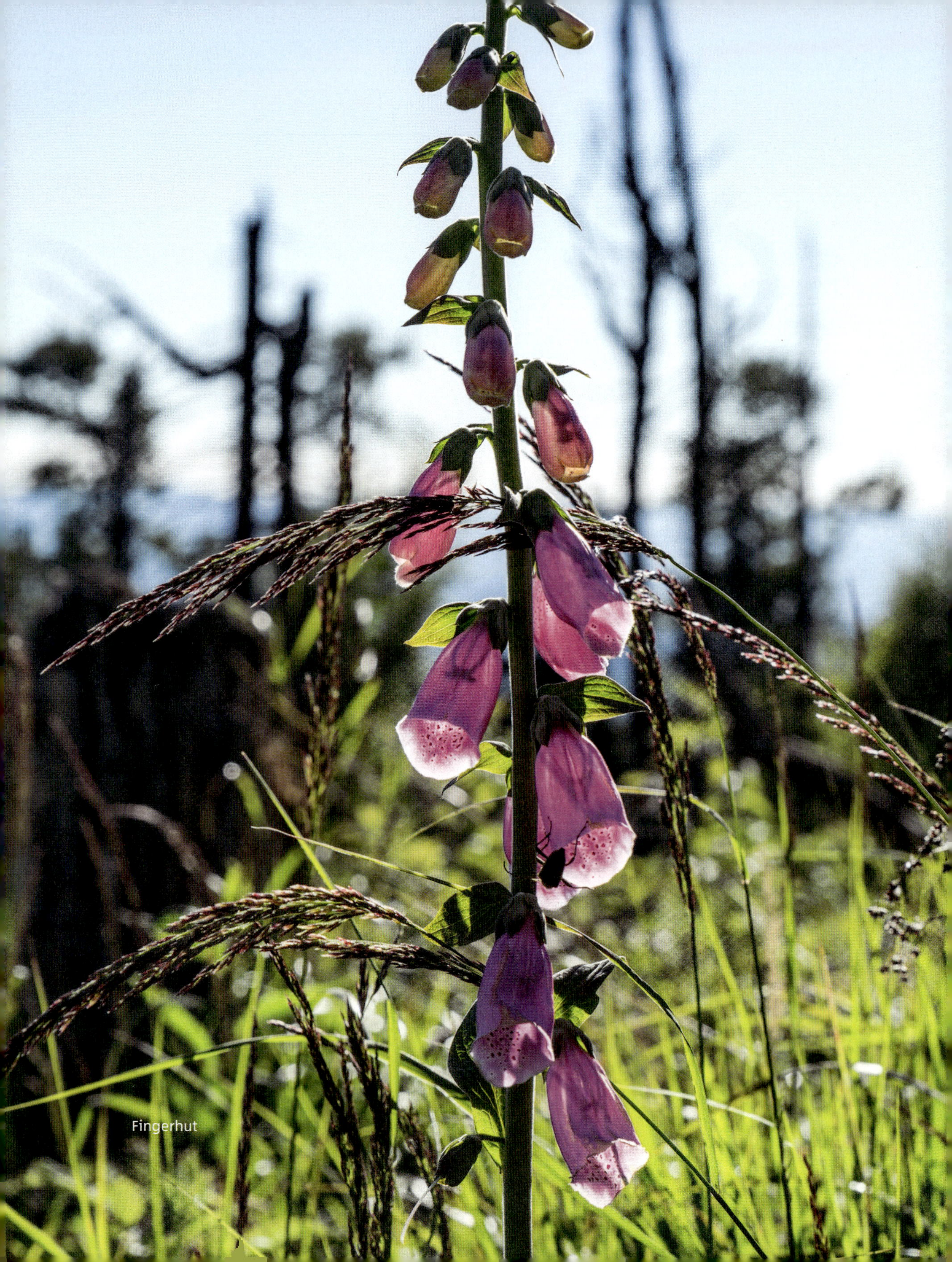

Fingerhut

Inhaltsstoffe

Pflanzenstoffe heilen

Auf die Dosis kommt es an!

Die sekundären Inhaltsstoffe einer Pflanze dienen ihrem Schutz oder ihrer Verbreitung, nach heutigem Wissen nicht dem eigenen Stoffwechsel. Einige Bestandteile helfen gegen Verwundungen und Entzündungen durch Viren, Bakterien oder Pilze. Die sekundären Pflanzenstoffe können uns Menschen heilen oder vergiften. Die einzelnen Inhaltsstoffe erzeugen unterschiedliche Wirkungen im menschlichen Körper. Je nachdem, wie hoch die Konzentration des spezifischen Wirkstoffs ist, hat ein und dieselbe Pflanze zum Teil verschiedene Wirkspektren mit unterschiedlicher Stärke. Zudem unterscheiden sich die Inhaltsstoffe in ihrer Zusammensetzung und Wirkkraft abhängig von der Region des Aufwachsens, der Bodenbeschaffenheit, der Düngung oder sonstiger Behandlung wie der Anpflanzung oder Behandlung mit synthetischen oder biologischen Pflanzenschutzmitteln. Auch das regionale und saisonale Klima, Fruchtreife und Erntezeit spielen eine nicht unerhebliche Rolle. Pflanzenstoffe können heilende und krank machende Wirkungen haben, je nach spezifischer Eigenschaft der Inhaltsstoffe und Konzentration der zugeführten Menge. Als Beispiele seien das Digitalis genannt, ein Bestandteil des Fingerhuts, und das Taxol der Eiben, die tödlich sein können. In genau definierter Dosierung ist Digitalis ein wichtiges Herzmittel und Paclitaxel, das Taxol, ein nicht mehr wegzudenkendes Krebstherapeutikum.

Auch wichtige Nährstoffe wie Vitamine, Mineralien, Kieselsäure, Fette und Öle, aber auch die lebenswichtigen ungesättigten Fettsäuren oder Ballaststoffe werden uns Menschen und Tieren von den (Heil-)Pflanzen zur Verfügung gestellt.

Die Wirkungen einer Pflanze und ihrer Produkte können zumeist nicht nur monokausal auf einen Wirkstoff zurückgeführt werden, sondern ergeben sich aus dem orchestralen Zusammenwirken aller Bestandteile. Dabei hängen die Haupt- und Nebenwirkungen von den unterschiedlichen Konzentrationen der Inhaltsstoffe einer Pflanze ab. Etwa 30 % aller Pflanzen weltweit werden laut der Weltgesundheitsorganisation (WHO) in der Medizin eingesetzt.

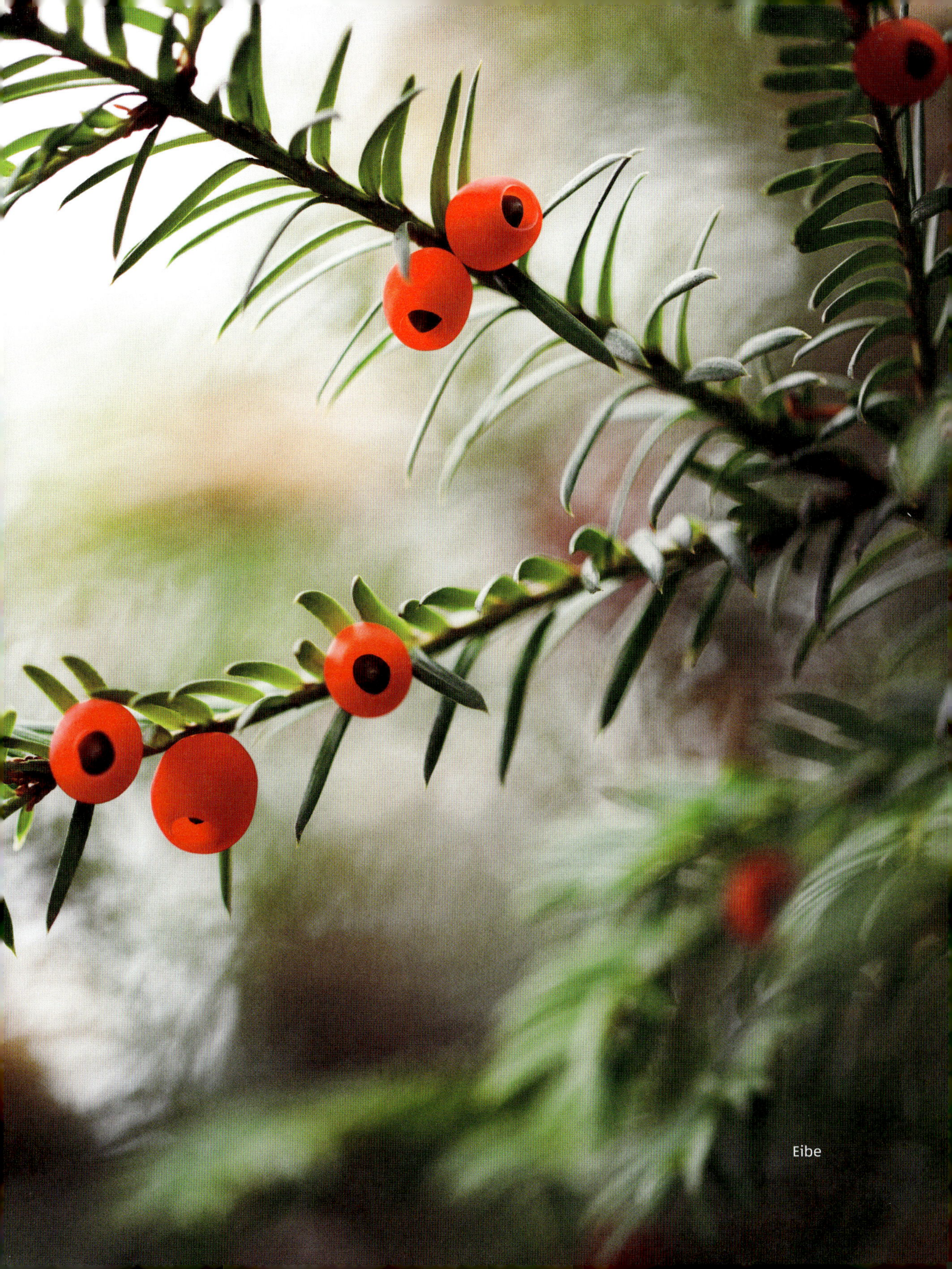

Eibe

Das Labor der Pflanze

ACHTUNG Die Wirkweise der sekundären Pflanzenstoffe ist uneinheitlich und für jede Pflanze unterschiedlich. Jede einzelne potenzielle Heilwirkung gilt nur für eine einzige Pflanze und ist nicht immer auf einen einzelnen Pflanzenstoff zurückführbar. Bitte jeweils in den entsprechenden Monografien nachschlagen!

Pflanzenstoffe, potenzielle Heilwirkungen und Beispielpflanzen

ALKALOIDE

Über 10.000 sind bekannt, fast alle sind giftig und entwickeln ihre Wirkung meist in kleinsten Mengen - meist auf das Nervensystem einwirkend. Als Genussmittel sind Koffein, Teein und das Theobromin in der Kakaobohne bekannt. Auch Nikotin als Genussgift. Alkaloide haben eine große Bedeutung für die Medizin. Die Gruppen sind nach Wirkspektrum gegliedert.

Potenzielle Heilwirkungen: schmerzlindernd, hustenstillend, fiebersenkend, muskelerschlaffend, abführend.
Beispiele: Opiate im Mohn (Morphin, Codein, Papaverin), Piperidine im Pfeffer (Piperin), Atropin, Cocain in Tollkirsche oder Koka-Pflanze, Chinoline im Chinarindenbaum oder Pyrrolizidinalkaloide in Huflattich oder Beinwell (krebsverdächtig: Pyrrolizidin).

ACHTUNG Bei fast allen Alkaloiden handelt es sich um äußerst wirksame Stoffe, die verboten oder verschreibungspflichtig sind, weswegen Selbstherstellungen mit diesen Stoffen nicht erlaubt sind.

ÄTHERISCHE ÖLE

Diese flüchtigen Öle – wie Monoterpene, Sesquiterpene, Triterpene – erzeugen den spezifischen Geruch. Beispielsbestandteile: Citral, 1,8-Cineol, Limonen, Menthol, Taraxasterol, Campher.

Potenzielle Heilwirkungen: auswurffördernd, entspannend, angstlösend, entkrampfend, Harn- und Gallenfluss anregend, verdauungsfördernd, desinfizierend, keimtötend.
Beispielpflanzen: Thymian, Salbei, Rosmarin, Melisse, Kümmel, Minze, Fenchel, Zitrusfrüchte.

BITTERSTOFFE

Von der Pflanze zur Abwehr von Fraßfeinden produziert, aktivieren sie beim Menschen die Produktion von Sekreten wie Galle, Magensäure oder Speichel sowie die Peristaltik. Keine einheitliche Gruppe, aber häufig in Glykosiden und Terpenen zu finden.

Potenzielle Heilwirkungen: gegen Völlegefühl, Druck im Bauchraum, und Appetitlosigkeit, wirkend anregend auf das vegetative Nervensystem.

Beispielpflanzen: Schafgarbe, Salbei, Spitzwegerich.

CAROTINOIDE

In gelben, orangenen und roten Pflanzenfarbstoffen enthalten.

Potenzielle Heilwirkungen: antioxidativ, entzündungshemmend, immunmodulierend.
Beispielpflanzen: Kurkuma, Äpfel, grüner Tee, schwarzer Tee, Karotten, Tomaten, Paprika.

CUMARINHALTIGES GLYKOSID

Ein Aromastoff, der in vielen Pflanzen vorkommt. Zum Beispiel in Lavendel.

FLAVONOIDE

Geben den Pflanzen ihre Farbe: Hellgelb, Rot, Blau oder Violett.
Wirken für die Pflanzen, zum Beispiel gegen Befall von Pilzen oder Insekten, und steuern Wachstumsvorgänge. Gehören zur Gruppe der Glykoside.
Flavone und Flavonole sind zwei von mehreren Untergruppen der Flavonoide. Sie haben gelbfärbende Eigenschaften, beispielsweise in Ringelblumen, Johanniskraut oder Zitrusfrüchten.

Potenzielle Heilwirkungen: entzündungshemmend, antioxidativ, antithrombotisch, krampflösend, blutdrucksenkend, immunmodulierend, pilztötend, gefäßprotektiv. Auch angstlindernde Wirkung bestimmter Flavonoide wie in Johanniskraut oder neuroprotektive Wirkung wie im grünen Tee.
Beispielpflanzen: Johanniskraut, Kamille, Schafgarbe, Ringelblume, Rosmarin. Das Luteolin in der Kamille wirkt entzündungshemmend. Quercetin als wichtigstes Flavonol in der Ernährung wirkt antiviral, schützt Gefäßwände und kann den Blutzucker senken. Ist zum Beispiel in Zwiebeln, Salaten, Bohnen, Grünkohl, Tee oder Äpfeln enthalten.

GERBSTOFFE

Werden unterschieden in Tannin-, Lamiaceen- und Catechin-Gerbstoffe. Sie verbinden sich mit körpereigenen Eiweißen in Schleimhäuten und Gewebe.

Potenzielle Heilwirkungen: zusammenziehend (adstringierend), wundheilend und schmerzlindernd, keimhemmend, wundstillend, schleimhautprotektiv.
Beispielpflanzen: Kamille, Tormentill, Schafgarbe, Heidelbeeren sowie Rosmarinsäure in Rosmarin, Salbei, Thymian.

GLYKOSIDE

Abwehrstoffe gegen Fraßfeinde und Infektionen sowie zur Selbstheilung der Pflanzen, die aus Zucker und einer anderen Stoffklasse wie Alkohol bestehen. Einige Glykoside wie die herzwirksamen Glykoside sind sehr wirksam, verfügen allerdings über eine geringe therapeutische Breite, weshalb sie genau dosiert werden müssen.

Potenzielle Heilwirkungen: antioxidativ, immunmodulierend, keimtötend, herzwirksames Glykosid: Fingerhut.
Beispielpflanzen: Senf, Kapuzinerkresse, Meerrettich.

PHENOLSÄUREN

Abwehr von Fraßfeinden der Pflanze.

Potenzielle Heilwirkungen: antioxidativ.
Beispielpflanzen: Nüsse, Vollkorn.

PHYTOÖSTROGENE

Pflanzenhormone wie Lignane und Isoflavone, die ähnlich wie das weibliche Sexualhormon Östrogen aufgebaut sind. Intakte Darmflora wichtig!

Potenzielle Heilwirkungen: antioxidativ und immunmodulierend, hormonartig.
Beispielpflanzen: Salbei, Hopfen, Taigawurzel, Ginseng, Traubensilberkerze sowie Leinsamen, Oliven, Soja.

PHYTOSTEROLE
Membranbaustoff, Pflanzenhormone, die ähnlich wie Cholesterol aufgebaut sind.

Potenzielle Heilwirkungen: cholesterolsenkend, antikarzinogene Wirkung in Tierversuchen.
Beispielpflanzen: Brennnesselwurzel, Samen (Kürbissamen, Sesam, Soja, Hülsenfrüchte).

POLYPHENOLE
Aromatische pflanzliche Verbindungen, die sich vom Phenol ableiten und mindestens zwei Hydroxygruppen an einem aromatischen Ring aufweisen. Zu den Polyphenolen gehört eine Vielzahl verschiedener sekundärer Pflanzenstoffe, die sich bezüglich ihrer chemischen Struktur vor allem in zwei Hauptgruppen einordnen lassen: Phenolcarbonsäuren und Flavonoide, wobei letztere sich noch in weitere Untergruppen aufteilen lässt. In den Pflanzen sind Polyphenole beispielsweise für die Blütenfarbe, das Aroma oder den Schutz vor Schädlingen und Krankheiten (fungizide und insektizide Wirkung) verantwortlich. Sie fangen freie Radikale ein und schützen so inneres Pflanzengewebe vor Oxidation.

Potenzielle Heilwirkungen: entzündungshemmend, antioxidativ, antithrombotisch, antiviral, krampflösend, blutdrucksenkend, entwässernd, antikarzinogen, leberschützend, adstringierend, wundheilend, schmerzlindernd, keimhemmend, schleimhautprotektiv.
Beispielpflanzen: Zistrose, Weintrauben, Apfel, Ginkgo.

SALICYLATE

Salicyl und andere Salicylverbindungen gehören wie die Kaffeesäure oder Cumarin zur Gruppe der Phenylpropan-Derivate.

Potenzielle Heilwirkungen: schmerzlindernd, entzündungshemmend, hauterweichend.

Beispielpflanzen: Weide, Teufelskralle, Pfefferminze, Rosmarin, Salbei, Thymian.

SAPONINE

Diese Seifenstoffe aus der Glykosidgruppe setzen die Oberflächenspannung herab, bilden in wässriger Lösung Schaum und verbessern die Aufnahme von Arzneistoffen.

Potenzielle Heilwirkungen: schleimlösend und auswurffördernd, bronchienerweiternd, entwässernd, antibiotisch, pilzhemmend, immunmodulierend, schleimhautschützend, wundheilend.

Beispielpflanzen: Taigawurzel, Ginseng, Efeu, auch Hafer, Spargel, Soja und Hülsenfrüchte.

SCHARFSTOFFE

Pflanzenstoffe, die in verschiedenen Pflanzen enthalten sind. Sie können innerlich oder äußerlich angewendet werden. Äußerlich regen die Scharfstoffe Schmerzsensoren oder Thermosensoren der Haut und Schleimhaut an. Innerlich können sie eine Steigerung der Peristaltik im Darm und der Verdauungssäfte herbeiführen.

Beispiele: Capsaicin (Chili), Piperin (Pfeffer), Gingerole und Shogaole (Ingwer), Allylsenföl (Senf), Allicin (Knoblauch).

SCHLEIMSTOFFE

Kohlenhydrathaltige Schmierstoffe mit einem hohen Wasserbindungsvermögen und starker Quellfähigkeit.

Potenzielle Heilwirkungen: schleimhautschützend, hustenlindernd, entzündungshemmend, abführend, stuhlregulierend, gewichtsreduzierend.
Beispielpflanzen: Spitzwegerich, Malve, Eibisch, Isländisch Moos, Leinsamen, Quinoa.

STÄRKE

Energiespender und Weichmacher zugleich.

SULFIDE

Duft- und Aromastoffe.

Potenzielle Heilwirkungen: antibiotisch, antioxidativ, antithrombotisch, blutdrucksenkend, cholesterolsenkend.
Beispielpflanzen: Bärlauch, Knoblauch, Schnittlauch.

ZELLULOSE

Menschen können die pflanzlichen Kohlenhydrate im Darm nicht abbauen. Diese werden Ballaststoffe genannt und dienen zur Erleichterung der Nahrungspassage im Darm und wirken einer Verstopfung entgegen.

Quellen unter anderem: Deutsche Gesellschaft für Ernährung e. V. (DGE): Watzl, B., Rechkemmer, G., 2004, Watzl 2008, Watzl 2012; Watzl, B.: Einfluss sekundärer Pflanzenstoffe auf die Gesundheit. In: Deutsche Gesellschaft für Ernährung (Hrsg.): Ernährungsbericht 2008. Bonn (2008), S. 335–379; Watzl, B.: Einfluss sekundärer Pflanzenstoffe auf die Gesundheit. In: Deutsche Gesellschaft für Ernährung (Hrsg.): 12. Ernährungsbericht 2012. Bonn (2012), S. 355–374; Watzl, B., Rechkemmer, G.: Einfluss sekundärer Pflanzenstoffe auf die Gesundheit. In: Deutsche Gesellschaft für Ernährung (Hrsg.): Ernährungsbericht 2004. Bonn (2004), S. 325–346.

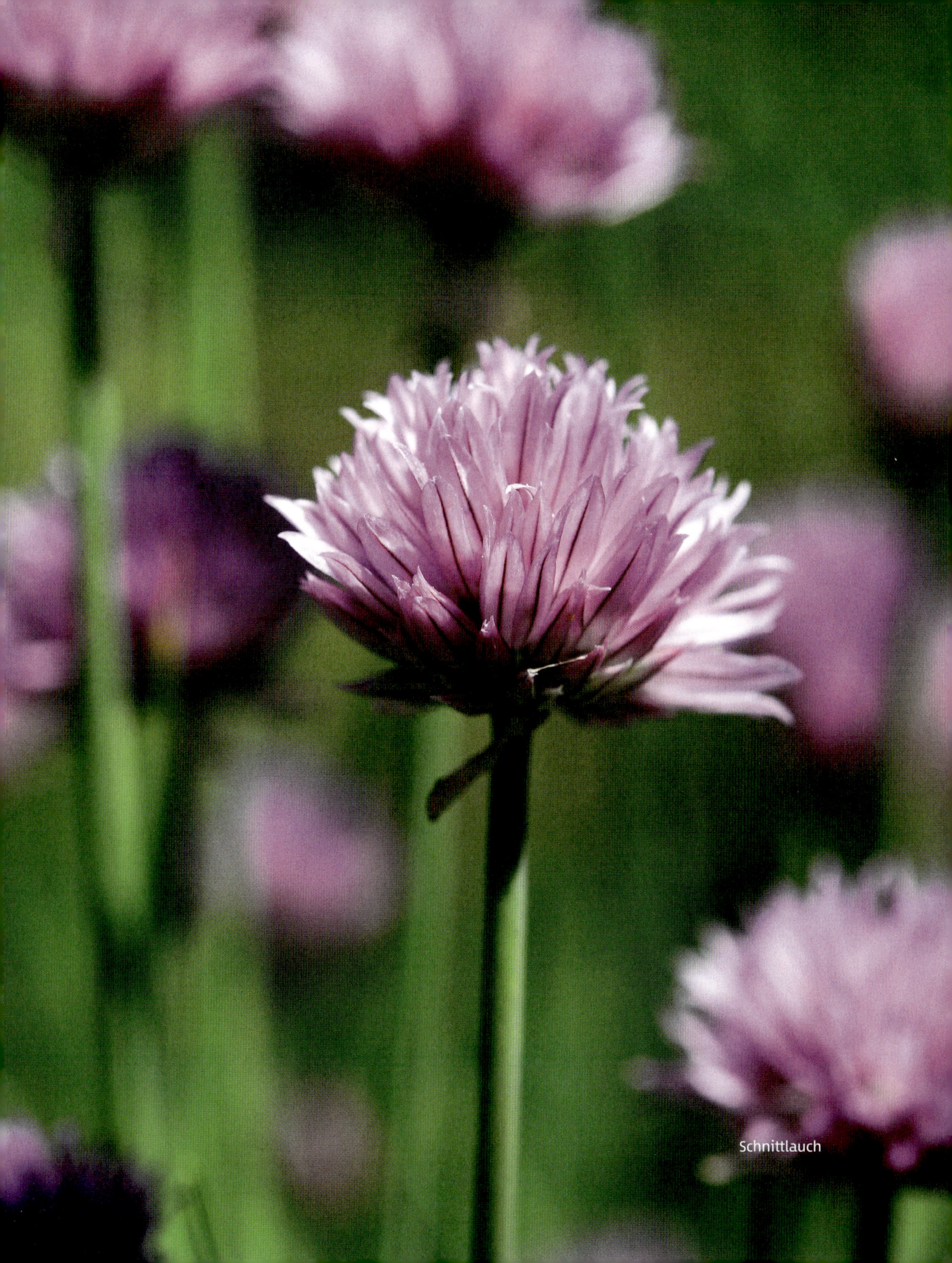

Schnittlauch

Übersicht der Heilkräuter
nach Anwendungsgebieten

Einfache und
wirksame Rezepte

Was hilft?

Wissenschaftliche, traditionelle und erfahrungsheilkundliche Indikationen

Nerven, Psyche, Kopf

ANGST	**Baldrian** (Seite 107) **Johanniskraut** (Seite 167)
DEPRESSIVE VERSTIMMUNG	**Johanniskraut** (Seite 167)
FIEBER (GENERELL)	**Mädesüß** (Seite 370) **Sonnenhut** (Seite 371) **Wadenwickel** **Weidenrinde** (Seite 343)
KONZENTRATIONSSTÖRUNGEN	**Ginseng, Sibirischer** (Seite 147) **Rosmarin** (Seite 285) **Salbei** (Seite 295)
KOPFSCHMERZEN	**Cayennepfeffer** (Seite 260) **Mädesüß** (Seite 370) **Pestwurz** (Seite 243) **Pfefferminze** (Seite 263) **Weidenrinde** (Seite 343)
MENTALE VERSTIMMUNG	**Johanniskraut** (Seite 167) **Lavendel** (Seite 221) **Melisse** (Seite 233) **Zirbenholz**
MIGRÄNE	**Lavendel** (Seite 221) **Melisse** (Seite 233) **Pestwurz** (Seite 243)
MÜDIGKEIT	**Ginkgo** **Ginseng, Sibirischer** (Seite 147) **Ingwer** (Seite 157) **Kurkuma** (Seite 209) **Rosmarin** (Seite 285)

SCHLAFSTÖRUNGEN	**Baldrian** (Seite 107) **Hopfen** (Seite 366) **Lavendel** (Seite 221) **Melisse** (Seite 233)
SCHWINDEL	**Eisenkraut** **Ginkgo** **Ingwer** (Seite 157) **Melisse** (Seite 233)
SCHWINDEL (mit zu niedrigem Blutdruck)	**Campher** (Seite 368) **Weißdorn**
UNRUHE, NERVOSITÄT	**Baldrian** (Seite 107) **Lavendel** (Seite 221) **Melisse** (Seite 233) **Salbei** (Seite 295)

Hals, Nasen, Ohren, Zähne

HALSSCHMERZEN	**Anis** (Seite 363) **Eibisch, Echter** (Seite 129) **Fenchel** (Seite 137) **Kamille, Echte** (Seite 177) **Salbei** (Seite 295) **Thymian** (Seite 325) **Zistrose** (Seite 353)
HEISERKEIT	**Eibisch, Echter** (Seite 129) **Isländisch Moos** **Salbei** (Seite 295)
HEUSCHNUPFEN	**Pestwurz** (Seite 243) **Sonnenhut** (Seite 371)

MANDELENTZÜNDUNG	**Kapland-Pelargonie** (Seite 369) **Kapuzinerkresse** (+ Meerrettich) (Seite 187) **Salbei** (Seite 295) **Zistrose** (Seite 353)
MUNDENTZÜNDUNG, APHTHEN	**Eibisch, Echter** (Seite 129) **Kamille, Echte** (Seite 177) **Ringelblume** (*Calendula*) (Seite 273) **Salbei** (Seite 295) **Spitzwegerich** (Seite 315) **Tormentill** (Seite 335) **Zistrose** (Seite 353)
OHRENSCHMERZEN	**Weidenrinde** (Seite 343) **Zwiebel, Knoblauch**
SCHNUPFEN	**Kamille, Echte** (Seite 177) **Pfefferminze** (Seite 263) **Salzwasser**
SINUSITIS	wie bei Schnupfen plus: **Eisenkraut** **Schlüsselblume** (Blüten)
TROCKENE NASE	**Kamille, Echte** (Seite 177) **Pfefferminze** (Seite 263) **Ringelblume** (*Calendula*) (Seite 273) **Thymian** (Seite 325)

Bronchien, Lunge

BRONCHITIS	**Campher** (Seite 368) **Efeu** **Kapland-Pelargonie** (Seite 369) **Kapuzinerkresse** (Seite 187) **Spitzwegerich** (Seite 315) **Thymian** (Seite 325)
HEISERKEIT	**Eibisch, Echter** (Seite 129) **Isländisch Moos** **Zistrose** (Seite 353)
HUSTEN	**Ingwer** (Seite 157) **Kamille, Echte** (Seite 177) **Lavendel** (Seite 221) **Malve** **Pfefferminze** (Seite 263) **Senf** **Thymian** (Seite 325)
HUSTEN (mit Schleim)	**Anis** (Seite 363) **Efeu** **Kapuzinerkresse** (Seite 187) **Malve** **Spitzwegerich** (Seite 315) **Thymian** (Seite 325)
HUSTEN (trocken, Reizhusten)	**Eibisch, Echter** (Seite 129) **Malve** **Spitzwegerich** (Seite 315) **Zistrose** (Seite 353)

LUNGENENTZÜNDUNG	(unterstützend) **Efeu** **Thymian** (Seite 325)
VERLEGUNG DER BRONCHIEN (ggf. Krämpfe, Spasmen)	**Efeu** **Eibisch, Echter** (Seite 129) **Eukalyptus** **Pfefferminze** (Seite 263) **Senf**

Magen, Darm, Verdauung

ANALEKZEM	**Kamille, Echte** (Seite 177) **Malve** **Ringelblume** (*Calendula*) (Seite 273) **Zaubernuss** (Hamamelis)
APPETITMANGEL	**Fenchel** (Seite 137) **Ingwer** (Seite 157) **Löwenzahn** **Melisse** (Seite 233) **Schafgarbe** (Seite 305) und andere bitterstoffhaltige Pflanzen wie Enzian oder Wermut
FISSUR	**Kamille, Echte** (Seite 177) **Ringelblume** (*Calendula*) (Seite 273) **Schafgarbe** (Seite 305) **Thymian** (Seite 325)

HÄMORRHOIDEN	**Kamille, Echte** (Seite 177) **Ringelblume** (*Calendula*) (Seite 273) **Schafgarbe** (Seite 305) **Tormentill** (Seite 335) **Zaubernuss** (Hamamelis)
MAGENSCHLEIMHAUT-ENTZÜNDUNG	**Eibisch, Echter** (Seite 129) **Kamille, Echte** (Seite 177) **Schafgarbe** (Seite 305) **Zistrose** (Seite 353)
MAGENSCHMERZEN	**Fenchel** (Seite 137) **Ingwer** (Seite 157) **Kamille, Echte** (Seite 177) **Kümmel** (Seite 199) **Mädesüß** (Seite 370) **Schafgarbe** (Seite 305)
METEORISMUS (Blähsucht, Gasansammlung im Darm oder freier Bauchraum)	**Anis** (Seite 363) **Ingwer** (Seite 157) **Kümmel** (Seite 199) **Kurkuma** (Seite 209) **Pfefferminze** (Seite 263)
REFLUX	**Schafgarbe** (Seite 305) **Süßholz** **Zistrose** (Seite 353)
REIZDARMSYNDROM	**Kurkuma** (Seite 209) **Pfefferminze** (Seite 263)

SODBRENNEN	**Heilerde** **Kamille, Echte** (Seite 177) **Kümmel** (Seite 199) **Melisse** (Seite 233) **Schafgarbe** (Seite 305) **Süßholz** **Zistrose** (Seite 353)
VERDAUUNGSSTÖRUNGEN	**Fenchel** (Seite 137) **Kamille, Echte** (Seite 177) **Pfefferminze** (Seite 263) **Schafgarbe** (Seite 305) Verdauungsfördernd: *Aloe vera*/**Aloe** (Seite 97) **Anis** (Seite 363) **Baldrian** (Seite 107) **Brennnessel** (Seite 117) **Eibisch, Echter** (Seite 129) **Fenchel** (Seite 137) **Hopfen** (Seite 366) **Ingwer** (Seite 157) **Kamille, Echte** (Seite 177) **Kurkuma** (Seite 209) **Melisse** (Seite 233) **Pfefferminze** (Seite 263) **Rosmarin** (Seite 285) **Salbei** (Seite 295) **Thymian** (Seite 325)

Blut, Herz, Arterien, Venen

ARTERIOSKLEROSE (Gefäßverkalkung)	**Bärlauch** **Knoblauch** **Kurkuma** (Seite 209) **Schafgarbe** (Seite 305)
BLUTARMUT	**Brennnessel** (Seite 117) **Spirulina** **Quecke** (Seite 373)
BLUTDRUCK (hoch)	**Baldrian** (Seite 107) **Bärlauch** **Hafer** **Knoblauch**
BLUTDRUCK (niedrig)	**Campher** (Seite 368) **Rosmarin** (Seite 285) **Salbei** (Seite 295) **Thymian** (Seite 325)
BLUTERGUSS	**Arnika** (Seite 364) **Heilerde** **Johanniskraut** (Seite 167) **Ringelblume** (*Calendula*) (Seite 273)
BLUTSTILLUNG	**Brennnessel** (Seite 117) **Schafgarbe** (Seite 305) **Tormentill** (Seite 335) **Zistrose** (Seite 353)
CHOLESTERINSPIEGEL (hoch)	**Hafer** **Kurkuma** (Seite 209)

DURCHBLUTUNGSSTÖRUNGEN	**Bockshornklee** **Ginkgo** **Rosmarin** (Seite 285) **Weißdorn**
HERZ (stärkend)	**Melisse** (Seite 233) **Rosmarin** (Seite 285) **Weißdorn**
HERZKLOPFEN	**Baldrian** (Seite 107) **Lavendel** (Seite 221) **Melisse** (Seite 233)
OHNMACHT	**Lavendel** (Seite 221) **Melisse** (Seite 233)
VENENENTZÜNDUNG	**Mäusedorn** **Ringelblume** (*Calendula*) (Seite 273) **Steinklee**

Leber, Galle

GALLENFUNKTIONSSTÖRUNGEN	*Aloe vera*/**Aloe** (Seite 97) **Kurkuma** (Seite 209) **Pfefferminze** (Seite 263) **Ringelblume** (*Calendula*) (Seite 273) **Rosmarin** (Seite 285) **Schafgarbe** (Seite 305)

GALLENKRÄMPFE	**Ingwer** (Seite 157) **Kamille, Echte** (Seite 177) **Schafgarbe** (Seite 305)
GALLENSTEINE	wie bei Gallenfunktionsstörungen

Nieren, Harnwege, Geschlechtsorgane

BLASENENTZÜNDUNG	**Bärlauch** **Berberitze** **Cranberrys** **Kapuzinerkresse** (+ Meerrettich) (Seite 187) **Mädesüß** (Seite 370) **Quecke** (Seite 373)
NIERENGRIESS	**Brennnessel** (Seite 117) **Quecke** (Seite 373) **Schachtelhalm**

Rücken, Muskeln, Gelenke

ARTHROTISCH BEDINGTE SCHMERZEN	**Chili** **Kurkuma** (Seite 209) **Mädesüß** (Seite 370) **Pfeffer** (Seite 253) **Teufelskralle** (Seite 372) **Weidenrinde** (Seite 343)

BEWEGUNGSEINSCHRÄNKUNGEN	**Beinwell** **Brennnessel** (Seite 117) **Weidenrinde** (Seite 343)
GELENKSCHMERZEN	**Brennnessel** (Seite 117) **Mädesüß** (Seite 370) **Rosmarin** (Seite 285) **Teufelskralle** (Seite 372) **Weidenrinde** (Seite 343)
NEURALGIEN	**Cayennepfeffer** (Seite 260) **Johanniskraut** (Seite 167) **Rosmarin** (Seite 285) **Weidenrinde** (Seite 343)
PRELLUNGEN, ZERRUNGEN, STAUCHUNGEN	**Arnika** (Seite 364) **Beinwell** **Johanniskraut** (Seite 167)
POLYNEUROPATHIE	(unterstützend) **Cayennepfeffer** (Seite 260)
RESTLESS LEG	**Baldrian** (Seite 107)
RHEUMATISCHE ERKRANKUNGEN	**Johanniskraut** (Seite 167) **Kurkuma** (Seite 209) **Mädesüß** (Seite 370) **Pfefferminze** (Seite 263) **Teufelskralle** (Seite 372) **Weidenrinde** (Seite 343)
RÜCKENSCHMERZEN	**Cayennepfeffer** (Seite 260) **Johanniskraut** (Seite 167) **Rosmarin** (Seite 285) **Senf** **Weidenrinde** (Seite 343)

SCHMERZEN DURCH VERLETZUNGEN	**Arnika** (Seite 364) **Ringelblume** (*Calendula*) (Seite 273)
WEICHTEILRHEUMATISMUS	**Chili** **Pfeffer** (Seite 253) **Senf**

Haut, Haare

AKNE, UNREINE HAUT	*Aloe vera*/**Aloe** (Seite 97) **Schafgarbe** (Seite 305)
EKZEME	*Aloe vera*/**Aloe** (Seite 97) **Brennnessel** (Seite 117) **Kamille, Echte** (Seite 177) **Ringelblume** (*Calendula*) (Seite 273) **Schafgarbe** (Seite 305)
FURUNKEL	**Ringelblume** (*Calendula*) (Seite 273) **Schafgarbe** (Seite 305) **Teebaumöl**
HAUTENTZÜNDUNGEN, -REIZUNGEN	*Aloe vera*/**Aloe** (Seite 97) **Malve** **Olivenöl** **Ringelblume** (*Calendula*) (Seite 273) **Zistrose** (Seite 353)
HAUTJUCKEN	wie bei Ekzemen

HAUTPILZ	**Eukalyptus** **Salbei** (Seite 295) **Teebaumöl** **Thymian** (Seite 325)
HAUTSCHRUNDEN, -RISSE, -SCHWIELEN	*Aloe vera*/**Aloe** (Seite 97) **Ringelblume** (*Calendula*) (Seite 273)
HERPES	**Melisse** (Seite 233) **Zistrose** (Seite 353)
NAGELBRUCH	**Brennnessel** (Seite 117) **Kapuzinerkresse** (Seite 187)
ORANGENHAUT	*Aloe vera*/**Aloe** (Seite 97)
SCHUPPEN	*Aloe vera*/**Aloe** (Seite 97) **Brennnessel** (Seite 117) **Kamille, Echte** (Seite 177)
SCHWITZEN	**Salbei** (Seite 295)
TROCKENE HAUT	*Aloe vera*/**Aloe** (Seite 97) **Ringelblume** (*Calendula*) (Seite 273)
WARZEN	**Ringelblume** (*Calendula*) (Seite 273) **Schöllkraut**

WUNDEN	**Johanniskraut** (Seite 167) **Kamille, Echte** (Seite 177) **Ringelblume** (*Calendula*) (Seite 273) **Rosmarin** (Seite 285) **Schafgarbe** (Seite 305) **Zistrose** (Seite 353)

Die Haut ist genauso ein Ausscheidungsorgan wie der Magen-Darm-Trakt, die Leber und die Nieren. Deshalb bitte unbedingt immer die Funktionen dieser Organe in der Behandlung mitberücksichtigen! Dazu die Ausscheidung über diese Organe gleichzeitig optimieren und die Organfunktionen verbessern. Das gilt für jede Form der Behandlung, sei es schulmedizinischer oder traditioneller Art.

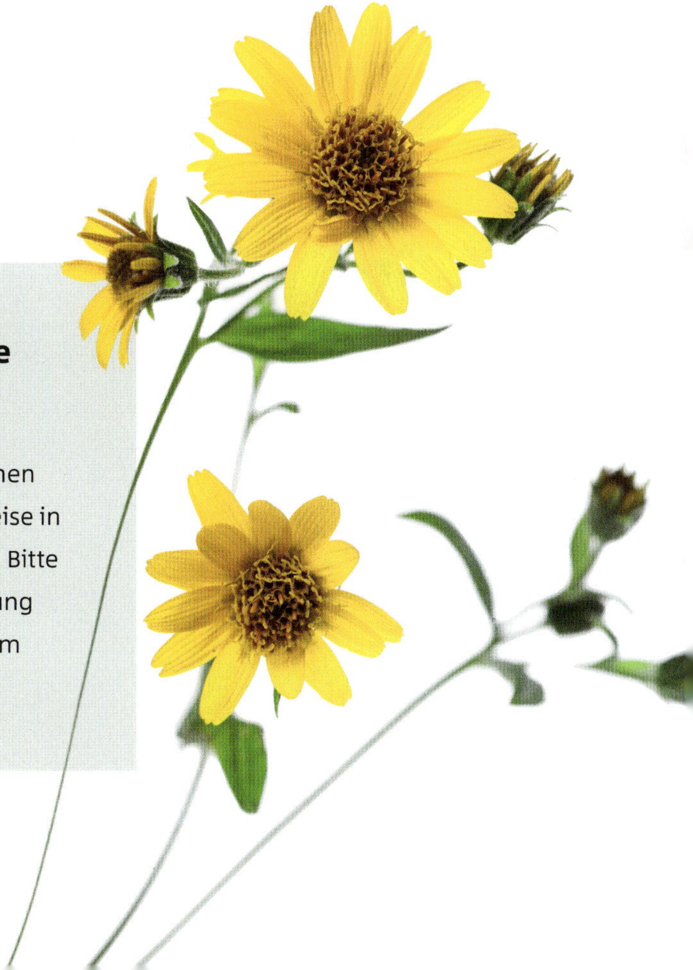

Nicht im Buch aufgeführte Heilpflanzen

Diese sind auch bei den beschriebenen Indikationen wirksam. Sie sind teilweise in Kombinationspräparaten enthalten. Bitte informieren Sie sich vor der Anwendung darüber bei Ihrer Apotheke oder Ihrem Reformhaus des Vertrauens.

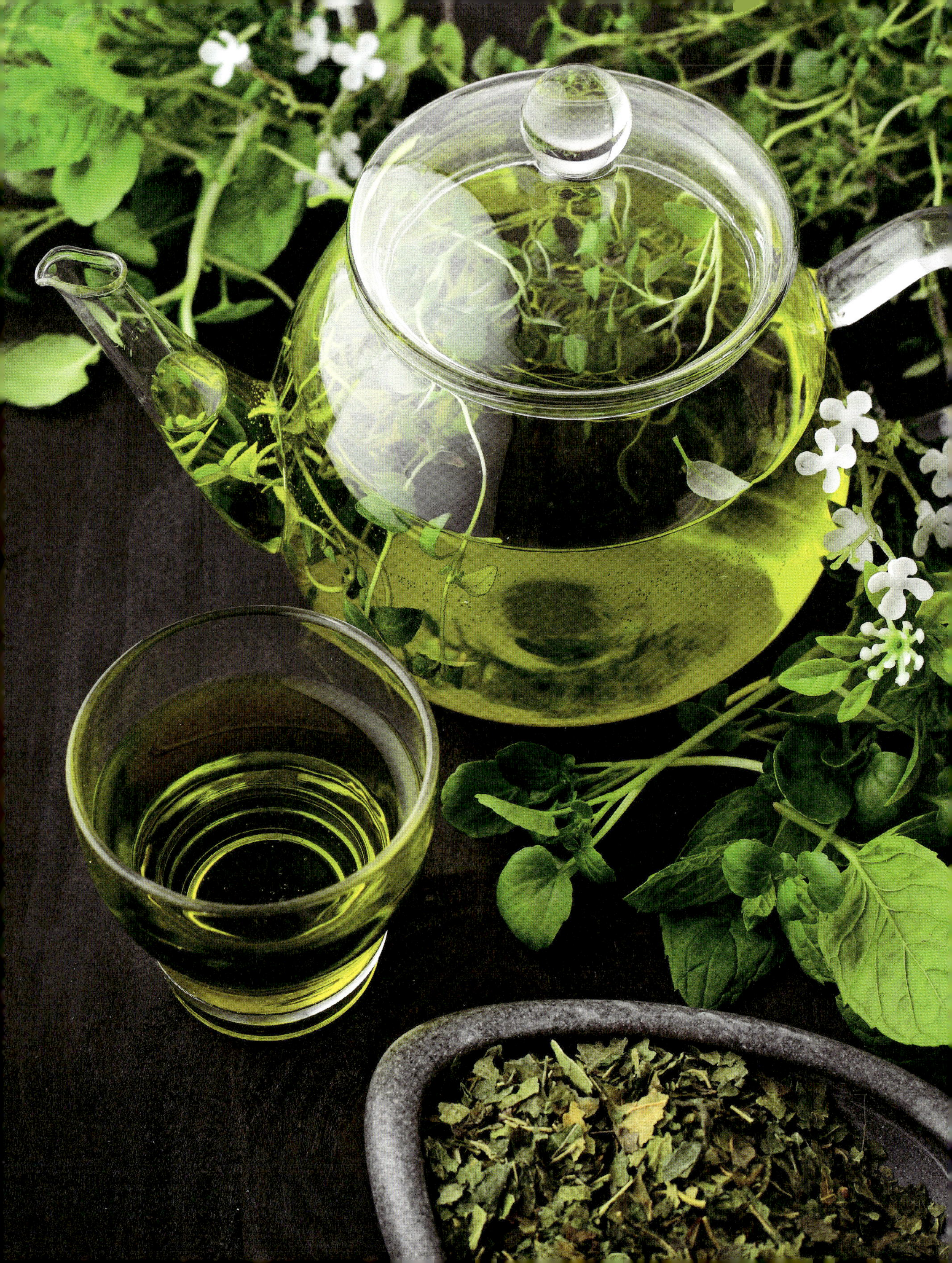

Rezepte

Kombinierte Heilkräuteranwendungen

Bei Stress, Kopfschmerzen.

ANTISTRESSBALSAM 10 Tropfen ätherisches Campheröl, 200 g Bienenwachs, je 40 Tropfen ätherisches Pfefferminzöl, Kamillenöl und Orangenblütenöl, 30 Tropfen ätherisches Rosmarinöl. Campheröl und Wachs langsam in einem Wasserbad zum Schmelzen bringen, dann nach und nach die anderen Öle dazugeben, vom Herd nehmen und weiterrühren, bis der Balsam abgekühlt ist. In ein sauberes Marmeladenglas füllen. Bei Bedarf damit langsam und achtsam den Oberbauch einmassieren, dort, wo sich der Solarplexus befindet (zwischen Brustbein und Bauchnabel). Anschließend zur Entspannung 30 Minuten ruhen. Man kann sich auch die Kopfschmerzpunkte am seitlichen Kopf und mitten auf der Stirn, über den Augenbrauen und/oder am Nackenansatz des Kopfes damit massieren.

Bei Unruhe und Stress.

ENTSPANNUNGSTEE Jeweils getrocknet: 100 g Melissenblätter, 50 g Lavendelblüten, 50 g Hopfen, 30 g Orangenblüten, 20 g Kamillenblüten. Zuerst die Zutaten gut durchmischen und für eine Tasse 1 EL Teemischung entnehmen, mit 300 ml kochendem Wasser aufgießen und abgedeckt etwa 10 Minuten ziehen lassen. Über den Tag verteilt zwei bis drei Tassen trinken. Abends 30 Minuten vor dem Schlafengehen trinken.

Bei Kopfschmerzen.

KOPFSCHMERZTEE Für eine Tasse 3 g getrocknete Weidenrinde und 3 g getrocknete Melissenblätter mit 300 ml kaltem Wasser auf dem Herd zum Kochen bringen. Dann vom Herd nehmen und abgedeckt 10 Minuten ziehen lassen. Drei- bis viermal täglich wiederholen.

Bei Konzentrationsschwäche.

WACHMACHERTEE Für eine Tasse 1,5 g Rosmarinblätter und 5 g Ingwerwurzel (jeweils getrocknet oder frisch) mit 300 ml kochendem Wasser aufgießen. 10 Minuten abgedeckt ziehen lassen. Bis zu dreimal täglich trinken.

Bei Zahnfleischbluten und entzündlichen Veränderungen der Mundschleimhaut.

ARNIKA-MUNDSPÜLUNG 25 g Arnikablüten, 50 g Anissamen, 5 g frischen Ingwer (geschält, in Stücke geschnitten), 5 g Zimtstangen, 5 g getrocknete Nelken 14 Tage in 500 ml Alkohol (45 Vol.-%) ziehen lassen, abseihen und in braune Flaschen abfüllen. Nach den Mahlzeiten in ein Schnapsglas füllen und mindestens 3 Minuten gurgeln.

HALSTEE Für eine Tasse 1 TL Zistrosekraut und 1 TL Salbeiblätter (beides getrocknet) mit 300 ml kochendem Wasser aufgießen und abgedeckt 10 Minuten ziehen lassen. Abseihen und dreimal täglich trinken.

Bei Halsschmerzen.

INGWER-EIBISCH-PFEFFERMINZ-WASSER 3 TL getrocknete Eibischwurzel, 3 TL Ingwerwurzel, 2 TL Pfefferminzblätter (jeweils frisch oder getrocknet) mit 1 l kaltem Wasser ansetzen und 1-2 Stunden abgedeckt an einem kühlen Ort stehen lassen. Zwischendurch mit einem Löffel umrühren. Nach 2 Stunden kurz auf dem Herd zum Sieden bringen und abseihen. Dreimal täglich jeweils eine Tasse trinken.

Bei Heiserkeit.

KAMILLE-SALBEI-GURGELMISCHUNG Bei Bedarf 1 TL Kamillen- und 1 TL Salbeiblätter in 150 ml kochendes Wasser geben. Abkühlen lassen und 1 TL Sesamöl hineingeben. Gut umrühren und damit gurgeln. Bei Mandel- und Rachenentzündungen und zur Erkältungsprävention.

Bei Mandel- und Rachenentzündungen.

MYRRHENTINKTUR Mit 5-10 Tropfen Myhrrentinktur aus der Apotheke oder dem Reformhaus mehrmals täglich die schmerzende Stelle betupfen bzw. mit 100 ml Wasser verdünnen und damit vorsichtig den Mundraum spülen.

Bei Zahnschmerzen.

RACHEN-REGENERATIONSTEE In der Apotheke hergestellte Teemischung: 25 g Eibischblätter, 25 g Pfefferminzblätter, 25 g Queckewurzel, 25 g Thymiansamen, 25 g Süßholzwurzel, 25 g Mädesüßblüten. Davon 3-4 EL pro Liter Wasser 2-3 Minuten kochen, 10 Minuten ziehen lassen, abseihen und mehrmals täglich trinken. Hilfreich gegen Schluckbeschwerden und als regenerative, appetitanregende Maßnahme bei Mandel- und Rachenentzündungen.

Bei Schluckbeschwerden, bei/nach Mandel-/Rachenentzündungen.

RACHENTEE Für eine Tasse ½ TL Kurkumawurzelstock, ½ TL Ingwerwurzelstock und 1 TL Zistrosekraut mit 300 ml kochendem Wasser aufgießen und 10 Minuten ziehen lassen. Anschließend abseihen und dreimal täglich trinken.

Bei Mandelentzündung.

Bei Zahnfleischbluten. **THYMIAN-ROSMARIN-SALBEI-ZAHNFLEISCHANWENDUNG** 20 Tropfen Thymianöl, 10 Tropfen Rosmarinöl, 3 Tropfen Orangenöl, 3 Tropfen Salbeiöl (jeweils ätherisch) und 60 ml Sesamöl mischen. Diese Mischung kann Zahnfleischblutungen stoppen und fördert die Wundheilung. Dafür bei Bedarf ein Schnapsglas füllen und mit der Zahnzwischenraumbürste immer wieder die Zahnzwischenräume betupfen, 3–5 Minuten einziehen lassen. Wenn Sie vorher noch mit 1 EL kalt gepresstem Sesamöl die Zahnzwischenräume 1–2 Minuten „zischend" spülen, haben Sie der (drohenden) Paradontitis richtig die Stirn gezeigt.

Bei Husten. **HUSTENTEE** Für eine Tasse 1 TL Thymiankraut, ½ TL Fenchelsamen und ½ TL getrocknete Spitzwegerichblätter mit 300 ml kochendem Wasser aufgießen und abgedeckt 10–15 Minuten ziehen lassen. Anschließend abseihen und dreimal täglich trinken.

Bei Durchfall. **DARMBERUHIGUNGSTEE** In der Apotheke hergestellte Teemischung: 50 g Zistrosekraut, 50 g Tormentillwurzelstock, 50 g Fenchelsamen. Für eine Tasse 1 TL davon – gut durchmischt – entnehmen, mit 300 ml kochendem Wasser aufgießen, abgedeckt etwa 10 Minuten ziehen lassen und langsam trinken. Dreimal über den Tag verteilt trinken.

Bei Magenschleimhautreizung. **KAMILLEN-ROLLKUR** Bei Bedarf abends eine Thermoskanne Kamillenblütentee zubereiten und morgens vor dem Aufstehen im Bett zwei Tassen trinken. Dann jeweils 5 Minuten auf den Rücken, dann auf die rechte Seite, nun auf den Bauch, anschließend auf die linke Seite und zurück auf den Rücken „rollen".

Bei Bauchschmerzen. **KRÄUTER-BREIUMSCHLAG** Gegen Bauchschmerzen bei Bedarf eine Handvoll frische oder getrocknete Hopfenzapfen, getrocknete Melissenblätter oder Baldrianwurzel auf ein Tuch geben und mit heißem Wasser überbrühen. Sehr warm auf den schmerzenden Bereich legen. Mit einem weiteren Tuch oder Laken umwickeln. 10–20 Minuten einwirken lassen und zwei- bis viermal täglich wiederholen.

MAGENTEE Für eine Tasse 1 TL getrocknetes Schafgarbenkraut und 1 TL getrocknete Melissenblätter mit 300 ml kochendem Wasser aufgießen und abgedeckt 10–15 Minuten ziehen lassen. Anschließend abseihen und trinken. Dreimal täglich wiederholen.

Bei Magen-schleimhaut-entzündung.

MAGENWOHLTEE Für eine Tasse 1 TL Ingwerwurzelstock (frisch oder getrocknet) und 1 TL getrocknete Melissenblätter mit 300 ml kochendem Wasser aufgießen und abgedeckt 10–15 Minuten ziehen lassen. Anschließend abseihen und trinken. Dreimal täglich wiederholen.

Bei Übelkeit.

VERDAUUNGSTEE In der Apotheke hergestellte Teemischung: 20 g Melissenblätter, 30 g Pfefferminzblätter, 20 g Fenchelsamen, 20 g Anissamen, 20 g Lindenblätter, 20 g Eisenkrautblätter, 30 g Orangenblätter mit Knospen. 1 EL davon mit 150 ml kochendem Wasser überbrühen, 10 Minuten ziehen lassen, abseihen und nach dem Essen eine Tasse trinken.

Bei Durchfall.

ANTI-NIEDRIGER-BLUTDRUCK-TINKTUR In der Apotheke hergestellte Tinktur: 50 ml Rosmarinblättertinktur und 50 ml Sibirische-Ginsengwurzel-Tinktur. Davon 30 Tropfen dreimal täglich mit 100 ml Wasser einnehmen.

Bei niedrigem Blutdruck.

GEFÄSSVERKALKUNGSPRÄVENTIONSTEE In der Apotheke hergestellte Teemischung: 100 g getrockneter Kurkumawurzelstock, 100 g Rosmarinblätter. Für eine Tasse 1 EL davon mit 300 ml kochendem Wasser aufgießen und 10 Minuten abgedeckt ziehen lassen. Anschließend abseihen. Dreimal täglich trinken.

Gegen Gefäßverkalkung.

ANTIENTZÜNDUNGS-SMOOTHIE MIT KAMILLE Für ein Glas 50 g Erdbeeren, 50 g Melone und 5–7 getrocknete oder frische Kamillenblüten mixen. Wirkt vorbeugend gegen Entzündungen und als Lebertonikum.

Lebertonikum, Vorbeug. von Entzündungen.

SCHMERZMASSAGEÖL 100 ml Mandel-/Sesam-/Olivenöl mit 15 Tropfen Rosmarinöl, 20 Tropfen Johanniskrautöl, 15 Tropfen Pfefferminzöl (jeweils ätherisch) mischen. Mehrmals täglich die schmerzende Region massieren.

Bei Schmerzen in Rücken, Gelenken und Muskeln.

Pflanzenporträts

Anwendungsgebiete

Herstellung von Präparaten

Bezugsquellen

Dosierungsempfehlung

Wissenschaftliche Betrachtung

LEGENDE
verwendete Pflanzenteile

Blatt

Blüte

Blühender Trieb

Rinde

Wurzel, Wurzelstock

Samen, Früchte

Die bedeutendsten Heilpflanzen für die Anwendung zu Hause

In diesem Buch werden Heilpflanzen dargestellt, die aufgrund ihrer Wirkung und Anwendungsfelder von uns ausgesucht wurden. Bei den meisten davon handelt es sich um Heilpflanzen, die als registriertes traditionelles pflanzliches Arzneimittel nach Arzneimittelgesetz (§ 39 a–d AMG) gelistet sind.

Ausschließlich beim Pfeffer handelt es sich um eine Pflanze, die nicht als solche registriert wurde, aber hier aufgrund ihrer einzigartigen Wirkung dennoch vorgestellt wird.

Grundsätze der Eigenbehandlung, Tipps und Hinweise

Grundsätzlich sollten Bestandteile von Heilpflanzen sowie Phytopharmaka aus sicheren Quellen wie Apotheken und Reformhäuser bezogen werden.

Je nach Fertigpräparat können Pflanzeninhaltsstoffe in der Dosis und Zusammensetzung variieren. Deshalb ist meist eine kompetente medizinische und pharmazeutische Beratung notwendig.

Tinkturen werden mit Alkohol hergestellt und sind deshalb für Alkoholiker nicht geeignet.

Bei entzündlichen und bakteriellen Erkrankungen oder nicht wirksamer Selbstbehandlung ist spätestens nach 3 Tagen eine ärztliche Beratung notwendig.

Dosierungen für Säuglinge, Kinder, Jugendliche und chronisch erkrankte Menschen sind immer medizinisch abzuklären.

Der Begriff „Indikation" (lat.: indicare = anzeigen) bezeichnet im medizinischen Kontext den Grund für den Einsatz einer therapeutischen Maßnahme. In Bezug auf Arzneimittel sind oft auch Anwendungsgebiete gemeint.

Die Zuordnung einer Anwendung zu „äußerlich" oder „innerlich" ist oft auch eine Frage der Sichtweise oder des Gesamtkontextes. So wird zum Beispiel eine Inhalation von außen angewendet, ist aber von innen wirksam. Bei Tee, der Einfluss auf die Haut nimmt, wäre es umgekehrt. Am Ende geht es aus medizinischer Sicht immer um das Ganze, den Menschen. Die Hinweise „äußerlich" oder „innerlich" sind deshalb eher als Vereinfachung für das Finden einer passenden Anwendung oder eines Beschwerdebildes und nicht als streng wissenschaftliche Zuordnung zu sehen.

Grundsätzlich sind alle wesentlichen wissenschaftlichen Quellenangaben auf der Internetseite der Grönemeyer Stiftung Weltmedizin (www.worldmedicine.eu) zu finden. Einzelne Studien haben wir separat im Text aufgeführt, da wir sie entweder als bedeutsam einstufen oder sie bisher weder bei den Kommissionen und der WHO noch in Arzneibüchern berücksichtigt wurden.

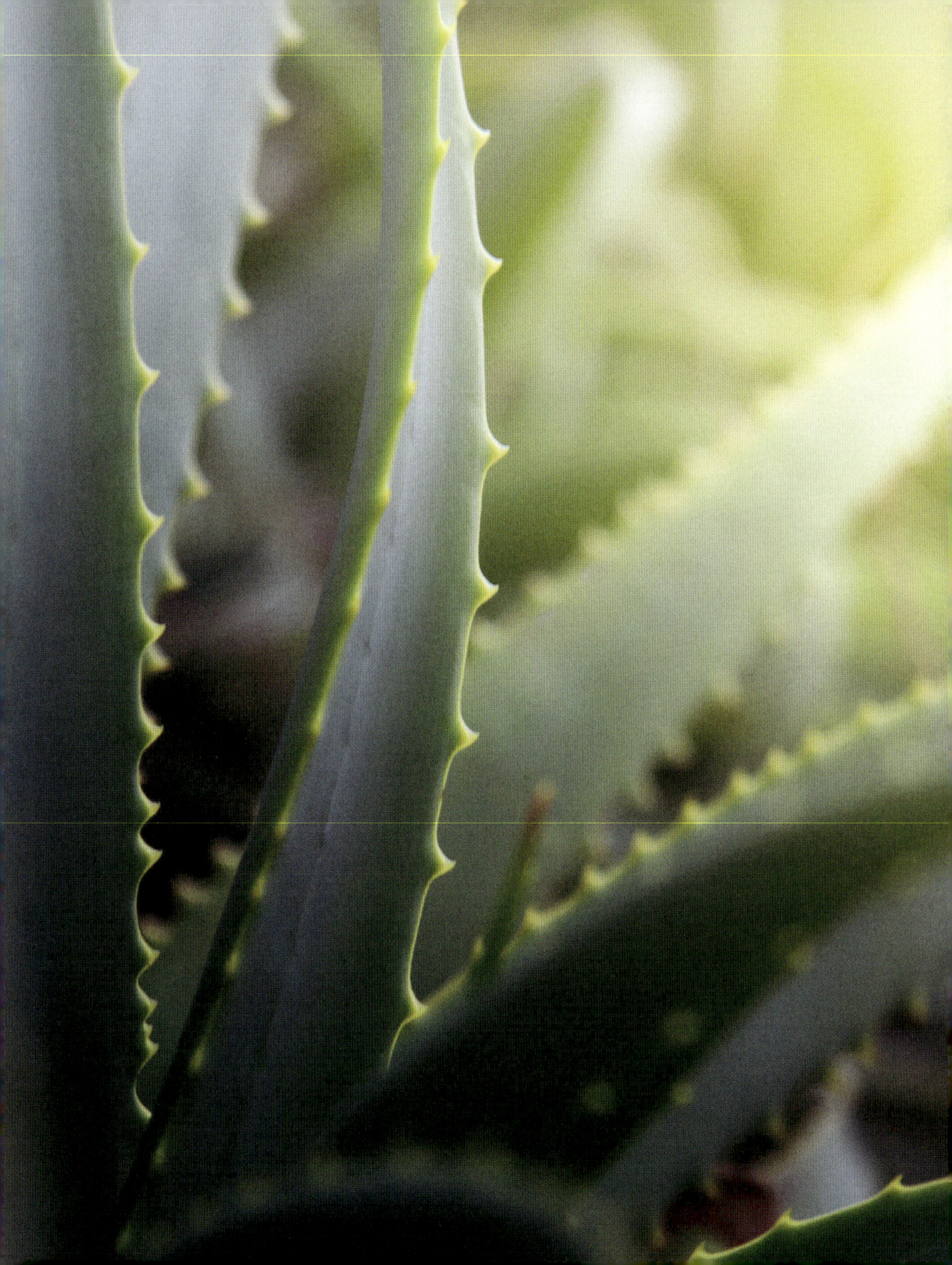

Aloe

Aloe vera (Aloe barbadensis), Aloe ferox (Aloe capensis)

Pflanze der „Unsterblichkeit"

Ewiges Leben, Schönheit und Unvergänglichkeit wurden der *Aloe vera* schon zu Zeiten von Cleopatra und Nofretete zugeschrieben, die diese Pflanze als Kosmetikum verwendeten. Tote wiederum wurden mit Aloe einbalsamiert, um sie auf dem Weg in die Unsterblichkeit „lebendig" zu halten. Auf Tontafeln aus Nippur im alten Mesopotamien (2200 vor Christus) und in einem der ältesten Texte überhaupt, dem „Papyrus Ebers" (1550 vor Christus), wird bereits ihre entzündungshemmende Wirkung beschrieben. Alexander der Große und Christoph Columbus benutzten Aloe zur Behandlung von Wunden und Indianer verwendeten sie zur Abwehr von Insekten. Römischen Ärzten waren die abführende Wirkung des Saftes und der dermatologische Nutzen bekannt. Hildegard von Bingen und Paracelsus kannten die Wirksamkeit als Zugpflaster bei Abszessen.

HAUPTINDIKATIONEN

Innerlich

- *Stuhlverstopfung (Obstipation)*

Vom Wasserspeicher-Gewebe zum heilenden Gel

Die Pflanzengattung Aloe umfasst über 500 verschiedene Arten, von denen besonders die *Aloe vera* pharmazeutische Verwendung findet. Von ihrem Ursprungskontinent Afrika wurden die Aloen in die Tropen und Subtropen gebracht. Wichtige Kulturen gibt es heute auf den westindischen Inseln in der Karibik, in Venezuela und in tropischen Gebieten der USA. Ein europäisches Anbaugebiet ist auf Sizilien in Süditalien.

Alle Aloen stammen ursprünglich aus Afrika.

Pharmazeutisch relevant ist auch die *Aloe ferox,* die in Süd- und Ostafrika wächst und in Kapland (Südafrika) kultiviert wird. Aufgrund des Kulturgebiets in der Pharmazie wird sie auch als *Aloe capensis* bezeichnet. *Aloe barbadensis* wiederum ist ein Synonym für *Aloe-vera*-Kulturen, die aus dem karibischen Raum stammen. Der Name bezieht sich auf die Insel Barbados. Botanisch handelt es sich aber um *Aloe vera.*

Die Blätter der Aloe bestehen aus mehreren Schichten, die primär zwei therapeutisch wirksame Substanzen enthalten. Das Markgewebe in der Blattmitte ist ein durchsichtiges Gel, das äußerlich zur Unterstützung der Wundheilung eingesetzt wird. Für die Pflanze übernimmt es die Funktion der Wasserspeicherung. Aloen sind an sehr heiße, trockene Standorte angepasst. Direkt unter der Blatthaut befinden sich die Leitungsbahnen, aus denen der bittere, gelblich-rötliche Saft austritt. Pro Blatt lassen sich 5–10 g Saft gewinnen, der eingedickt 28 % Anthranoide (Hydroxyanthracen-Derivate) als Wirkstoffe enthält.

Anerkannte Hauptindikationen

Innerlich

- Stuhlverstopfung (Obstipation)

Traditionelle Anwendungen

Äußerlich

- Sonnenbrand 1. und 2. Grades
- Kleine Wunden
- Psoriasis (Schuppenflechte)
- Fettige Haut (Seborrhoe)
- Entzündliche Hautveränderungen
- Hautpilze (unter dermatologischer Kontrolle)
- Strahlendermatitis (Hautentzündung n. Brustbestrahlung)

Anleitungen/Rezepte siehe Seite 102 f.

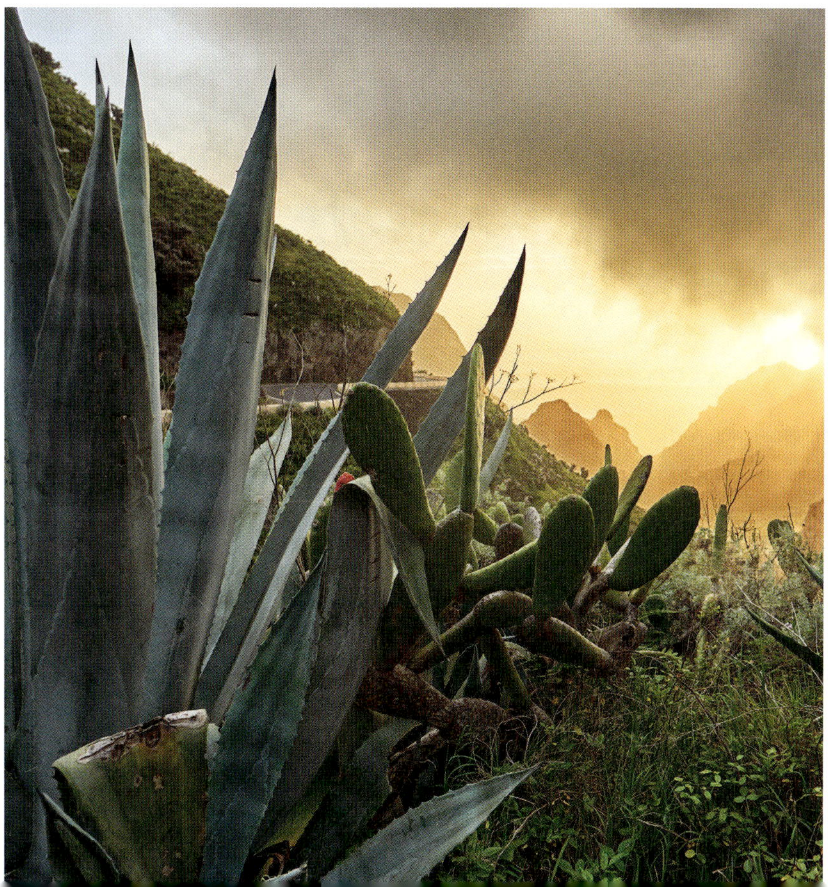

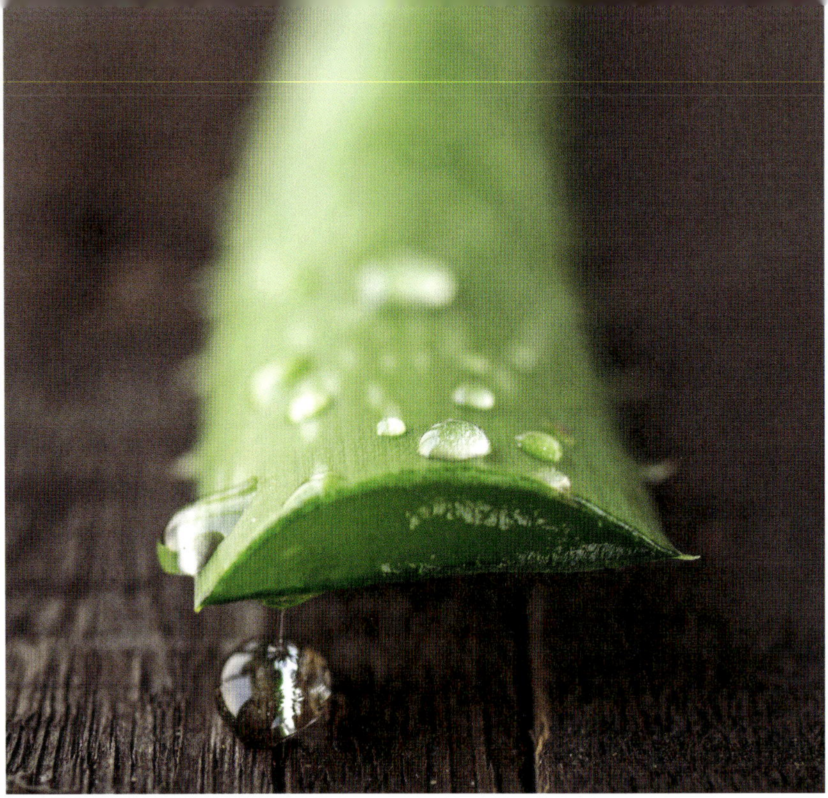

Empfohlen wird das kühlende Gel bei kleinen Wunden, entzündlichen Hautveränderungen, Brandwunden oder Sonnenbrand 1. bis 2. Grades. Das Gel hemmt die Entzündungsparameter Prostaglandin, Histamin und Bradykinin und fördert die Wundheilung über die Aktivierung von Fibroblasten. Dabei ist darauf zu achten, dass *Aloe-vera*-Gelpräparate möglichst naturbelassen und unparfümiert sind. Am besten wird die frische Pflanze genommen, ein Blatt aufgeschnitten und das Gel (mit sicherem Abstand zur Rinde herausgelöst, ohne die gelbe aloinhaltige, „blutende" Flüssigkeit) direkt auf die geschädigte Haut aufgetragen (nicht auf offene, großflächige Wunden!). Innerlich ist der Saft der *Aloe vera* medizinisch bei Verstopfung (Obstipation) indiziert; dessen Wirkung ist klinisch belegt. Verstopfungen werden oftmals durch einen Mangel an Flüssigkeitszufuhr und Bewegung verursacht. Deshalb sollte nicht zu eilig zu Abführmitteln (Laxanzien) gegriffen werden. Zunächst kann hier mit ausreichender Flüssigkeitsaufnahme von 1,5 bis 2 Litern pro Tag zusätzlich zum bisherigen Kaffee- und Teekonsum und ausreichender körperlicher Aktivität gegengesteuert werden.

Das Gel aus dem Blatt hemmt Entzündungsparameter und fördert die Wundheilung.

ACHTUNG Bei einer längeren Einnahme von *Aloe vera* kann ein Elektrolytverlust (vor allem Kaliummangel) hervorgerufen werden kann. Hieraus können kardiologische und neurologische Fehlfunktionen sowie schwere Nierenentzündungen resultieren – insbesondere wenn Herzmedikamente, Diuretika, Kortikosteroide oder Süßholzwurzel parallel eingenommen werden. Die Langzeiteinnahme muss ärztlich indiziert und labormäßig kontrolliert werden. Es gibt medizinisch sachgerecht überprüfte Präparate, denen der schädliche Inhaltsstoff Aloin, der in der Schale sitzt, entzogen wurde. Der Genuss ist also möglich. Der Hausarzt sollte aber wie immer bei der Verwendung naturheilkundlicher Produkte informiert werden. Bei vorübergehender Verstopfung ist ein Behandlungsversuch mit *Aloe vera* allein sinnvoll, jedoch nicht länger als 14 Tage und unter medizinischer Anleitung!

Nebenwirkungen

Krämpfe im Magen-Darm Bereich, Elektrolytverlust und Wirkungsverstärkung der Herzglykoside bei chronischem Missbrauch als Abführmittel (ganzes Blatt oder Gelprodukte mit Anthrachinonen/Aloinverunreinigungen), Wechselwirkung mit Antiarrhythmika. Verstärkung des Kaliumverlustes bei gleichzeitiger Diuretika-Einnahme.

Gegenanzeigen

Schwangerschaft, Menstruation, Unterleibsentzündungen, Stillzeit, Darmverschluss (Ileus), entzündliche Darmerkrankungen, Morbus Crohn, Colitis ulcerosa, Kinder unter 12 Jahren, Allergien gegen *Aloe vera*/Liliengewächse (*Liliaceae*).

So wird Aloe angewendet

Bei akuter und vorübergehender Verstopfung.

SAFT Bei akuter und vorübergehender Verstopfung (Obstipation) kann der Aloe-Direktsaft (eingedickter Aloe-Saft aus Blättern gereinigter Aloe ohne andere Zusätze; aus der Apotheke oder dem Reformhaus) helfen: Er wirkt abführend. Dafür ist der Wirkstoff 1,8-Dihydrohxyanthracen verantwortlich. Er blockiert die Aufnahmen von Wasser und Elektrolyten im Darm, steigert die Wasserabgabe und somit die Darmtätigkeit. Die Wirkung erfolgt nach 6–12 Stunden. Tagesdosis: 50–150 ml, bis zu dreimal täglich 25–50 ml. Maximaler Aloingehalt (Wirkstoff: Hydroxyanthracen-Derivate) pro Tag: 10–30 mg – bitte die Packungsbeilage lesen und entsprechend dosieren! Tipp zur Einnahme: Passen Sie die Dosis individuell an Ihren Körper an und halten Sie sie so niedrig wie möglich!

KAPSELN/KRÄUTERTABLETTE MIT TROCKENEXTRAKT Alternativ zum Saft kann bei Verstopfung Aloe-Trockenextrakt als Tablette oder Kapsel eingenommen werden (pro Tablette 41,25–52,5 mg Aloe-Trockenextrakt). Einmal abends, maximal 1–2 Tabletten pro Tag einnehmen. Bitte Packungsbeilage beachten!
ACHTUNG Nicht länger als 2 Wochen innerlich anwenden!

Linderung bei Sonnenbrand 1. und 2. Grades oder Insektenstichen.

GEL Bei Sonnenbrand 1. und 2. Grades oder Insektenstichen lindert das Aloe-Gel aus der Apotheke oder dem Reformhaus das Spannungsgefühl der Haut, kühlt und spendet Feuchtigkeit und wirkt auf die geschädigte Haut entzündungshemmend. Auch bei kleinen Wunden sowie entzündlichen Hautveränderungen, Schuppenflechte (Psoriasis), gesteigertem Talgfluss (Seborrhoe) und Hämorrhoiden kann es verwendet werden. Die entzündungshemmenden, antimikrobiellen und wundheilenden Eigenschaften beugen einer Infektion der Haut vor und versorgen trockene, rissige (Schleim-)Haut mit Feuchtigkeit. Das Gel (Produktkategorien siehe Seite 105) mehrmals täglich auf die betroffene Stelle auftragen. Bitte beachten Sie die Packungsbeilage! Tipp: *Aloe-vera*-Gel im Kühlschrank aufbewahren. Bei leichten Verbrennungen sofort auf die Haut auftragen! Bei empfindlicher Männerhaut nach der Rasur verwenden.

GEL MIT ÄTHERISCHEM JOHANNISKRAUTÖL Das Johanniskraut unterstützt die Wundheilungs- und entzündungshemmenden Effekte der Aloe, ist bei Verbrennungen und Narben indiziert und wirkt leicht schmerzstillend. Ebenso bei Sonnenbrand oder als After-Sun-Anwendung. Dafür 50 ml Aloe-Gel in ein sauberes 100-ml-Glas geben, mit 10 Tropfen ätherischem Johanniskrautöl anrühren, verschließen und in den Kühlschrank stellen. Bei Bedarf mehrmals täglich anwenden. Bestehen nach 1 Woche noch Beschwerden, halten Sie bitte mit der Ärztin oder dem Arzt Ihres Vertrauens Rücksprache.

Bei Verbrennungen und Narben schmerzstillend.

ACHTUNG In den *Aloe-vera*-Präparaten dürfen keine Allantoide (tierische Abbauprodukte aus dem Eiweißstoffwechsel) enthalten sein! Sie werden manchmal eingemischt. Bitte beim Kauf beachten!

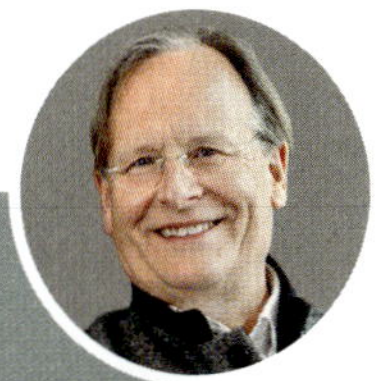

Info

Studien weisen auf die antioxidative, probiotische, kardioprotektive und antitumoröse Wirkung hin.[1] Auch bei der Behandlung von Herpes (auch genital), Zahnfleischentzündungen, Paradontitis, erhöhten Cholesterinwerten und hinsichtlich der Aufnahme von Vitamin B_{12} gibt es positive Wirkungshinweise. Eine evidenzbasierte englische Studie zum Einsatz von Heilpflanzen-Supplementen in der Behandlung von Diabetes Typ 2 positionierte die Wirkung von *Aloe vera* an der Spitze der aufgeführten Pflanzen.[2] Eine koreanische Studie zeigt die Evidenz zur immunmodulierenden Wirkung auf.[3]

Quellen: 1 Sanchez-Machado D. I. et al.: Aloe vera. Ancient knowledge with new frontiers. Trends in Food Science & Technology 61 (2017) 94-102. **2** Habtemariam, S.: Could We Really Use Aloe vera Food Supplements to Treat Diabetes Quality Control Issues. Evidence-Based Complementary and Alternative Medicine, Vol. 2017. **3** Im, S. A. et al.: In vivo evidence of the immunomodulatory activity of orally adminis-tered Aloe vera Gel. Arch Pharm Res. 2010 Mar;33(3):451-6. Epub 2010 Mar 30.

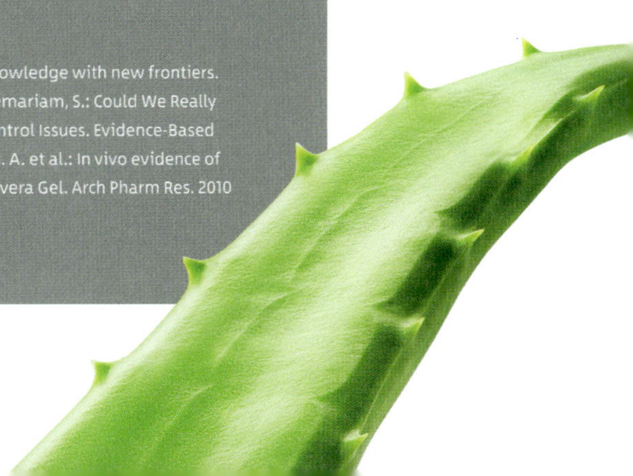

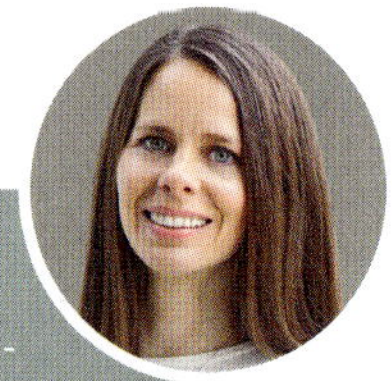

Info

Der in der Aloe enthaltene Wirkstoff Acemannan, ein Proteoglykan, fördert die Stabilisierung und Vernetzung der Zellen. Nach einer Studie aus dem Jahr 2015 beschleunigt Acemannan die Zellproliferation und die Wundheilung. Je höher der Aloverose-Gehalt (mehr als 1.200 mg/l werden empfohlen), um so effektiver die Wirkung.

Quellenangaben: Xing W et al. Acemannan accelerates cell proliferation and skin wound healing through AKT/mTOR signaling pathway. J Dermatol Sci. 2015 Aug;79(2):101-9. doi: 10.1016/j.jdermsci.2015.03.016. Epub 2015 Apr 1.

Aloe in der Wissenschaft

Als wissenschaftlich abgesichert gilt die Wirkung bei Verstopfung.

Die Kommission E gibt in ihrer Monografie zur Aloe als Indikation ausschließlich die Verstopfung (Obstipation) an. In diesem Fall empfiehlt die WHO den Saft für eine kurzzeitige Anwendung. Dessen Wirksamkeit ist durch klinische Daten gesichert. In pharmazeutischen Handbüchern und traditionellen Medizinsystemen finden sich Indikationen wie Hautirritationen und Verbrennungen 1. und sogar 2. Grades. Zudem werden kosmetische Anwendungen erwähnt. In Kosmetikprodukten hat das Gel eine feuchtigkeitsspendende Funktion. Volksmedizinisch beschriebene Anwendungsfelder, die nicht durch klinische Daten unterstützt werden, sind laut WHO Akne, Hämorrhoiden, Psoriasis, kleine Geschwüre (auf der Haut), fettige Haut (Seborrhoe) und Pilzinfektionen (Mykosen). Eine von vielen neueren Studien weist auch auf die potenzielle Wirkung von *Aloe-vera*-Gel in der Behandlung von Diabetes mellitus hin. Quellenangaben siehe: Huseini et al. 2012 und www.worldmedicine.eu.

Quellenangaben: Huseini, H. F. et al.: Anti-hyperglycemic and anti-hypercholesterolemic effects of Aloe vera leaf gel in hy-perlipidemic type 2 diabetic patients: a randomized double-blind placebo-controlled clinical trial. Planta Med. 2012 Mar; 78(4):311-6.

Aloe

MAN UNTERSCHEIDET 3 PRODUKTKATEGORIEN BESTEHEND AUS:

1. Gel: der gelartige Blattkern oder das Aloe-„Filet" ohne Aloin (Anthrachinone)
2. Blattrinde: die Rindenhaut mit Aloin (Anthrachinone)
3. Ganzes Blatt: Rinde und Gelkern zusammen mit Aloin (Anthrachinone)

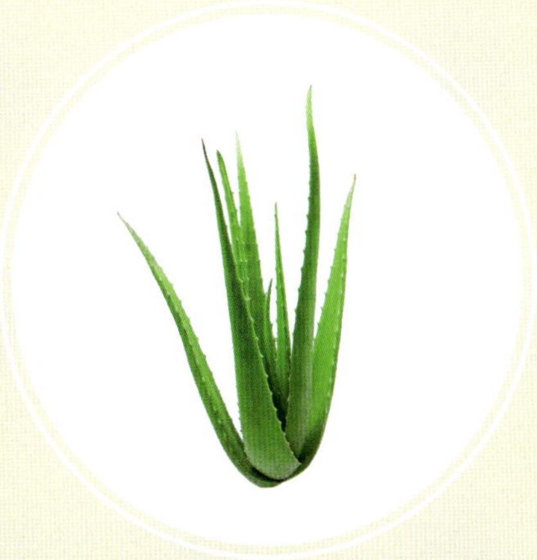

MD

FAMILIE
Asphodelaceae (Affodillgewächse)

SYNONYME
Echte Aloe, Curaçao-Aloe, Wüstenlilie

PFLANZENART/WUCHSFORM
sukkulenter (wasserspeichernder) Halbstrauch

VERWENDETE TEILE
Blätter

INHALTSSTOFFE
Gel (von der Schale befreit): ca. 99 % Wasser, Pektinsäure, Aloverose (Acemannan: Glykosaminoglykane), Polysaccharide (Glukomannane), Glukose, Mannose, Salicylate, Aminosäuren, Amylase, Harz, Bitterstoffe. Wenn nicht geschält, enthält das Gel auch Anthrachinone: 7-Hydroxy-Aloin (*Aloe barbensis*), 5-Hydroxy-Aloin (*Aloe capensis*). Ganze Pflanze: enthält Aloin (mit abführender Wirkung), ein 1,8-Dihydroxyanthracen-Derivat.

EIGENSCHAFTEN
Gel: hautglättend, hydrierend, wundheilend, entzündungshemmend, pilztötend, adstringierend, antimikrobiell
Pflanzensaft: antientzündlich, immunmodulierend, schleimhautschützend, abführend

DARREICHUNGSFORMEN/ PRÄPARATE
- Trockenextrakt in Kapsel- oder Tablettenform
- Gel

BEZUGSQUELLEN

Apotheke
- Trockenextrakt in Kapsel- oder Tablettenform
- Gel

Reformhaus
- Gel

REZEPTPFLICHTIG
nein

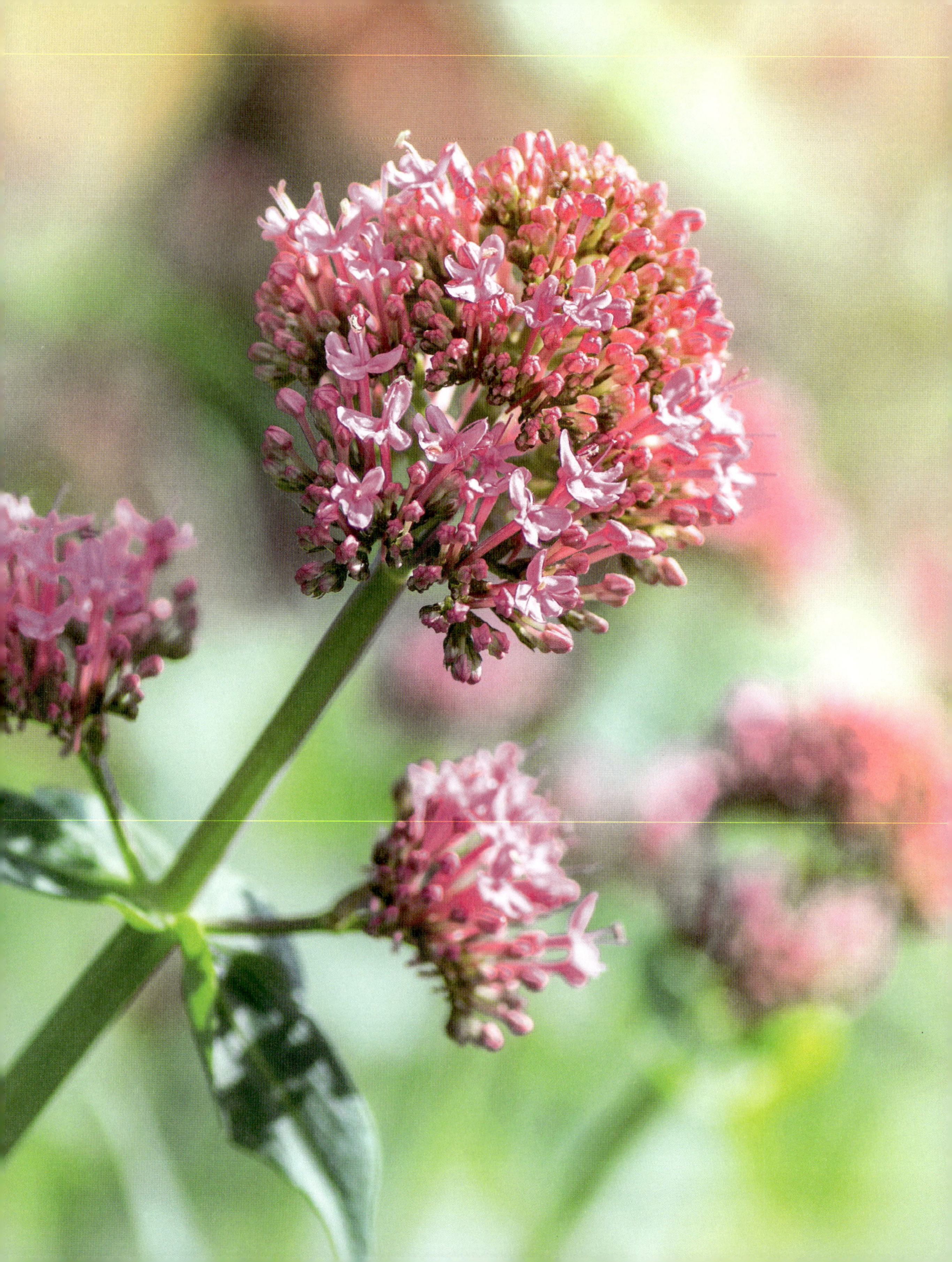

Baldrian

Valeriana officinalis

Das vergessene Beruhigungs- und Schlafmittel

Als Einschlafmittel und zur Beruhigung gehört Baldrian zu den ältesten Rezepturen der Kräuterapotheke. Bereits in der Antike kannte man seine Wirkung. Der griechisch-römische Arzt Dioskurides, ein Pionier der Pharmakologie aus dem 1. Jahrhundert, verschrieb es ebenso wie Hildegard von Bingen im Mittelalter und Paracelsus im 16. Jahrhundert, am Beginn der Neuzeit. Dioskurides hielt die Baldrianwurzel auch schon für eine menstruationsfördernde und harntreibende Medizin. Für das Mittelalter ist die Verwendung gegen Pest und andere Seuchen dokumentiert, vermutlich wegen des beruhigenden Effekts auf Psyche und Bauch. Die entspannende Wirkung des Baldrians, unterdessen durch naturwissenschaftliche Studien belegt, ist mit der von leichteren, synthetisch hergestellten Beruhigungs- und Schlafmitteln vergleichbar. Gleiches gilt für die entkrampfende und schmerzlindernde Wirkung auf Ober- und Unterbauch sowie die nicht bewusst zu steuernde Muskulatur, zum Beispiel bei einer Reizblase.

HAUPTINDIKATIONEN

Innerlich

- *Einschlafstörungen (auch nervös, angstbedingt)*
- *Zustände von Unruhe*
- *Schlafstörungen*
- *Spannungszustände*

Entspannungsmittel aus der Feuchtwiese

Als medizinische Droge soll nur die Wurzel des europäischen Baldrians verwendet werden.

Weltweit existieren mehrere Hundert unterschiedliche Baldrianarten, die zu den Geißblattgewächsen (*Caprifoliaceae*) gezählt werden. Viele sind als Zierpflanzen in Gärten und öffentlichen Anlagen zu finden. Die zur medizinischen Verwendung in Kulturen angebaute Art *Valeriana officinalis* ist nur eine davon. Beim Echten Baldrian handelt es sich um eine 50–150 cm große, horstig wachsende Staude, die von Europa bis zum Ural verbreitet ist. Bevorzugt werden feuchte Standorte mit sandigen bis tonigen Böden. Baldrian blüht von Mai bis August in rosafarbenen oder auch weißlichen Trugdolden. Als medizinische Droge soll nur die Wurzel des europäischen Baldrians verwendet werden. Die geschnittene Baldrianwurzel wird in Tees sowie als Extrakt in wässrigen und wässrig-alkoholischen Lösungen angewendet.

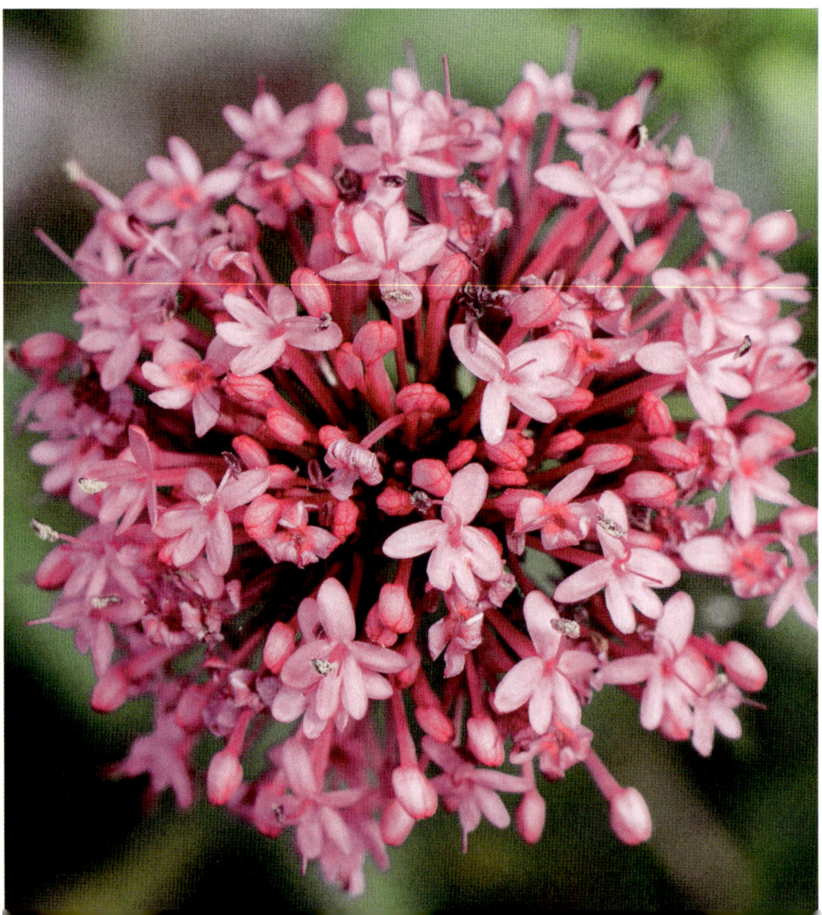

Anerkannte Hauptindikationen

Innerlich

- Einschlafstörungen (auch nervös, angstbedingt)
- Zustände von Unruhe
- Schlafstörungen
- Spannungszustände

Traditionelle Anwendungen

Innerlich

- Unbewusst reagierende Muskulatur
- Magen-Darm-Beschwerden nervösen Ursprungs
- Krämpfe im Magen-Darm-Trakt
- Menstruationsschmerzen
- Mentaler Stress und Ruhelosigkeit
- Schlafförderung

Anleitungen/Rezepte siehe Seite 110 ff.

Nebenwirkungen

Die Einnahme von Baldrian kann zu Einschränkungen des Reaktionsvermögens führen. Die Fähigkeit, aktiv am Straßenverkehr teilzunehmen oder mit Maschinen zu arbeiten, ist eingeschränkt.

Gegenanzeigen

Alkohol kann die Wirkung von Baldrian verstärken! Kontraindikationen sind Schwangerschaft, Stillzeit, Kinder unter 12 Jahren und Hypersensibilität.

ACHTUNG Baldrian ersetzt keine Epilepsie-Medikation. In Absprache mit dem behandelnden neurologischen Arzt oder der Ärztin kann möglicherweise im Einzelfall die Dosis vorsichtig verringert werden. Selbstversuche mit Pflanzen sind bei allen neurologischen Erkrankungen gefährlich.

So wird Baldrian angewendet

Baldrian ist ein anerkanntes pflanzliches Arzneimittel nach § 39 AMG. Studien belegen, dass die Heilpflanze die Einschlafzeit verkürzt und die Wachphasen in der Nacht reduziert (Wiesenhauer 2006, Seite 26). Anders als synthetische Schlafmittel erzwingt Baldrian nicht den Schlaf und die Schlafphasen, sondern wirkt direkt auf das zentrale Nervensystem, indem er die erregenden (exitatorischen) Neurotransmitter hemmt. Der Wirkmechanismus der Heilpflanze ist noch nicht ausreichend geklärt. Wichtig zu wissen ist, dass Baldrian 2–4 Wochen eingenommen werden muss, um die vollständige therapeutische Wirkung zu erreichen. Baldrian hat auch einen krampflösenden Effekt auf Magen, Darm und Unterleib. Selbst Muskelkrämpfe können im Einzelfall gelindert werden. Verschiedene Darreichungsformen sind möglich.

TEE 3 g (etwa 1 TL) zerkleinerte Baldrianwurzel (aus der Apotheke oder dem Reformhaus) mit 150 ml kochendem Wasser aufgießen, abgedeckt 15 Minuten ziehen lassen, abseihen und trinken. Bei Unruhezuständen und Stress morgens, mittags und abends eine Tasse Tee trinken. Bei Schlafstörungen zweimal täglich – nachmittags und 30 Minuten vor dem Schlafengehen – eine Tasse Tee trinken. Anwendungsdauer: Bestehen nach 2–4 Wochen weiterhin Beschwerden, sollte Rücksprache mit einem Arzt oder einer Therapeutin gehalten werden.

Bei Unruhezuständen, Stress und Schlafstörungen.

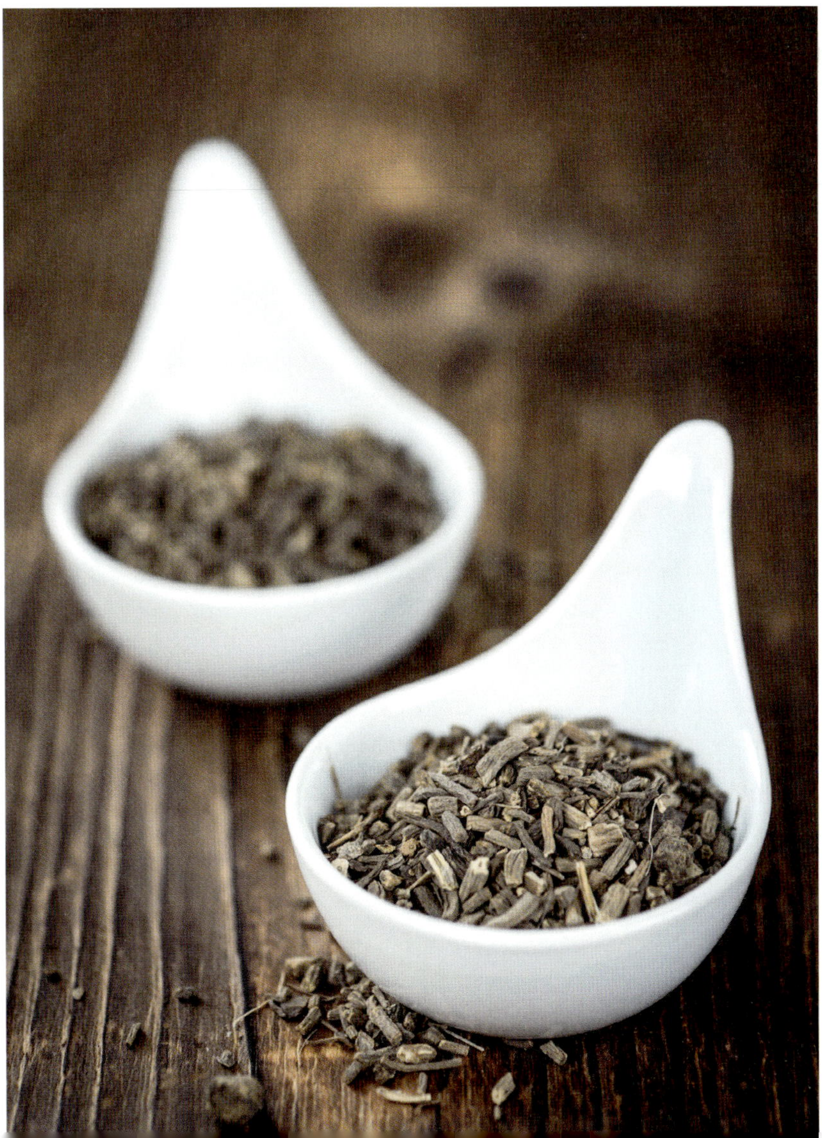

Bei Unruhezuständen, Stress und Schlafstörungen.

VOLLBAD Ein Baldrian-Vollbad hat einen leicht beruhigenden (sedierenden) Effekt und kann abends vor dem Schlafengehen dabei helfen, Körper und Seele baumeln zu lassen: 100 g zerkleinerte, getrocknete Baldrianwurzel (aus der Apotheke oder dem Reformhaus) mit 1–2 l kochendem Wasser aufgießen und 15 Minuten abgedeckt ziehen lassen. Anschließend abseihen und in ein 34–37 °C warmes Vollbad geben. 10–20 Minuten baden und anschließend ruhen. Einmal täglich. Bei andauernden Beschwerden bitte Rücksprache mit einer Ärztin oder einem Arzt halten.
ACHTUNG Das Vollbad nicht bei großflächigen offenen Wunden oder Verletzungen, akuten Hautkrankheiten, Fieber, schwerwiegenden Infektionen, schweren Kreislaufbeschwerden oder Herzinsuffizienz anwenden.

Fertige Präparate

GEPRESSTE TABLETTEN AUS TROCKENEXTRAKT Bei Unruhe und Reizbarkeit morgens, mittags und abends einen Pressling einnehmen. Bei Schlafstörungen nachmittags und 30 Minuten vor dem Schlafengehen einen Pressling einnehmen. Dosierung: bis zu dreimal täglich ein Pressling (400–600 mg) Baldrian-Trockenextrakt (3–6:1). Anwendungsdauer: Bestehen nach 2 Wochen weiterhin Beschwerden, sollte Rücksprache mit einer Ärztin oder einem Arzt gehalten werden. Dosierung je nach Fertigpräparat, bitte beachten Sie die Packungsbeilage!

Bei Unruhezuständen, Reizbarkeit und Schlafstörungen.

TINKTUR Bei Unruhezuständen: zwei- bis dreimal täglich 1,5 ml (etwa ½ TL). Bei Schlafstörungen einmal täglich 30 Minuten vor dem Schlafengehen etwa 3 ml (1 TL). Bei mentalem Stress dreimal täglich 1,5 ml. Die verdünnte Tinktur mit etwa 100 ml Wasser einnehmen. Bitte Packungsbeilage beachten! Bestehen nach 2 Wochen weiterhin Beschwerden, sollte Rücksprache mit einer Ärztin oder einem Arzt gehalten werden.

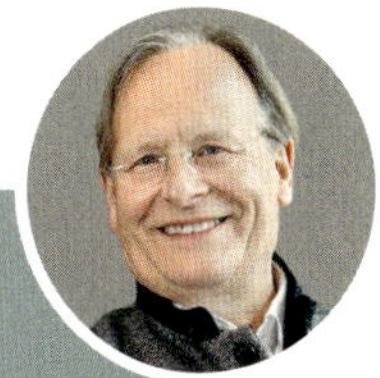

Info

Eine Vielzahl an klinischen Studien (kontrolliert bzw. placebokontrolliert, doppelblind) belegt die Wirksamkeit des Baldrianextrakts hinsichtlich der Förderung der Schlafqualität. Eine randomisierte, doppelblinde, prospektive Studie aus dem Jahr 2007 belegt sogar die gesteigerte schlaffördernde Wirkung einer Kombination aus Baldrianwurzel und Hopfen (Koetter et al. 2007). Diese guten Einschlaf- und auch Antistressqualitäten habe ich bereits im Studium selbst erfahren können. Damals fußte das Wissen – auch die Dosierung – noch auf der Erfahrung meiner ärztlichen Vorfahren. Heute wissen wir mehr und mehr über die Beeinflussung des Neurotransmitterstoffwechsels, zum Beispiel von Gamma-Aminobuttersäure (GABA). Baldrian dockt an dieselben Rezeptoren im Gehirn wie Koffein oder Barbiturate und Benzodiazepine (zum Beispiel Valium) an. Baldrian wirkt angstlösend, entspannend und beruhigend. Naturheilkundlich wird es auch bei depressiven Verstimmungen verordnet. Als Einschlafmittel scheint es vergleichbar mit einzelnen synthetischen Schlafmitteln zu sein. Vergleichsstudien mit valiumartigen Mitteln weisen darauf hin.

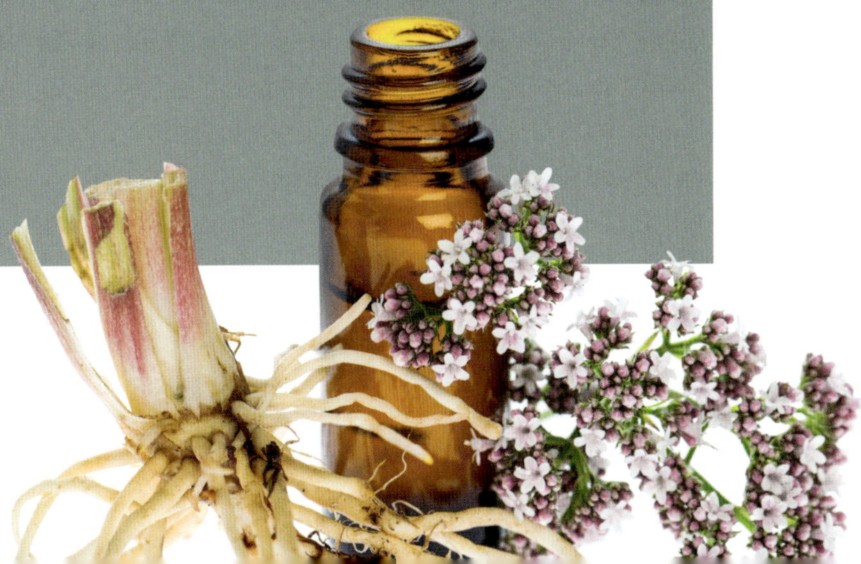

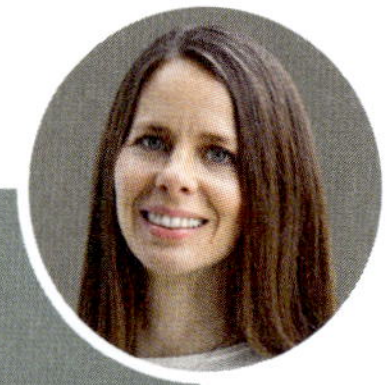

Info

Die zentral dämpfende Wirkung des Baldrians scheint sich laut Studien auch auf motorische Nerven auszuwirken. Nächtliche Unruhezustände und Bewegungen im Bett können dadurch verringert werden. Schlecht schlafende Menschen reagieren dabei besser auf die Baldrian-Darreichung als gut schlafende. Baldrian scheint auch die Koffeinwirkung im Gehirn aufzuheben. Bei Menstruationsschmerzen kann Baldrian mit heißen Kompressen die Krämpfe und Schmerzen lindern.

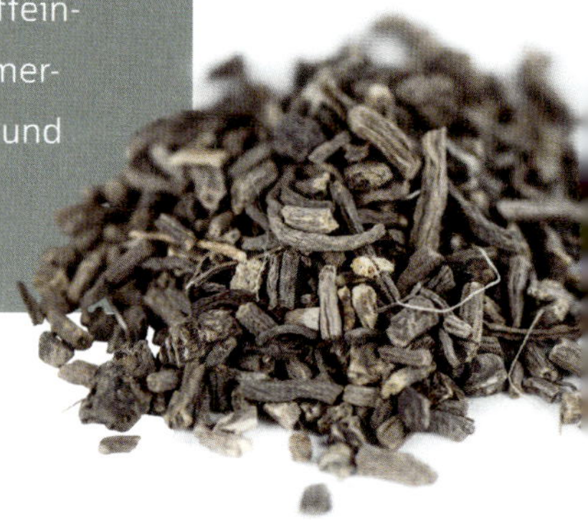

Baldrian in der Wissenschaft

Unruhezustände und nervös bedingte Einschlafstörungen sind die häufigsten Indikationen.

Das Indikationenfeld in der schulmedizinischen Verordnung ist eingeschränkt. Die Kommission E gibt in ihrer Monografie Unruhezustände und nervös bedingte Einschlafstörungen an. Die WHO verzeichnet in ihrer Monografie zum Baldrian in der ersten Kategorie („Uses supported by clinical data") einen milden sedativen und schlaffördernden Effekt, der es häufig gestattet, synthetische Beruhigungs- und Schlafmittel durch Baldrianpräparate zu ersetzen. In der zweiten Kategorie („Uses described in pharmacopoeias and in traditional systems of medicine") erwähnt die WHO Verdauungsbeschwerden nervösen Ursprungs. Die HMPC-Monografie fügt noch Schlafunterstützung und Abhilfe bei mentalem Stress in der zweiten Kategorie („Traditional use") hinzu. Die ESCOP-Monografien von 2003 und 2009 geben neben den oben genannten Beschwerden noch Einschlafstörungen an. Das Europäische Arzneibuch enthält Monografien zur Wurzel und zur geschnittenen Wurzel des Baldrians für die Zubereitung in Tees, ferner separate Monografien zu Trockenextrakten (in Wasser bzw. Alkohol) sowie zur Tinktur. Quellenangaben siehe: www.worldmedicine.eu.

Baldrian

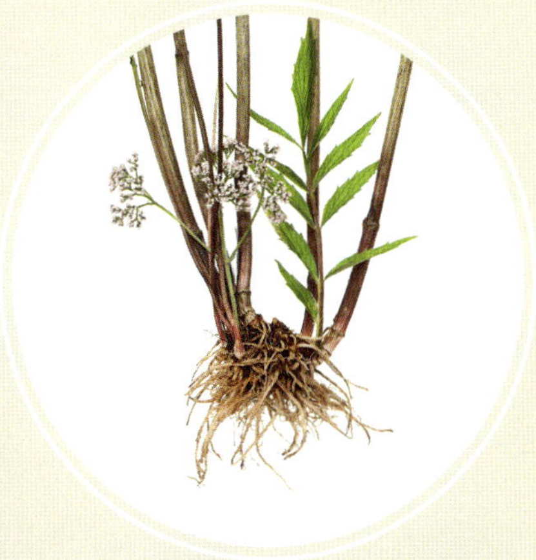

NP

FAMILIE
Caprifoliaceae (Geißblattgewächse)

SYNONYME
Katzenkraut, Tollerjan

PFLANZENART/WUCHSFORM
Staude, 50–100 cm hoch

VERWENDETE TEILE
Wurzel (*Valerianae radix*)

INHALTSSTOFFE
ätherisches Öl (0,5–2 % Baldrianöl, *Valerianae aetheroleum*), Monoterpene, Sesquiterpene), Valerensäuren, Gamma-Aminobuttersäure, Phenolcarbonsäuren, Iridoide: Valepotriate, Glutamin und Arginin, Lignane, Flavonoide, Alkaloide

EIGENSCHAFTEN
beruhigend, muskelentspannend, krampfhemmend, angstlindernd, Reduzierung der Einschlafzeit, Abnahme nächtlicher Wachphasen, Steigerung des Konzentrations- und Leistungsvermögens

DARREICHUNGSFORMEN/ PRÄPARATE
- Getrocknete Wurzel für Aufguss, Tee, Kompressen
- Gepresste Tabletten aus Trockenextrakt
- Tinktur

BEZUGSQUELLEN

Apotheke
- Getrocknete Wurzel für Aufguss, Tee, Kompressen
- Gepresste Tabletten aus Trockenextrakt
- Tinktur

Reformhaus
- Getrocknete Wurzel für Aufguss, Tee, Kompressen
- Gepresste Tabletten aus Trockenextrakt
- Tinktur

REZEPTPFLICHTIG
nein

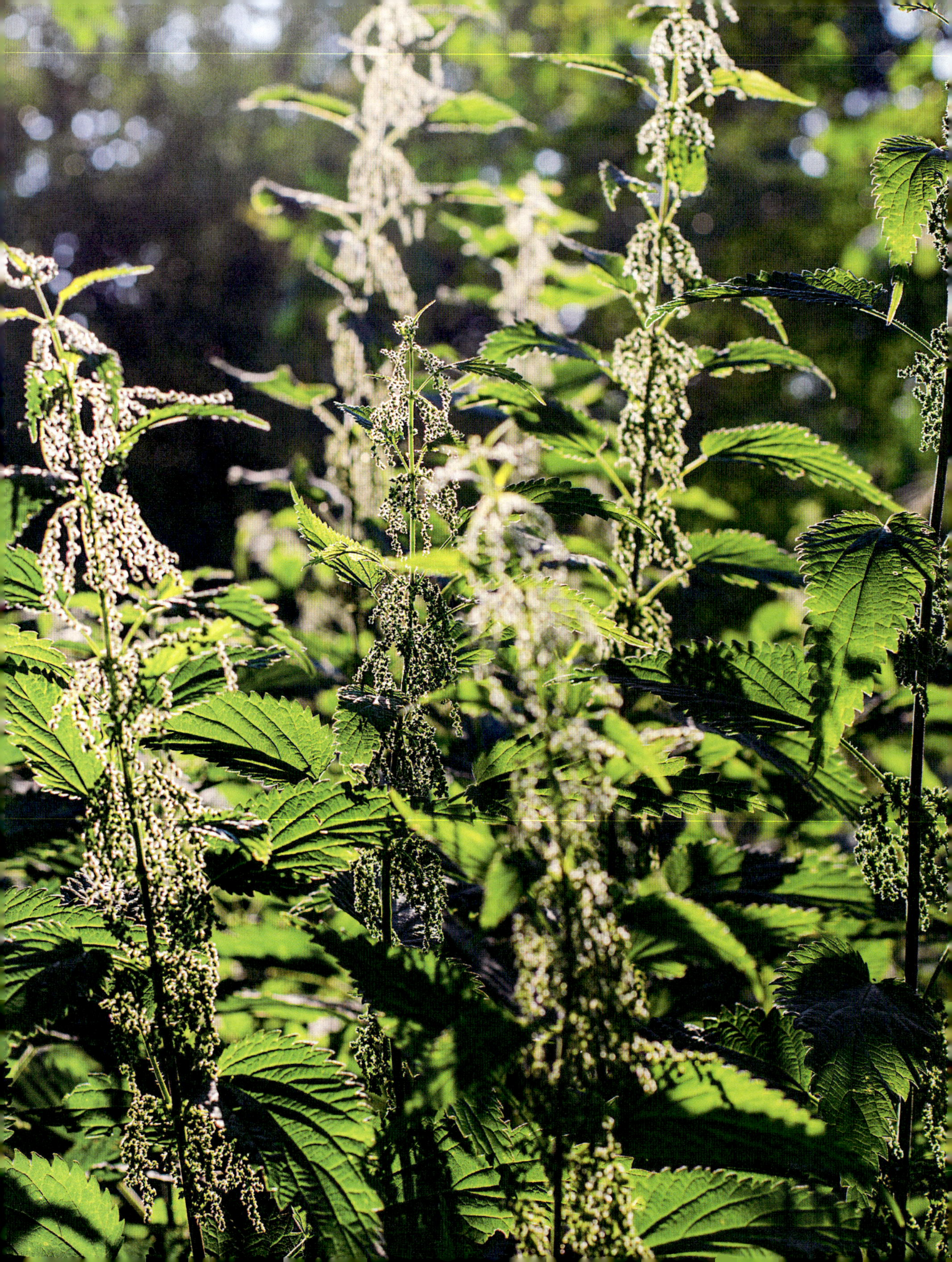

Brennnessel

Urtica dioica (Große Brennnessel)

Die Unterschätzte – für Nieren, Prostata und Rheuma

Unter dem Namen „Akalypte" war die Brennnessel bereits bei den alten Griechen als Heilmittel bekannt. Hippokrates (460–370 vor Christus) erwähnte besonders die blut- und darmreinigende Wirkung. Die Urtikation – das Abklopfen der Haut mit der rohen Pflanze – wurde bei den Römern zur Behandlung des Rheumas und verspannter Muskulatur angewendet. Der griechisch-römische Arzt Dioskurides schrieb im 1. Jahrhundert: „Mit Muscheln gekocht, vertreiben die Blätter Blähungen und leiten den Harn aus." Ein weiterer Gelehrter der römischen Antike, Plinius der Ältere (umgekommen beim Ausbruch des Vesuv im Jahr 79), schätzte bereits die blutstillende Kraft der Brennnessel. Hildegard von Bingen setzte sie dann im Mittelalter sogar gegen Vergesslichkeit ein. Heute werden vor allem die wissenschaftlich anerkannten harnfördernden und antientzündlichen Wirkungen auf die ableitenden Harnwege und das gutartige Prostataandenom (Stadien I und II) geschätzt. Ebenfalls eingesetzt wird sie zur Behandlung von Gelenk- und Rückenbeschwerden. Die potenzielle antidiabetogene Wirkung der Brennnessel wird zurzeit erforscht.

HAUPTINDIKATIONEN

Innerlich

- *Rheumatische Beschwerden, Arthrose und Arthritis (unterstützend)*
- *Entzündliche Harnwegserkrankung*
- *Miktionsstörungen bei gutartigem Prostataadenom, Stadium I–II (Wurzel)*

Heilkraft in Blatt und Wurzel

Das Heilkraut für die unteren Harnwege ist in ganz Europa verbreitet.

Die Gattung *Urtica* kommt weltweit vor und ist in Deutschland meist als Große Brennnessel (*Urtica dioica*) und als Kleine Brennnessel (*Urtica urens*) vertreten. In der Pflanzenheilkunde (Phytotherapie) werden vor allem die Blätter der Großen Brennnessel verwendet. Auch für die pharmazeutische Aufbereitung der Wurzel weist nur die Große Brennnessel genügend Wurzelmasse auf. Beide Arten wachsen gleichsam als pflanzliche Nachbarn des Menschen in gemäßigten Breiten am Rande von Siedlungen, an Wegen, Schuttplätzen, Zäunen, auf Feldern und Äckern, in Gebüschen.

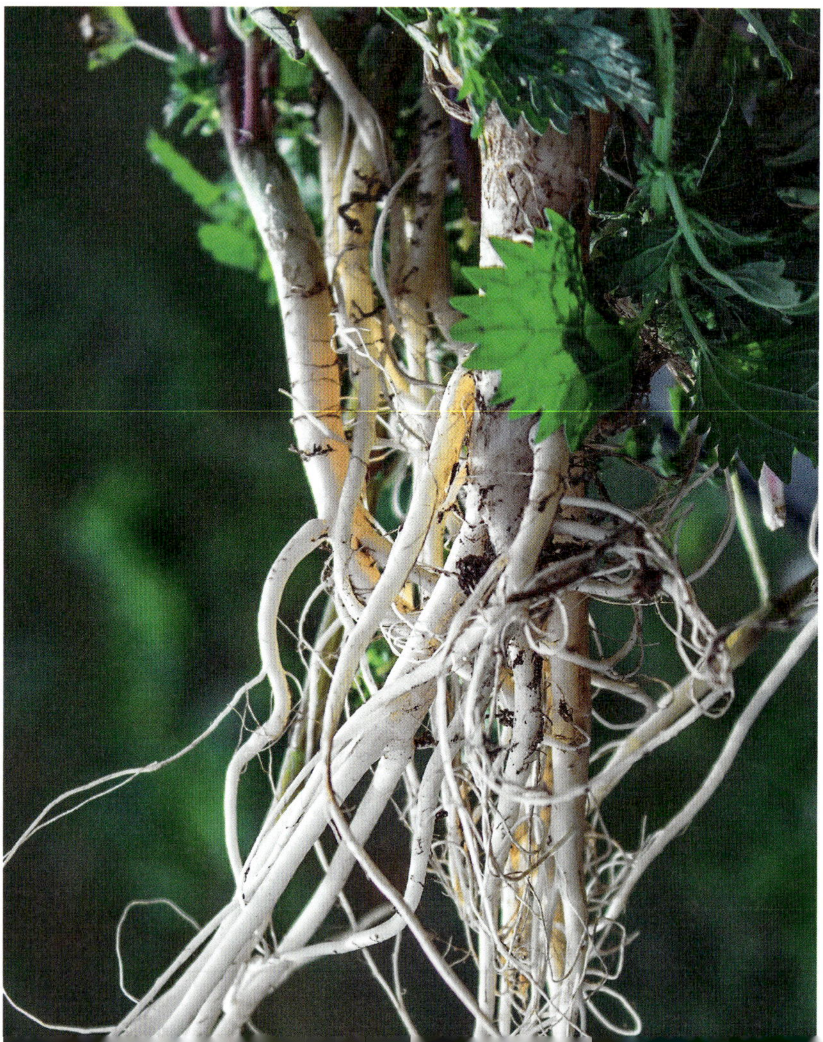

Sie bevorzugen feuchte, nährstoffreiche Böden. Für die medizinische Anwendung werden überwiegend wilde Pflanzenexemplare aus mittel- und osteuropäischen Ländern pharmazeutisch verarbeitet.

Anerkannte Hauptindikationen

Innerlich

- Rheumatische Beschwerden, Arthrose und Arthritis (unterstützend)
- Entzündliche Harnwegserkrankung
- Miktionsstörungen bei gutartigem Prostataadenom, Stadien I–II (Wurzel)

Traditionelle Anwendungen

Innerlich

- Arthrose, Arthritis (Rheuma, Gicht, Gichtanfall)
- Anämie, die auf Eisenmangel zurückzuführen ist
- Starke Regelblutungen
- Blasen- und Harnwegsprobleme

Äußerlich

- Haarwuchs- und Antischuppenmittel
- Blätterauflage bei rheumatischen Beschwerden

Anleitungen/Rezepte siehe Seite 120 ff.

Nebenwirkungen

Blätter: keine bekannt. Wurzel: gelegentlich leichte Magen-Darm-Beschwerden. Eine Erhöhung der Tagesdosis kann zu Durchfall führen: Blätter über 4–12 g und bei der Wurzel über 4–6 g. Also vorsichtig beginnen!

Gegenanzeigen

Blätter und Wurzel: Ödeme infolge eingeschränkter Herz- und Nierentätigkeit, Schwangerschaft und Stillzeit. Nicht für Kinder unter 12 Jahren!

So wird Brennnessel angewendet

Bei leichten Muskel- und Gelenkschmerzen, leichten rheumatischen Beschwerden.

BRENNNESSELBLÄTTER-TEE Brennnesselblätter werden seit mehr als 30 Jahren in der traditionellen Medizin angewendet. Es gibt zahlreiche Studien zu möglichen Wirkmechanismen. Das spricht für den Einsatz der Brennnesselblätter in der ärztlichen Praxis. Wissenschaftlich fehlen noch letzte Nachweise. In der Anwendung zeigt sie jedoch Wirkung: Die Brennnessel kommt zur unterstützenden Behandlung von leichten Muskel- und Gelenkschmerzen sowie bei leichten rheumatischen Beschwerden und als ergänzende Behandlung bei rheumatischer Arthrose zum Einsatz. Die abschwellenden Eigenschaften der Brennnesselblätter helfen den Gliedern schnell wieder auf die Beine. Es wird angenommen, dass die in ihr enthaltenden Wirkstoffe wie Phenolcarbonsäure die Entstehung von Entzündungen aktiv im Körper hemmen. Die empfohlene Tagesdosis beträgt 8–12 g getrocknete, lose Blätter oder Brennnesselblätter-Tee aus der Apotheke oder dem Reformhaus. Dreimal täglich 2 TL (2–4 g) Kraut mit 150 ml

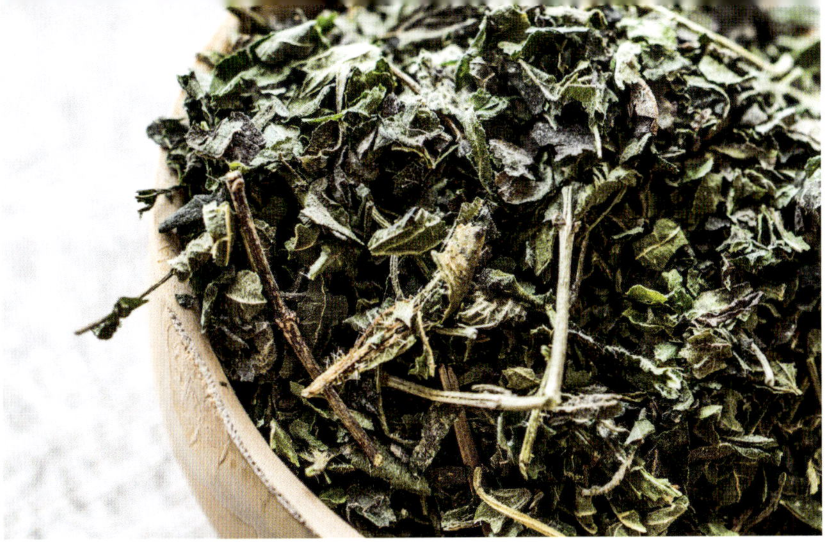

kochendem Wasser aufgießen und 10–15 Minuten abgedeckt ziehen lassen. Langzeitanwendung bis zu 4 Wochen möglich. Alternativ: Brennnesseldragees als Trockenextrakt aus der Apotheke (siehe Seite 127). Phytotherapeuten setzen das Brennnesselkraut auch gern bei leichter Blutarmut (Anämie) und zur Prävention ein.

Bei leichter Blutarmut (Anämie) und zur Prävention, als Stärkungs- und Aufbaumittel.

Die Heilpflanze weist besonders in den Blättern einen hohen Eisengehalt auf. Zudem enthält sie Vitamin C, das dem Körper hilft, das Eisen besser aufzunehmen. Die Bioverfügbarkeit von Eisen aus der Brennnessel ist somit sehr gut. Darüber hinaus verfügt sie über viele Mineralstoffe wie Mangan, Calcium, Kalium, Silicium und Magnesium sowie Vitamin K und eignet sich hervorragend als Stärkungs- und Aufbaumittel zur Vermeidung von Infektionen bzw. nach Infektionen. Hierzu wird Brennnesseltee empfohlen. Besonders reich an wirksamen Inhaltsstoffen ist das frische Brennnesselblatt. Alternativ können getrocknete lose Blätter aus der Apotheke oder dem Reformhaus verwendet werden. Dreimal täglich 1 EL Blätter mit 300 ml kochendem Wasser aufgießen und abgedeckt 10–15 Minuten ziehen lassen. Im Frühling und Sommer können auch die frischen Blätter verwendet werden. Keine Angst: Die Nesseln werden durch das kochende Wasser abgetötet. Tipp: Brennnesseltee hat einen Geschmack, den nicht jeder mag! Deshalb wird empfohlen, den Tee kalt zu sich zu nehmen. Einfach 3 EL mit 1 l kochendem Wasser aufgießen und nach 10–15 Minuten abseihen, abkühlen lassen und in den Kühlschrank stellen. Der Geschmack ist dann weniger intensiv.

Zur Vorbeugung von Entzündungen der ableitenden Harnwege.

Um Nierengrieß oder Entzündungen der ableitenden Harnwege vorzubeugen oder diese zu behandeln, wird bei entsprechender Veranlagung auch eine Durchspültherapie der Harnwege mit Brennnesselkraut-Tee empfohlen. Dafür dreimal täglich 2 TL (2–4 g) Kraut mit 150 ml kochendem Wasser aufgießen und 10–15 Minuten abgedeckt ziehen lassen. Langzeitanwendung 2–4 Wochen möglich.

ACHTUNG Bitte lassen Sie bei Beschwerden immer vorab von Ihrem Arzt eine bakterielle Entzündung der ableitenden Harnwege ausschließen!

Als komplementäre Behandlung von Gicht.

Brennnesselkraut regt zudem die Ausscheidung von Harnsäure an und wird von uns als komplementäre Behandlung von Gicht empfohlen. Dafür dreimal täglich 1 gestrichenen EL getrocknetes und gehacktes Brennnesselkraut auf 150 ml kochendes Wasser 10 Minuten abgedeckt ziehen lassen. Die Anwendung sollte mindestens 11 Tage und höchstens 3 Wochen erfolgen.

Bei Beschwerden, die durch eine gutartige Vergrößerung der Prostata in den Stadien I und II verursacht werden.

BRENNNESSELWURZEL-TEE Klinisch belegte Wirkung zeigt die Brennnesselwurzel bei Beschwerden, die durch eine gutartige Vergrößerung der Prostata in den Stadien I und II verursacht werden. Die Brennnessel hilft hier aber rein symptomatisch und wirkt nicht direkt auf die Ursache der Beschwerden. Die empfohlene Tagesdosis sind 4–6 g Brennnesselwurzel-Tee aus der Apotheke: Dreimal täglich 1 TL (1,5 g) getrocknete Brennnesselwurzel mit 300 ml Wasser zum Kochen bringen und 10 Minuten abgedeckt ziehen lassen, dann abseihen und trinken. Die Verträglichkeit ist gut und eine Langzeitanwendung ist möglich. Alternativ: Kapseln/Kräutertabletten mit Wurzeltrockenextrakt (siehe Seite 127).

ACHTUNG Vor Beginn solcher Maßnahmen raten wir dringend zu einer ärztlichen Untersuchung zur Stellung einer evidenten Diagnose. Der Arzt oder die Ärztin muss über jede begleitende Maßnahme informiert werden. Sonst werden andere verordnete Medikamente möglicherweise wirkungslos oder es entstehen Nebenwirkungen. Die Prostata muss regelmäßig durch Ultraschall und/oder Kernspintomografie überwacht werden. Die Brennnesselanwendungen lindern zwar Symptome, aber verändern nicht die Struktur bzw. Größe der Prostata. Sie verhindern lediglich die Größenzunahme, reduzieren das Restharnvolumen in der Blase und wirken somit schmerzlindernd.

URTIKATION Damit ist das Abklopfen schmerzender Stellen mit frischen Blättern gemeint. Bei rheumatischen und schmerzhaften Gelenken oder auch bei Rückenschmerzen sind frische Brennnesseln einsetzbar. Ein Bund frisches Kraut der Großen Brennnessel im Garten pflücken, bündeln und die schmerzenden Gelenke damit zwei- bis dreimal täglich leicht abklopfen. 2 Tage wiederholen. Danach mindestens 3 Tage Pause. In dieser Zeit kein kaltes Wasser anwenden und die betroffenen Stellen nicht waschen. Nach einer zwei- bis dreitägigen Anwendung mit einer Therapeutin oder einem Therapeuten das weitere Vorgehen besprechen. Urtikation ist eine uralte Anwendung, die kaum bekannt ist und die nur wenige Menschen anwenden werden. Aber: Nur die Harten kommen in den Garten.

Bei rheumatischen und schmerzhaften Gelenken und Rückenschmerzen.

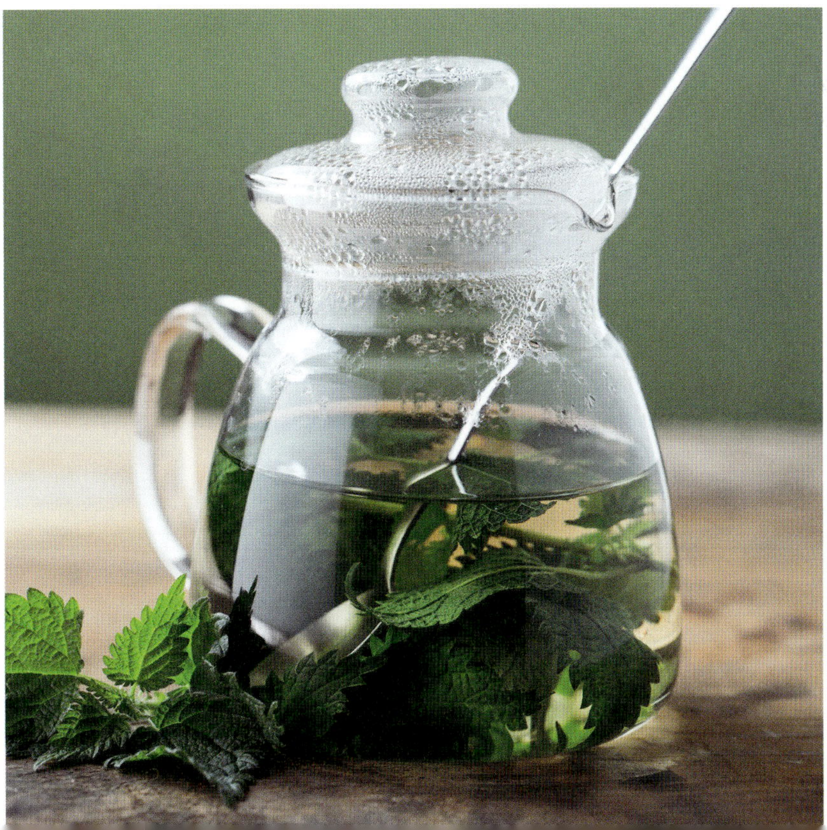

Durchspülkur der Harnwege im Frühjahr.

FRISCHPFLANZENKUR 1 EL frische, eventuell zerkleinerte Blätter mit einer Tasse kochendem Wasser überbrühen und 7–10 Minuten ziehen lassen, Blätter abfiltern und unter 40 °C abkühlen lassen. Dreimal täglich 2 Wochen lang.

Fertige Präparate

Bei Beschwerden, die durch eine gutartige Vergrößerung der Prostata (Stadien I und II) verursacht werden.

KAPSELN/KRÄUTERTABLETTEN aus Wurzeltrockenextrakt. Beschwerden, die durch eine gutartige Vergrößerung der Prostata in den Stadien I und II verursacht werden, sind auch mit dem Trockenextrakt der Wurzel behandelbar. Effektiv erhöht die Wurzel der Heilpflanze das Volumen der Harnausscheidung und verringert die Restharnmenge in der Blase. Es wird angenommen, dass die Wirkstoffe der Heilpflanze entzündlich wirkende Stoffe im Organismus (inflammatorisch wirkende Mediatoren) hemmen. Als Darreichungsform wird an erster Stelle das Trockenextrakt der Brennnesselwurzel als Kapsel oder Kräutertablette aus der Apotheke empfohlen. Die Tagesdosis sollte wie folgt sein: 600–1.200 mg Brennnesselwurzel-Trockenextrakt, drei- bis viermal täglich 300 mg. Präparate können verschiedene Dosierungsangaben aufzeigen, was auf die unterschiedlichen Extraktionstechniken zurückzuführen ist. Daran sollte man sich halten!

Zur unterstützenden Behandlung von Rheuma, gegen Muskel- und Gelenkschmerzen.

BRENNNESSELDRAGEES aus Brennnesselblätter-Trockenextrakt. Zur unterstützenden Behandlung von Rheumabeschwerden und gegen Muskel- und Gelenkschmerzen wird Brennnesselblätter-Trockenextrakt aus der Apotheke empfohlen: nach einer Mahlzeit zweimal täglich ein Dragee oder eine Filmtablette mit etwas Wasser einnehmen. Bitte halten Sie sich an die Empfehlung der jeweiligen Packungsbeilage!

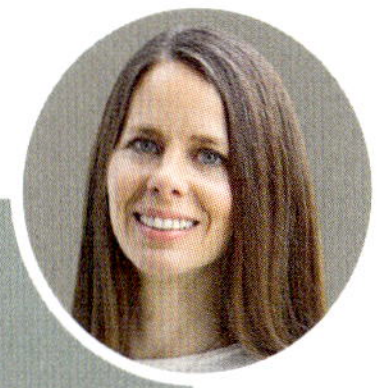

Info

Die Brennnessel ist eine erstaunliche Pflanze. Sie verfügt über einen hohen Mineralstoffgehalt und wird volksmedizinisch auch zur Stoffwechselumstellung, zur Aktivierung der Harnsäureausscheidung und bei leichter Blutarmut (Anämie) verwendet. Beispielsweise mit einer Teekur. Die entwässernde Eigenschaft führt dazu, dass der Körper mehr Urin ausscheidet.

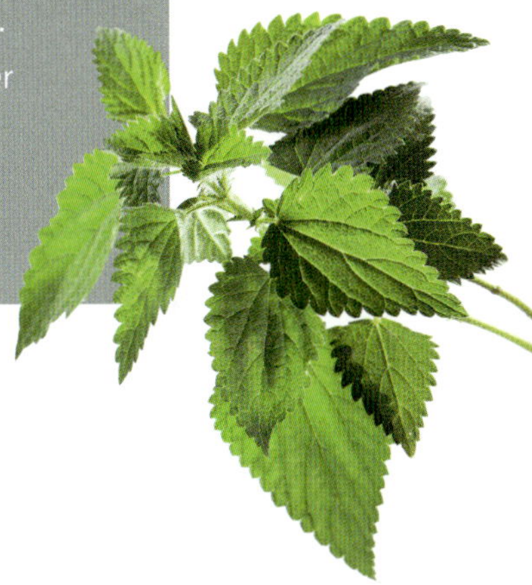

Brennnessel in der Wissenschaft

Die Kommission E hat das Blatt und das Kraut zur inneren und äußeren Anwendung ergänzend zur Behandlung rheumatischer Beschwerden ausgeschrieben, bei entzündlichen Erkrankungen der Harnwege ausschließlich innerlich. Eine Durchspültherapie wird auch zur Vorbeugung und Behandlung von Nierengrieß empfohlen. Die Wurzel wird zur Einnahme ausschließlich gegen Miktionsbeschwerden bei gutartigem Prostataadenom der Stadien I und II freigegeben. Diese Angabe wird allerdings mit dem Hinweis versehen, dass dieses Mittel ausschließlich symptomatisch wirkt, die Grunderkrankung (Vergrößerung der Prostata) aber nicht behebt. Mit Verweis auf sieben Studien empfiehlt ESCOP zusätzlich die unterstützende Behandlung von Gelenkentzündung (Arthritis) und Gelenkverschleiß (Arthrose) und/oder rheumatischen Beschwerden. Das HMPC verzeichnet eine Anwendung ausschließlich in der Kategorie „Traditional use“: Linderung der Symptome des unteren Harntraktes, die von einer gutartigen Prostatavergrößerung herrühren. Die WHO bestätigt in ihrer

Monografie zur Wurzel der Großen und Kleinen Brennnessel, die hier nicht beschrieben wurde, ebenfalls diese Indikation. In der zweiten Kategorie findet sich zusätzlich die Indikation „Ischiasbeschwerden". Das Europäische Arzneibuch 9.0, Revision 9.6, enthält ebenso Monografien über das Blatt und die Wurzel. Es fordert einen Mindestgehalt an Kaffeoyläpfelsäure. Quellenangaben siehe: www.worldmedicine.eu.

Info

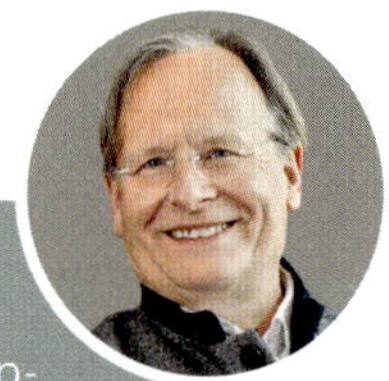

Aufgrund der aktuellen wissenschaftlichen Studienlage empfiehlt das berühmte Memorial Sloan Kettering Cancer Center in New York Brennnesselextrakte zusammen mit Extrakten vom afrikanischen Pflaumenbaum (*Prunus africana, syn. Pygeum africanum*) und von der Sägepalme (*Serenoa repens*) zur Behandlung gutartiger Prostatavergrößerung und von Harnentleerungsstörungen. In dortigen Schriften werden auch Studien zur potenziellen Behandlung des Prostatakarzinoms aufgeführt, die wachstumshemmende Effekte der Brennnessel in Zellkulturen nachweisen konnten. Andere Studien weisen in randomisierten, doppelblinden, placebokontrollierten Studien auf positive Effekte der Brennnessel auf den Zuckerstoffwechsel und bei der Behandlung des Diabetes mellitus Typ 2 sowie bei kardiovaskulären Veränderungen hin. Als Rückenspezialist begeistern mich besonders die schmerzlindernden Effekte der Brennnessel, mit denen sich die Gabe von nichtsteroidalen Entzündungshemmern (NSAR) senken lässt. Die Brennnessel von der Schutthalde kann noch eine überaus wichtige Rolle in der künftigen Medizin spielen.

Brennnessel

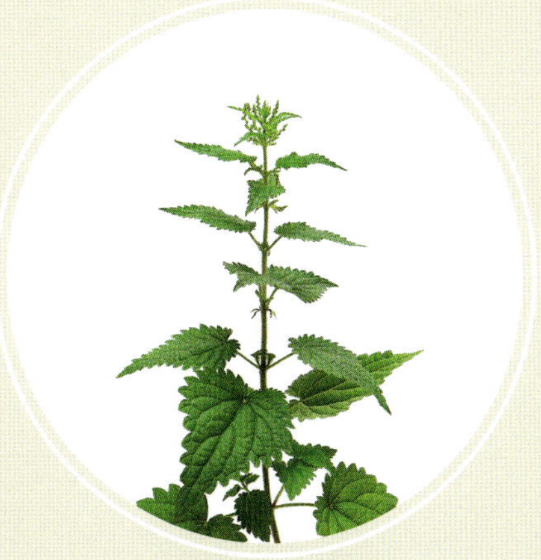

FAMILIE
Urticaceae (Brennnesselgewächse)

SYNONYME
Nessel, Hanfnessel, Haarnessel

PFLANZENART/WUCHSFORM
Staude, 30–120 cm hoch wachsend

VERWENDETE TEILE
Blätter (*Urticae folium*),
Wurzel (*Urticae radix*)

INHALTSSTOFFE
Flavonoide, Phenolcarbonsäure (unter anderem Kaffeoyläpfelsäure), organische Säuren (Armeisensäure), Polyphenole, Cumarine, Polysaccharide, Lignane. Frische Blätter enthalten die Vitamine C und K. Mineralstoffe: Eisen, Mangan, Calcium, Kalium, Silicate, Magnesium. Brennhaare: Histamin, Serotonin, Acetylcholin.

EIGENSCHAFTEN
fördert die Urin- und Harnsäureausscheidung, entzündungshemmend, lokalanästhetisch; äußerlich: durchblutungsfördernd, schmerzlindernd

DARREICHUNGSFORMEN/ PRÄPARATE
- Brennnesseldragees aus Brennnesselblätter-Trockenextrakt
- Kapseln/Kräutertabletten aus Wurzeltrockenextrakt
- Getrocknete Blätter für Tee
- Getrocknete Wurzel für Tee
- Frische Brennnesselblätter aus dem Garten

BEZUGSQUELLEN

Apotheke
- Brennnesseldragees aus Brennnesselblätter-Trockenextrakt
- Kapseln/Kräutertabletten aus Wurzeltrockenextrakt
- Getrocknete Blätter für Tee
- Getrocknete Wurzel für Tee

Drogeriemarkt
- Brennnesseldragees aus Brennnesselblätter-Trockenextrakt
- Tee (bio)

Reformhaus
- Getrocknete Blätter für Tee (bio)

Garten
- Frische Blätter

REZEPTPFLICHTIG
nein

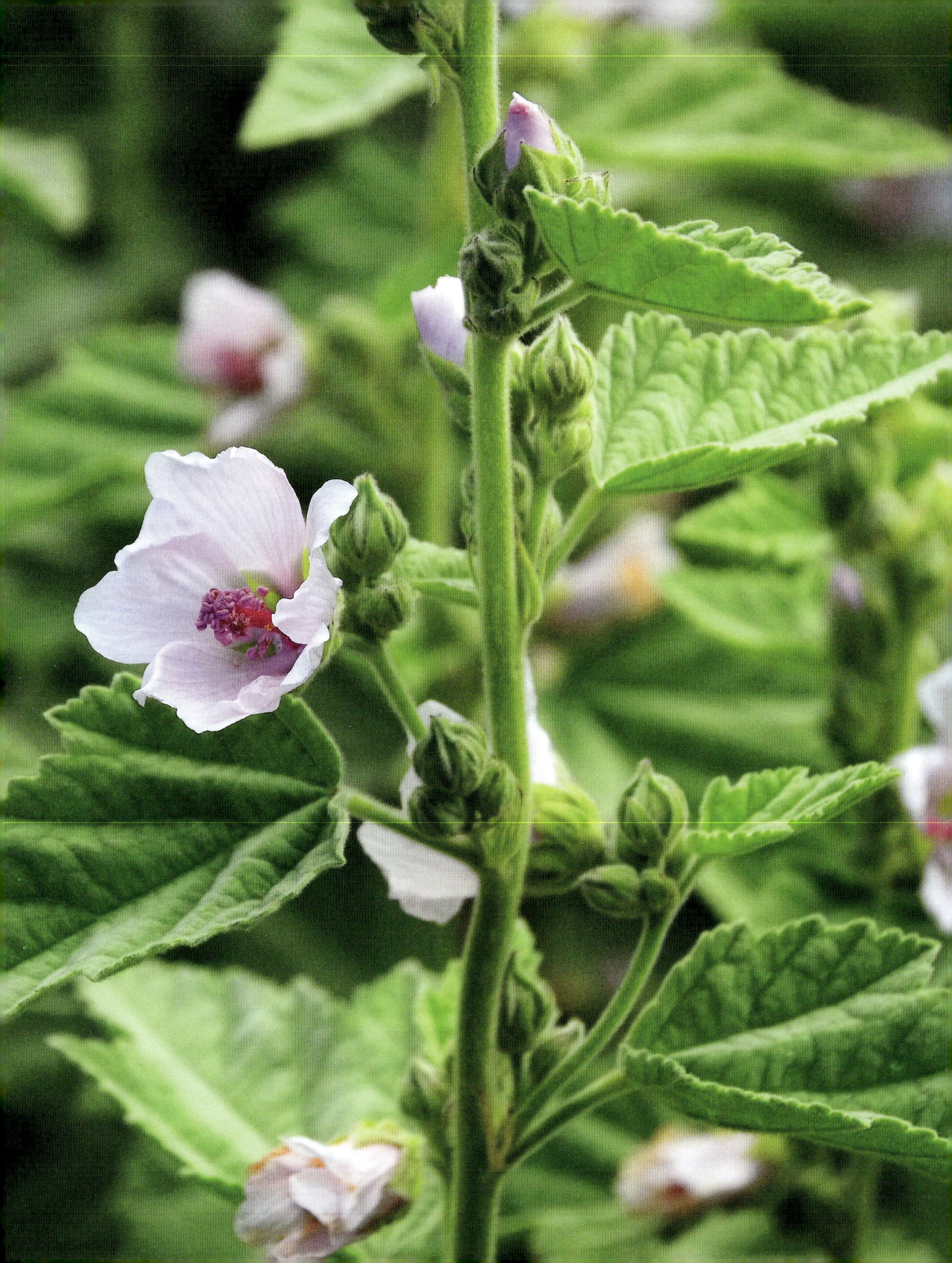

Eibisch, Echter

Althaea officinalis

Hals, Nase, Ohren, Zähne

Magen, Darm, Verdauung

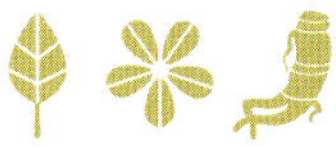

Symbol der Sanftmut und Heilsamkeit

Der Echte Eibisch wird auch weiße Malve genannt, weil er zu den Malvengewächsen zählt. Sein botanischer Name *Althaea officinalis* ist von „áltheín", dem griechischen Wort für „heilen", abgeleitet – ein Beleg dafür, dass die Pflanze bereits im Altertum zu Heilzwecken verwendet wurde, und zwar zur Erweichung der Haut und der Schleimhäute. Indem es verschleimend wirkt, ist das Pflanzenpräparat reizlindernd und entzündungshemmend. Diese Effekte nutzt die traditionelle Medizin zur Behandlung von Entzündungen und Erkrankungen der Atemwege, des Mund- und Rachenraumes, des Verdauungstraktes und der Haut. Schon die traditionelle persische Medizin verwendete Eibisch zur Behandlung des seborrhoischen Ekzems, einer schuppenden Hautkrankheit mit erhöhter Talgbildung, die vornehmlich am Kopf und im Alter auftritt. Kindern hat man seit jeher Eibischwurzel zum Kauen gegeben, um die Schmerzen beim Zahnen zu lindern. Früher wurden die beliebten Marshmallows aus den Wurzeln hergestellt.

HAUPTINDIKATIONEN

Innerlich

- *Entzündliche Veränderung in Mund und Rachen*
- *Trockener Reizhusten*
- *Reizung der Rachenschleimhaut*
- *Entzündungen der Magenschleimhaut (Gastritis)*

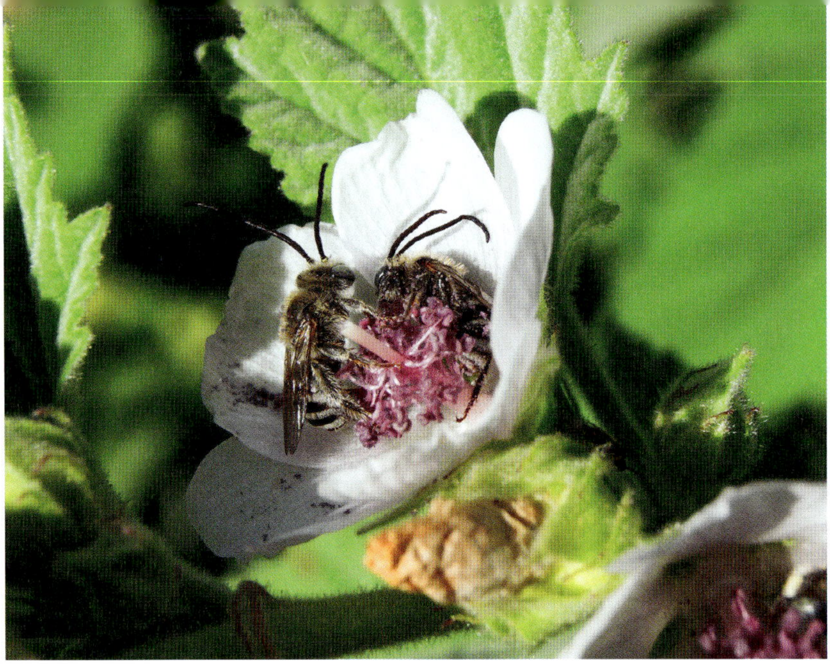

Wertvolle Steppenpflanze für Mensch und Biene

Eibisch bevorzugt feuchte Böden.

Der Echte Eibisch mag es sonnig und nährstoffreich und bevorzugt frische bis feuchte Böden. Das Verbreitungsgebiet erstreckt sich von Spanien bis zum Balkan und in den Steppengebieten von Südrussland bis nach Kasachstan. Von dort kommen auch die pharmazeutisch verwendeten Pflanzen. Ihre Wurzeln werden entweder im Frühling (März/April) oder nach der Wachstumsperiode im Herbst (September/Oktober) gesammelt, wenn der Schleimstoffgehalt der Wurzeln am höchsten ist. Ab Mai erntet man Blätter, im Juli schließlich die Blüten. Achtung: Bei uns darf wilder Eibisch nicht überall gesammelt werden! In freier Natur steht die Pflanze unter Naturschutz!

Der englische Name „Marshmallow" für den Echten Eibisch bezieht sich auf den manchmal sumpfigen Standort (marsh) der Wildpflanze, die gern auf feuchten Böden und an Flussufern wächst. Durch ihre lange Blütezeit über viele Wochen ist sie eine wertvolle Bienenweide. Eibisch gelangte über die Klostergärten in die Volksgärten und ist zu einer beliebten Pflanze in der Heilkunde geworden. Gärtnerisch interessant ist außerdem die hohe Salzverträglichkeit der Staude. In der Natur wächst sie auch gern in Küstennähe. An einem passenden Standort kann sie durchaus eine Höhe von 2 Metern erreichen.

Durch ihre lange Blütezeit über viele Wochen ist die Pflanze eine wertvolle Bienenweide.

Anerkannte Hauptindikationen

Innerlich

- Entzündliche Veränderungen in Mund und Rachen
- Trockener Reizhusten
- Reizung der Rachenschleimhaut
- Entzündungen der Magenschleimhaut (Gastritis)

Traditionelle Anwendungen

Innerlich

- Keuchhusten

Äußerlich

- Leichte Entzündungen der Haut und Schleimhaut
- Erweichung von Wunden und Ekzemen
- Trockene Haut
- Seborrhoisches Ekzem (Schuppenbildung)
- Zahnen bei Babys und Kleinkindern

Anleitungen/Rezepte siehe Seite 132 f.

Nebenwirkungen

Die Aufnahme anderer gleichzeitig eingenommener Arzneimittel kann verzögert werden.

Gegenanzeigen

Für Kinder unter 1 Jahr, Schwangerschaft und Stillzeit.

So wird Echter Eibisch angewendet

Bei Reizhusten, Wunden, Ekzemen, Entzündungen, Hämorrhoiden.

EIBISCH-AUFGUSS Empfohlen wird ein Aufguss: 30 g Blüten und/oder Blätter in 1 l heißes Wasser geben. 15 Minuten ziehen lassen. Nicht kochen! Bei Reizhusten drei bis vier Tassen täglich trinken, zimmerwarm als Kompressen bei Wunden und Ekzemen anwenden oder zum Gurgeln bei Mund- und Rachenentzündungen. In der traditionellen Medizin wird die wilde Malve (siehe Seite 133) auch zur Behandlung von Hämorrhoiden oder Entzündungen im Dammbereich zum Beispiel mit Waschungen, Kompressen oder Sitzbädern (20 Minuten, einmal täglich) behandelt.

Bei Reizhusten, Entzündungen des Mund- und Rachenbereichs, leichter Magenschleimhautentzündung.

TEEZUBEREITUNGEN 3 g (1 TL) trockene Eibischwurzel aus der Apotheke oder 2 g (1 ½ TL) getrocknete und zermahlene Blätter aus der Apotheke kalt auf 200 ml Wasser ansetzen, 30 Minuten abgedeckt einweichen lassen und anschließend abseihen. Zwei- bis dreimal täglich einnehmen. Der Pflanzenauszug (Mazerat) kann bei Reizhusten, Entzündungen des Mund- und Rachenbereichs und bei leichter Magenschleimhautentzündung verwendet werden. Wichtig ist, darauf zu achten, dass nach der Einnahme von Eibisch 30 Minuten keine Speisen oder Getränke zu sich genommen werden. Die Pflanzeninhaltsstoffe sollten Zeit haben, ihre Wirkung am Ort der Beschwerde zu entfalten.

ACHTUNG Tritt nach 1 Woche keine Besserung ein, bitte Rücksprache mit Ärztin/Arzt oder Therapeutin/Therapeut halten.

Fertige Präparate

Gegen trockenen Reizhusten.

HUSTENSAFT AUS EIBISCH kann erfolgreich gegen trockenen Reizhusten eingesetzt werden. Auch bei nächtlichem Reizhusten kann die Heilpflanze den störenden Hustenreiz lindern und fördert einen ruhigen und erholsamen Schlaf. Das Wirkprinzip des Eibischs ist den Schleimstoffen der Wurzel zuzuschreiben, diese legen sich wie ein Schutzfilm auf den Kehlkopf. Dosierung Hustensaft: Kinder von 1 bis 3 Jahren dreimal täglich 3 ml, Kinder von 3 bis 6 Jahren viermal täglich 4 ml, Kinder von 6 bis 12 Jahren fünfmal täglich 5 ml. Ab 12 Jahren und Erwachsene drei- bis sechsmal täglich 10 ml.

ACHTUNG Tritt nach 1 Woche keine Besserung ein, bitte Rücksprache mit Ärztin/Arzt oder Therapeutin/Therapeut halten.

Tipp

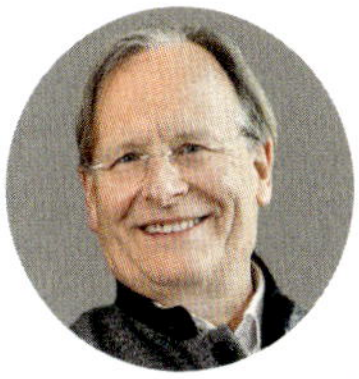

Wilde Malve

Schon seit Jahrtausenden ist auch die wilde Malve (*Malva sylvestris*), die Schwester der weißen Malve (Eibisch), als Heilpflanze bekannt. Bereits Hippokrates nutzte die Blüten und Blätter als erweichendes und abführendes Mittel. Ihre Schleimstoffe wirken wie ein Schutzfilm für Haut und Schleimhäute. Ihre Wirkung ist jedoch milder als beim Eibisch. Zusätzlich dämmt sie Hustenkrämpfe und fördert den Auswurf. Auch gut bei trockenem Reizhusten nutzbar, ebenso bei Schleimhautentzündungen in Mund und Rachen, Ekzemen und Reizungen der Haut und des Afters sowie bei Akne. Die eigene Herstellung von Aufgüssen, Auszügen und Tee folgt der vom Eibisch. Gute Malvenprodukte findet man in der Apotheke. Bitte wie immer mit der Ärztin oder dem Arzt des Vertrauens absprechen.

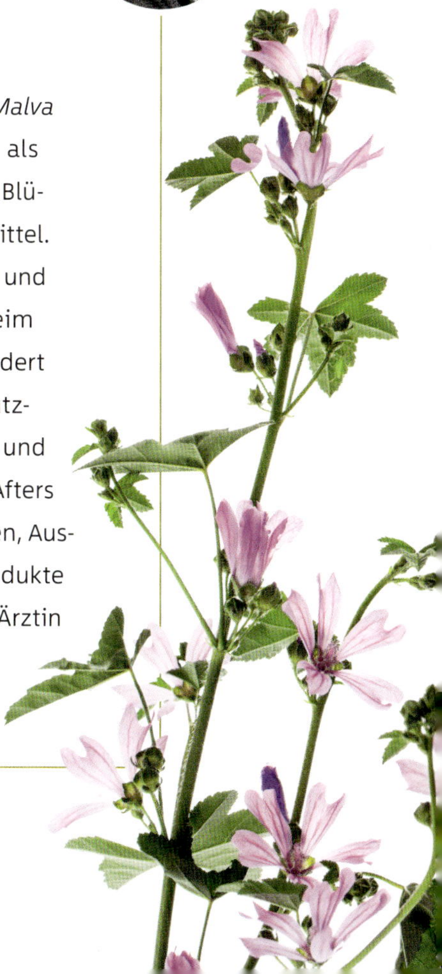

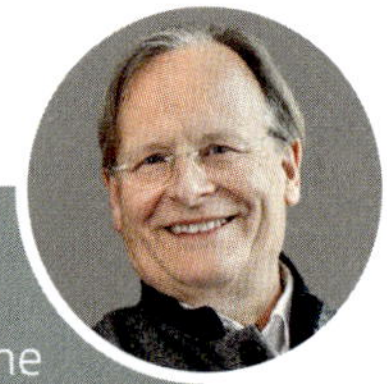

Info

Der Echte Eibisch, die weiße Malve, ist wie die wilde Malve eine der stärksten erweichenden und schleimbildenden Heilpflanzen, die wir kennen. Die weiße wirkt nur viel intensiver als die wilde rote Malve, ob in Hustensäften, dermatologischen Applikationen oder Hautpflegeprodukten. Die traditionelle persische Medizin beispielsweise setzt Eibisch gegen das seborrhoische Ekzem im Alter ein. Darauf weist ein aktueller Fallreport hin (Parvizi et al. 2017). Weitere Studien sollten unbedingt erfolgen.

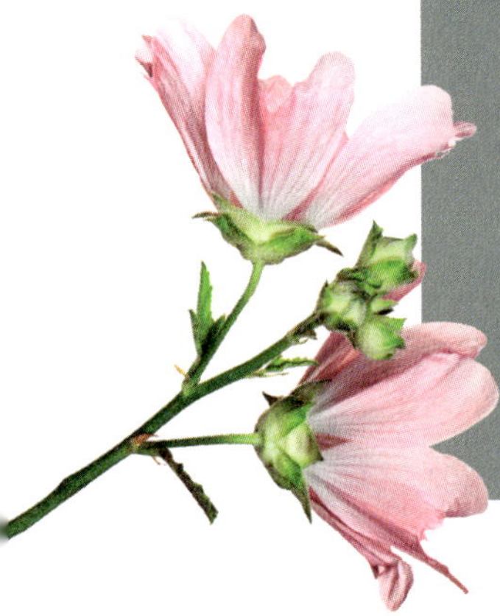

Echter Eibisch in der Wissenschaft

Die ESCOP-Monografie zur Wurzel (2019): Als Indikationen werden trockener Husten sowie Reizungen der Mund-, Rachen- und Magenschleimhaut angegeben. HMPC-Kategorie „Traditional use“: symptomatische Behandlung von Mund- und Rachenreizungen und des damit verbundenen Hustens. Als weitere Indikation: Magen-Darm-Beschwerden. Die WHO-Empfehlungen sind identisch. Zusätzlich wird die dermatologische Verwendung zur Erweichung von Wunden und trockener Haut erwähnt. In der dritten Kategorie, der „Volksmedizin“, findet sich die Behandlung von Asthma, Blasenentzündung (Zystitis), bakterieller Darmentzündung (Dysenterie) und von Reizzuständen der Magenschleimhaut. Das Europäische Arzneibuch verzeichnet Monografien zu Blatt und Wurzel. Quellenangaben siehe: www.worldmedicine.eu.

Quellenangabe: Parvizi, M., Heydari, M. Namazi, M.: Successful Treatment of Chronic Scalp Seborrheic Dermatitis Using Traditional Persian Medicine: A case report and literature Review. Galen Medical Journal, Vol 6, No 2 (2017), S. 157–159.

Eibisch, Echter

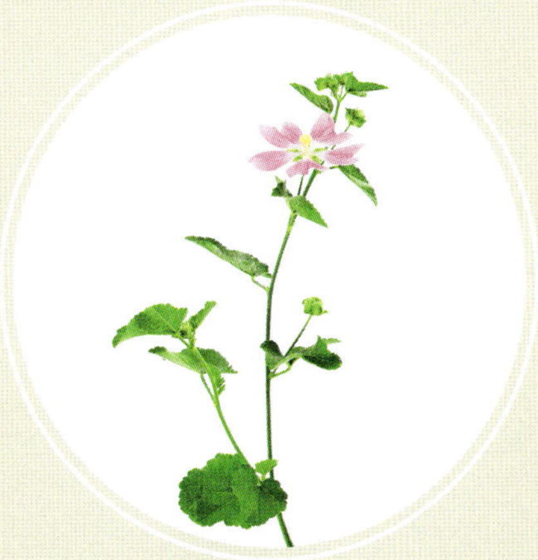

FAMILIE
Malvaceae (Malvengewächse)

SYNONYME
weiße Malve, Schleimwurzel

PFLANZENART/WUCHSFORM
Staude, bis zu 2 m hoch

VERWENDETE TEILE
Wurzeln (*Althaeae radix*), Blätter (*Althaeae folium*), Blüten (*Althaeae flos*)

INHALTSSTOFFE
Schleimstoffe (besonders in der Wurzel bis zu 20 %) wie Arabinogalactane und Galacturonane, Pektine, Stärke, Mineralsalze und Vitamin C

EIGENSCHAFTEN
entzündungshemmend, wundheilungsfördernd, schleimhautschützend

DARREICHUNGSFORMEN/ PRÄPARATE
- Getrocknete Blätter für Tee, Aufguss
- Getrocknete Wurzel für Tee, Aufguss
- Getrocknete Blüten für Tee, Aufguss
- Hustensaft

BEZUGSQUELLEN

Apotheke
- Getrocknete Blätter
- Getrocknete Wurzel
- Getrocknete Blüten
- Hustensaft
- Lutschtabletten
- Wundcreme
- Hals- und Rachentee

Reformhaus/Drogeriemarkt
- Hustensaft
- Lutschtabletten
- Wundcreme
- Hals- und Rachentee

REZEPTPFLICHTIG
nein

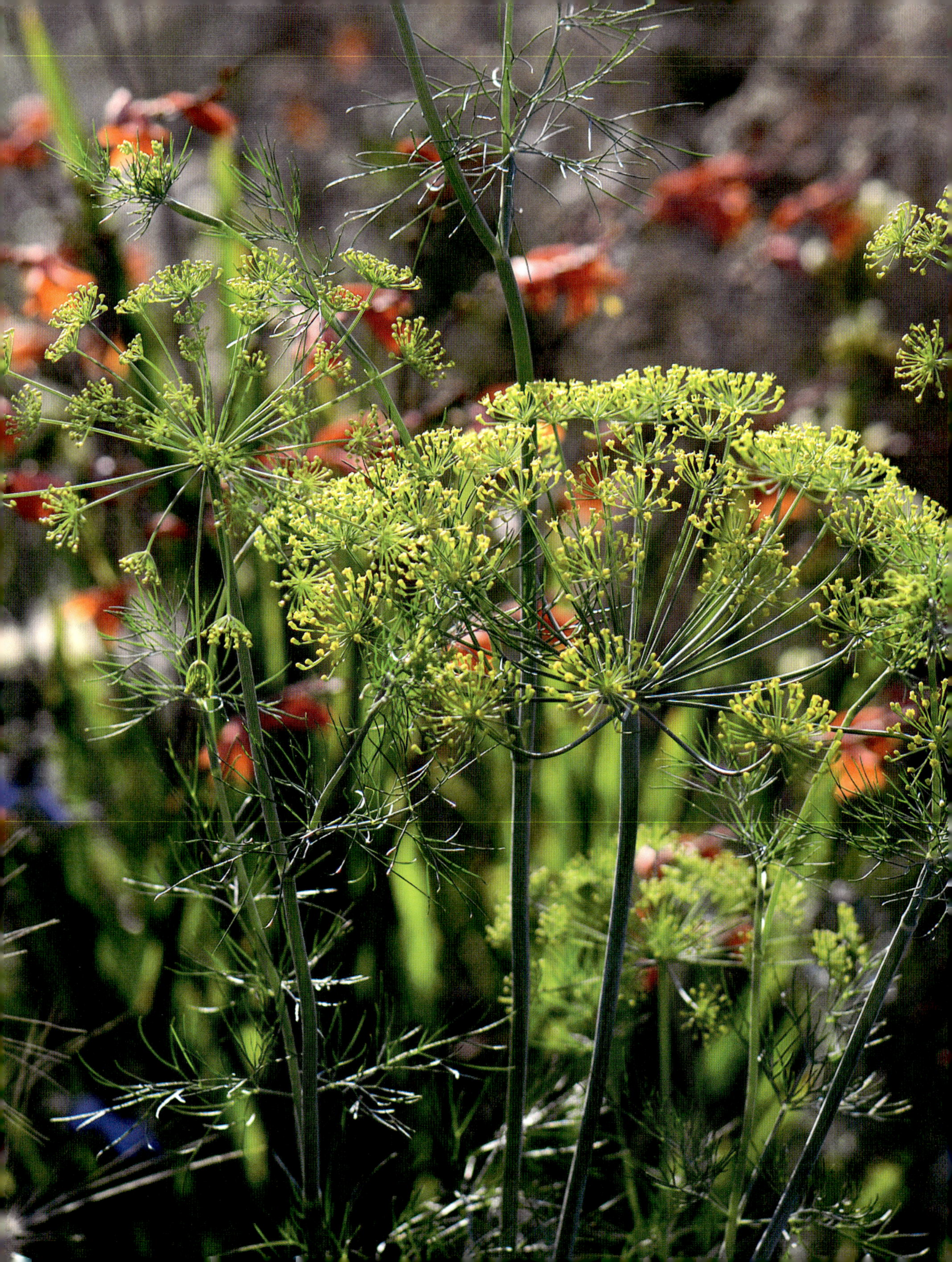

Fenchel

Foeniculum vulgare

Hals, Nase, Ohren, Zähne

Magen, Darm, Verdauung

Die Entspannung für Bauch und Atem

Die Nutzung des Fenchels als Nahrung, Gewürz und Heilkraut ist uralt. Bereits im Altertum wurden Knollen und Samen in der Küche wegen des erfrischenden Geschmacks und zur Magen-Darm-Beruhigung verwendet. In Indien werden seit jeher Fenchelsamen nach dem Essen zur Verdauungsanregung gereicht. Fenchel war dort auch als „Perle der Aphrodisiaka" bekannt. Fenchelhonig gilt als traditionelles Mittel bei Erkältungsbeschwerden und Magen-Darm-Verstimmungen. Viele medizinisch bedeutsame Schriftsteller der Antike erwähnen ihn, jedoch mit anderen Indikationen als heute. Dioskurides spricht ihm eine heilende Wirkung bei Blasen- und Nierenleiden sowie bei Tollwut zu. Aber Hildegard von Bingen setzte ihn bereits zur Schleimlösung bei Husten ein und seit dem 18. Jahrhundert steht der verdauungsfördernde Aspekt immer mehr im Vordergrund.

HAUPTINDIKATIONEN

Innerlich

- *Dyspeptische Beschwerden: Magen-Darm-Krämpfe, Völlegefühl, Blähungen, Flatulenz*
- *Katarrhe der oberen Atemwege*

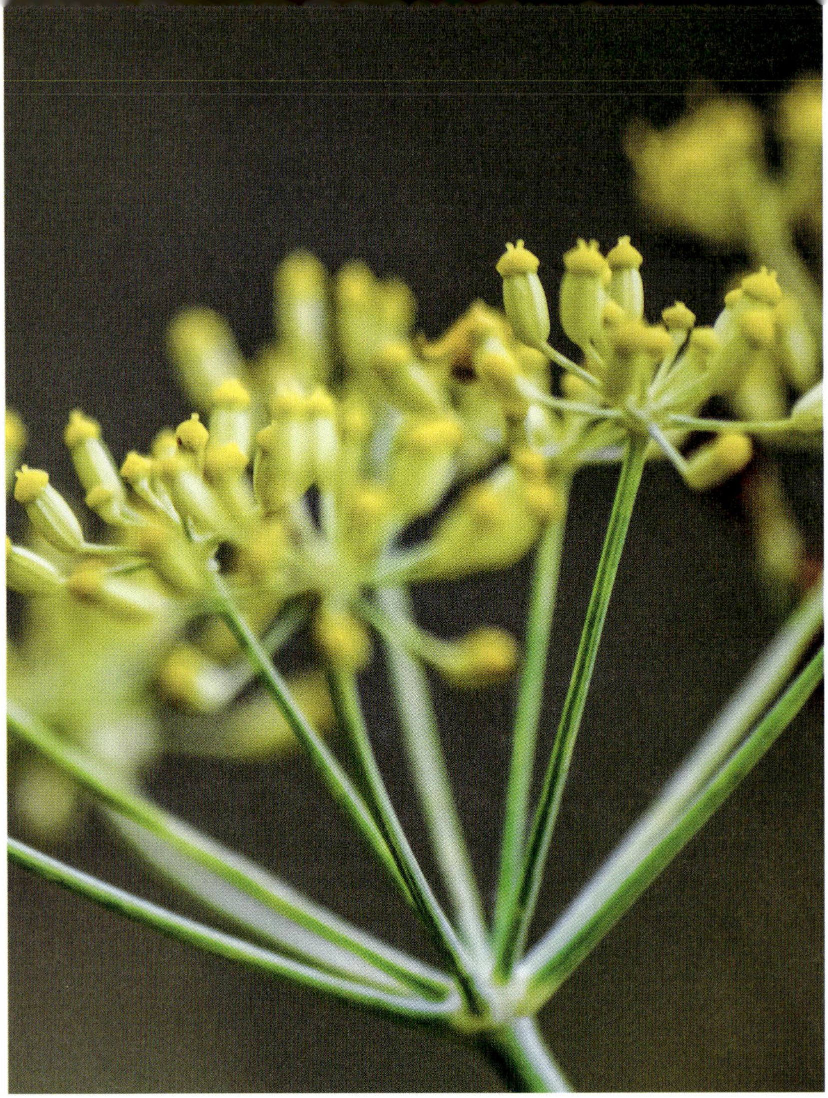

Doldenblütler mit Aroma

Das ätherische Öl wirkt entblähend.

Der Fenchel ist ein Doldenblütler, der je nach Standort bis zu 2 Meter groß werden kann. Seine hübsch gefiederten Blätter werden im Sommer von gelben Blütendolden gekrönt. Wilder Fenchel findet sich im gesamten Mittelmeergebiet. Bereits seit dem frühen Mittelalter wird er in Süddeutschland angebaut. Heute erstrecken sich seine Anbaugebiete über viele Länder mit einem gemäßigten Klima in Europa, Asien, Afrika und Südamerika. Die kommerzielle Nutzung als Heilpflanze erfolgt vor allem auf großen Feldern in den Mittelmeerländern. Fenchel braucht nährstoffreiche und kalkhaltige Böden in voller Sonne. Pharmakologisch wirksam als entblähendes Arzneimittel (Karminativum) ist das ätherische Öl, das sich in den Varietäten süßer und bitterer Fenchel in der Zusammensetzung unterscheidet. Im Öl ist es besonders das Anethol, das auch den spezifischen anisartigen Geruch ausmacht.

Anerkannte Hauptindikationen

Innerlich

- Dyspeptische Beschwerden: Magen-Darm-Krämpfe, Völlegefühl, Blähungen, Flatulenz
- Katarrhe der oberen Atemwege

Traditionelle Anwendungen

Innerlich

- Appetitlosigkeit
- Übelkeit, Erbrechen
- Säuglingsdyspepsie mit Diarrhö
- Menstruationsschmerzen
- Mundgeruch
- Magenschleimhautentzündung

Anleitungen/Rezepte siehe Seite 140 ff.

Nebenwirkungen

Es sind keine Nebenwirkungen bekannt.

Gegenanzeigen

Kann in seltenen Fällen Allergien auslösen, Kreuzreaktionen mit Sellerie sind möglich. Kein Fenchelöl während der Schwangerschaft, beim Stillen und bei Kindern unter 4 Jahren benutzen. Einen wässrigen Auszug (zum Beispiel als Tee) können Schwangere und Stillende laut ESCOP anwenden.
ACHTUNG Kein unverdünntes Öl wegen möglicher Entzündungen bzw. Reizungen des Magen-Darm-Trakts einnehmen!

So wird Fenchel angewendet

Fenchel ist als traditionelles Arzneimittel registriert. Durch die lange Anwendungstradition bei Oberbauchbeschwerden, Blähungen, Magenverstimmungen und Husten kennt fast jeder die etwas bitter und süßlich schmeckenden Früchte. Das ätherische Öl der Heilpflanze wirkt keimhemmend und entkrampfend und kann bei stillenden Müttern, Säuglingen und kleinen Kindern angewandt werden.
ACHTUNG Bei Säuglingen und Kleinkindern maximal einen ätherischen Ölgehalt von 0,5 bis 1 % verwenden!

Bei Oberbauchbeschwerden, Blähungen, Magenverstimmungen und Husten.

TEE Grundsätzliche Tagesdosis für Erwachsene: 5–7 g (1 TL = 1,5–2,5 g) Samen. Erwachsene: 1 TL (1,5–2,5 g) Samen mit einem Mörser andrücken, pro Tasse 2 Minuten kochen und eine Viertelstunde vor und 1 Stunde nach dem Essen trinken. Säuglinge: drei bis fünf Samen in 5 EL heißem Wasser 10 Minuten ziehen lassen. Abseihen und abkühlen lassen. Mehrmals täglich teelöffelweise ins Fläschchen zur Flüssigkeit geben. Kinder ab 4 Jahren: dreimal täglich 2 g Fenchelsamen im Mörser zerstoßen und mit 250 ml siedendem (nicht kochendem) Wasser aufgießen, abgedeckt 15 Minuten ziehen lassen.

AUFGUSS 2 TL Samen pro Tasse mit kochendem Wasser übergießen. Bei Husten und Erkältungen täglich drei bis vier mit Honig gesüßte Tassen nach den Mahlzeiten trinken. Bei Bindehaut- oder Lidrandentzündungen mit dem Aufguss spülen. Alternativ einen zimmerwarmen Umschlag/ Kompresse (Darreichungsformen siehe Seite 145) mit Aufguss oder Fenchelwasser aus der Apotheke oder dem Reformhaus durchführen (eine keimhemmende Wirkung wird vermutet). Bestehen nach 1 Woche weiterhin Beschwerden, bitte Rücksprache mit der Ärztin oder dem Arzt halten.

Bei Husten und Erkältung, Bindehaut- oder Lidrandentzündungen.

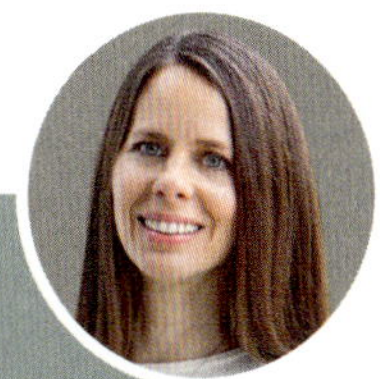

Info

Fenchel wird traditionell bei stillenden Müttern angewendet, um die Milchproduktion zu fördern. Die Teemischung aus Fenchel, Kümmel und Anis ist besonders bekannt. Parallel helfen vermutlich die ätherischen Fenchelöle, die im Tee enthalten sind, bei Verdauungsproblemen und Magen-Darm-Koliken von Säuglingen – besonders in den ersten Lebensmonaten, in denen sich die Darmflora erst entwickeln muss. Zur Verstärkung der Wirkung könnte eine Mischung aus Fenchel, Kümmel und Koriander sehr sinnvoll sein.

ACHTUNG Es ist sehr wichtig, sich im Fall heftigerer Verdauungsbeschwerden bei Säuglingen und Kleinkindern an genaue Dosierungen zu halten. Dringend empfohlen wird der kinderärztliche Rat ebenso wie die Einschätzung der Hebamme oder der Apothekerin, besonders wenn Öle angewendet werden.

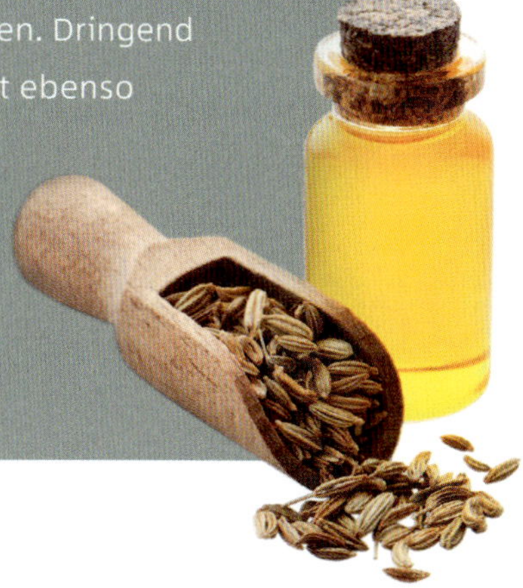

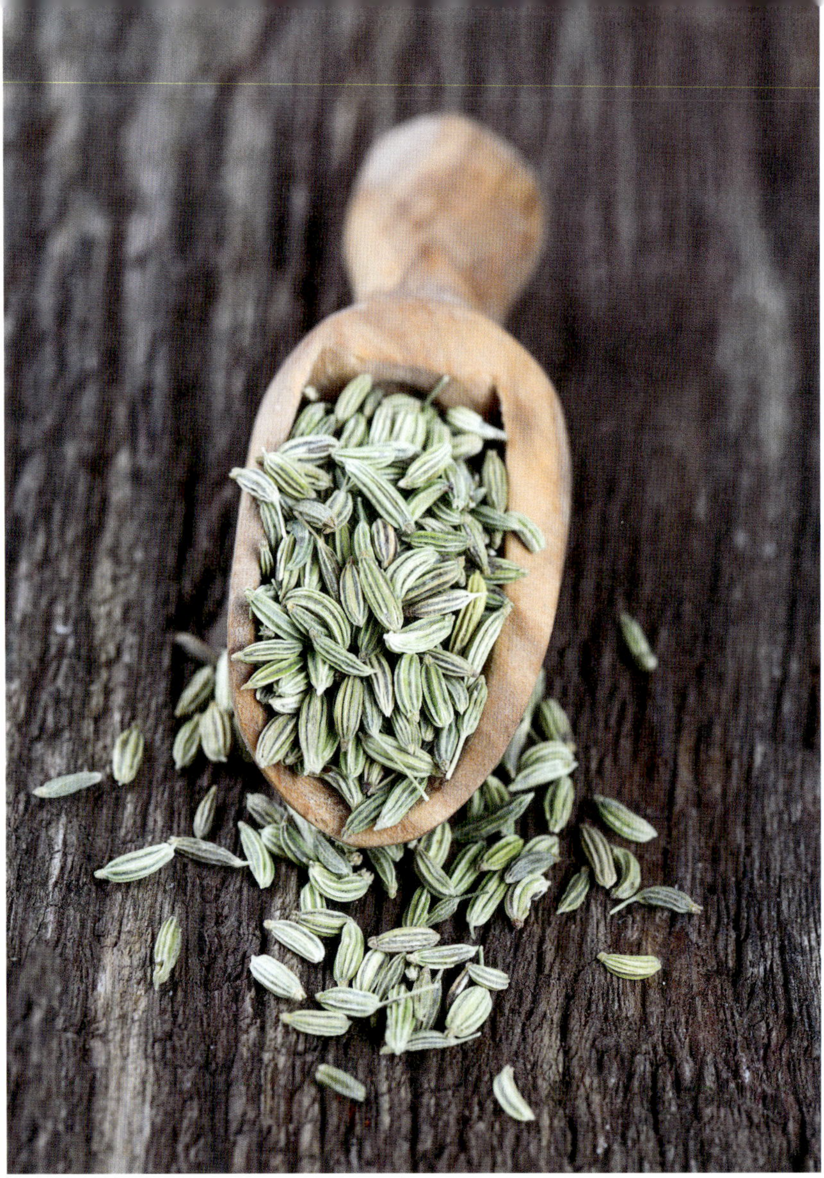

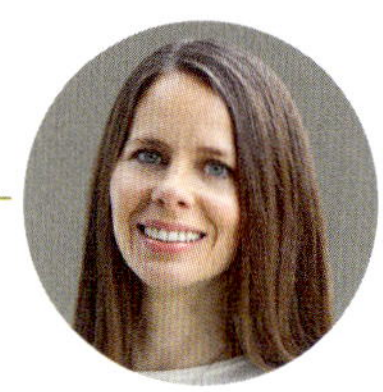

Tipp

Aus der ayurvedischen Medizin: Bei Phasen von Verdauungsproblemen empfiehlt es sich, mindestens dreimal täglich zwischen den Mahlzeiten fünf bis zehn Fenchelsamen langsam und genussvoll im Mund zu zerkauen und anschließend herunterzuschlucken.

Fertige Präparate

FENCHELHONIG Bei Erkältungskrankheiten, Katarrhen der oberen Atemwege und Husten. Die Tagesdosis von Fenchelhonig mit 0,5 % Fenchelöl ist maximal 10–20 ml täglich. Bei Kindern unter 1 Jahr zwei- bis dreimal täglich 2,5 ml, Kinder von 6 bis 11 Jahren dreimal täglich 5 ml, Kinder ab 12 Jahren und Erwachsene: bis zu viermal täglich 5 ml. Bitte Packungsbeilage beachten! Anwendungsdauer: nicht länger als 2 Wochen.

Bei Erkältungskrankheiten, Katarrhen der oberen Atemwege und Husten.

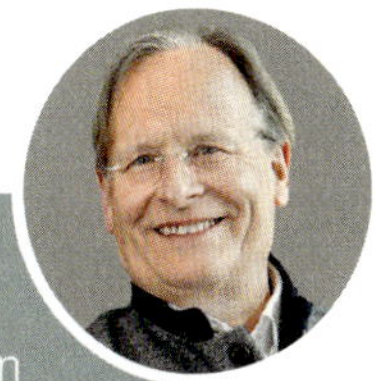

Info

Die keimhemmende Wirkung des Öls gegen Pilze und Bakterien (zum Beispiel *Helicobacter pylori*) wurde im Labor nachgewiesen, milchflusssteigernde Wirkungen werden beschrieben. Traditionell wird Fenchel auch als Antiwurmmittel und gegen Diabetes eingesetzt. Gerade hier würde sich eine intensivere Forschung lohnen. Eine mögliche, im Tierversuch mutagene Wirkung höherer Konzentrationen der Pflanzeninhaltsstoffe Estragol und Anethol – auch in Anis und Estragon enthalten – muss weiter wissenschaftlich abgeklärt werden.[1] Daher sollte bei Schwangeren und Kindern unter 4 Jahren ohne ärztlichen Rat die Nutzung von Fenchel- und auch Anisölen vermieden werden. Fencheltee ist allerdings erlaubt. Hierzu wird von Iten et al. 2004 angemerkt: „Vor dem Hintergrund der jahrhundertelangen traditionellen Verwendung von Fencheltee sowie dem Fehlen epidemiologischer und klinischer Hinweise auf ein kanzerogenes Potenzial erscheint das Risiko, das von Fenchelfrüchten ausgeht, wenn es überhaupt ein solches geben sollte, als verschwindend gering."[2]

Quellenangaben: 1 www.medicoconsult.de/Estragol; **2** Iten, F., Saller, R.: Fencheltee: Risikoabsch. d. phytogenen Monosubstanz Estragol im Vergleich zum natürlichen Vielstoffgemisch. Forsch Komplementarmed Klass Naturheilkd. 2004 Apr;11(2):104-8, zit. 104.

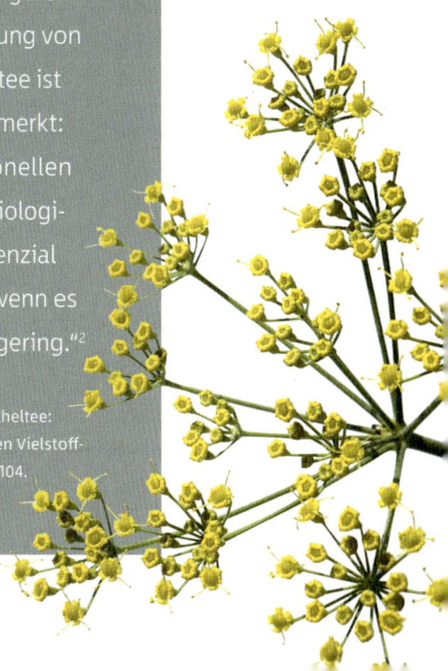

Fenchel in der Wissenschaft

Bei Oberbauchbeschwerden, Blähungen, Magenverstimmungen und Husten.

Die Kommission E beschreibt das Öl für den Einsatz bei Dyspepsie wie leichte krampfartige Magen-Darm-Beschwerden sowie bei Katarrhen der oberen Luftwege, bei Kindern als Zusatz im Honig. In der Monografie für die Frucht verzeichnet die Kommission noch Völlegefühl und Blähungen. Die ESCOP-, HMPC- und WHO-Monografien für die Frucht verzeichnen dyspeptische Beschwerden wie leichte krampfartige Bauchirritationen, Blähungen und Flatulenz. Die zweite Indikation bildet der Katarrh der oberen Atemwege.

Die WHO empfiehlt die Fenchelfrucht insbesondere wegen der Eigenschaft als Hustenlöser (Expectorans). Das HMPC indiziert die Frucht des süßen Fenchels als Hustenlöser bei Erkältungen. Für die Frucht des bitteren Fenchels gelten die gleichen Indikationen, das Öl wird nur zur Verwendung als Expectorans empfohlen. Wie das HMPC gibt das Europäische Arzneibuch separate Monografien für den süßen und bitteren Fenchel heraus. Quellenangaben siehe: www.worldmedicine.eu.

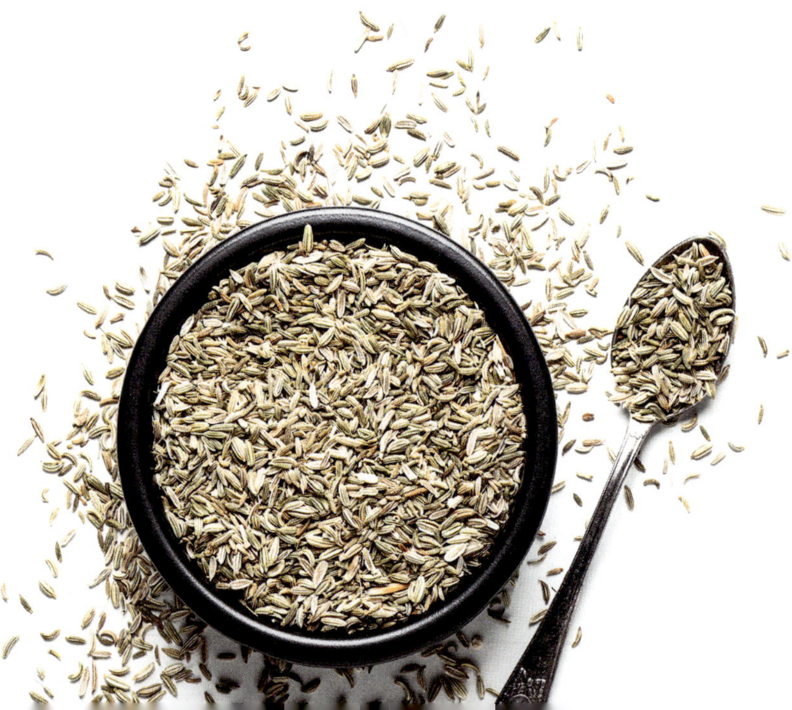

Fenchel

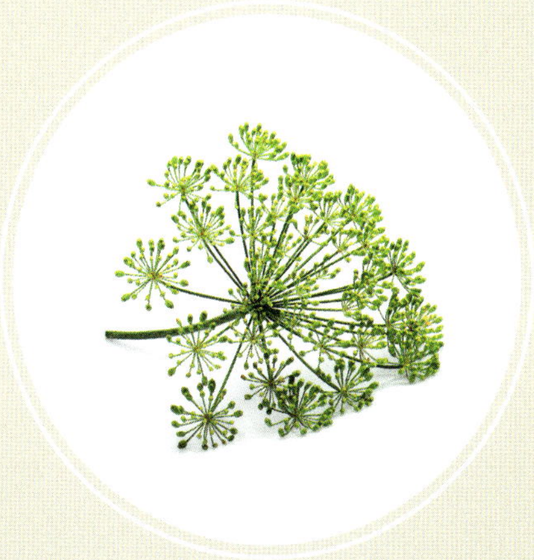

FAMILIE
Apiaceae (Doldenblütler)

SYNONYME
Fennich, Brotsamen, bitterer Fenchel

PFLANZENART/WUCHSFORM
zweijährige Pflanze, bis zu 2 m hoch

VERWENDETE TEILE
Samen (*Foeniculi fructus*)

INHALTSSTOFFE
4 % ätherische Öle (Anethol, Fenchon, Estragol), 20 % fettes Öl, Eiweiß, Phenolcarbonsäure, Cumarine

EIGENSCHAFTEN
entkrampfend, entblähend, antimikrobiell, keimhemmend, schleimlösend, appetitanregend, magensaftsekretionssteigernd

DARREICHUNGSFORMEN/ PRÄPARATE
- Tinktur
- Ätherisches Öl
- Samen für Tee, Aufguss

BEZUGSQUELLEN

Apotheke
- Tinktur
- Ätherisches Öl
- Samen für Tee, Aufguss

Reformhaus/Drogeriemarkt
- Ätherisches Öl
- Samen für Tee, Aufguss

REZEPTPFLICHTIG
nein

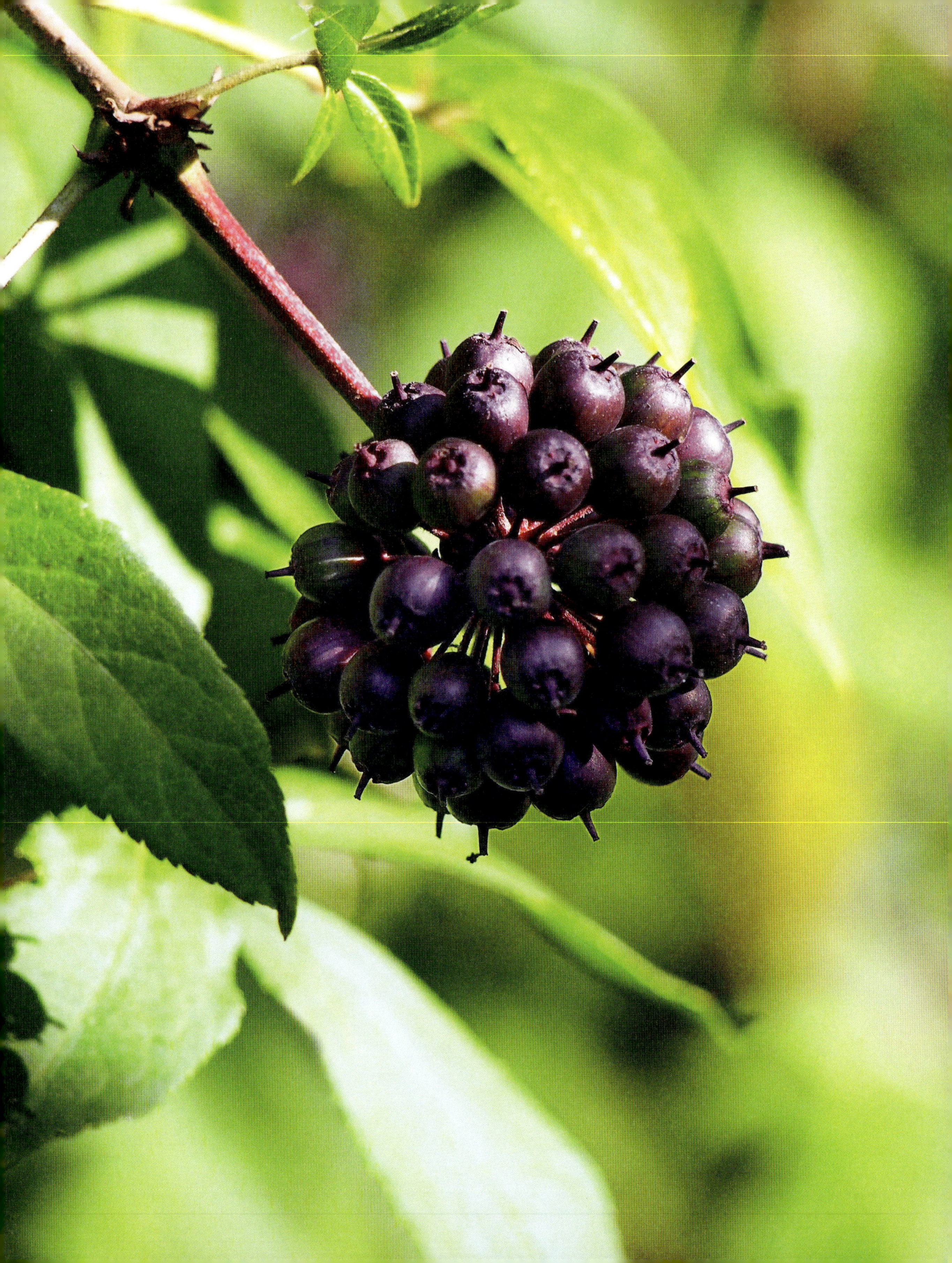

Ginseng, Sibirischer

Eleutherococcus senticosus

Das sagenumwobene Allheil- und Stärkungsmittel Ostasiens

Die Ginsengwurzel ist eines der ältesten Heilmittel der Welt und wurde bereits in China und Sibirien vor 4.000 Jahren als Stärkungsmittel gegen Müdigkeit, Konzentrationsstörungen und Leistungstiefs eingesetzt. Auch die Genesungszeit nach einer Krankheit sowie die Erhöhung der Sexualkraft gehörten in den Anwendungsbereich. Der chinesische Name bedeutet „Menschenwurzel" - vermutlich, weil die Wurzel oft an die Gestalt eines Menschen in Miniatur erinnert. Der Sibirische Ginseng wird bereits im „Shennong Ben Cao Jing", einem der ältesten Heilpflanzenbücher der Welt, erwähnt. Der Echte Ginseng (*Panax ginseng*) wirkt ähnlich wie der Sibirische Ginseng (*Eleutherococcus senticosus*), auch Taigawurzel genannt.

HAUPTINDIKATIONEN

Innerlich

- *Nachlassende Leistungs- und Konzentrationsfähigkeit*
- *Schwäche, Erschöpfung und Müdigkeit*
- *Rekonvaleszenz*

Kraftspender aus der sibirischen Taiga

Sibirischer Ginseng trägt typischerweise schwarze Beeren.

Der Sibirische Ginseng wächst als 2 bis 7 Meter hoher sommergrüner Strauch. Er ist nur wenig verzweigt und besitzt kleine Stacheln an den Trieben. Neben seiner namensgebenden Heimat Ostsibirien findet er sich auch in China, Korea und Japan. Die Verwandtschaft mit dem Echten Ginseng erkennt man an den handförmig geteilten Blättern, die bisweilen auch pharmazeutisch verarbeitet werden. Die Früchte ähneln Efeufrüchten und sind typisch für Araliengewächse. Am bekanntesten ist der nach der griechischen „allheilenden" Göttin Panacea benannte *Panax ginseng*, dessen Wurzel pharmakologisch verwendet wird. Der Sibirische Ginseng

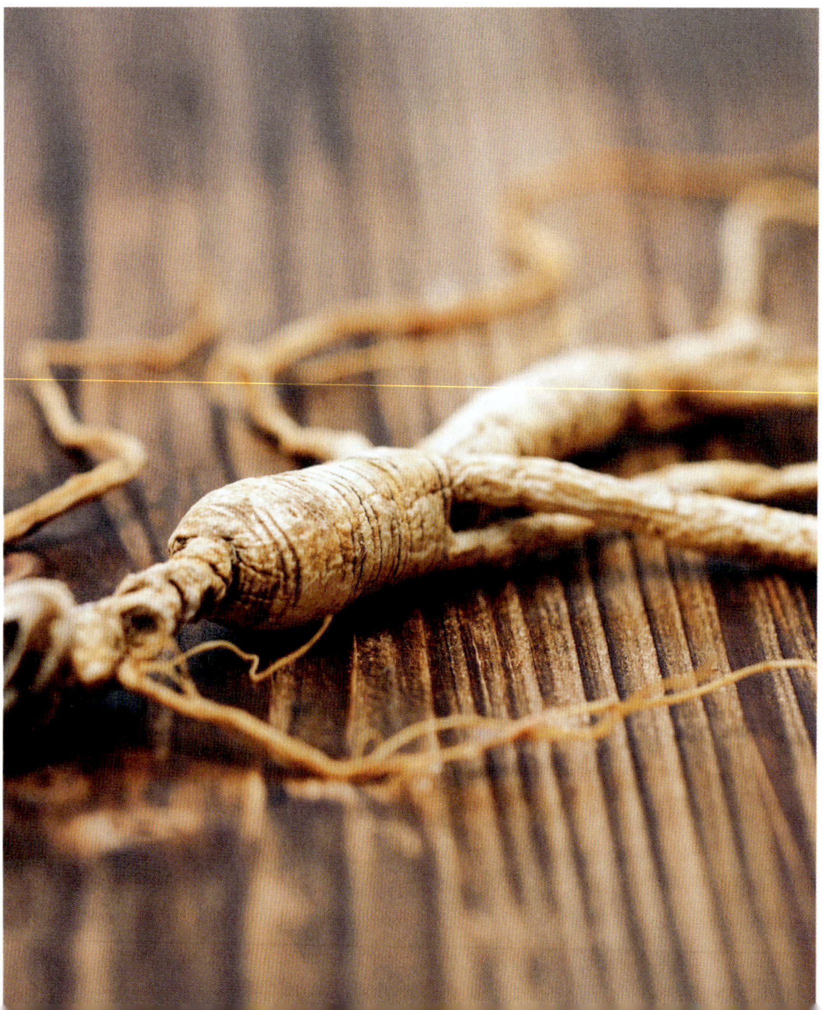

(*Eleutherococcus senticosus*) und der Amerikanische Ginseng (*Panax quinquefolius*) sind ebenfalls medizinisch relevant. Die Wurzeln wirken ähnlich, unterscheiden sich aber im Gehalt der Inhaltsstoffe. Der chinesische Ginseng ist jedoch deutlich teurer. In der Sowjetunion wurde deshalb in den 80er-Jahren der Sibirische Ginseng als günstigere Alternative populär. Da *Eleutherococcus senticosus* wild in der ostsibirischen Taiga wächst, ist er auch unter dem Namen „Taigawurzel" bekannt.

Anerkannte Hauptindikationen

Innerlich

- Nachlassende Leistungs- und Konzentrationsfähigkeit
- Schwäche, Erschöpfung und Müdigkeit
- Rekonvaleszenz

Traditionelle Anwendungen

Innerlich

- Verbesserung mentaler und physischer Fähigkeiten
- Bei allgemeiner Kraftlosigkeit, Abwehrschwäche
- Psychovegetatives Syndrom (Nervenschwäche)
- Unterstützung der Anpassungsfähigkeit des Organismus an belastende Situationen (körperlich und psychisch)
- Rheumatoide Arthritis
- Schlaflosigkeit und traumgestörter Schlaf
- Harnförderung, Impotenz und Blutdruckregulierung (volksmedizinisch)

Anleitungen/Rezepte siehe Seite 152 f.

Der Sibirische Ginseng ist die europäische Alternative zum chinesischen Ginseng und als traditionelles Arzneimittel eingestuft.

Der Sibirische Ginseng ist die europäische Alternative zum chinesischen Ginseng und als traditionelles Arzneimittel eingestuft. Er wird medizinisch als Stärkungsmittel eingesetzt, auch als Adaptogen. Adaptogene sind natürliche Stoffe, die den Körper gegen Umweltgifte und Umwelteinflüsse resistenter machen, zum Beispiel gegen Stress, Lärm, Hitze oder Schadstoffe. Der Ginseng kann die mentale und körperliche Leistungsfähigkeit erhöhen. Er wird in Fällen von Erschöpfung, Konzentrationsstörungen und Müdigkeit angewendet. Die Heilpflanze ist besonders bei mentalen und körperlichen negativen Stresssituationen wirksam. In Russland hat die Heilpflanze eine lange Tradition und wurde bei den Olympischen Spielen 1984 zur Leistungssteigerung eingesetzt.

Nebenwirkungen

Herzrasen (Tachykardie).

Gegenanzeigen

Bluthochdruck (Hypertonie), Unverträglichkeit gegen Efeugewächse. Nicht länger als 2 bis maximal 3 Monate anwenden. Nicht während einer bakteriellen Infektion einsetzen. Schwangerschaft und Stillzeit. Kinder unter 12 Jahren.

ACHTUNG Patienten mit hohem Blutdruck müssen öfter den Blutdruck, Diabetiker den Blutzucker und Patienten, die Blutverdünner einnehmen, den Quick-Wert kontrollieren.

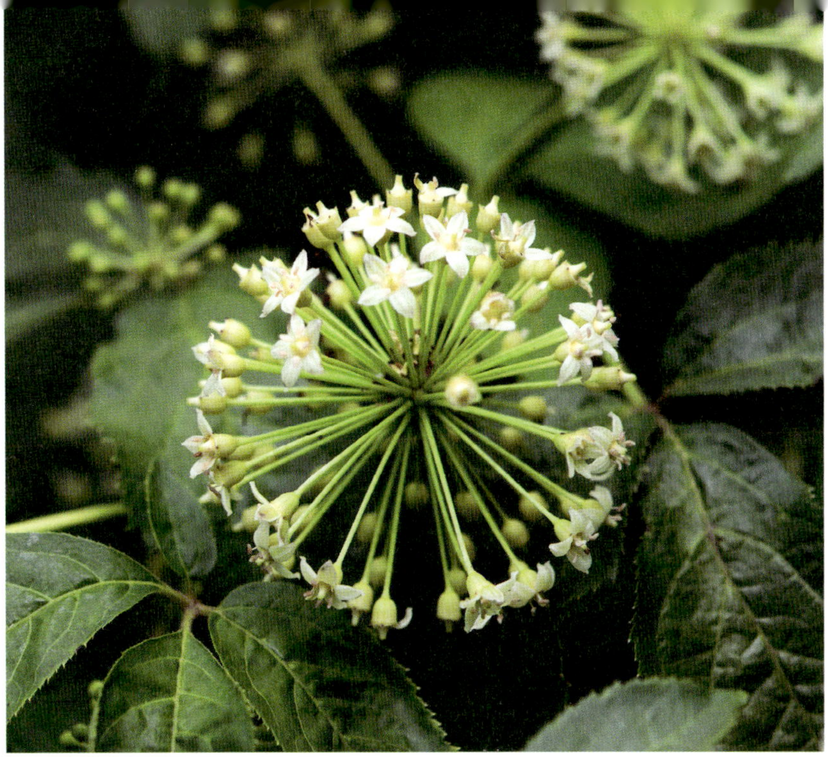

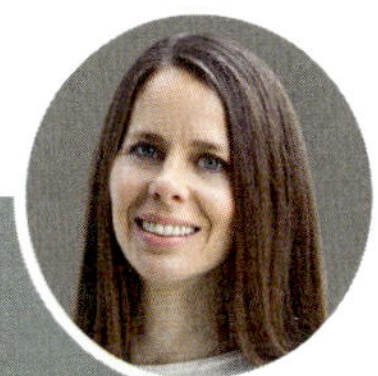

Info

Viele Studien weisen auf den sogenannten adaptogenen Effekt der Pflanze hin: Die unspezifische körpereigene Abwehr wird gegen exogenen Stress oder schädliche Umwelteinflüsse gesteigert. Beispielsweise konnte bei gesunden Probanden nach der Gabe von Taigawurzel-Fluidextrakten eine Steigerung der Lymphozyten, Zellen des spezifischen Abwehrsystems, beobachtet werden.[1] Weitere Krankheiten werden mit Taigawurzel behandelt, zum Beispiel rheumatische Erkrankungen, Schmerzen und Kraftlosigkeit im Hüft- und Kniebereich. Es wäre wünschenswert, wenn die enormen Therapiemöglichkeiten bald für den Routinealltag in der Medizin nutzbar gemacht werden würden.

Quellenangabe: 1 ESCOP 2009.

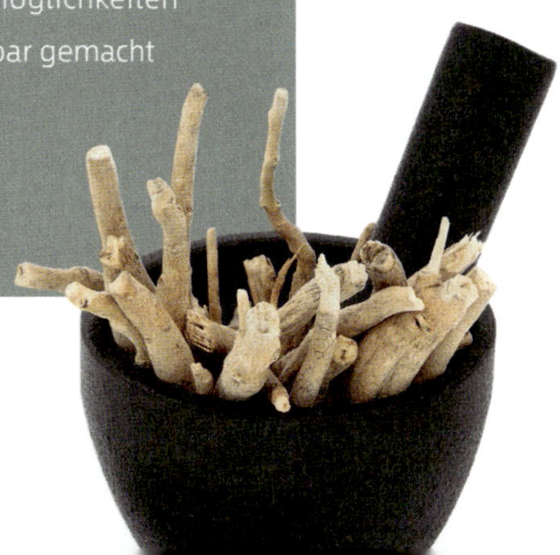

So wird Sibirischer Ginseng angewendet

Bei nachlassender Leistungs- und Konzentrationsfähigkeit, Rekonvaleszenz.

TEE Bei nachlassender Leistungs- und Konzentrationsfähigkeit, Schwäche, Erschöpfung und Müdigkeit, zum Beispiel während der Rekonvaleszenz, kann ein Tee aus geschnittener oder grob pulverisierter Taigawurzel verwendet werden. Die maximale Tagesdosis beträgt 0,5–4 g Taigawurzelpulver. Dosierung: dreimal täglich 1,5 g Pulver mit 150 ml nicht mehr kochendem Wasser übergießen und abgedeckt 10–15 Minuten ziehen lassen. Abseihen und zwischen den Mahlzeiten trinken.

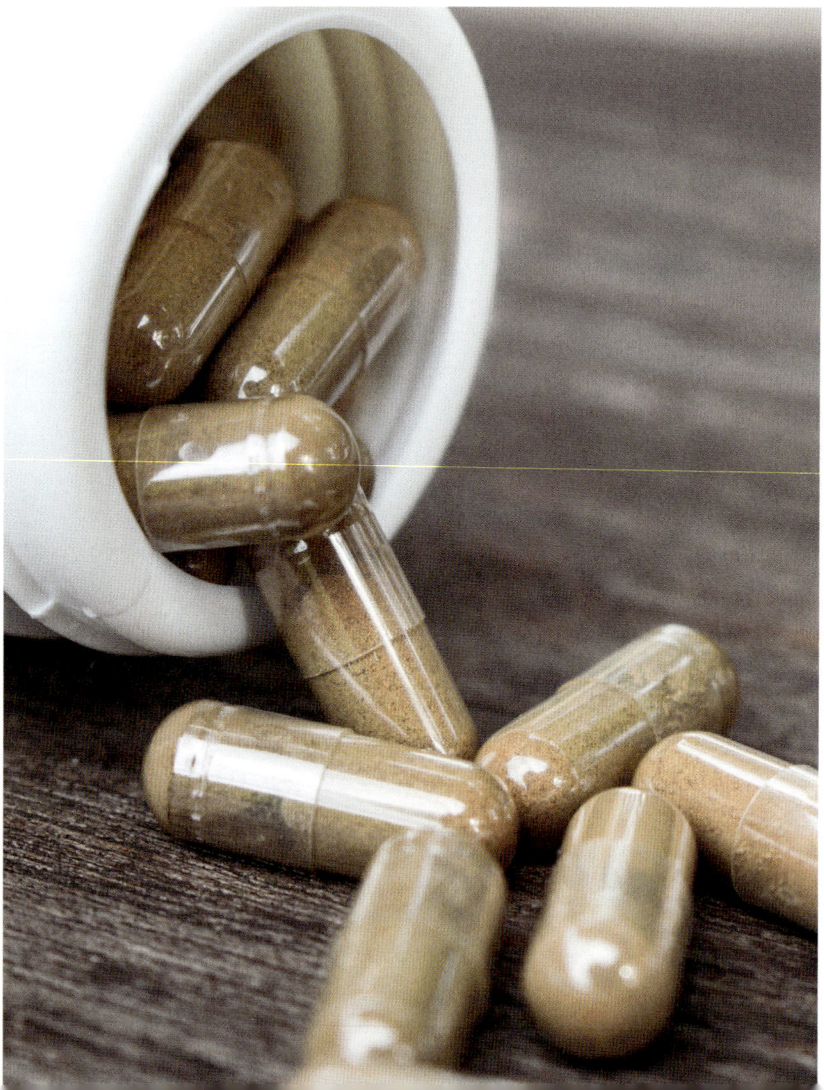

Fertige Präparate

TINKTUR Alternativ dreimal täglich 5 ml (etwa 1 TL) Alkoholauszug/Tinktur aus der Apotheke in 100 ml Wasser vor den Mahlzeiten oder zweimal täglich 7,5 ml (etwa 1 ½ TL). Bitte Packungsbeilage beachten!

KAPSELN/PRESSLINGE AUS WURZELTROCKENEXTRAKT Auch Presslinge oder Kapseln können eingenommen werden. Die Tagesdosis beträgt maximal 0,75–3 g Trockenextrakt. Dreimal täglich bis zu 1,0 g entsprechend der maximalen Tagesdosis. Bitte Packungsbeilage beachten!

Info

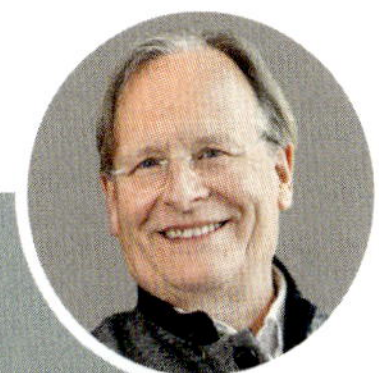

Diese Wurzel ist wirklich spannend, das Wirkungsspektrum enorm. Viele Anstrengungen sollten unternommen werden, um wissenschaftlich die einzelnen Indikationen weiter zu beweisen und weiterzuentwickeln. Nicht bewiesen ist bisher der Einfluss auf den Gehirn- und Fettstoffwechsel. Aber die antidiabetogene Wirkung des Nordamerikanischen Ginsengs bei Typ-2-Diabetes könnte vielleicht zukünftig sehr hilfreich sein, die zunehmenden Erkrankungen bei jungen Menschen gezielt neben den notwendigen Ernährungs-, Bewegungs- und sonstigen Lebensstilveränderungen zu behandeln.

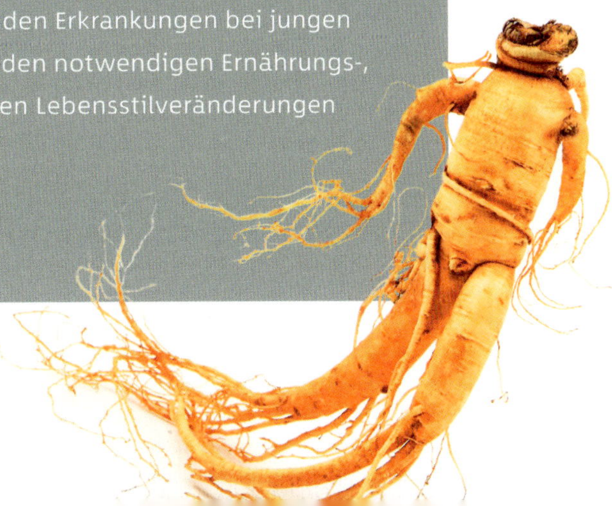

Sibirischer Ginseng (Taigawurzel) in der Wissenschaft

Der therapeutische Einsatzbereich des Sibirischen Ginsengs ist einzigartig.

Für den Sibirischen Ginseng gibt die WHO aufgrund von klinischen Daten an: vorbeugendes und rehabilitatives Tonikum für die Verbesserung mentaler und physischer Fähigkeiten bei Schwäche, Erschöpfung und Müdigkeit und während der Rekonvaleszenz. In der zweiten Kategorie verzeichnet die WHO für den Sibirischen Ginseng die Behandlung von rheumatoider Arthritis, von Schlaflosigkeit und traumgestörtem Schlaf. Volksmedizinisch wird er laut WHO gegen Blähungen, bei akuter und chronischer Gastritis, als harntreibendes Mittel, als Mittel gegen Impotenz und zur Regulierung des Blutdrucks angewendet. ESCOP gibt in der Monografie für den klassischen Ginseng als therapeutische Indikationen die abnehmenden körperlichen und mentalen Kräfte durch Erschöpfung, zunehmende Müdigkeit und Konzentrationsverlust sowie Schwäche an. Auch die Verwendung bei Rekonvaleszenz ist angegeben. Referenziert werden pharmakologische Studien an Menschen (unter anderem an Triathleten [Van Schepdael 1993]). Der Sibirische Ginseng erhält in einer separaten Monografie die exakt gleiche Indikation. In seinem Fall werden klinische Studien angegeben, unter anderem eine doppelt verblindete, placebokontrollierte Studie, die positive Effekte des Sibirischen Ginsengs auf kognitive Funktionen zeigte (Strokina TI 1967). Quellenangaben siehe: www.worldmedicine.eu.

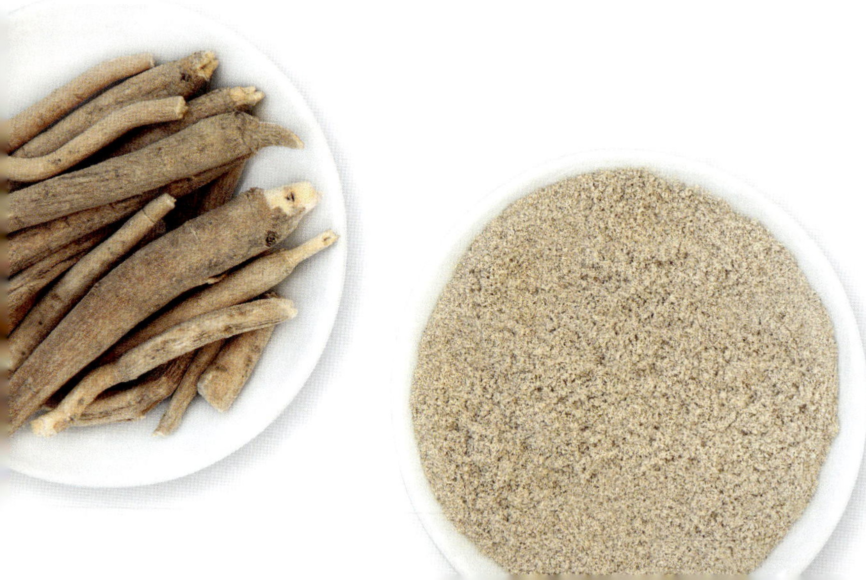

Ginseng, Sibirischer

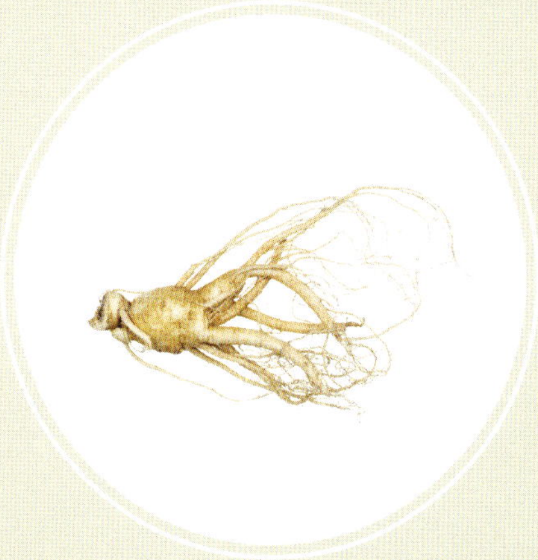

NP

FAMILIE
Araliaceae (Araliengewächse)

SYNONYME
Taigawurzel, Stachelpanax

PFLANZENART/WUCHSFORM
Strauch, bis zu 7 m hoch

VERWENDETE TEILE
frische Wurzeln
(*Eleutherococcus senticosus*)

INHALTSSTOFFE
Ginsenoside, Triterpene, Triterpensaponine, Lignane, Cumarine und Polysaccharide, Oleanolsäure-Glykoside, Phytosterine (Sitosterol, Daucosterol), weiterhin Magnesium, Zink, Calcium und Mangan sowie Vitamine der B-Gruppe, Pantothensäure und Biotin sowie Enzyme

EIGENSCHAFTEN
immunstabilisierend, stressreduzierend, kräftigend, leistungssteigernd, Verbesserung mentaler und physischer Fähigkeiten, genesungsstärkend

DARREICHUNGSFORMEN/ PRÄPARATE
- Tinktur
- Kapseln oder Presslinge aus Wurzeltrockenextrakt
- Tee aus geschnittener oder grob pulverisierter Taigawurzel

BEZUGSQUELLEN

Apotheke
- Tinktur
- Kapseln oder Presslinge aus Wurzeltrockenextrakt
- Tee aus geschnittener oder grob pulverisierter Taigawurzel

Reformhaus
- Kapseln oder Presslinge aus Wurzeltrockenextrakt
- Tee

REZEPTPFLICHTIG
nein

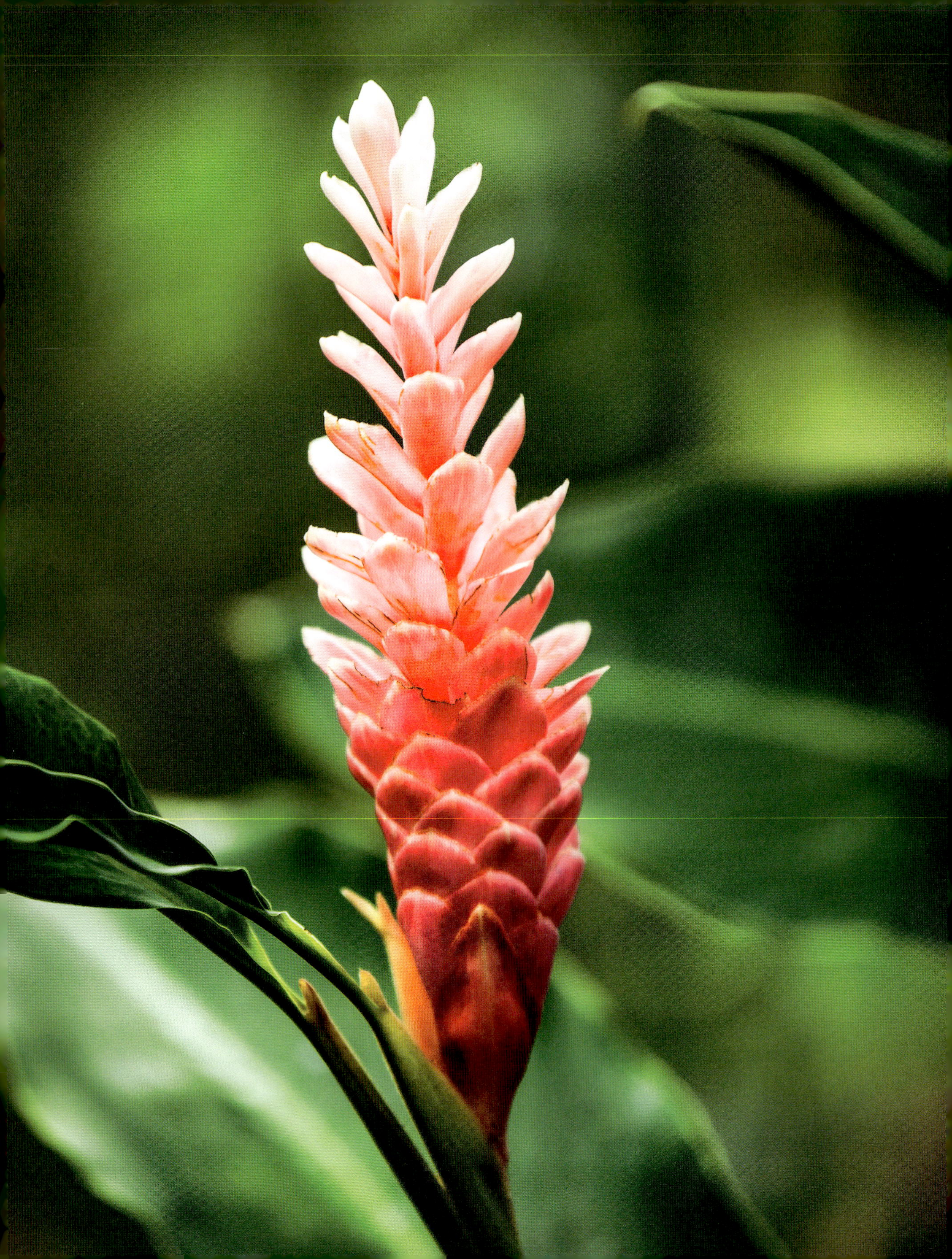

Ingwer

Zingiber officinale

Ingwer in aller Munde

Eine der ältesten medizinisch genutzten Pflanzen überhaupt findet sich heute in jedem Supermarkt. Bereits 2800 vor Christus schätzten griechische Autoren den Ingwer als Gewürz und Medikament. So empfahl Dioskurides ihn im 1. Jahrhundert als Magenmittel und zur Behandlung einer Sehschwäche. In der Südsee bekämpfen Fischer seit Jahrtausenden die Seekrankheit mit Ingwer. Hildegard von Bingen (12. Jahrhundert) und der Frankfurter Arzt Lonicerus (16. Jahrhundert) empfahlen Ingwer bereits bei Magen-Darm-Schmerzen und Blähkoliken sowie zur Verdauungsförderung. Heute wird er vor allem zur Anregung des Kreislaufs und gegen Reiseübelkeit empfohlen.

HAUPTINDIKATIONEN

Innerlich

- *Übelkeit, Dyspepsie*
- *Prophylaxe von Übelkeit und Erbrechen (Reisekrankheit)*
- *Postoperative Übelkeit (Übelkeit nach einer OP)*

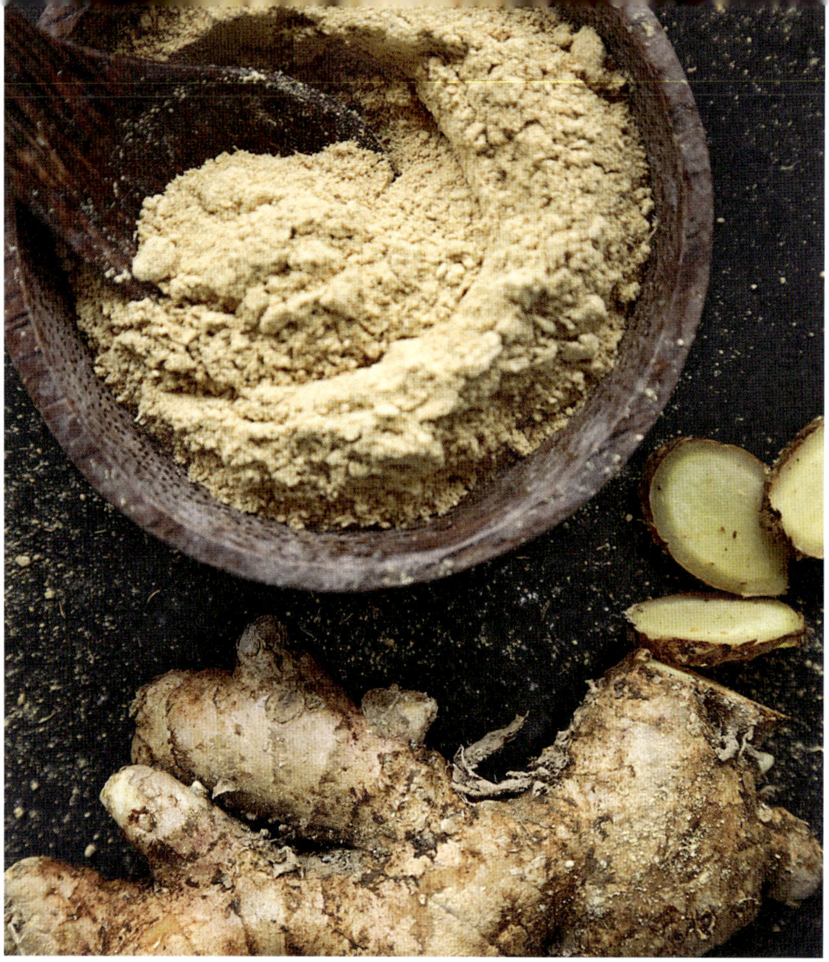

DIE Heilwurzel

Ingwer wird bereits seit Jahrhunderten in Indien und China angebaut, die Wildform ist nicht mehr bekannt.

Die Ingwerpflanze wird zwischen 1 und 1,5 Meter groß. Sie wächst mit schilfartigem Laub und einem dicken Stängel aus einem unterirdischen Wurzelstock, dem sogenannten Rhizom. Hieraus entwickelt sich auch der bis zu 25 cm hohe Blütenstand. Das Rhizom verzweigt sich horizontal in der Erde und ist der Teil der Pflanze, der als Droge verwendet wird. Ingwer wird bereits seit Jahrhunderten in Indien und China angebaut, die Wildform ist nicht mehr bekannt. Dafür findet sich die Kulturform weltweit. Importiert wird die Droge inzwischen überwiegend aus Südchina. Für den Einsatz in der Küche werden zunehmend faserarme Sorten gezüchtet, während in der Phytotherapie auch traditionelle Sorten Verwendung finden.

Anerkannte Hauptindikationen

Innerlich

- Übelkeit, Dyspepsie
- Prophylaxe von Übelkeit und Erbrechen (Reisekrankheit)
- Postoperative Übelkeit (Übelkeit nach einer OP)

Traditionelle Anwendungen

Innerlich

- Erkältung und grippale Infekte
- Migräne
- Rheumatische und muskuläre Beschwerden

Anleitungen/Rezepte siehe Seite 160 ff.

Nebenwirkungen

Leichte Magen-Darm-Beschwerden (gastrointestinale Beschwerden).

Gegenanzeigen

In der Schwangerschaft und bei Kindern unter 6 Jahren sollte auf medizinische Anwendungen mit Ingwer verzichtet werden. Menschen mit Gallensteinleiden sollten ihre Ärztin oder ihren Arzt konsultieren.

ACHTUNG Bei starker Beeinträchtigung des Allgemeinzustands oder lang anhaltenden Verdauungsproblemen bitte den Arzt oder Heilpraktiker konsultieren. Ingwer sollte nicht bei hohem Fieber eingenommen werden.

So wird Ingwer angewendet

Bei Erkältung und Bronchitis.

TEE Zu empfehlen ist die Anwendung des Ingwers bei der klassischen Erkältung und bei viralen Infekten. Sowohl innerlich als auch äußerlich kann er wärmend wirken. Für die innerliche Anwendung eignet sich ganz klassisch der Ingwertee. Immer mehr Menschen lieben Geruch und Geschmack der frischen Ingwerwurzel und verwenden sie für die Herstellung des aromatischen Tees. Ein dreifingerdickes Stück Ingwerwurzel (bio) mit einem Messer schälen und in kleine Scheiben oder Stücke schneiden. Das Ganze mit etwa 1 l Wasser aufgießen und 10 Minuten abgedeckt ziehen lassen. Dann die Wurzelstücke abseihen, Tee in eine Thermoskanne gießen und über den Tag verteilt trinken. Alternativ 2–4 g Ingwerpulver aus der Apotheke oder dem Reformhaus mit 1 l Wasser aufgießen und 10 Minuten abgedeckt ziehen lassen. Danach das Pulver heraussieben, fertig ist der Tee.

Bei Übelkeit und Dyspepsie (Erbrechen).

MILDER TEE Verdauungsbeschwerden können verschiedene Ursachen haben. Ein akuter Magen-Darm-Infekt oder eine Magenverstimmung durch die Aufnahme unverträglicher, fettiger oder blähender Speisen kann die Ursache sein. Hier hilft Ingwer gegen krampfartige Beschwerden, Blähungen und Völlegefühl sowie Übelkeit und Brechreiz. Zur Reduzierung der unangenehmen Symptome genügt oftmals die Zubereitung eines milderen Ingwertees. Dafür ein fingerdickes Ingwerstück (bio) schälen, zerkleinern und mit 1 l kochendem Wasser aufgießen. 8 Minuten ziehen

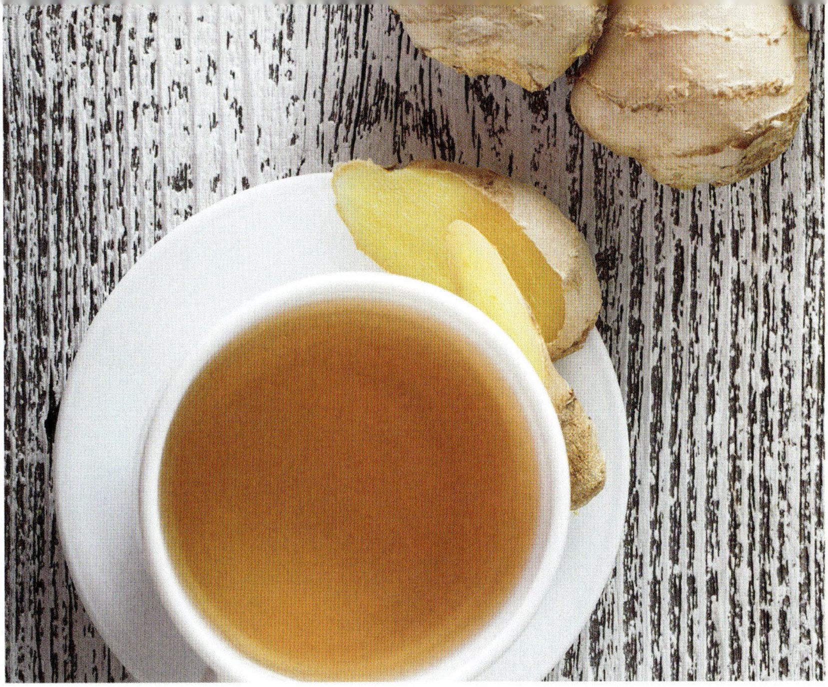

lassen. Die Wurzelreste abseihen und den Tee in eine Thermoskanne füllen. Über den Tag verteilt in drei bis vier Portionen trinken. Ingwer hilft unter anderem, den Magensaft und die Verdauungsenzyme zu stabilisieren, und fördert zudem die Fettverarbeitung sowie die Eiweiß- und Kohlehydratverdauung. Auch der Brechreiz wird nachweislich durch die Heilpflanze gehemmt, da die Wirkstoffe direkt am Brechzentrum im Gehirn wirken und deren Rezeptoren besetzen. Die Übelkeit wird dadurch verringert und der Appetit kann wieder aktiviert werden. Ingwer ist nach chinesischer Lehre eine tonisierende Heilpflanze, das heißt, sie regt nicht nur den Verdauungstrakt, sondern den gesamten Organismus an.

Für Prävention und Stärkung des Immunsystems, bei Erkältungen.

INGWER-SHOTS 100 g Ingwerwurzel sparsam schälen und würfeln. Mit dem Saft von drei Biozitronen und 100 g Honig (oder Agavendicksaft) in den Mixer füllen und zu einer homogenen Masse verquirlen. Danach 100 ml Wasser hinzufügen und nochmals verquirlen. In eine saubere Glasflasche mit Verschluss füllen und in den Kühlschrank stellen. Bis zu 1 Woche haltbar. Für Prävention und Stärkung des Immunsystems einmal täglich ein Schnapsglas zu sich nehmen, bei akuter Erkältung bis zu dreimal täglich.
ACHTUNG Bei akuten, länger anhaltenden Infekten mit Fieber spätestens nach 3 Tagen Rücksprache mit der Ärztin oder dem Arzt halten.

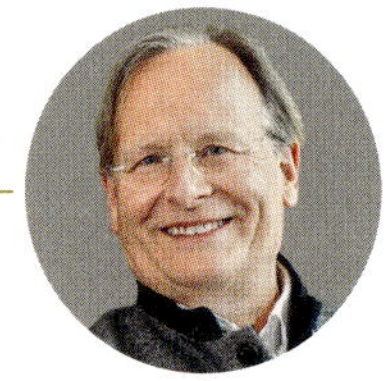

Tipp

Bei akuten Halsschmerzen und als Koffeinersatz

Bei akuten Halsbeschwerden schneide ich ein 1 cm großes Stück Ingwer von der Wurzel ab und zerkaue es zusammen mit 1 EL Honig. Dann lasse ich diese Emulsion sozusagen langsam im Mund zergehen. Außerdem nutze ich gern Ingwertee als Koffein- und Teeinersatz: Ingwertee wirkt wunderbar als Wachmacher und gegen Müdigkeit. Dazu schneide ich mir 1-cm-große Stücke, übergieße sie mit 1 l kochendem Wasser, lasse die Stücke in der Thermoskanne schwimmen und trinke meinen „Ingwer-Kaffee" genüsslich über den Tag. Der Tee kann kurzfristig den Kreislauf erhöhen – vermutlich ist das auf die Schärfe des Ingwers zurückzuführen. In der ayurvedischen Medizin wird Ingwer auch zur Blutdruckregulation verwendet.

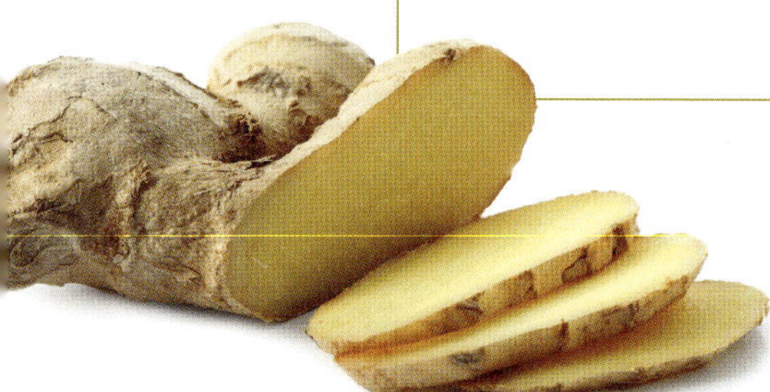

Bei Bronchitis. **BRUSTWICKEL** Zusätzlich kann Ingwer bei einer Bronchitis äußerlich in Form eines Brustwickels (siehe Seite 225) angewandt werden. Dafür werden ein altes Küchentuch, ein Wollschal und Ingwerpulver benötigt. Etwa 2 EL Ingwerpulver aus der Apotheke oder dem Reformhaus mit etwas lauwarmem Wasser zu einer homogenen Masse verrühren. Anschließend das Küchentuch in warmes

Wasser tunken und auswringen. Küchentuch auf den Schal legen und darauf die homogene Ingwermasse gleichmäßig messerspitzendick auftragen. Dann das Küchentuch mit der Ingwermasse direkt auf die nackte Brust legen, den Schal herumwickeln und festklemmen. Dann einen bequemen Pullover oder eine Jacke anziehen. 20 Minuten im Bett oder auf der Couch ausruhen. Danach mit einem warmen Waschlappen abwaschen. Zwei- bis dreimal täglich. Bessern sich die Beschwerden nicht nach 3 Tagen, bitte Rücksprache mit der Ärztin oder dem Arzt Ihres Vertrauens halten. Manche Menschen reagieren mit starker Hautrötung. Dann die Ingwerpulvermenge reduzieren. Alternativ kann auch Senfmehl genommen werden. Deshalb ist es vor der ersten Anwendung sinnvoll, zunächst eine Probeanwendung des Wickels am Unterarm vorzunehmen, um die Hautreaktion zur testen.

Ingwer in der Wissenschaft

Die Droge des Ingwers enthält zwischen 2,5 und 3 % ätherisches Öl und Scharfstoffe wie das Gingerol. Im Jahr 2000 zeigte eine Metastudie, die sechs randomisierte klinische Studien auswertete, dass 1 g pulverisierte Droge eine gegenüber einem Placebo und dem gängigen synthetischen Medikament Metoclopramid bessere Wirksamkeit zeigte. Metoclopramid steht auf der Liste der unentbehrlichen Arzneimittel der WHO. Untersucht wurde in den sechs Studien das Auftreten von Übelkeit und Erbrechen infolge Seekrankheit, Chemotherapie, Schwangerschaft und nach Operationen. Die Kommission E beschreibt die Verwendung des Wurzelstocks bei dyspeptischen Verdauungsbeschwerden und gegen Reisekrankheit sowie zur postoperativen Verhinderung von Übelkeit (Antiemesis) nach ambulanten Eingriffen. Bei den Wirkungen werden konkret die antiemetischen (gegen Übelkeit und Erbrechen) und die positiv inotropen (Förderung der Herzkraft) Eigenschaften benannt sowie die Förderung der Speichel- und Magensaftsekretion, des Gallenflusses sowie die Steigerung

Ingwer zeigt wissenschaftlich belegte Wirksamkeit bei Übelkeit und Magen-Darm-Beschwerden.

des Tonus (Spannung) und der Peristaltik (Bewegung) des Darms. Die WHO gibt aufgrund klinischer Daten auch das schwere Erbrechen bei Schwangerschaft und Seekrankheit an. In der zweiten Kategorie der WHO werden neben Erkältungskrankheiten, Appetitanregung und Migräne auch rheumatische und muskuläre Beschwerden angegeben und bei den volksmedizinischen Indikationen Zahnschmerzen, Schlaflosigkeit, Haarausfall und Förderung der Langlebigkeit angeführt. Das HMPC hat zusätzlich Blähungen und Flatulenz sowie die Anregung des Gallenflusses in der Liste der Indikationen. Wissenschaftler vermuten, dass Ingwer auch die Fettaufnahme durch den Darm drosselt. Aktuelle Studien zeigen die Wirksamkeit von Ingwer in Bezug auf Rheuma und weisen auf mögliche gelenkprotektive Eigenschaften hin. Quellenangaben siehe: www.worldmedicine.eu.

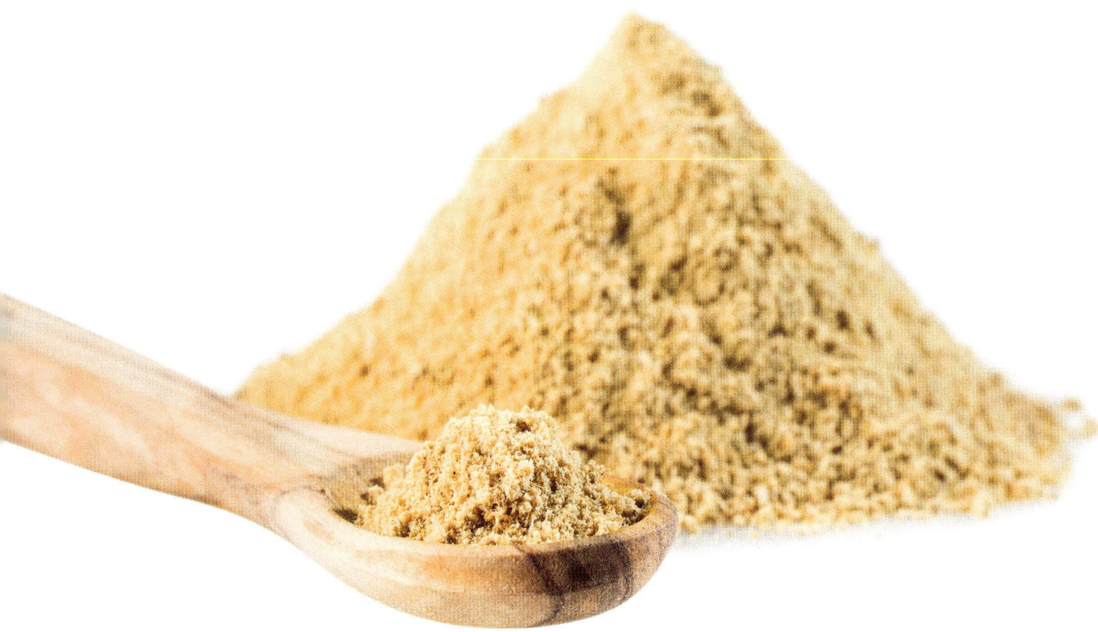

Ingwer

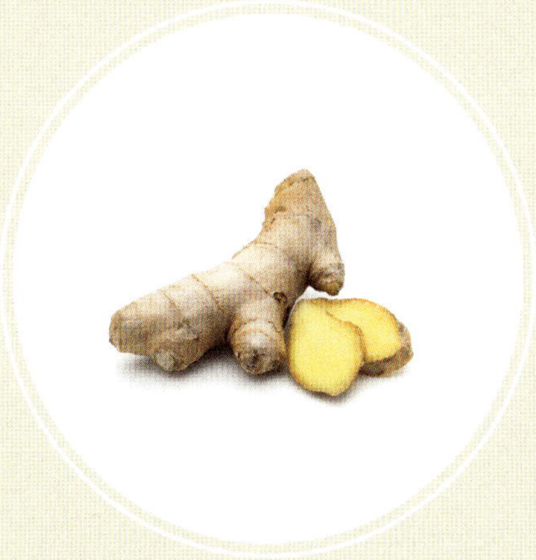

FAMILIE
Zingiberaceae (Ingwergewächse)

SYNONYME
Gemeiner Ingwer, Zingiber

PFLANZENART/WUCHSFORM
Staude, wächst 50–100 cm hoch

VERWENDETE TEILE
Wurzelstock (*Zingiberis rhizoma)*

INHALTSSTOFFE
1–3 % ätherisches Öl (Citral, Zingiberen, Zingiberol) und nichtflüchtige Scharfstoffe (Gingerole, Shogaole) und Eisen, Vitamine, Calcium und Kalium

EIGENSCHAFTEN
fördert Gallenfluss, gallentreibend, mindert Brechreiz, krampflösend, fördert die Speichel- und Magensaftsekretion und steigert Tonus und Peristaltik des Darms

DARREICHUNGSFORMEN/ PRÄPARATE
- Ingwerpulver
- Frischer Ingwer

BEZUGSQUELLEN

Apotheke
- Ingwerpulver

Reformhaus
- Ingwerpulver

Supermarkt
- Frischer Ingwer (bio)

REZEPTPFLICHTIG
nein

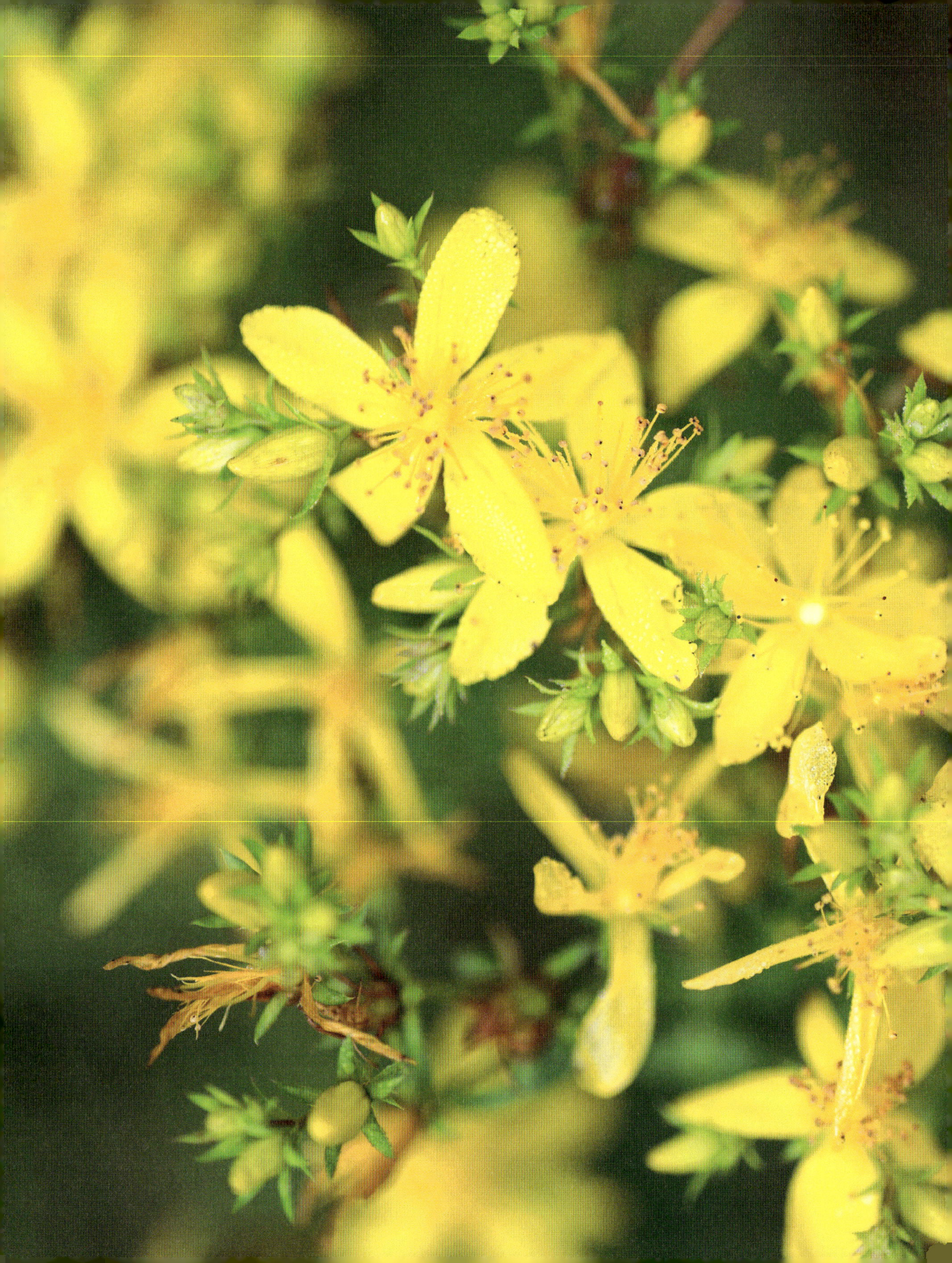

Johanniskraut

Hypericum perforatum

Nerven, Psyche, Kopf

Rücken, Muskeln, Gelenke

Haut, Haare

Heilpflanze des Jahres 2019

Bereits in den ältesten Medizinschriften wird Johanniskraut als Heilmittel aufgeführt. Es wirkt ähnlich wie Antidepressiva, wie wir heute wissen, und zählt zu den wieder neu entdeckten Wundheilmitteln. Als Öl oder Creme ist es zur Pflege trockener Haut geeignet. Hippokrates, der Begründer des medizinischen Ethos im alten Griechenland, wandte es als entzündungshemmendes Mittel an und der römische Arzt Dioskurides empfahl 400 Jahre später die Frucht in Honigwasser zur inneren Anwendung gegen Ischias-Beschwerden. Die heute vorherrschende Verwendung als Psychopharmakon findet sich bereits bei Paracelsus im 16. Jahrhundert, der das Johanniskraut gegen „tolle Phantasien" empfahl, aber auch als Wundheilmittel. Neben dem Einsatz gegen mannigfache körperliche Beschwerden setzte es Professor August Friedrich Hecker aus Erfurt im 18. Jahrhundert bereits gegen Melancholie und Manie ein.

HAUPTINDIKATIONEN

Innerlich

- *Nervöse Unruhe und Angstzustände*
- *Schlafstörungen durch depressive Verstimmungen*
- *Psychovegetative Störungen*
- *Depressive Verstimmungen*
- *Leichte bis mittelschwere depressive Episoden*

Äußerlich

- *Muskelschmerzen*
- *Verbrennungen 1. Grades*
- *Sonnenbrand*
- *Scharfe und stumpfe Verletzungen*
- *Trockene und spröde Haut*

Ein Heilkraut, das in therapeutische Hände gehört

Das Johanniskraut gehört zur Gattung *Hypericum* aus der Familie der Johanniskrautgewächse (*Hypericaceae*). Diese umfasst weltweit über 500 Arten. Pharmazeutisch relevant ist das Echte Johanniskraut (*Hypericum perforatum*). Ursprünglich wächst es wild an trockenen, sonnigen Standorten in ganz Europa, Asien sowie Nordwest-Afrika. In Nord- und Südamerika sowie Australien ist es inzwischen eingebürgert. Als ausdauernde, krautige Pflanze erreicht das Johanniskraut je nach Standort Höhen zwischen 15 cm und 1 Meter. Die Blüten leuchten strahlend gelb mit zahlreichen Staubblättern in der Mitte. Die Blütezeit beginnt in unseren Breiten Mitte Juni. Der deutsche Name „Johanniskraut" bezieht sich auf den Feiertag Johannes' des Täufers am 21. Juni, gleichzeitig der Tag der Sommersonnenwende.

Die Blätter des Echten Johanniskrauts erscheinen im Gegenlicht aufgrund zahlreicher Öldrüsen wie durchlöchert.

Der Stängel des Johanniskrauts ist zweikantig und scheint deshalb wie platt gedrückt. Das unterscheidet das Echte Johanniskraut von seinen unzähligen verwandten Arten. Charakteristisches Merkmal sind zudem

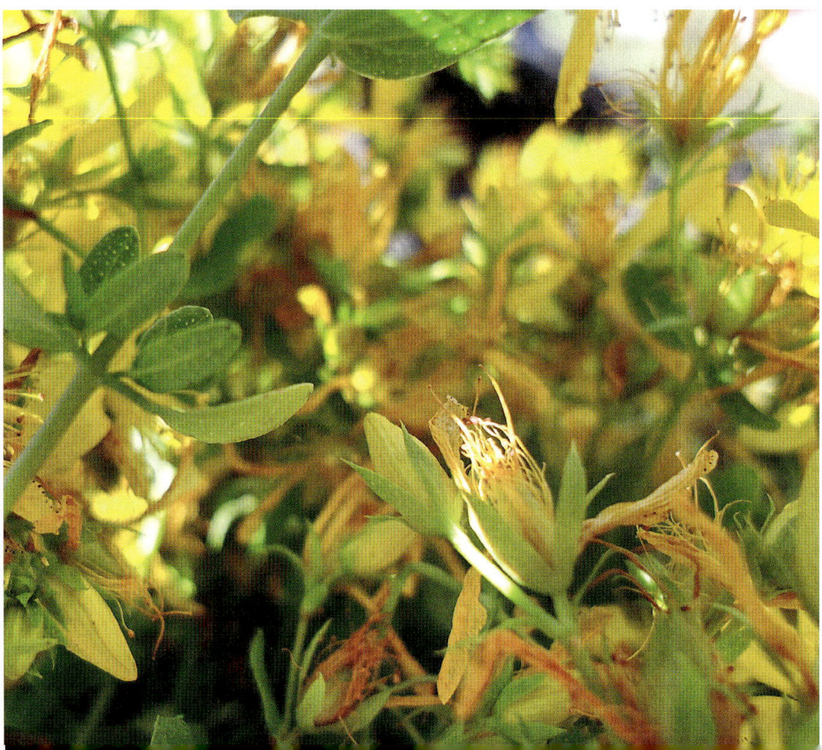

die perforiert wirkenden Blätter, die zum lateinischen Namen *Hypericum perforatum* führten. Bei den auf den ersten Blick wie Löcher anmutenden Tupfen handelt es sich aber um Öldrüsen, in denen sich unter anderem die wirksamen Substanzen befinden, die zur Droge verarbeitet werden. Verwendet wird jedoch das ganze Kraut. Gewonnen wird die Droge mittlerweile aus kontrolliertem Anbau in Deutschland, Polen und Südamerika.

Anerkannte Hauptindikationen

Innerlich

- Nervöse Unruhe und Angstzustände
- Schlafstörungen durch depressive Verstimmungen
- Psychovegetative Störungen
- Depressive Verstimmungen
- Leichte bis mittelschwere depressive Episoden

Äußerlich

- Muskelschmerzen
- Verbrennungen 1. Grades
- Sonnenbrand
- Scharfe und stumpfe Verletzungen
- Trockene und spröde Haut

Traditionelle Anwendungen

Innerlich

- Stimmungsschwankungen bei prämenstruellem Syndrom
- Beschwerden der Verdauung
- Psychovegetative Organbeschwerden
- Ständiger Harndrang

Anleitungen/Rezepte siehe Seite 170 ff.

Nebenwirkungen

Während der Einnahme ist eine Fotosensibilisierung möglich. Hohe Sonnenbestrahlung oder Solariengänge müssen gemieden werden!

Gegenanzeigen

Johanniskraut ist ein Induktor von Leberenzymen der CYP450-Familie. Vor allem die Aktivität des CYP3A4 wird durch die Einnahme von Johanniskraut gesteigert. Das hat zur Folge, dass andere Arzneistoffe, die über diese Enzyme metabolisiert werden, schneller abgebaut werden, was in einer geringeren bzw. veränderten Wirkung resultiert. Da viele Arzneistoffe hiervon betroffen sind, sollte der Arzt grundsätzlich vorher über die Anwendung von Johanniskraut informiert werden und mögliche Interaktionen sollten mit ihm oder dem Apotheker abgeklärt werden. Folgende Arzneistoffe sind von Interaktionen mit Johanniskraut potenziell betroffen: orale Kontrazeptiva (Antibabypille; Sicherheit der Empfängnisverhütung kann herabgesetzt werden). Gerinnungshemmer (Phenprocoumon, Warfarin). Antidepressiva (Amitriptylin, Nortriptylin, Paroxetin, Sertralin, Trazodon). Antibiotika/ Antimykotika. Digoxin, Midazolam.

So wird Johanniskraut angewendet

Bei innerer Anwendung zeigt das Johanniskraut stimmungsaufhellende, angstlösende und mild beruhigende Effekte. Auch die Steigerung der geistigen Leistungsfähigkeit kann beobachtet werden. Äußerlich angewendet hat es eine entzündungshemmende, adstringierende (also zusammenziehende) und wundheilende Wirkung.

TEE Bei Beschwerden im Oberbauch, Sodbrennen oder Magenschmerzen hilft der Johanniskrauttee sehr verlässlich und wirkt beruhigend und harmonisierend. Dafür am besten das lose, getrocknete Johanniskraut aus der Apotheke verwenden. 1 gestrichenen EL mit 300 ml siedendem Wasser übergießen (nicht aufkochen, sonst werden wirksame Bestandteile zerstört) und abgedeckt 15 Minuten ziehen lassen. Bis zu dreimal täglich trinken, maximal 2 Wochen. Bei weiter bestehenden Beschwerden sollte eine Ärztin oder ein Arzt aufgesucht werden.

Bei Beschwerden im Oberbauch, Sodbrennen, Magenschmerzen.

JOHANNISBLUT-MASSAGEÖL/ROTÖL Das Johanniskraut verfügt über einen roten Blütensaft. Zerdrückt man die gelbe Blüte, kommt dieser zum Vorschein und erinnert an die Farbe von Blut. Aus diesem Grund kennt der Volksmund die Heilpflanze auch unter dem Namen „Blutkraut" oder „Johannisblut". Das Echte Johanniskraut wächst wild und findet sich auch immer wieder in Gärten. Es hat einen zweikantigen Stängel mit erhabenen Längsleisten und asymmetrische Kronblätter; im Gegensatz zum Gefleckten Johanniskraut, das vier Längskanten und symmetrische Kronblätter hat und kein Hypericin als heilsamen Wirkstoff enthält. Hunderte Arten existieren in der ganzen Welt. Das Echte Johanniskraut weist viele durchscheinende Öldrüsen auf und wirkt durchlöchert, wenn man die Blätter gegen Licht hält. Der richtige Zeitpunkt zum Sammeln ist um den Johannistag Mitte/Ende Juni. Das ist wichtig, um genügend Inhaltsstoffe für Tees oder Öle zur Wundheilung oder zur Behandlung von Sonnenbrand zu bekommen. Ob um die Mittagszeit geerntet werden sollte – wie es in alten Überlieferungen heißt – oder zu anderen Tageszeiten, erscheint nach wissenschaftlichen Analysen egal. Zur Herstellung des sogenannten Rotöles werden die Blüten, Knospen und Blätter der Triebspitzen verwendet. Die Pflanzenteile in ein sauberes 500-ml-Glas

Bei Muskelverspannungen, Prellungen, Muskelkater.

füllen und mit Oliven- oder Sonnenblumenöl bedecken. Dabei sollte das Verhältnis aus $\frac{1}{3}$ Pflanzenteilen zu $\frac{2}{3}$ Öl bestehen. Den gut verschlossenen Glasbehälter etwa 6–8 Wochen an einen hellen und warmen Ort stellen, zum Beispiel auf die Fensterbank. In dieser Zeit nimmt die rötliche Farbe zu. Abschließend die festen Bestandteile abseihen und das Rotöl in dunklen Flaschen aufbewahren. Es ist etwa 1 Jahr haltbar. Das Öl ist besonders bei schmerzhaften Muskelverspannungen, Prellungen und Muskelkater wirksam. Dafür das Öl bei Bedarf langsam in die Muskulatur einmassieren.

ACHTUNG Das selbst gemachte Rotöl ist nicht mit der Wirkung von fertigem Rotöl aus der Apotheke oder dem Reformhaus gleichzusetzen! Der Wirkstoffgehalt kann beim selbst hergestellten Produkt abweichen.

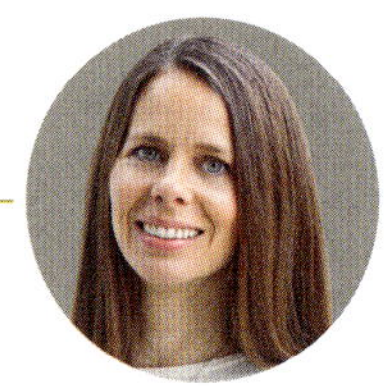

Tipp

Als Hausmittel bei leichter Verstimmungslage kann ein Johanniskrauttee für einige Tage hilfreich sein. Dazu werden 2 TL Kraut aus der Apotheke oder dem Reformhaus mit 300 ml siedendem Wasser aufgegossen. Bitte nicht aufkochen, sonst werden die Inhaltsstoffe unwirksam! Abgedeckt 15 Minuten ziehen lassen. Der Tee sollte zwei- bis dreimal am Tag getrunken werden. Die potenziell antidepressiv wirksamen Inhaltsstoffe sind nur wenig wasserlöslich. Der Tee entfaltet daher eine sanfte Wirkung. Deshalb hat die Kommission E eine mittlere Tagesdosis von 2 bis 4 g Johanniskraut empfohlen.

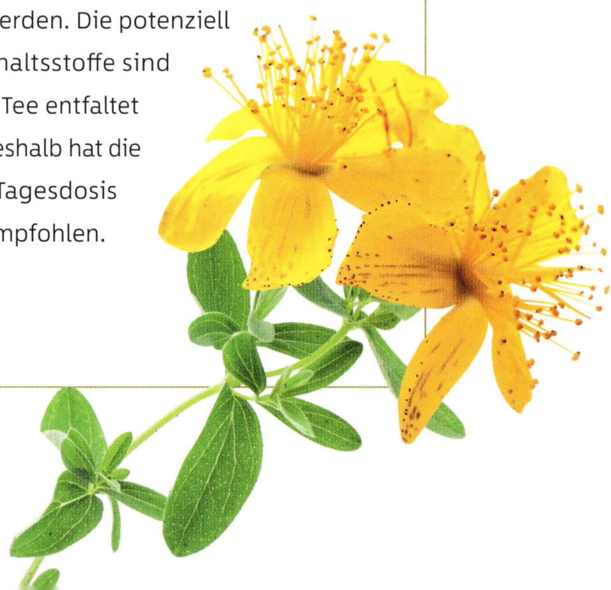

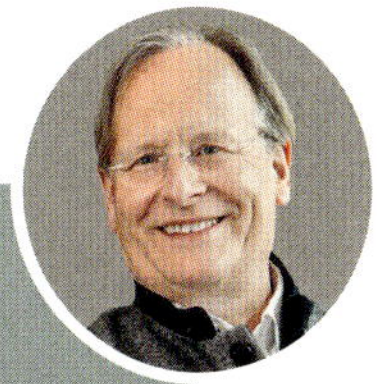

Info

Depressionen sind schwere Erkrankungsformen, die den einzelnen Menschen sehr belasten und unter extremen Umständen sogar zur Selbsttötung führen können. Deshalb sind Behandlungsversuche ohne therapeutische psychologische oder ärztliche Betreuung nicht zielführend. Beim Kauf in Apotheken und Reformhäusern können Sie sicher sein, dass die Tees, Tabletten, Pulver, Salben oder Flüssigkeiten auch die ausreichende und standardisierte Konzentration wirksamer Inhaltsstoffe enthalten. Bei der Behandlung mit Johanniskrautprodukten wird in der Regel eine Besserung der Symptome erst nach 2 bis 3 Wochen registriert. Daher muss die Medikation tagtäglich und regelmäßig erfolgen. Die Dosis und die Behandlungszeit sollten unbedingt medizinisch kompetent abgestimmt und begleitet werden! Für die Behandlung von Kindern unter 12 Jahren liegt keine ausreichende Studienlage vor.

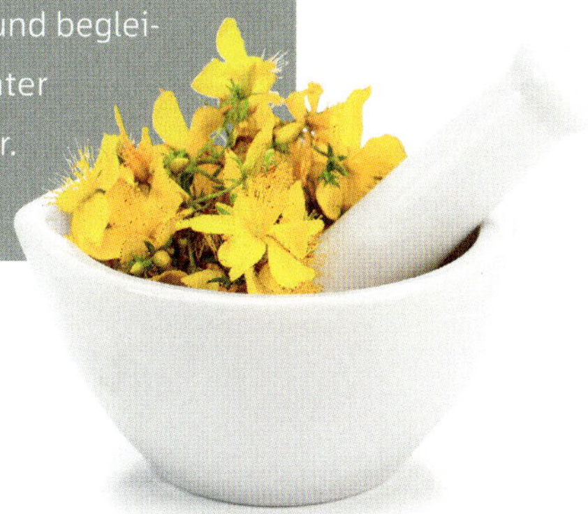

Fertige Präparate

Bei leichten depressiven Verstimmungen.

TROCKENEXTRAKT Für die Behandlung von vorübergehenden leichten depressiven Störungen empfiehlt sich eine Tagesdosis von 300 bis 600 mg Trockenextrakt. Dabei sollte darauf geachtet werden, dass das Medikament tagsüber und nicht abends eingenommen wird. Gut ist, wenn Sie sich bezüglich der individuellen Dosierung und Wahl des Präparates medizinisch beraten lassen.

Johanniskraut in der Wissenschaft

Johanniskrautpräparate sind je nach Wirkstoffkonzentration verschreibungspflichtig.

Die charakteristischen Wirkstoffe, die aus dem Kraut gewonnen werden, sind Hyperforin (2–4 %) und Hypericine (0,1–0,15 %), Flavonoide (2–4 %), Gerbstoffe (6–15 %) und ätherisches Öl. Insbesondere die Hypericine und das Hyperforin wie auch Flavonoidfraktionen sind pharmazeutisch wirksam. Das Hyperforin ist bei leichten bis mittelschweren depressiven Verstimmungen wirksam und hemmt nachweislich die Wiederaufnahme von Neurotransmittern (Serotonin). Die Hypericine wirken durchblutungsfördernd und antiviral. Johanniskrautpräparate sind verschreibungspflichtig. Die Kommission E hat bereits 1984 das Johanniskraut bei psychoaktiven Störungen und depressiven Verstimmungszuständen empfohlen. Die WHO hatte schon 2004 viele kontrollierte klinische Studien vorliegen, sodass sie die symptomatische Behandlung von leichten bis mittelschweren depressiven Episoden in die höchste Kategorie („Uses supported by clinical data") aufnahm. In der zweiten Kategorie findet sich der Gebrauch des Johanniskrauts zur äußerlichen Behandlung von kleineren Schnitten, Verbrennungen und Hautgeschwüren sowie von viralen Infektionen. 2018 trägt auch die ESCOP mit einer Monografie zum Johanniskraut der immer umfänglicheren Studienlage Rechnung. Für depressive Beschwerden liegen laut ESCOP gegenwärtig 54 kontrollierte, doppelt verblindete klinische Studien vor. Weitere Indikationen: mentale Erschöpfungszustände und Unwohlsein im Magen-Darm-Trakt. Die S3-Leitlinie, Nationale Versorgungsleitlinie Unipolare Depression, verweist auf den Gebrauch von Johanniskrautextrakt als einzigem Phytotherapeutikum bei der genannten Indikation (S3-Leitlinie, 96). Quellenangaben: www.worldmedicine.eu.

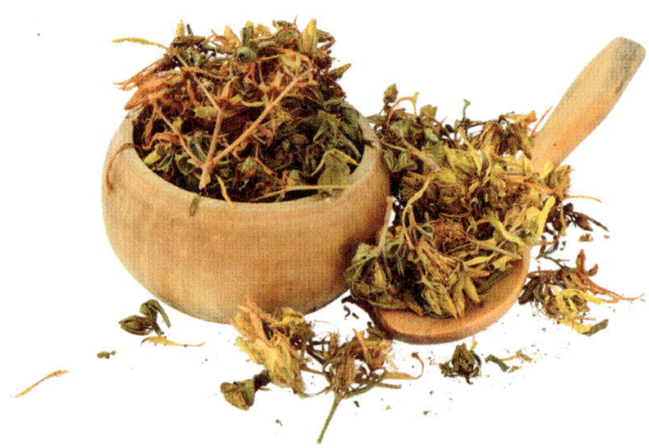

Johanniskraut

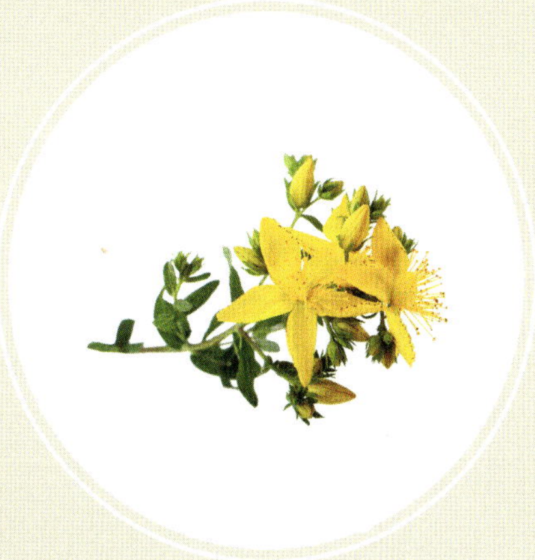

FAMILIE
Hypericaceae (Johanniskraut-gewächse)

SYNONYME
Johannisblut, Blutkraut, Hexenkraut

PFLANZENART/WUCHSFORM
Hartheugewächs, 15–100 cm hoch

VERWENDETE TEILE
Kraut (*Hyperici herba*),
Blüte (*Hyperici flos recens*)

INHALTSSTOFFE
Hyperforin, Hypericine, Flavonoide, Biflavonoide, Gerbstoffe, Xanthone, ätherisches Öl

EIGENSCHAFTEN
mild antidepressiv, angstlösend (anxiolytisch), entzündungshemmend (antiphlogistisch), durchblutungsfördernd, antiulzerogen (gegen Geschwüre), zusammenziehend (adstringierend), antiviral

DARREICHUNGSFORMEN/ PRÄPARATE
- Getrocknetes Kraut für Tee
- Frische Blüten und Blätter
- Trockenextrakt
- Selbst hergestelltes Johanniskraut-Massageöl (Rotöl)
- Rotöl (bio)

BEZUGSQUELLEN

Apotheke
- Getrocknetes Kraut für Tee
- Frische Blüten und Blätter
- Rotöl (bio)

Reformhaus
- Getrocknetes Kraut für Tee
- Rotöl (bio)

Garten
- Frische Blüten und Blätter

REZEPTPFLICHTIG
- Einige Produkte zur innerlichen Anwendung

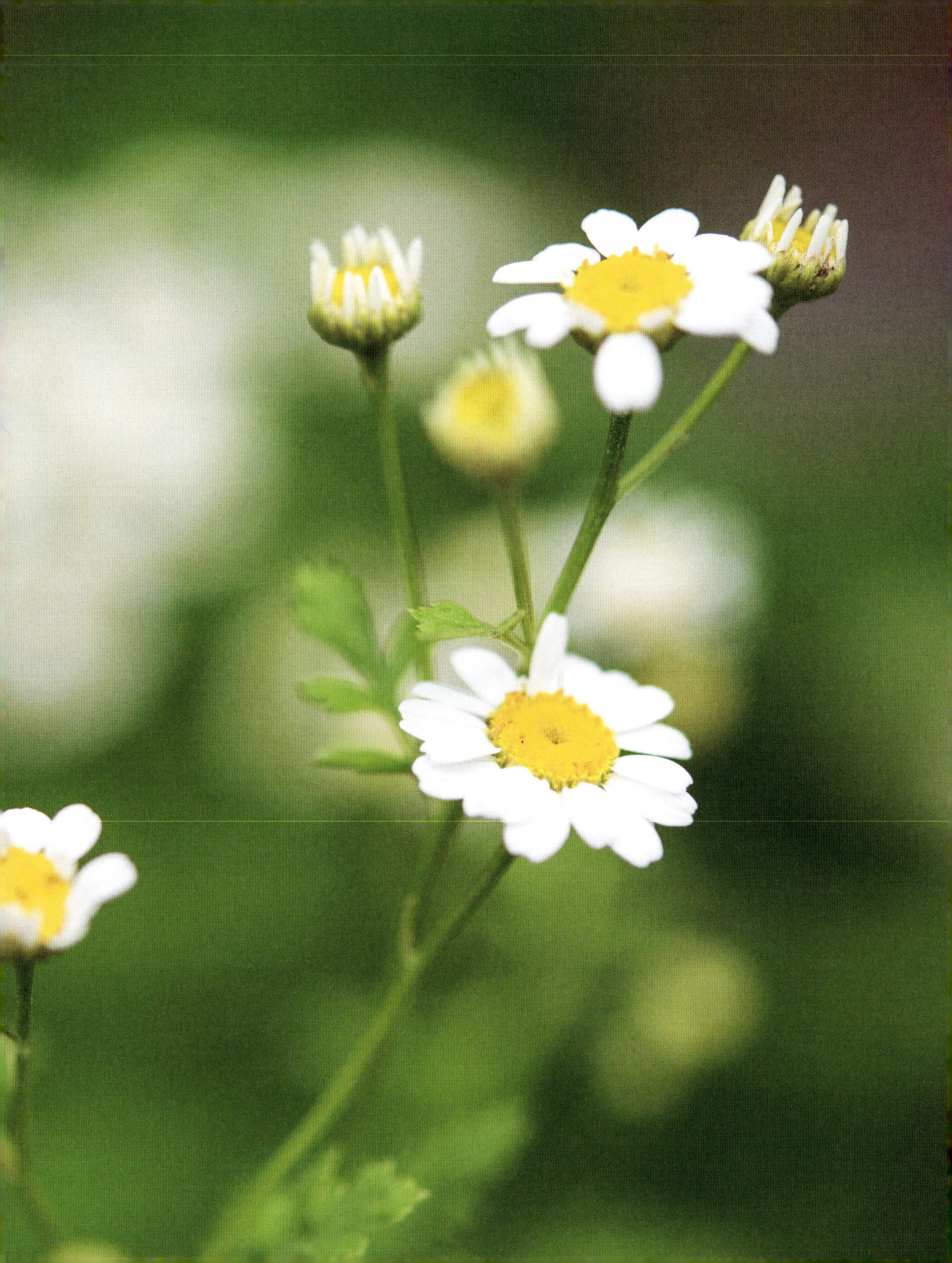

Kamille, Echte

Matricaria chamomilla

Bronchien, Lunge
Magen, Darm, Verdauung
Nieren, Harnwege, Geschlechtsorgane
Haut, Haare

Der Popstar unter den Heilkräutern

Die Kamille ist eine der ältesten Heilpflanzen und Kamillentee vermutlich eine der ersten Heilanwendungen der Medizingeschichte. Die Germanen weihten sie Baldur, dem Gott der Schönheit und des Lichts. Die Erntezeit liegt traditionell um die Sommersonnenwende, dem Todestag von Baldur. Der griechische Arzt Galen wies im 2. Jahrhundert ausführlich auf die heilende Wirkung bei Verdauungsbeschwerden hin, Dioskurides thematisierte Kamillenbäder und -umschläge, während Paracelsus sie bei Magenschmerzen, Gelbsucht und Fieber empfahl. Auch heute verordnen wir sie bei Magenverstimmungen, nach Darmoperationen und äußerlich bei Wunden und Geschwüren. Dieses Indikationsfeld wurde von vielen Ärzten und Therapeuten der vergangenen 2000 Jahre vorweggenommen und an Milliarden Menschen sozusagen mit Erfolg getestet.

HAUPTINDIKATIONEN

Innerlich

- *Krämpfe und Entzündungen im Magen-Darm-Trakt (vor allem bei Kindern)*

Äußerlich

- *Reizzustände der Atemwege (Inhalation)*
- *Bakterielle Hauterkrankungen (auch von Mundhöhle und Zahnfleisch)*
- *Erkankungen im Anal- und Genitalbereich*
- *Atemwegsinfekte*

Ein Korbblütler mit unverwechselbarem Aroma

Die Kamille wurde von Europa und Asien weltweit verbreitet.

Die Echte Kamille (*Matricaria chamomilla*) gehört zur Familie der Korbblütler. Sie wächst einjährig und bildet einen verzweigten, bis 60 cm hohen Stängel mit wechselständigen, fein gefiederten Blättern. Zahlreiche Blütenköpfchen mit gelben Röhren- und weißen Zungenblüten erscheinen von Mai bis August und verströmen den typischen Duft. Anschließend entstehen kleine gelb-braune Früchte (Achänen). Die ursprüngliche Heimat der Echten Kamille erstreckt sich von Südeuropa bis Zentralasien, sie findet sich heute aber weltweit. Kamille verträgt keine Staunässe und bevorzugt trockene, tiefgründige Böden bis in höhere Gebirgslagen. Pflanzen für die pharmazeutische Verwendung werden hauptsächlich in Argentinien, Ägypten, Bulgarien und Ungarn angebaut. In Deutschland führt Kamille die Liste der landwirtschaftlich produzierten Heilpflanzen an.

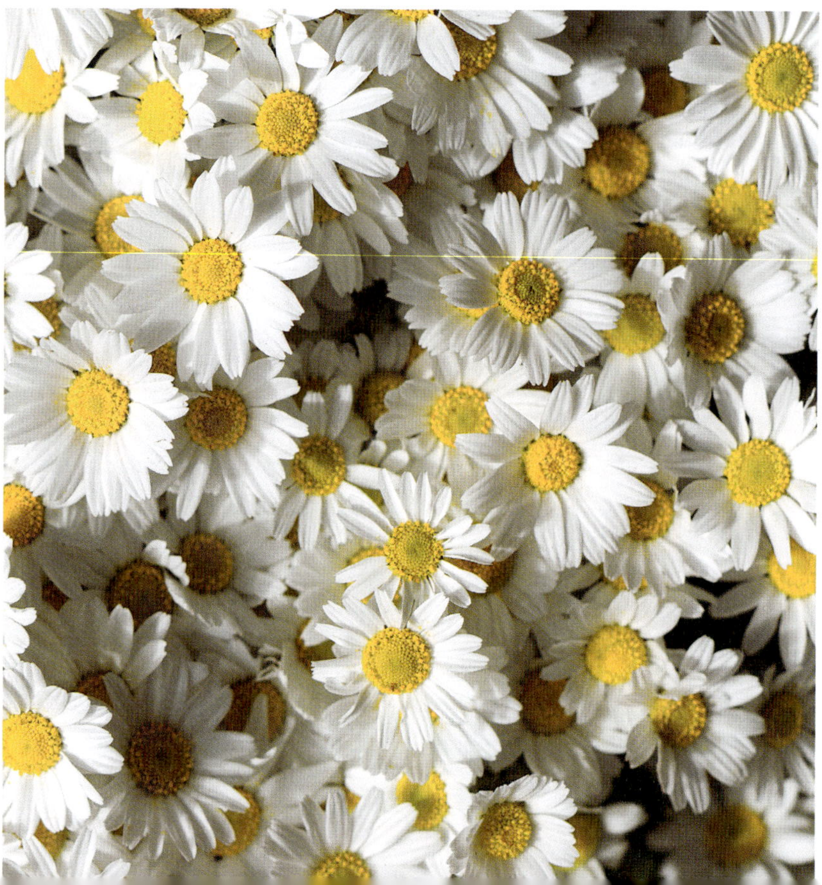

Anerkannte Hauptindikationen

Innerlich

- Krämpfe und Entzündungen im Magen-Darm-Trakt (vor allem bei Kindern)

Äußerlich

- Reizzustände der Atemwege (Inhalation)
- Bakterielle Hauterkrankungen (auch von Mundhöhle und Zahnfleisch)
- Erkankungen im Anal- und Genitalbereich
- Atemwegsinfekte

Traditionelle Anwendungen

Innerlich

- Durchfall
- Blasenentzündung
- Menstruationsanregend
- Ruhelosigkeit und leichte Schlaflosigkeit
- Stress mit Verdauungsproblemen oder Blähungen

Äußerlich

- Wundbehandlung
- Erkältungskrankheiten
- Druckgeschwür (Dekubitus)
- Wunden, Furunkel, Hautrisse, Prellungen, Frostbeulen, Insektenstiche
- Neurodermitis, trockene Haut, leichte Verbrennungen
- Komplementäre Behandlung bei Candida-Infektionen im Mund- und Genitalbereich
- Desodorierend

Anleitungen/Rezepte siehe Seite 180 ff.

Nebenwirkungen/Gegenanzeigen

Selten: Allergie gegen Kamille oder andere Korbblütler. Komplikationen: Keine. Bei kontinuierlicher Anwendung nicht länger als 1 Woche.

So wird Kamille angewendet

Die Kamillenblüten sind der Klassiker bei der Behandlung von Problemen im gesamten Verdauungstrakt von der Mundhöhle bis zum Analbereich, ob bei Zahnfleischentzündungen, Magenverstimmungen oder Darmentzündungen. Auch bei Erkältungskrankheiten oder Wunden.

Bei Gastritis, Magen-Darm-Krämpfen, Erkältung, Ruhelosigkeit.

TEE Getrocknete Kamillenblüten mit 150 ml kochendem Wasser aufgießen und abgedeckt 5–10 Minuten ziehen lassen. Blüten abseihen und Tee trinken. Dosierungen: Erwachsene 3 g (ca. 1 EL), drei- bis viermal täglich. Babys und Kleinkinder (6 Monate–2 Jahre) 0,5–1,0 g (Einzeldosis), zwei- bis viermal täglich. Kinder (2–6 Jahre) 1–1,5 g (Einzeldosis), zwei- bis viermal täglich. Kinder (6–12 Jahre) 1,5–3 g (Einzeldosis), zwei- bis viermal täglich. Bei Gastritis, Magen-Darm-Krämpfen, Erkältung und Ruhelosigkeit zum Abend. Bestehen nach 1 Woche die Beschwerden weiter, bitte medizinischen Rat einholen.

Bei Magen-, Darm-, Gallen-, Nierenkrämpfen bzw. -koliken.

AUFGUSS 5–10 g getrocknete Kamillenblüten mit 1 l heißem Wasser aufgießen. 10 Minuten ziehen lassen. Blüten abseihen und Aufguss trinken. 3–6 Tassen täglich. Beruhigend bei Magen-, Darm-, Gallen- und Nierenkrämpfen bzw. -koliken. Bei Blähungen, Flatulenz, Übelkeit, Brechreiz und Fieber. Wirkt schmerzlindernd. Medizinischer Rat: siehe oben.

INHALATION Getrocknete Kamillenblüten aus der Apotheke oder dem Reformhaus mit 100 ml kochendem Wasser aufgießen und 10 Minuten inhalieren – am besten mit einem Tuch über Kopf und Schüssel. Ein- bis zweimal täglich wiederholen. Dosierungen: Erwachsene 3–10 g Kamillenblüten, Kinder ab 12 Jahre 2–5 g. Zur Linderung der Symptome bei Erkältungskrankheiten und Reizzuständen der Luftwege. Medizinischer Rat: siehe links.

Bei Erkältungskrankheiten und Reizzuständen der Luftwege.

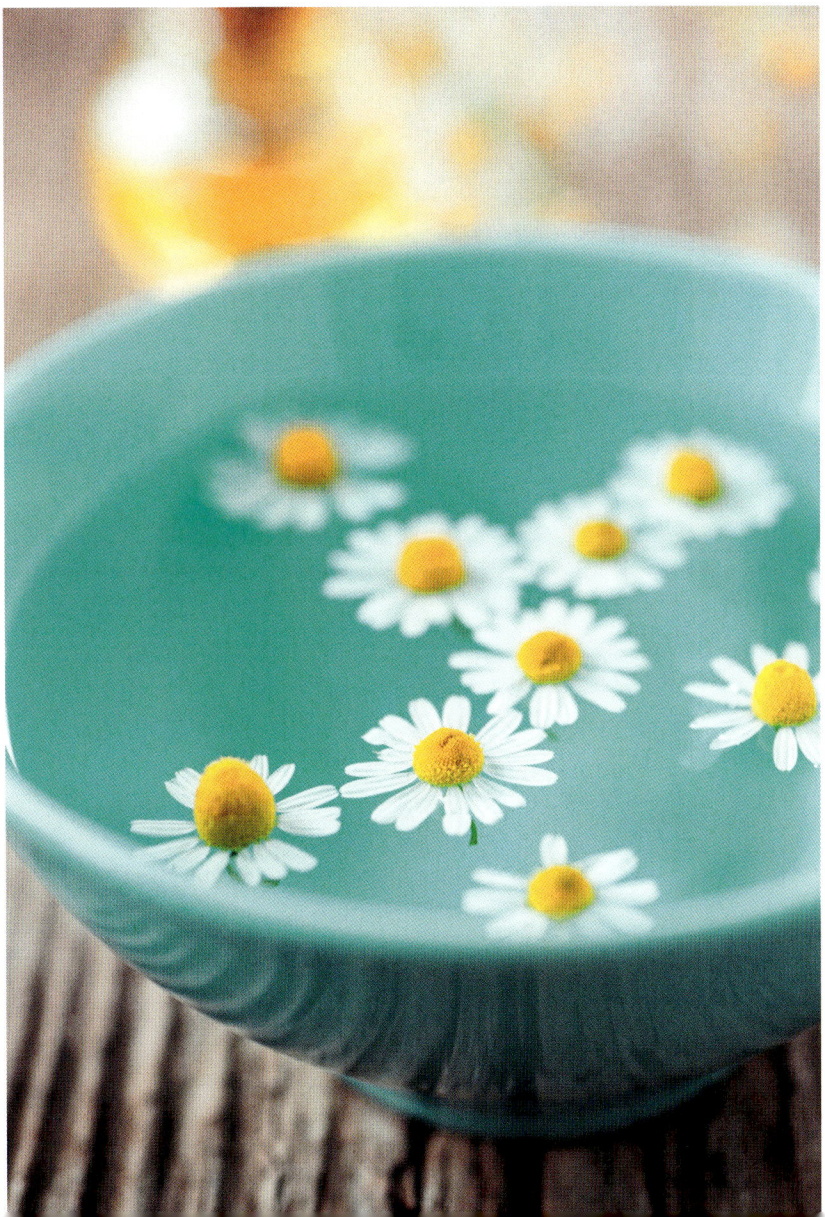

Bei Entzündungen und Wunden im Mund- und Rachenraum.

GURGELWASSER Erwachsene und Kinder ab 6 Jahren: 1–5 g getrocknete Kamillenblüten mit 100 ml kochendem Wasser (80 °C) aufgießen und 10 Minuten abgedeckt ziehen lassen. Die Blüten abseihen und auskühlen lassen. Lauwarm gurgeln. Mehrmals täglich, idealerweise nach jeder Mahlzeit. Ist nach 3 Tagen keine Besserung eingetreten, bitte medizinisch abklären lassen.

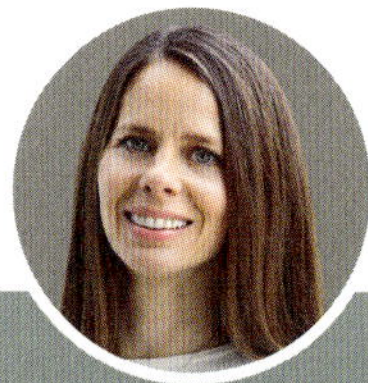

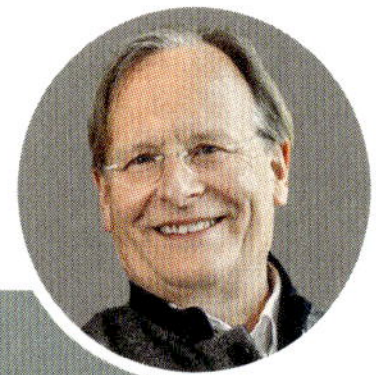

Info

Der auch in der Kamille enthaltene Stoff Apigenin wirkt laut einer Überblicksarbeit, die volksklinische Studien auswertet, positiv auf bestimmte Autoimmunerkrankungen. Es gibt weiterhin kontrollierte Studien, in denen die therapeutische Wirksamkeit eines bestimmten Kamillenpräparates bei akut nässenden Geschwüren am Gesäß und Hautentzündungen verschiedenen Ursprungs gezeigt werden konnte. Die pilzhemmende (antifungizide) Wirkung gegen Hefepilze (Candida) und Bakterien wurde von der WHO in die Kategorie „Volksmedizin" aufgenommen. Inhaltsstoffe wie das Bisabolol wirken als Bioenhancer und können wohl die Aufnahme anderer Wirkstoffe von Pflanzen und Medikamenten optimieren. Die hier beschriebenen Effekte der Kamille sollten unbedingt weiter erforscht werden.

Quellenangaben: Schulz/Hänsel: Rat. Phytotherapie, S. 362–366. Kasiri, N. et al.: The significant impact of apigenin on different aspects of autoimmune. Inflammopharmacology. 2018 Dec;26(6):1359-1373.

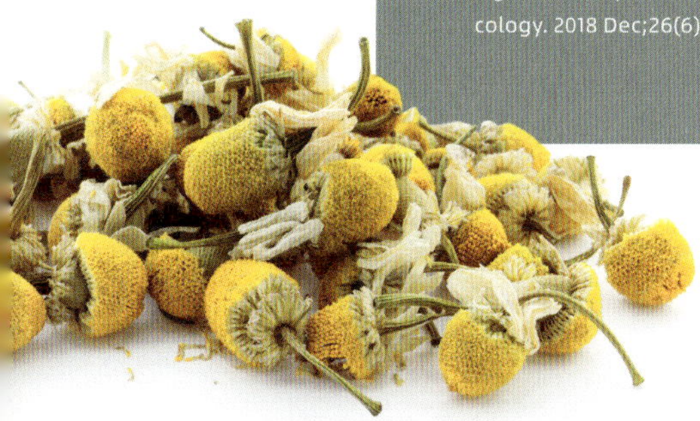

SITZBAD Mit getrockneten Kamillenblüten: 25 g getrocknete Kamillenblüten aus der Apotheke oder dem Reformhaus auf 1 l nicht mehr kochendes Wasser (80 °C) geben und 10 Minuten ziehen lassen. Dann abseihen und in einer Sitzwanne mit weiteren 4 l Wasser verdünnen (siehe auch Darreichungsformen auf Seite 185). Mit Kamillenöl: 2–3 ml ätherisches Öl (60–90 Tropfen und 1 EL Meersalz) auf 10 l Wasser (35–38 °C). Bei Hämorrhoiden, Ekzemen, Genitalirritationen (nach Ausschluss von schwerwiegenden Erkrankungen).

Bei Hämorrhoiden, Ekzemen, Genitalirritationen.

SPÜLUNGEN 50 g getrocknete Kamillenblüten aus der Apotheke oder dem Reformhaus mit 1 l kochendem Wasser übergießen und 20 Minuten ziehen lassen. Die Blüten abseihen und den Aufguss abkühlen lassen. Danach vorsichtig die betroffenen Körperteile spülen (siehe auch Darreichungsformen auf Seite 185). Tritt nach 3 Tagen keine Besserung ein, bitte Rücksprache mit der behandelnden Ärztin bzw. dem behandelnden Arzt Ihres Vertrauens halten. Bei Wunden, Hautinfektionen, zur Nasenspülung bei Sinusitis, bei Bindehautentzündung und Hämorrhoiden.

Bei Wunden, Hautinfektionen, zur Nasenspülung bei Sinusitis etc.

HAARTONIKUM 1 l Wasser mit neun Teebeuteln Kamille aufkochen. Abgekühlt in die Haare massieren. Muss nicht ausgewaschen werden. Mehrmals in der Woche wiederholen. Die Kamille hat eine heilende Wirkung auf die Kopfhaut und fördert dadurch das Haarwachstum und blondiert.

Bei fettigem Haar, zum Blondieren, gesunde Kopfhaut.

KOMPRESSEN 1,5 ml Tinktur (etwa 30 Tropfen) in 150 ml warmes Wasser geben. Eine frische, sterile Gaze (aus der Apotheke) darin tränken und auf die betreffenden Körperstellen legen. Anschließend einen Verband zur Befestigung locker um die Kompresse wickeln und 15–30 Minuten einwirken lassen. Mehrmals täglich wiederholen. Siehe auch Darreichungsformen auf Seite 185. Bei Wunden, Hautentzündungen, Ekzemen. Medizinischer Rat nach 3 Tagen, wenn keine Besserung aufgetreten ist.

Bei Hautveränderungen wie Furunkel und kleine Wunden.

Fertige Präparate

Bei Magen-Darm-Krämpfen und Gastritis.

TINKTUR Bei Magen-Darm-Krämpfen und Gastritis: Kamillentinktur aus der Apotheke oder dem Reformhaus. Dreimal täglich 3 ml (etwa ½ TL) Kamillentinktur in etwa 150 ml Wasser geben und einnehmen. Bitte Packungsbeilage beachten!

Kamille in der Wissenschaft

Entzündungshemmende Eigenschaften stehen im Vordergrund.

Die WHO unterscheidet innerliche (a), äußerliche (b) und inhalative (c) Verwendungsweisen: (a) Tee-Behandlung bei Symptomen von Verdauungsbeschwerden, Blähungen, Luftentweichen, bei Ruhelosigkeit und leichter Schlaflosigkeit aufgrund von nervösen Störungen; (b) Entzündungen und Reizungen der Haut und Schleimhaut (Hautrisse, Prellungen, Frostbeulen, Insektenstiche) einschließlich Reizungen des Mundes und des Zahnfleisches sowie bei Hämorrhoiden; (c) Behandlung der Symptome bei Reizungen der Atemwege aufgrund einer gewöhnlichen Erkältung. ESCOP veröffentlicht eine ähnliche Einteilung und Indikationenpalette. Therapeutische Indikationen („Traditional use") des HMPC für die Blüte sind zusätzlich leichte Krämpfe, leichte Entzündungen der Haut (zum Beispiel Sonnenbrand), oberflächliche Wunden und Furunkel. Die Kommission E hat auch das Öl zur äußerlichen Anwendung bei Haut- und Schleimhautentzündungen sowie bei bakteriellen Erkrankungen von Mundhöhle und Zahnfleisch sowie der Haut angegeben. Das Europäische Arzneibuch gibt separate Monografien für Blüten, Öl und Flüssigextrakt der Echten Kamille heraus. Quellenangaben siehe: www.worldmedicine.eu.

Kamille, Echte

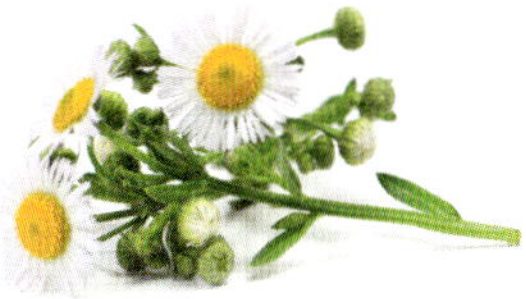

FAMILIE
Asteraceae (Korbblütler)

SYNONYME
Chamomilla, Kamelle

PFLANZENART/WUCHSFORM
einjährige Pflanze, 15–60 cm hoch

VERWENDETE TEILE
Blüten (*Matricariae flos*)

INHALTSSTOFFE
ätherisches Kamillenöl (α-Bisabolol, Matricin, Chamazulen, β-Farnesen), Flavonoide (unter anderem Apigenin, Lutein, Quercetin), Cumarine, Phenolcarbonsäuren, Anissäure, Vanillinsäure, Kaffeesäure, Schleimstoffe

EIGENSCHAFTEN
entzündungshemmend und krampflösend (ätherisches Öl), verdauungsfördernd, pilzabwehrend, wundheilungsfördernd, antibakteriell, immunmodulierend, beruhigend, angstlindernd, muskelentspannend, desodorierend, Hemmung der Magensäureausschüttung, antimikrobiell

DARREICHUNGSFORMEN/ PRÄPARATE
- Getrocknete Blüten für Tee, Aufguss
- Tee (bio)
- Tinktur
- Ätherisches Öl

BEZUGSQUELLEN

Apotheke
- Getrocknete Blüten für Tee, Aufguss
- Tee (bio)
- Tinktur
- Ätherisches Öl

Reformhaus
- Getrocknete Blüten für Tee, Aufguss
- Tee (bio)
- Tinktur
- Ätherisches Öl

REZEPTPFLICHTIG
nein

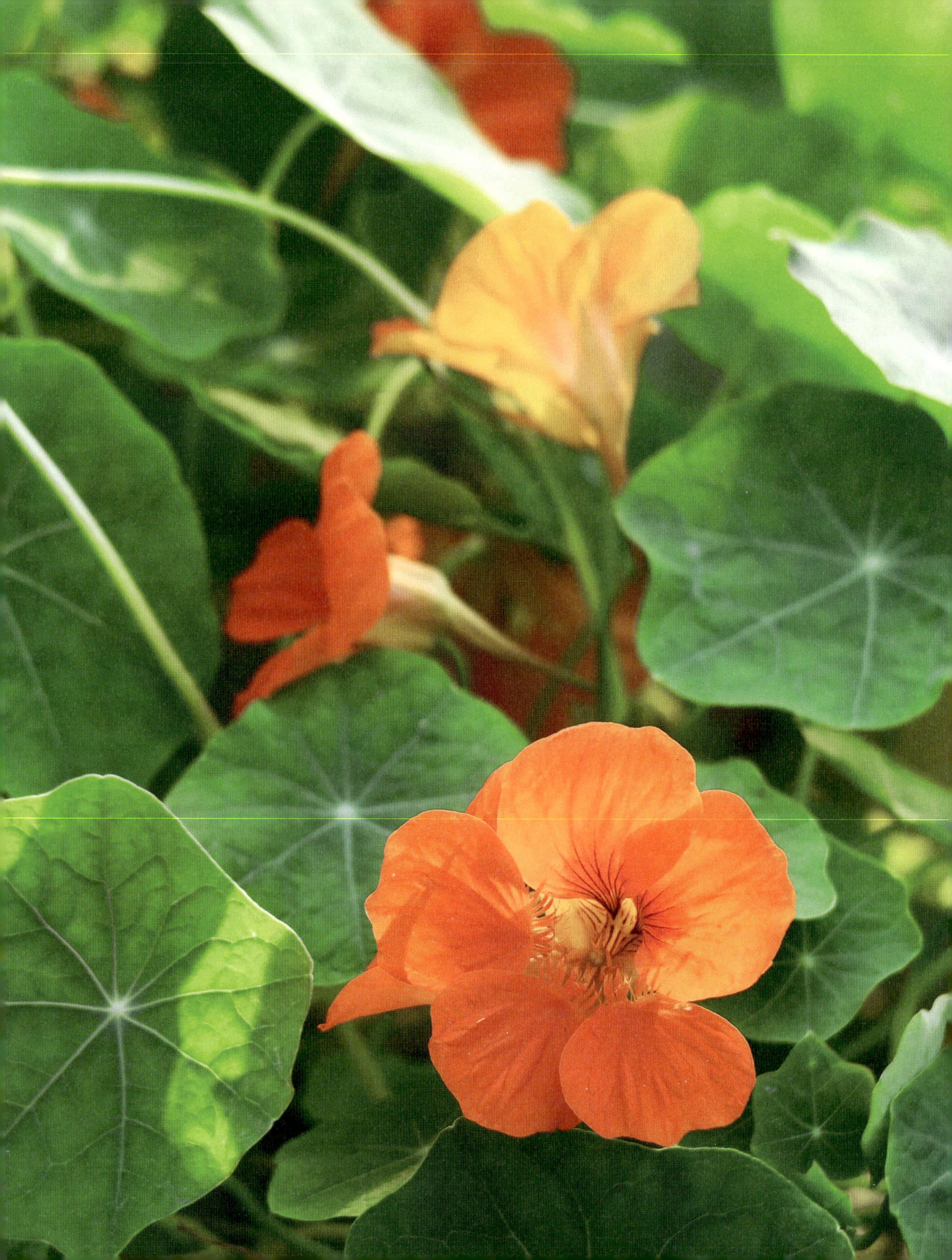

Kapuzinerkresse

Tropaeolum majus, Tropaeolum minus

Bronchien, Lunge

Nieren, Harnwege, Geschlechtsorgane

Rücken, Muskeln, Gelenke

Das natürliche Antibiotikum

Seit Jahrhunderten wird die angeblich aphrodisierende Kapuzinerkresse aus Peru in der Spanisch sprechenden Welt als Blüte der Liebe (Flor de Amor) verehrt. In Europa ist die Pflanze etwa seit dem 17. Jahrhundert als Heil- und Gartenpflanze bekannt. Der deutsche Name spielt auf die Schärfe (althochdeutsch: „cresso" = scharf) und die Kapuzenform der Blüten an. In der traditionellen Anwendung stehen die keimabtötenden Wirkungen gegen verschiedene Bakterien, Viren und Pilze im Vordergrund. Diese antibiotischen Eigenschaften, zum Beispiel gegen Kolibakterien oder Pneumokokken, die schwere Infektionen besonders bei Kindern und älteren Menschen verursachen können, sind auch Gegenstand der aktuellen Forschung. Nebenwirkungen wie Überempfindlichkeiten, Allergien oder Zerstörung der Darmflora scheinen gering zu sein. Die Kapuzinerkresse ist ein gutes Beispiel für heilsame Pflanzennahrung.

HAUPTINDIKATIONEN

Innerlich

- *Infektionen der ableitenden Harnwege*
- *Katarrhe der Atemwege*

Äußerlich

- *Muskelschmerzen*

Scharfe Blüten aus Südamerika

Die Kapuzinerkresse gehört zur Familie der Kapuzinerkressegewächse, die in Mittel- und Südamerika mit etwa 100 Arten beheimatet ist. Sie wurde 1684 durch den niederländischen Naturforscher Hieronymus van Beverningh von Peru nach Europa gebracht. Während sie in warmen Regionen als ausdauernde Staude wächst, wird die Kapuzinerkresse in Deutschland meist als einjährige Pflanze gezogen. Sie kann als kriechender Bodendecker oder als Kletterpflanze gezogen werden. Gibt man ihr eine Rankhilfe zur Seite, klettert sie in die Höhe und kann in einer Saison bis zu 3 Meter lange Ranken bilden. Sie besitzt einen fleischigen Stängel, an dem die schildförmigen kreisrunden Blätter wechselständig angeordnet sind. Der dichte Blätterteppich hält so den Boden feucht. Die Blüten sind gelblich mit roten Streifen (Kleine Kapuzinerkresse) oder rötlich (Große

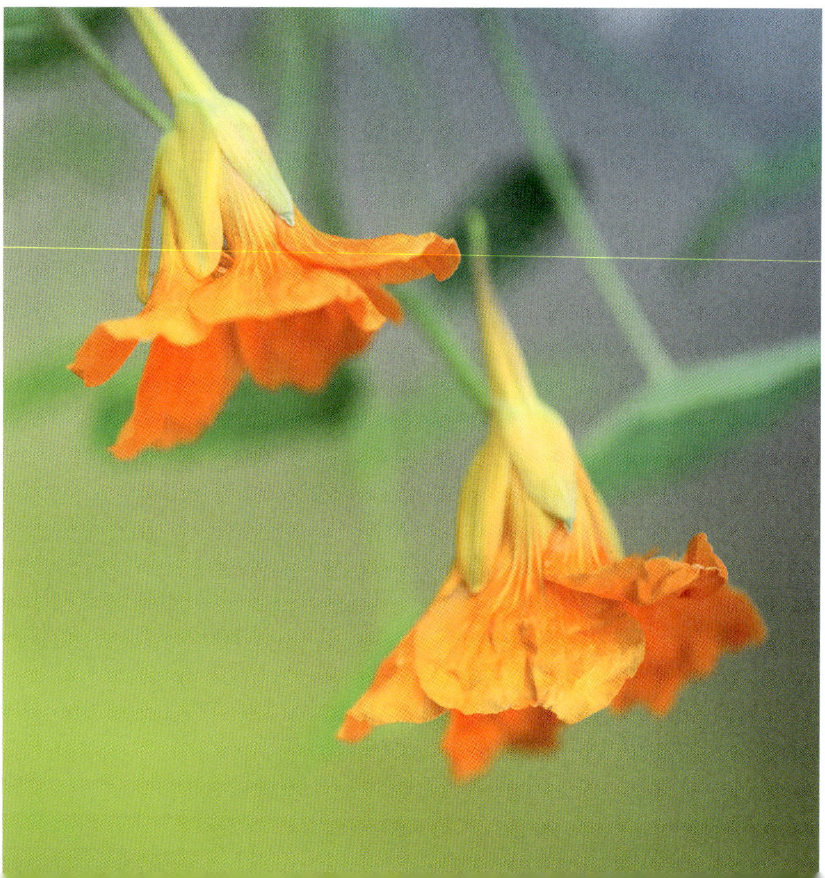

Kapuzinerkresse) und bestehen aus einem fünfblättrigen Kelch. Die Frucht ist rundlich-nierenförmig und besteht jeweils aus drei Teilfrüchten. Sie hat eine fleischige Konsistenz, eine runzlige Oberfläche und reift von grün nach gelblich ab. Ihr Fachname (*Tropaeolum*) geht auf den Botaniker Carl von Linné zurück, den die Blätter der Pflanze an einen antiken Kampfschild (griechisch: tropaion) erinnerten.

Die Blüte erinnert an eine Mönchskapuze.

Anerkannte Hauptindikationen

Innerlich

- Infektionen der ableitenden Harnwege
- Katarrhe der Atemwege

Äußerlich

- Muskelschmerzen

Traditionelle Anwendungen

Innerlich

- Gelenkschmerzen
- Aphrodisiakum (nicht gesichert)
- Begleitend bei Erkältung und Grippe (nicht gesichert)
- Nasennebenhöhlenentzündung (Sinusitis)
- Bronchitis
- Mandelentzündung
- Mittelohrentzündung
- Produktiver Husten (auch unterstützend bei Pneumonie)
- Fieberhafter Infekt
- Unterstützend bei entzündlichen Genitalerkrankungen

Anleitungen/Rezepte siehe Seite 190 ff.

Nebenwirkungen

Überdosierungen von Produkten können Nieren und Schleimhäute reizen oder schädigen. Senföle (Isothiocyanate) sind in höherer Konzentration giftig. Verordnung über lange Zeiträume kann die Bildung von Schilddrüsenhormonen hemmen. **ACHTUNG** Kropfbildung.

Gegenanzeigen

Isothiocyanate können die Alkoholtoleranz vermindern. Nicht zusammen einnehmen! Weiterhin Magen-/Darmgeschwüre, Nierenerkrankungen. Selten Überempfindlichkeit oder Allergien. Präparate nicht in der Schwangerschaft einnehmen. Bestandteile der Kapuzinerkresse werden beim Stillen mit der Muttermilch zum Baby transportiert.

So wird Kapuzinerkresse angewendet

Senföle aus Kreuzblütlerarten wie der Kapuzinerkresse (meist kombiniert mit Meerrettich) können eine Therapieoption im Anfangsstadium von Entzündungen der oberen Luftwege und der Harnwege sein, denn Senföle werden über den Darm im Blut gut aufgenommen und über die Atemluft und Nieren ausgeschieden. Die S3-Leitlinie (siehe Glossar) empfiehlt bereits seit 2017 den Einsatz bei unkomplizierten Harnwegsinfekten als wirksames desinfizierendes Phytotherapeutikum. Das Senföl in der Kresse reizt die Schleimhäute. Deshalb vorsichtig und in therapeutischer Konzentration nicht länger als 4–5 Wochen anwenden. Als Gewürz im Salat allerdings bitte gern täglich genießen.

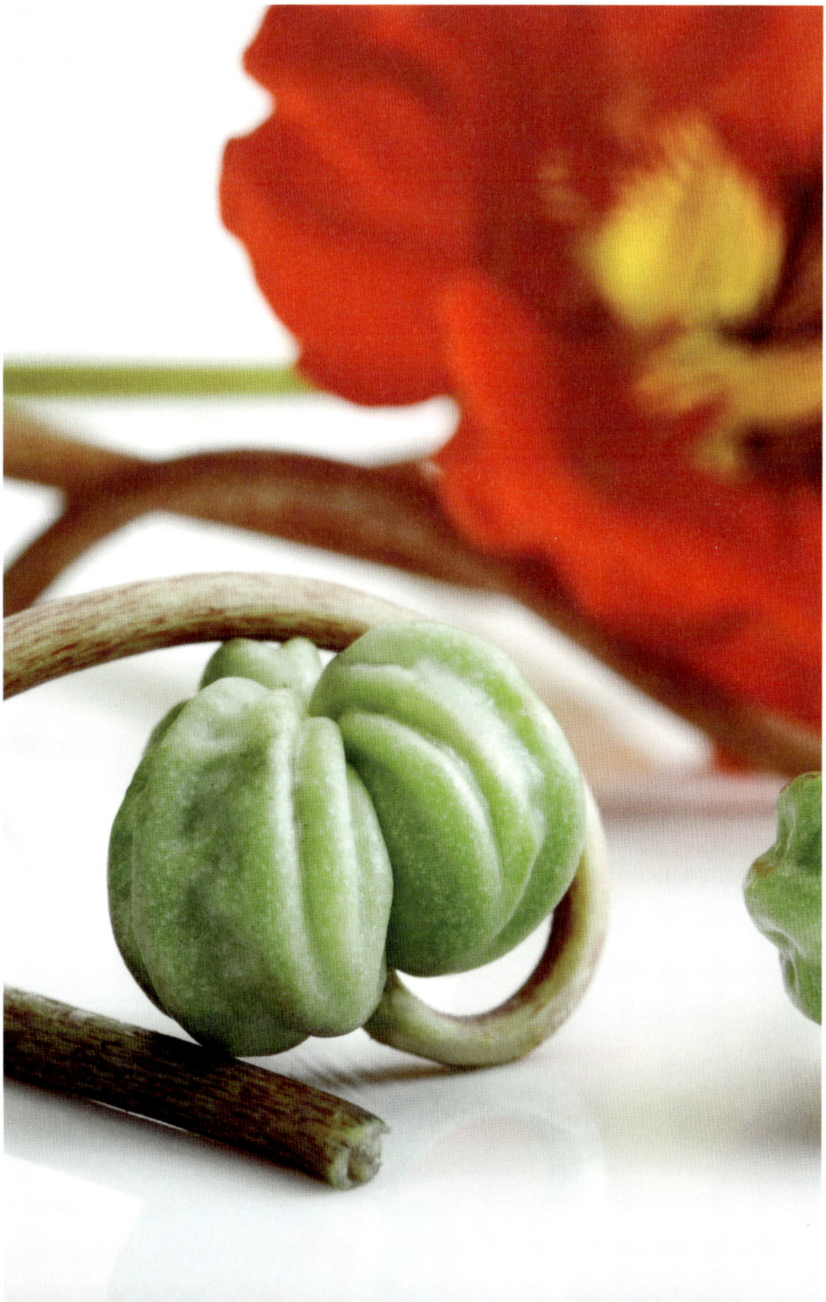

Bei Muskelschmerzen und Wunden.

KOMPRESSEN Stellen Sie einen Aufguss her. Tagesmaximaldosis: 30 g frisches Kraut aus dem Garten oder 3 g getrocknetes Kraut mit 1 l kochendem Wasser aufgießen und abgedeckt 15 Minuten ziehen lassen. Abseihen und für Kompresse verwenden (siehe Seite 53). Das hilft bei leichten Muskelschmerzen und Wunden. Die Kompresse macht trockene Haut geschmeidig und wirkt lokal antientzündlich, auch bei Wunden.

ACHTUNG Vor Beginn solcher Behandlungen ist dringend zu einer medizinischen Untersuchung zu raten. Ärztin oder Arzt muss über jede

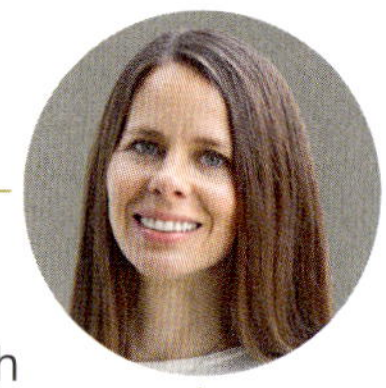

Tipp

In der traditionellen Medizin wird die Kapuzinerkresse auch gegen Haarausfall eingesetzt, besonders wenn der Ausfall durch Infektionen, zum Beispiel durch Pilze, ausgelöst wird. Die antimykotische Wirkung ist im Labor gezeigt worden. Außerdem werden vermutlich Haarfollikel zum Wachstum des Haares stimuliert. Für das Haartonikum: 100 g Kraut aus dem Garten mit 500 ml Alkohol (70 Vol.-%) aus der Apotheke mischen. Anschließend 2 Wochen ziehen lassen, dann abseihen und 10 Tropfen Geraniumöl aus dem Reformhaus oder der Apotheke dazugeben. Zur Wirkverbesserung können 100 g frische Brennnesselblätter und 100 g Rosmarinblätter aus dem Garten hinzugefügt werden. Die Kopfhaut täglich mit dem Tonikum massieren.

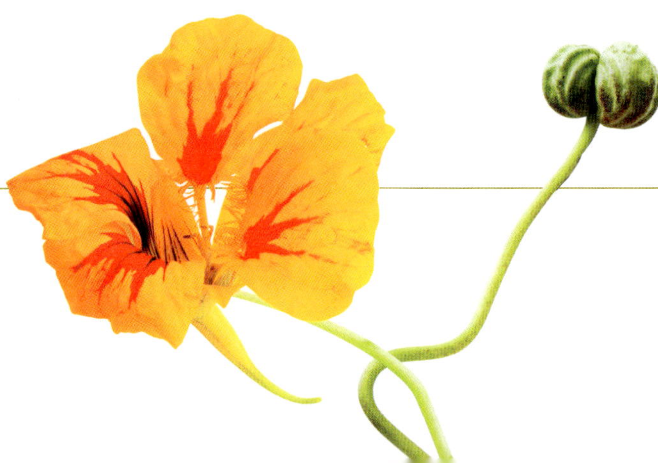

begleitende Maßnahme informiert werden. Sonst sind verordnete Medikamente möglicherweise wirkungslos oder es entstehen andere Nebenwirkungen!

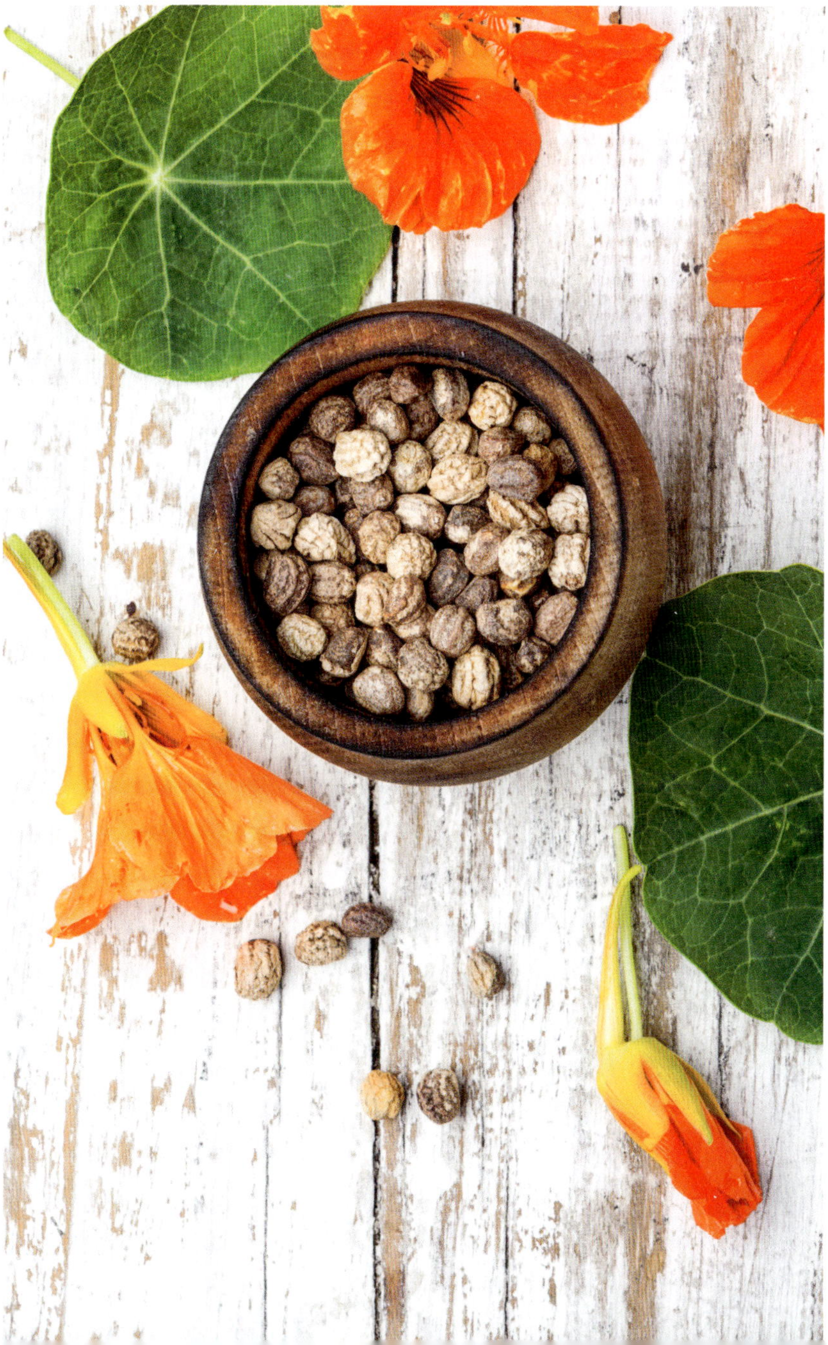

Fertige Präparate

Bei Katarrhen der Atemwege, Angina, Blasenentzündung, Sinusitis.

KAPSELN/TABLETTEN Hier ist ein Kombinationspräparat mit Meerrettich und Kapuzinerkressekraut als Kapsel oder Tablette zu empfehlen. Als Nahrungsergänzung auch in Drogerien oder Reformhäusern erhältlich. Als Einzeldosis sollten 14,4 mg Senföl enthalten sein. Bis zu dreimal pro Tag eine Tablette (280 mg) wird empfohlen. Wegen möglicher Magenreizung am besten nach dem Essen einnehmen. Aber bitte nicht nur den Beipackzettel studieren, sondern auch mit der Ärztin oder dem Arzt des Vertrauens die Indikation abstimmen.

PRESSSAFT Alternativ gepresste Frischpflanzensäfte aus Blüten und Blättern, die im Handel angeboten werden, verwenden. Aber nicht mehr als 30 g pro Tag einnehmen und auf Einzeldosen verteilen! Tritt nach 3 Tagen keine Besserung ein, bitte noch einmal Rücksprache mit Ihrer Ärztin oder Ihrem Arzt halten.

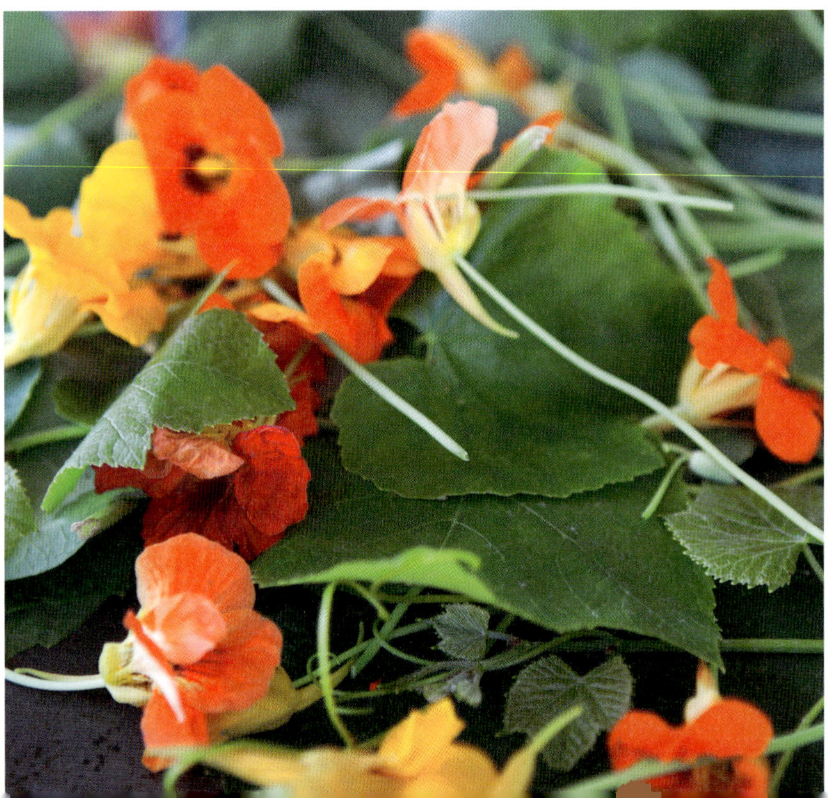

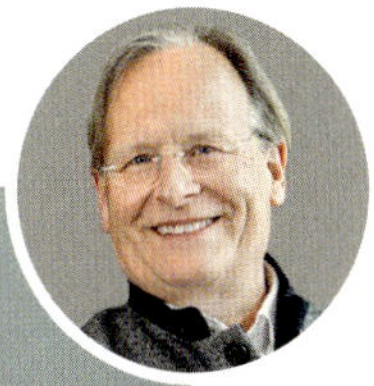

Info

Multiresistente Bakterien nehmen zu und sind immer schwieriger zu behandeln. Laut einer aktuellen Studie (2018/2019) hatte Europa im Jahr 2015 33.000 Todesopfer durch multiresistente Erreger zu verzeichnen. Die zweithäufigste Verschreibung von Antibiotika erfolgt aufgrund von Entzündungen des Nieren-Blasen-Harnleiter-Systems. Eine Studie der Universität Freiburg aus dem Jahr 2018 dokumentiert im Laborversuch an 217 E.-coli-Kulturen das signifikante antibiotische Potenzial von natürlichen Isothiocyanaten, die aus Senfölen von Kapuzinerkresse und Meerrettich isoliert wurden. Außerdem wurde nachgewiesen, dass das Eindringen der Bakterien in die uroepithelialen Schleimhautzellen deutlich verringert wird. Weitere Studien und Weiterentwicklungen diesbezüglich sind zu erwarten. Das Ziel ist, die Rückfallquote bei Infektionen des Harnsystems zu reduzieren. 2017 wurde in der S3-Leitlinie (siehe Glossar) die Anwendung von Kapuzinerkresse und Meerrettich als Therapieoption bei rezidivierenden unkomplizierten Harnwegsinfekten aufgenommen (Empfehlungsgrad C, Evidenzgrad Ib) – welch ein bedeutender Schritt für die Phytopharmazie!

Quellenangaben: Cassini, A. et al.: Attributable deaths and disability-adjusted life-years caused by infections with antibiotic-resistant bacteria in the EU and the European Economic Area in 2015: a population-level modelling analysis. Lancet Infect Dis. Lancet Infect Dis. 2019 Jan;19(1):56–66. Mutters, N. et al.: Treating urinary tract infections due to MDR E. coli with isothiocyanates – a phytotherapeutic alternative to antibiotics? Fitoterapia 129: 237-240 (2018). Dufour, V. et al.: The antibacterial properties of isothiocyanates. Microbiology 161: 229-243 (2015). S3-Leitlinie unkomplizierte Harnwegsinfektion – Update 2017 [Interdisziplinäre S3-Leitlinie „Epidemiologie, Diagnostik, Therapie, Prävention und Management unkomplizierter, bakterieller, ambulant erworbener Harnwegsinfektionen bei erwachsenen Patienten", AWMF-Register-Nr. 043/044].

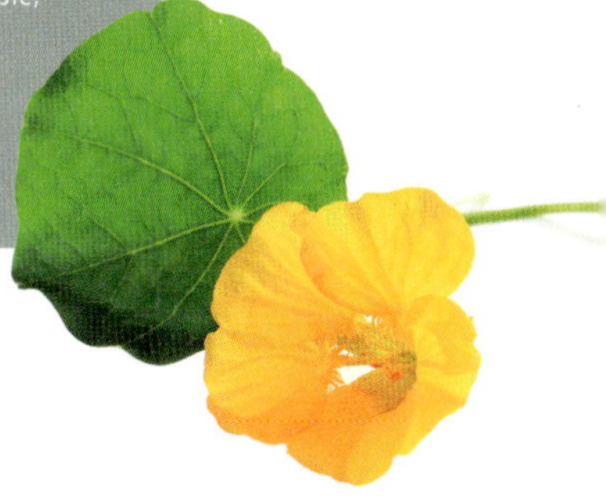

Kapuzinerkresse in der Wissenschaft

Da zur Zeit der Erstellung der Monografie kein Monopräparat zur Verfügung stand, gab die Kommission E 1992 lediglich eine Stoffcharakteristik mit einer Beschreibung der pharmakologischen Wirkungsweise heraus: Die Senföle werden in Harn und Atemluft angereichert und so ausgeschieden. In vitro hat sich die bakteriostatische, virostatische und antimykotische Wirkung gezeigt. Als belastbare Indikationen gibt die Kommission, allerdings nur aufgrund älterer klinischer Daten, Katarrhe der oberen Atemwege und Harnwegsinfektionen an. Neuere Daten aus den Jahren 2006 und 2007 (von Goos et al.) zeigen, dass ein Kombinationspräparat aus Kapuzinerkressekraut und Meerrettich bei akuter Nasennebenhöhlenentzündung, Bronchitis und Blasenentzündung „bezüglich der Wirksamkeit der Therapie mit Standardantibiotika vergleichbar ist". Überdies sei das phytotherapeutische Medikament nebenwirkungsärmer als die Antibiotika. Eine weitere prospektive, randomisierte und verblindete Studie (von Albrecht et al.) bestätigt bei Harnwegsinfektionen einen deutlicheren therapeutischen Erfolg im Vergleich mit Placebogaben. Die Deutsche Gesellschaft für Urologie zählt die Kapuzinerkresse (in Kombination mit Meerrettich) zu den effektiv wirksamen Harnwegdesinfizientien (S3-Leitlinie). Der Studienkreis Entwicklungsgeschichte der Arzneipflanzenkunde am Institut für Geschichte der Medizin der Universität Würzburg erklärte die Große Kapuzinerkresse zur Arzneipflanze des Jahres 2013.

Das Institut für Geschichte der Medizin der Universität Würzburg erklärte die Große Kapuzinerkresse zur Arzneipflanze des Jahres 2013.

Quellenangaben: Goos, K.-H. et al.: Wirksamkeit und Verträglichkeit eines pflanzlichen Arzneimittels mit Kapuzinerkressekraut und Meerrettich bei akuter Sinusitis, akuter Bronchitis und akuter Blasenentzündung im Vergleich zu anderen Therapien unter den Bedingungen der täglichen Praxis, Drug Res 56: 249-257 (2006); Goos, K.-H. et al.: Aktuelle Untersuchungen und Verträglichkeit eines pflanzlichen Arzneimittels mit Kapuzinerkressekraut und Meerrettich bei akuter Sinusitis, akuter Bronchitis und akuter Blasenentzündung bei Kindern im Vergleich zu anderen Antibiotika, Arzneim.-Forsch./Drug Res. 57, No. 4, 238-246 (2007). Weitere Quellen: www.worldmedicine.eu.

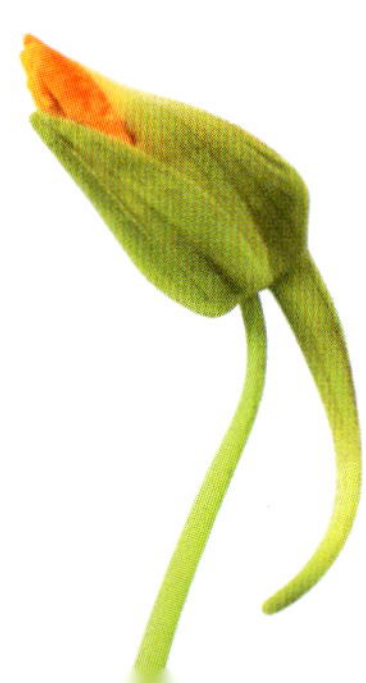

Kapuzinerkresse

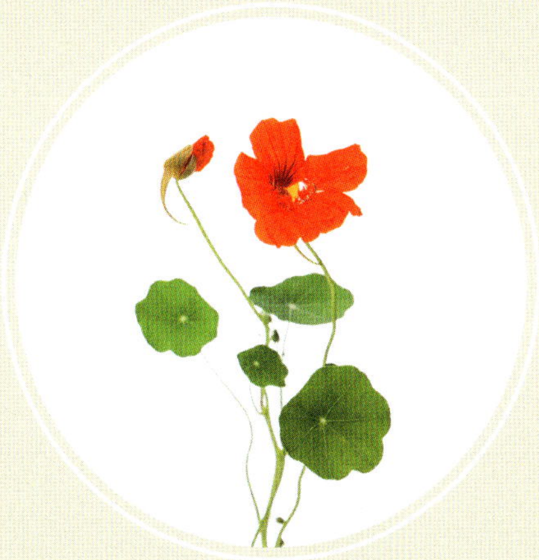

HN
NG
RG

FAMILIE
Tropaeolaceae (Kapuzinerkressegewächse)

SYNONYME
Große Kapuzinerkresse, Blumenkresse, Salatblume

PFLANZENART/WUCHSFORM
Staude, kletternd 100 cm, als Bodendecker 20 cm hoch

VERWENDETE TEILE
Kraut bestehend aus Blättern, Blüten, Samen (*Tropaeoli herba*)

INHALTSSTOFFE
Kraut: Senfglykoside wie das Glucotropaeolin, Oxalsäure, Polyphenole wie Quercetin-Glucosid und Chlorogensäure, Enzyme wie Galactosidase, Glucosidase, Myrosinase, hoher Vitamin-C-Gehalt (Blätter sechsmal mehr als 100 g Zitrusfrüchte)

Blüten: Carotinoide wie Alpha-, Beta-, Gamma-Carotin und Lutein sowie Anthocyane, hoher Vitamin-C-Gehalt

Früchte/Kapern: Öle wie Linolsäure, Palmitinsäure, Stearinsäure

EIGENSCHAFTEN
antiviral, antibiotisch, antimykotisch (wirksam gegen Pilzinfektionen), entzündungshemmend (antiphlogistisch), schmerzlindernd (analgetisch), lokalanästhetisch; äußerlich: durchblutungsfördernd, wundheilungsfördernd und menstruationsregelnd

DARREICHUNGSFORMEN/ PRÄPARATE
- Frisches Kraut
- Getrocknetes Kraut
- Frischpflanzensaft
- Kapseln, Tabletten

BEZUGSQUELLEN

Apotheke
- Getrocknetes Kraut
- Frischpflanzensaft
- Kapseln, Tabletten

Drogeriemarkt
- Kapseln, Tabletten

Garten
- Frisches Kraut (Sammelzeit: Juni-Oktober)

REZEPTPFLICHTIG
nein

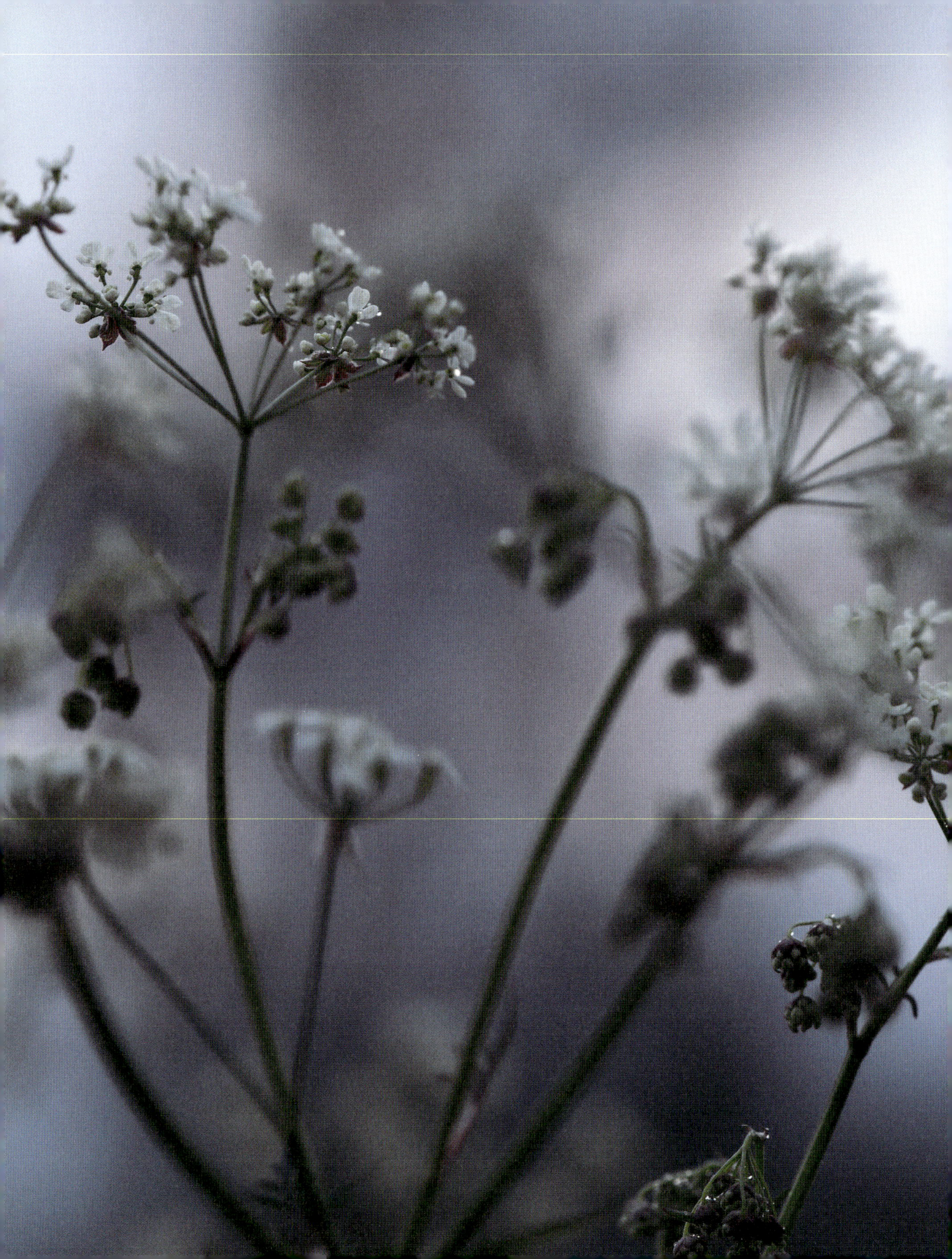

Kümmel

Carum carvi

Magen, Darm, Verdauung

Vom Winde verweht – der Gasvernichter

Kaum ein Gewürz ist schon so lange bekannt wie der Kümmel. Im alten Ägypten wurde er bei kultischen Handlungen zur Beschwörung der Totengeister sowie zur medizinischen Behandlung verwendet: Wissen und Aberglaube gingen Hand in Hand. Mit dem Aroma des Kümmels hoffte man, die Geister der Toten zu beschwören. Unruhigen Kindern stellte man nachts zum Schutz vor bösen Geistern einen abgekochten Kümmelsud unters Bett. Das Aroma der ätherischen Öle tat seine beruhigende Wirkung. Als Gewürz den Speisen beigemischt, half der Kümmel, Verdauungsbeschwerden zu lindern, indem er entblähend wirkte, die Winde fahren ließ. Daran hat sich bis heute nichts geändert. Das ist die Hauptindikation, die nach wie vor mit Kümmel verbunden wird.

HAUPTINDIKATIONEN

Innerlich

- *Blähungen, Bauchkrämpfe*
- *Unterstützend bei nervösen Herz-, Magenbeschwerden (Roemheld-Syndrom)*
- *Verdauungsbeschwerden bei Kindern*

Äußerlich

- *Blähungen, Bauchkrämpfe*

Doldenblütler mit heilendem Öl

Kümmelsamen reifen von Juni bis August heran.

Der Echte Kümmel gehört zur Familie der Doldenblütler (*Apiaceae*). Die Blüten sind weiß bis rötlich gefärbt. Die Blätter sind typisch doppelt gefiedert. Besonders leicht erkennbar ist der Kümmel am sogenannten Kümmelkreuz: Das unterste Paar der Fiederblätter steht am Blattstiel abgesetzt von den anderen Fiederblättern und bildet mit dem Stiel ein Kreuz (Kümmelkreuz). Kümmel wächst zweijährig, erreicht Höhen von 30 bis 80 cm und kommt wild in ganz Europa sowie in Asien vor. Am Naturstandort bevorzugt er feuchte Wiesenböden. In Deutschland wird Kümmel für die pharmazeutische Nutzung und als Gewürz auf etwa 450 Hektar kultiviert. Weitere Anbaugebiete liegen in den Mittelmeerländern sowie auf dem Balkan. Pharmazeutisch relevant sind die reifen Samen, aus denen auch das Öl gewonnen wird. Sie werden hauptsächlich in Deutschland, den Niederlanden, Polen und Ägypten produziert.

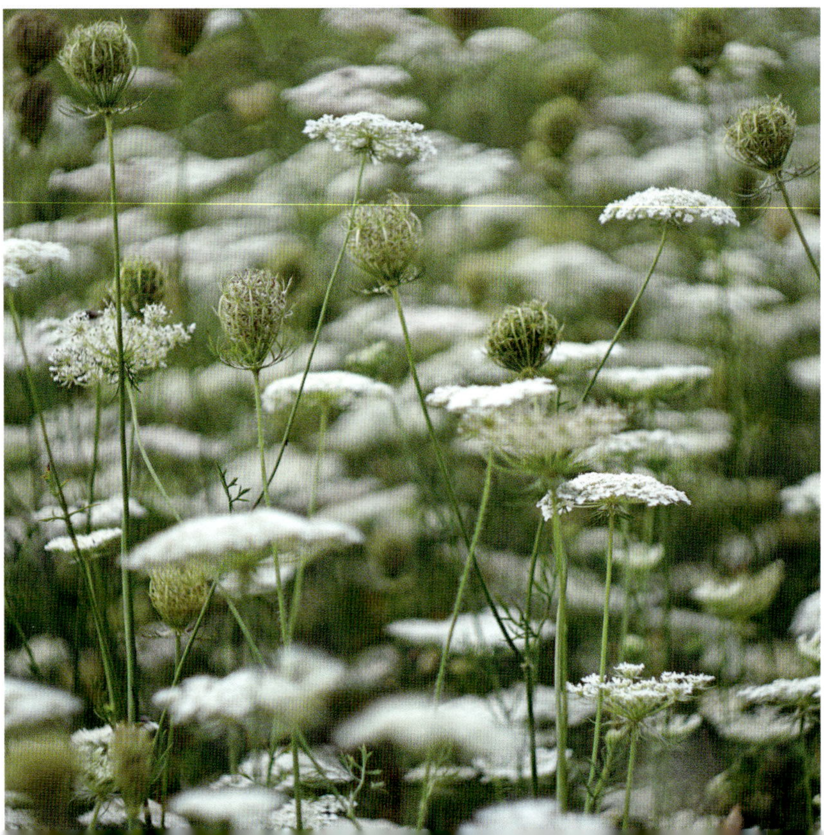

Anerkannte Hauptindikationen

Innerlich

- Blähungen, Bauchkrämpfe
- Unterstüzend bei nervösen Herz-, Magenbeschwerden (Roemheld-Syndrom)
- Verdauungsbeschwerden bei Kindern

Äußerlich

- Blähungen, Bauchkrämpfe

Traditionelle Anwendungen

Innerlich

- Appetitlosigkeit
- Übelkeit
- Reizdarm
- Mundgeruch
- Luftschlucken mit Aufstoßen (Aerophagie)
- Husten
- Milchbildung
- Menstruationsschmerzen

Äußerlich

- Menstruationsschmerzen
- Magen-Darm-Beschwerden, Blähungen (auch bei Kindern)

Anleitungen/Rezepte siehe Seite 202 ff.

Nebenwirkungen

Selten: Allergie oder Unverträglichkeit, Rötungen der Haut bei äußerlicher Anwendung (meist ein therapeutischer Effekt durch die Ölmassage oder den Wickel).

Gegenanzeigen

Überdosierung kann zu Schwindel und Benommenheit führen. Wechselwirkungen sind nicht bekannt. Anwendungsdauer sollte nicht länger als 2 Wochen sein. Bleiben die Beschwerden bestehen, sollte nochmals Rücksprache mit Ärztin/Arzt oder Therapeutin/Therapeut gehalten werden.

So wird Kümmel angewendet

Bei Blähungen, Magen-Darm-Beschwerden, Bauchkrämpfen.

TEE Bei Blähungen, Krämpfen und funktionellen Beschwerden im Magen-Darm-Bereich können einfache Anwendungen mit Kümmel Linderung verschaffen. 1,5–6 g Kümmelsamen täglich (getrocknet, aus der Apotheke oder dem Reformhaus, bio). Etwa 2 g pro Tasse (1 TL) mit 150 ml nicht mehr kochendem Wasser aufgießen und abgedeckt 15 Minuten ziehen lassen. Anschließend abseihen und trinken. Der Tee soll dreimal täglich getrunken werden. Kinder von 1 bis 4 Jahren: 1–2 g pro Tag (bitte mit der Kinderärztin oder dem Kinderarzt absprechen!). Kinder von 4 bis 10 Jahren: 1–4 g pro Tag. Bei starken Beschwerden bitte 15 Minuten vor und 1 Stunde nach dem Essen trinken. Anwendungsdauer nicht länger als 2 Wochen.

MASSAGE-ÖL Ein sauberes Weck- oder Marmeladenglas (300 ml) mit 6 EL Kümmelsamen aus der Apotheke oder dem Reformhaus befüllen. Wichtig:

Samen zuerst zerstoßen oder im Mörser zermahlen. Dann mit 200 ml Mandel- oder Olivenöl aufgießen und 4 Wochen bei Raumtemperatur ziehen lassen. Abschließend die Kräuterreste abseihen und das Öl in Braunglasflaschen oder -behältnisse geben und an einem dunklen und kühlen Ort lagern. Hinweis: Nicht vergleichbar mit der Wirkung von ätherischen Ölen aus

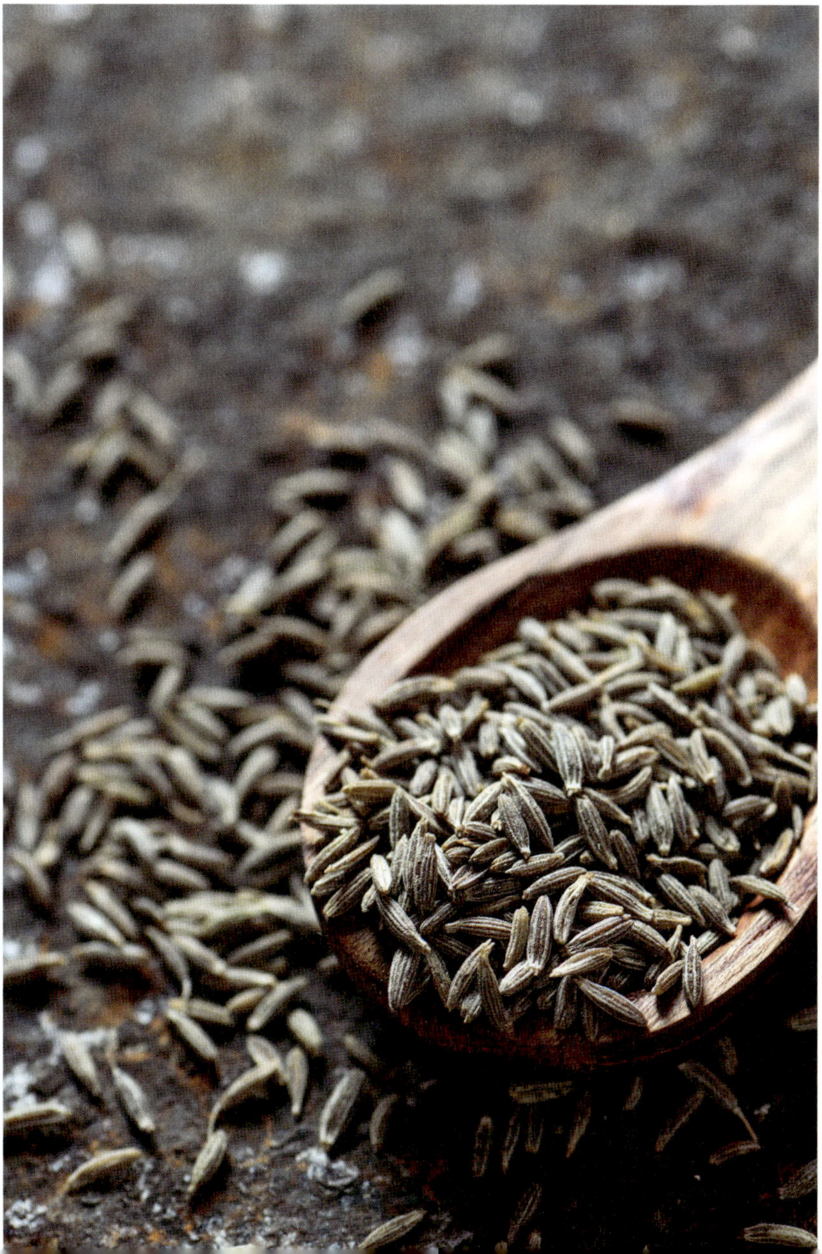

der Apotheke, die durch ein aufwendiges Destillationsverfahren gewonnen werden! Alternativ dazu kann das ätherische Öl aus der Apotheke oder dem Reformhaus auch für Massagen oder Wickel (Kapitel „Wickel und Kompressen", siehe Seite 51 ff.) angewendet werden. Dafür sollte der Gehalt des ätherischen Öls bei Erwachsenen anteilig 3- bis 7-prozentig sein und bei Kindern maximal 2 % betragen. Für Erwachsene werden 100 ml Oliven- oder Mandelöl 25–30 Tropfen ätherisches Kümmelöl hinzugefügt, bei Säuglingen werden auf 100 ml Mandelöl 4–6 Tropfen beigemischt. Bei Bedarf bis zu dreimal täglich bei nervösen Beschwerden, Blähungen, Menstruationsbeschwerden und Krämpfen im Magen-Darm-Bereich an der entsprechenden Beschwerdestelle sanft im Uhrzeigersinn einmassieren. Falls die Beschwerden länger als 2 Wochen anhalten, ist medizinische Rücksprache notwendig.

Fertige Präparate

Bei Blähungen, Magen-Darm-Beschwerden, Bauchkrämpfen, Menstruationsbeschwerden.

ÄTHERISCHES ÖL Bei Blähungen, Krämpfen und funktionellen Beschwerden im Magen-Darm-Bereich kann das ätherische Öl aus der Apotheke auch innerlich angewendet werden. Die Tagesdosis sollte 3–6 Tropfen (etwa 0,15–0,3 ml) nicht überschreiten. Diese sollte über ein bis drei Dosen verteilt werden. Nach EMA-Vorgaben (siehe Seite 41) empfiehlt sich, entweder dreimal täglich 0,1 ml oder einmal täglich 0,3 ml einzunehmen. Das kann mit 100 ml lauwarmem Wasser oder auf einem Stück Zucker erfolgen. Anwendungsdauer nicht länger als 2 Wochen. Wenn die Beschwerden länger andauern, bitte Rücksprache mit der Ärztin oder dem Arzt Ihres Vertrauens halten.

Info

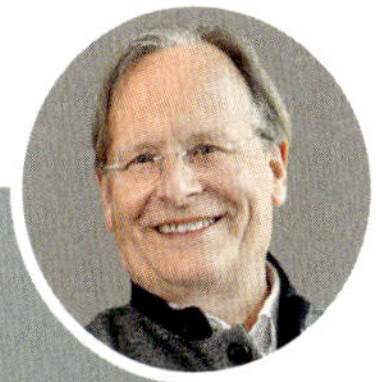

Meine Großmutter hat mir bereits im Alter von sechs Jahren beigebracht, dass gegen Blähungen nach dem Genuss von Weißkohl der Echte Kümmel sehr gut hilft. Und die Schwester meiner Mutter – eine naturheilkundliche Ärztin – referierte später aus dem „Taschenbuch für die biologische Praxis" von Dr. Gerhard Madaus aus 1933, als ich bei ihr famulierte: Kümmel wirke gegen Verdauungsstörungen (Dyspepsie) und Darmentzündung (Enteritis) speziell auch bei Kindern sowie gegen Blähungen (karminativ) und sei auch appetitanregend. Heute ist die Wirkung gegen krampfartige gastrointestinale Beschwerden wie dem Entweichen von Gasen aus dem Darm (Flatulenz) und gegen Blähungen, Völlegefühl, Verdauungsbeschwerden und Appetitlosigkeit wissenschaftlich anerkannt. Die Erfahrungen in der Küche und das medizinische Wissen um die gute Wirksamkeit des Kümmels sind allerdings uralt und statistisch gesehen schon an vielen Milliarden Menschen weltweit als Gewürz überprüft, zum Beispiel bei der Verdauung von Kohlgemüse. Was für eine Evidenz!

Quellenangaben: Carum carvi, in: Madaus, Gerhard: Lehrbuch der biologischen Heilmittel, 3. Nachdruck der Ausgabe Leipzig 1938, Hildesheim, Zürich, New York 2016, Bd. 1, 848-852.

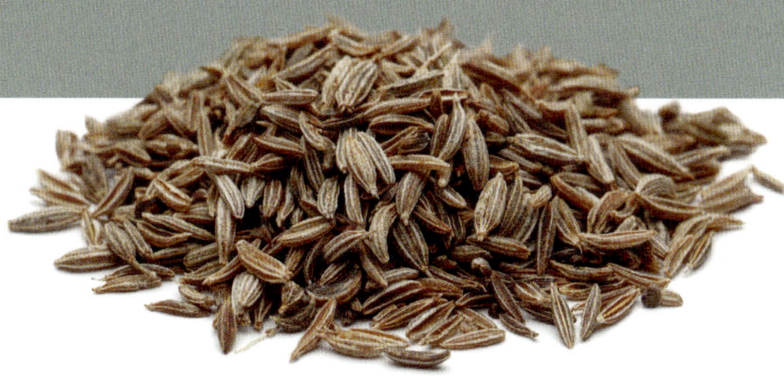

Kümmel in der Wissenschaft

Indikationen für das Kümmelöl und die Samen (Frucht) sind Symptome bei Verdauungsbeschwerden wie Blähungen und Koliken.

Die Kommission E gibt zwei separate Monografien für das Öl und die Frucht heraus. Für das Öl werden als Indikationen angegeben: Verdauungsbeschwerden, zum Beispiel leichte Krämpfe im Magen-Darm-Bereich, Blähungen und Völlegefühl. Das HMPC teilt in der gleichen Weise auf, Indikationen für das Öl und die Frucht sind auch identisch: symptomatische Linderung von Verdauungsbeschwerden wie Blähungen und Flatulenz. ESCOP gibt eine Monografie für die Frucht heraus (aus der auch das Öl gewonnen wird). Indikationen für den inneren Gebrauch sind krampfartige gastrointestinale Beschwerden wie Blähungen sowie (speziell für Kinder) flatulenzbedingte Koliken. Diese letzte Indikation gilt auch für den äußerlichen Gebrauch. Dieselben Indikationen werden in der aktuellen separaten ESCOP-Monografie für das Öl angegeben. Das Europäische Arzneibuch gibt zwei gesonderte Monografien für Frucht und Öl heraus. Quellenangaben siehe: www.worldmedicine.eu.

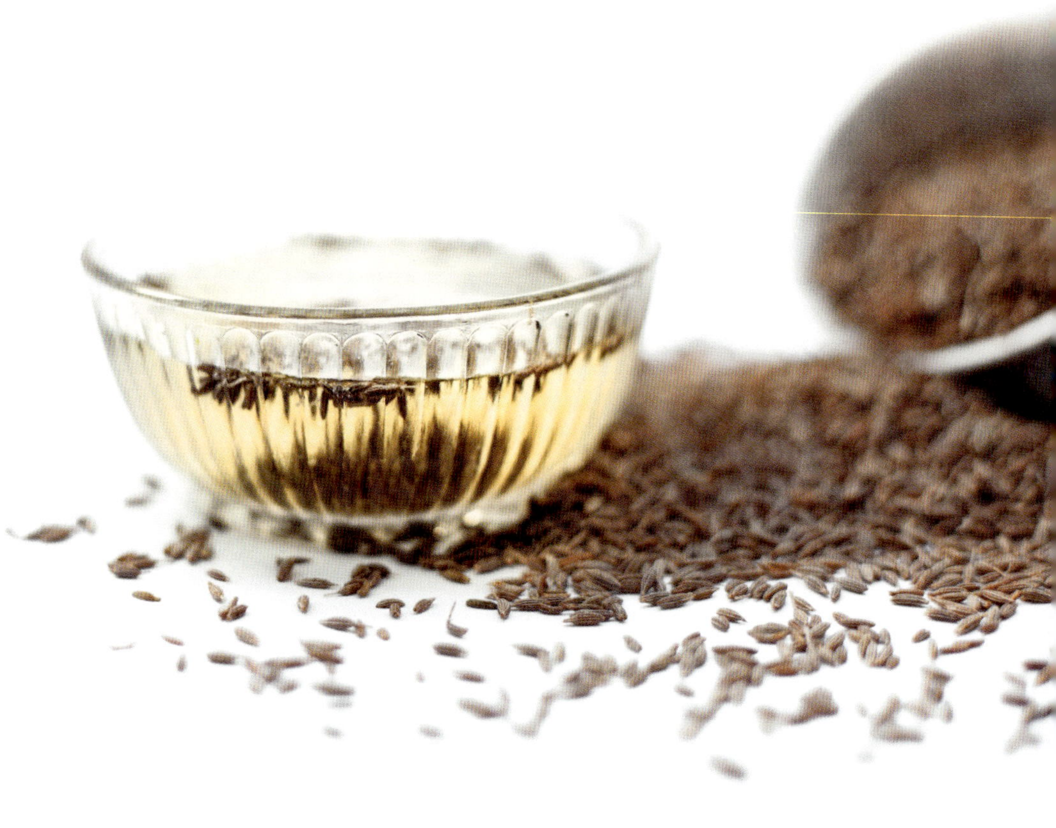

Kümmel

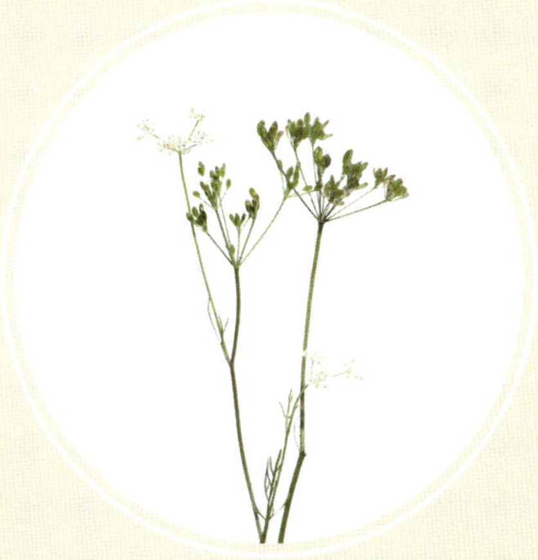

FAMILIE
Apiaceae (Doldenblütler)

SYNONYME
Wiesen-Kümmel,
Gemeiner Kümmel

PFLANZENART/WUCHSFORM
zweijährige Pflanze,
30–80 cm hoch

VERWENDETE TEILE
Samen

INHALTSSTOFFE
ätherische Öle (2–7 %, unter anderem das Carvon, das den charakteristischen Kümmelgeruch erzeugt), fettes Öl (mit etwa 30 % Ölsäure), Proteine, Kohlehydrate, Flavonoide wie Quercetin und Phenolcarbonsäuren wie Kaffeesäure

EIGENSCHAFTEN
verdauungsfördernd, krampflösend bzw. entblähend (karminativ), appetitanregend (stomachisch; siehe Glossar), harnflusssteigernd (diuretisch), magensaft- und milchsekretionsfördernd (galaktogog; siehe Glossar), antimikrobiell

DARREICHUNGSFORMEN/ PRÄPARATE
- Tee aus Kümmelsamen
- Ätherisches Öl

BEZUGSQUELLEN

Apotheke/Reformhaus
- Tee aus Kümmelsamen
- Ätherisches Öl

Drogeriemarkt
- Tee

REZEPTPFLICHTIG
nein

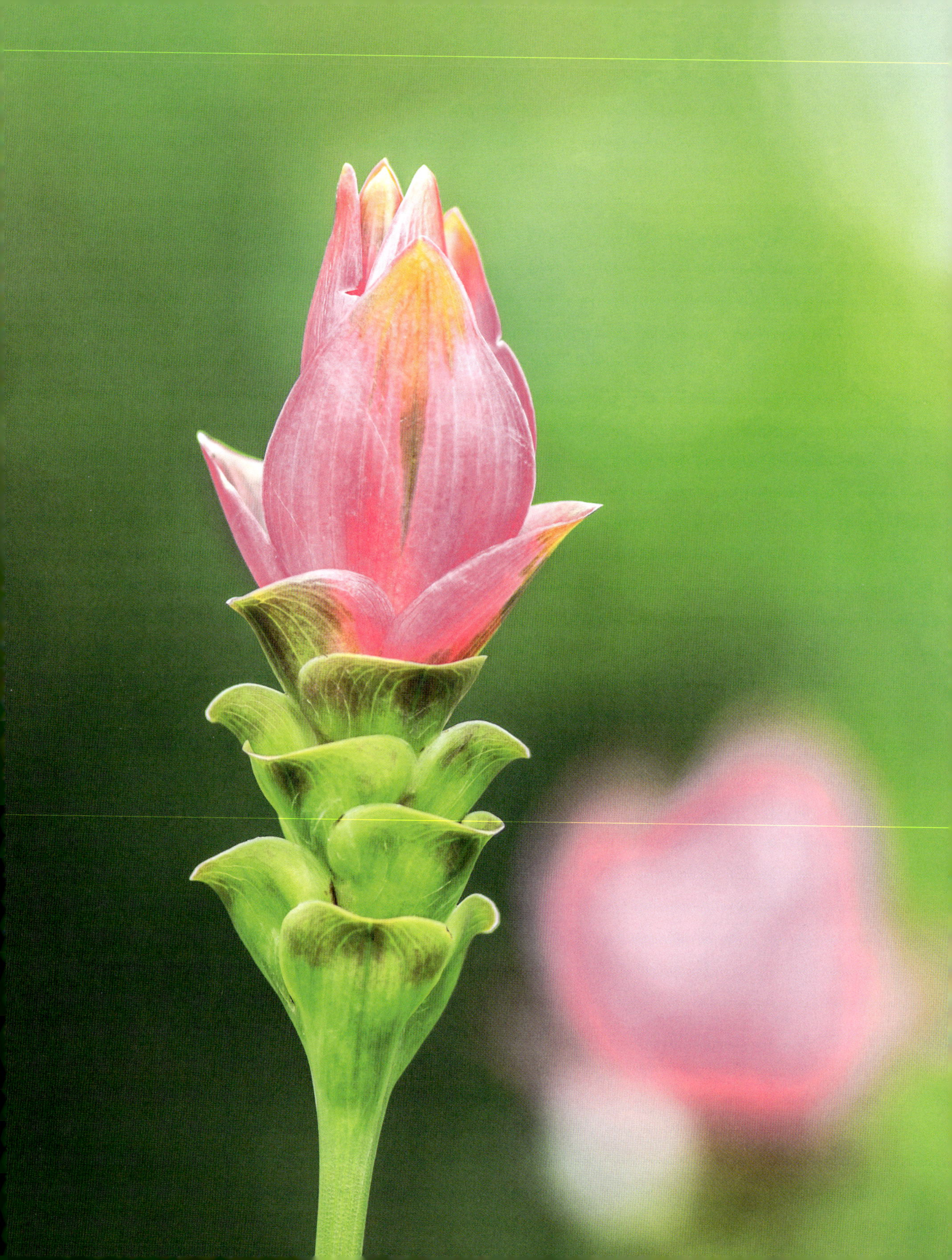

Kurkuma

Curcuma longa

Magen, Darm, Verdauung

Leber, Galle

Das Gelbe im Curry – gegen „Magen-Darm"

„… die Currywurst!" Wer kennt es nicht – sowohl den Song als auch die Wurst. Die Safranwurz (Kurkuma), ein Ingwergewächs, verleiht dem Curry die appetitliche gelborangene Farbe und optimiert gleichzeitig die Verdauung. Sie senkt den Fettgehalt, schont die Leber und wirkt nicht nur in Magen und Darm entzündungshemmend. Die Kurkuma ist in ihren Herkunftsländern Indien und Südostasien ein schon jahrtausendealtes Phytotherapeutikum und Gewürz. In der ayurvedischen und der Traditionellen Chinesischen Medizin (TCM) hat die Gelbwurz ihren festen Platz. Als Färbemittel erlangte die Wurzel weltweit große Bekanntheit. Sicher nach Europa dürfte die Droge im Zuge der Kolonialisierung gelangt sein. Der deutsche Botaniker Jacobus Theodorus Tabernaemontanus erwähnte Kurkuma in seinem „Neuw Kreuterbuch" von 1588.

HAUPTINDIKATIONEN

Innerlich

- *Dyspeptische Beschwerden wie Völlegefühl, Blähungen und schwere Verdauung*
- *Übersäuerung*
- *Leichte Leber- und Gallenbeschwerden*

Wirksame Wurzel

Für die phytotherapeutische Verwendung ist der Wurzelstock (Rhizom) zweier Kurkuma-Arten relevant: *Curcuma longa* oder *domestica,* Gelbwurz, sowie *Curcuma xanthorrhiza,* auch Javanische Gelbwurz genannt. Der Name leitet sich vom griechischen „xanthos" (= gelb) und „rhiza" (= Wurzel) ab. Kurkuma gehört zur Familie der Ingwergewächse *(Zingiberaceae).* Gelbwurz ist eine krautige Pflanze. Die sich am Stängel in

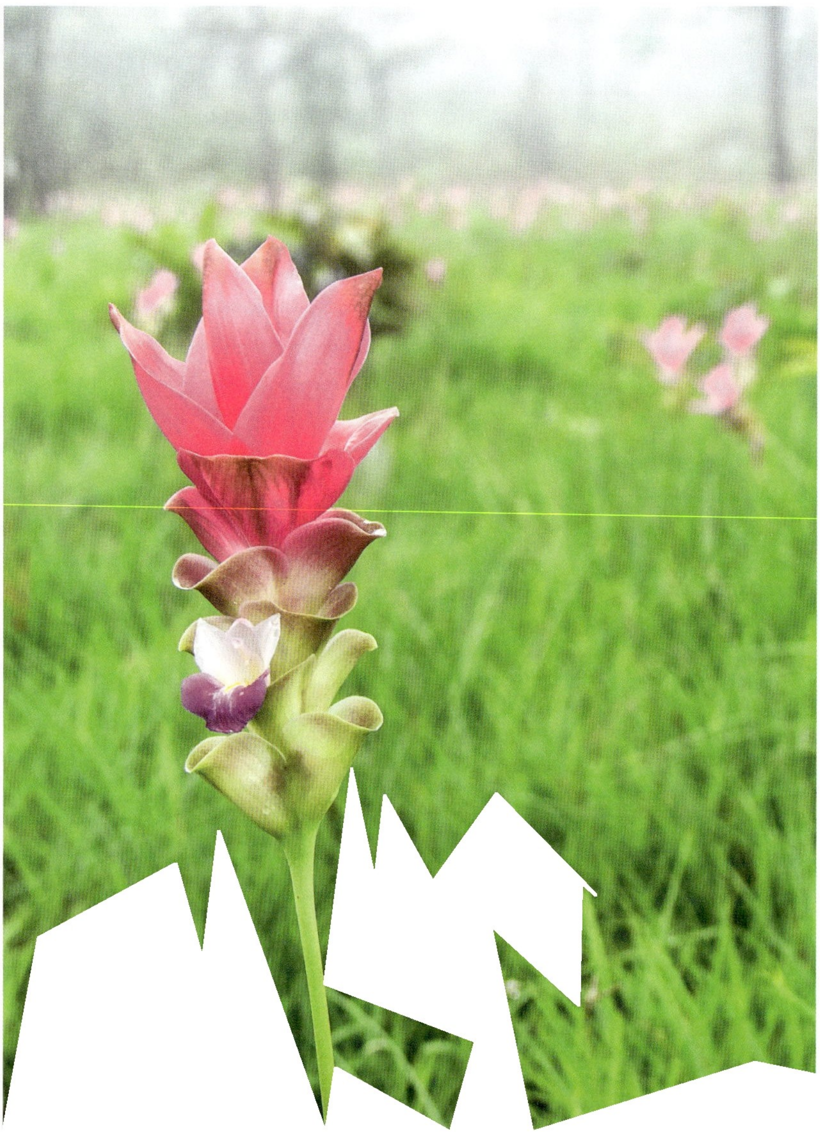

Spiralen bildenden Blätter erreichen die beträchtliche Länge von etwa 1 Meter. Am Ende der Stängel befindet sich der zapfenförmige Blütenstand. Die Pflanze wächst aus einem Wurzelstock, der zur gelblichen Droge verarbeitet wird. Die Heimat der Gelbwurz sind die tropischen Breiten Asiens. Kultiviert wird sie dort und heute auch in Afrika. Die wichtigsten Exportländer sind aber nach wie vor Indien, China, Indonesien und Thailand.

Frische Kurkuma verfärbt verarbeitende Hände für viele Tage.

Anerkannte Hauptindikationen

Innerlich

- Dyspeptische Beschwerden wie Völlegefühl, Blähungen und schwere Verdauung
- Übersäuerung
- Leichte Leber- und Gallenbeschwerden

Traditionelle Anwendungen

Innerlich

- Schmerzen und Entzündungen durch rheumatoide Arthritis
- Schmerzen
- Erkältungen
- Diarrhö
- Magengeschwüre
- Regelschmerzen (Dysmenorrhoe)
- Ausbleiben der Menstruation länger als 3 Monate (Amenorrhoe)

Anleitungen/Rezepte siehe Seite 212 ff.

Nebenwirkungen

Reizwirkung auf die Schleimhaut des Magens bei längerer Anwendung.

Gegenanzeigen

Gallenwegverschluss, bei Gallensteinleiden nur nach Absprache mit dem behandelnden Arzt oder Therapeuten.

So wird Kurkuma angewendet

Kurkuma ist als traditionelles pflanzliches Arzneimittel (§39 AMG; siehe Glossar) eingestuft und bei allgemeinen Verdauungsbeschwerden jeglicher Art klassisch indiziert. Bisher ist die cholesterinsenkende Wirkung, über die zunehmend berichtet wird, wissenschaftlich nicht nachgewiesen. Im Bundesanzeiger wird als Empfehlung eine mittlere Tagesdosis von 1,5 bis 3 g frischem oder pulverisiertem Wurzelstock (mit 3 % Curcumin und 3 % ätherischem Öl) angegeben. Die Grenzwerte für Curcumin sind von der WHO gemeinsam mit der Ernährungs- und Landwirtschaftsorganisation FAO erhöht worden: auf bis zu 3 mg/kg Körpergewicht.

Bei Beschwerden im Magen-Darm-Bereich und Erkältungen.

TEE Bei Beschwerden im Magen-Darm-Bereich sowie bei Erkältungen 1 g frischen Kurkumawurzelstock aus dem Reformhaus dreimal täglich mit 300 ml Wasser zum Sieden bringen und 5–10 Minuten leicht kochen lassen. Anschließend abseihen. Tipp: Tagesdosis vorbereiten. 3 g Wurzel auf 1 l Wasser zum Sieden bringen und 5–10 Minuten leicht köcheln lassen. Dann abseihen und in eine Thermostasse oder -kanne füllen. Über den Tag in mindestens drei Dosen trinken. Alternativ dreimal 1 g trockenen, grob pulverisierten Kurkumawurzelstockextrakt aus der Apotheke oder dem Reformhaus mit 150 ml Wasser zum Sieden bringen und 5–10 Minuten ziehen lassen. Anschließend abseihen und trinken.

ACHTUNG Kurkuma färbt stark! Bei der Verwendung der frischen Wurzel unbedingt dickere Gummihandschuhe benutzen und ein unempfindliches Schneidebrett oder eine entsprechende Unterlage verwenden.

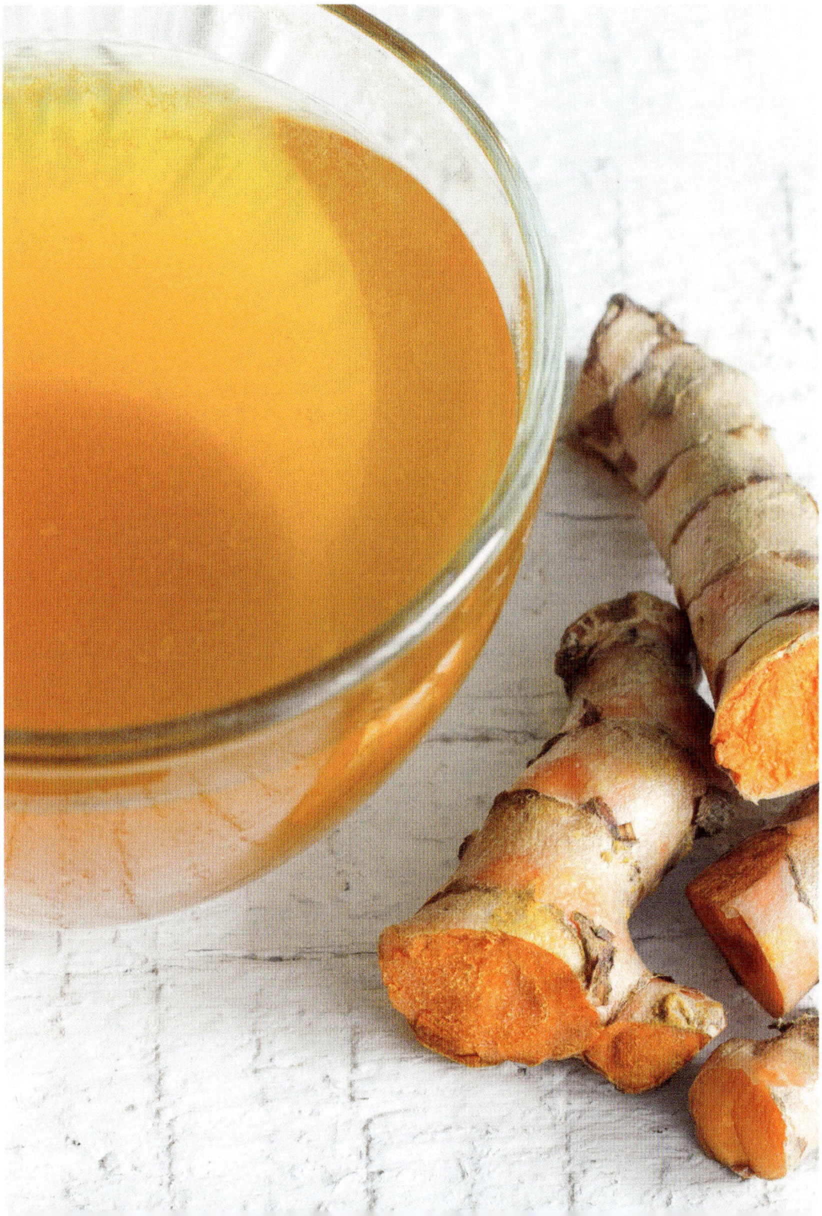

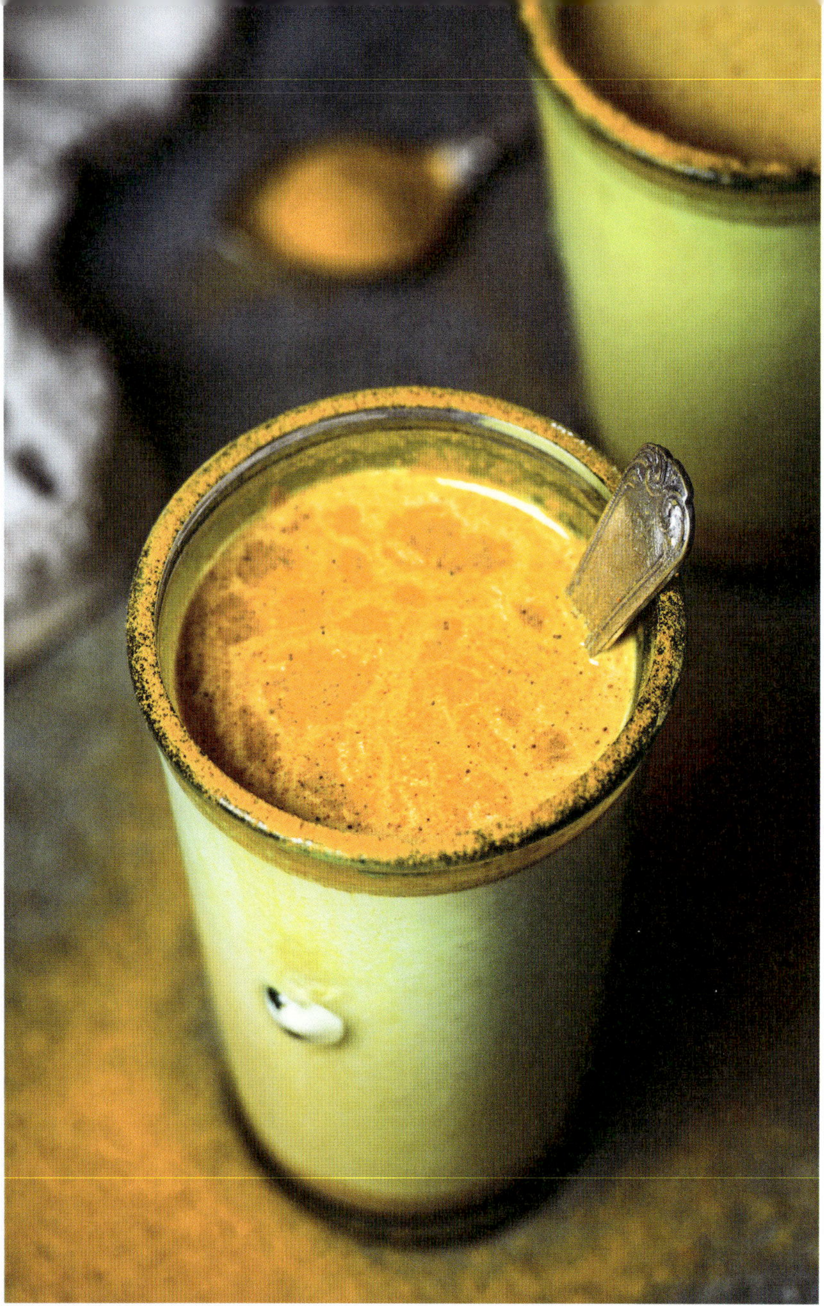

Tendenz zu symptomatischen Verdauungsproblemen, Erkältungen.

KURKUMAPASTE FÜR GOLDENE MILCH, CURRY ODER TEE/AUFGUSS Kurkumapaste kann jeder Mensch selbst frisch zubereiten. Bei einer Tendenz zu symptomatischen Verdauungsproblemen oder Erkältungen wird eine Kur über 2 Wochen empfohlen. Etwa eine Tasse gefiltertes Wasser mit circa einer Vierteltasse Kurkumapulver oder frischen Wurzelstöcken (bio)

auf dem Herd zum Sieden bringen. Die Paste nach kurzem Aufkochen bei schwacher Hitze unter ständigem Rühren etwa 15 Minuten reduzieren lassen. Danach das Ganze vom Herd nehmen und 20 Minuten abgedeckt ziehen lassen. Anschließend mit dem Stabmixer zu einem homogenen Brei verarbeiten, einige Tropfen Kokos- oder Olivenöl und eine Prise frisch gemahlenen Pfeffer in den Topf geben und nochmals gut verrühren. Dann in ein sauberes Weck- oder Marmeladenglas füllen und abdecken. Abschließend weiter auskühlen lassen und im Kühlschrank aufbewahren. Bis zu 2 Wochen haltbar. 1 TL (etwa 3 g) täglich direkt einnehmen oder in warmer Milch, als Tee-Aufguss oder als Zusatz für ein Gemüsecurry verwenden.
ACHTUNG Kurkuma färbt stark! Bei der Verwendung der frischen Wurzel unbedingt dickere Gummihandschuhe benutzen und ein unempfindliches Schneidebrett oder eine entsprechende Unterlage verwenden. Der Wurzelstock (bio) kann auch mit Schale verwendet werden.

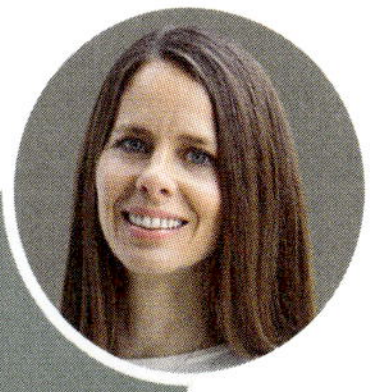

Info

Die Wirkungsweise der Kurkuma wird durch die Zugabe von Pfeffer potenziert. Ursächlich dafür ist wohl der Inhaltsstoff Piperin, ein Bioenhancer. Es gibt Studien, die zum Beispiel auf die hohe Steigerung der antientzündlichen Wirkung durch Pfefferarten wie Pipali hinweisen. Der wesentliche Wirkstoff Curcumin, der in der Gelbwurz enthalten ist, soll spezifische Enzyme hemmen und wird daher zunehmend auch in der Behandlung von entzündlichen Gelenksveränderungen eingesetzt.

Quellenangaben: Henrotin, Y., Priem, F., Mobasheri, A.: Curcumin: a new paradigm and therapeutic opportunity for the treatment of osteoarthritis: curcumin for osteoarthritis management. In: SpringerPlus, 2:56.

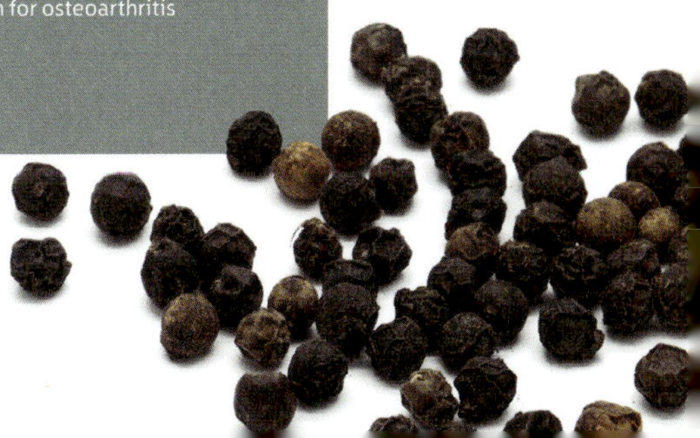

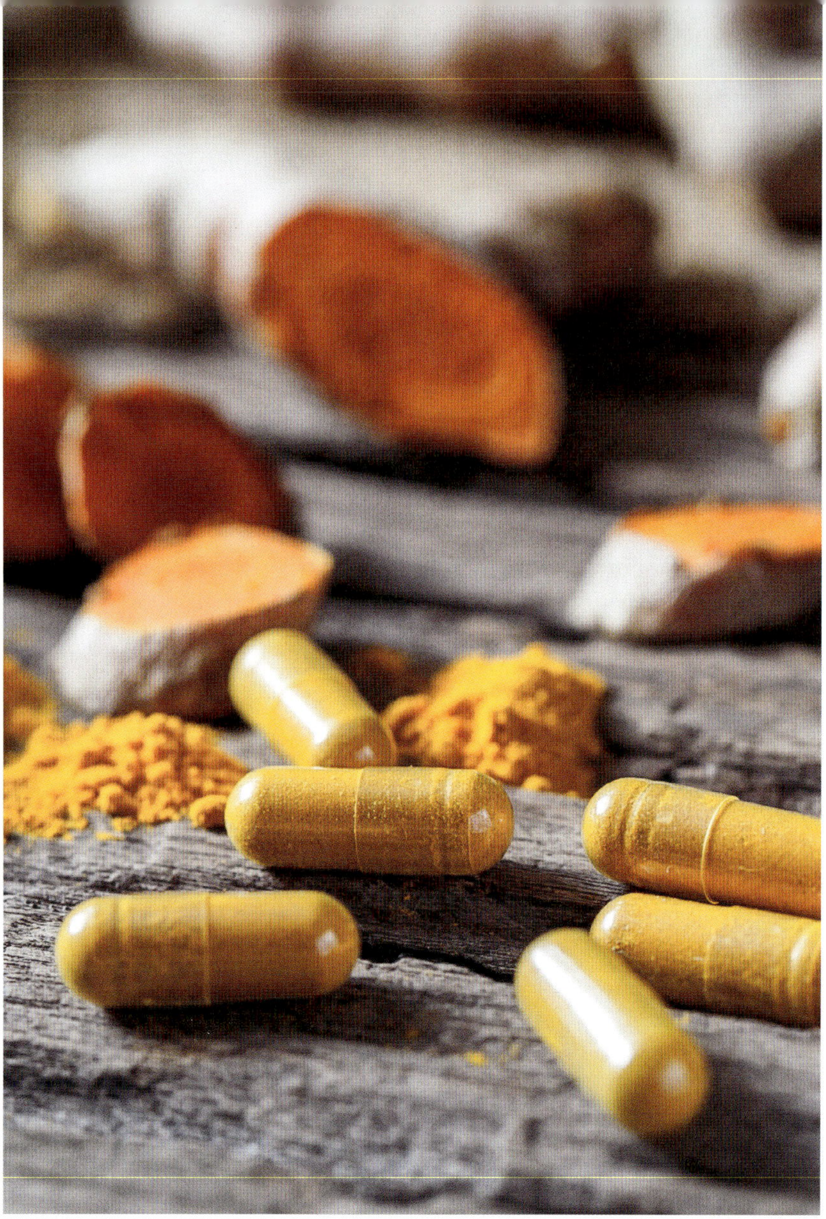

Fertige Präparate

Bei Arthritis.

KAPSELN Bei Arthritis zweimal täglich eine Kapsel Kurkumatrockenextrakt. Tagesmaximaldosis: 90–200 mg Kurkumatrockenextrakt (je nach Präparat) aus der Apotheke oder dem Reformhaus. Bitte Packungsbeilage beachten!

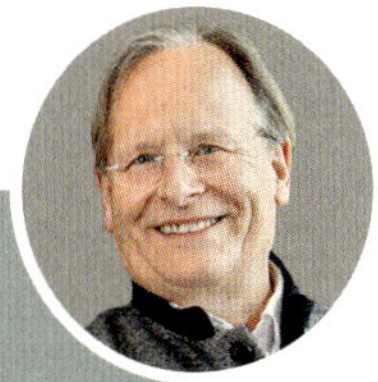

Info

Kurkuma besser als Ibuprofen?

Eine multizentrische, randomisierte Vergleichsstudie aus dem Jahr 2014 untersuchte die Wirksamkeit eines Kurkumaextrakts im Vergleich zu Ibuprofen bei Osteoarthritis im Knie. Ergebnis war, dass Kurkuma die gleiche Effektivität hatte, aber weniger gastrointestinale Beschwerden verursachte.[1] In den vergangenen fünf Jahren sind in der Literatur zunehmend wissenschaftliche Arbeiten zu finden, die den antioxidativen und neuerdings auch den neuroprotektiven Wirkmechanismus von Kurkuma herausarbeiten (vgl. Esatbeyoglu et al. 2012).

Quellenangaben: 1 Kuptniratsaikul, V. et al., Efficacy and safety of Curcuma domestica extracts compared with ibuprofen in patients with knee osteoarthritis: a multicenter study. Clinical Interventions in Aging 2014; 9: 451–458.

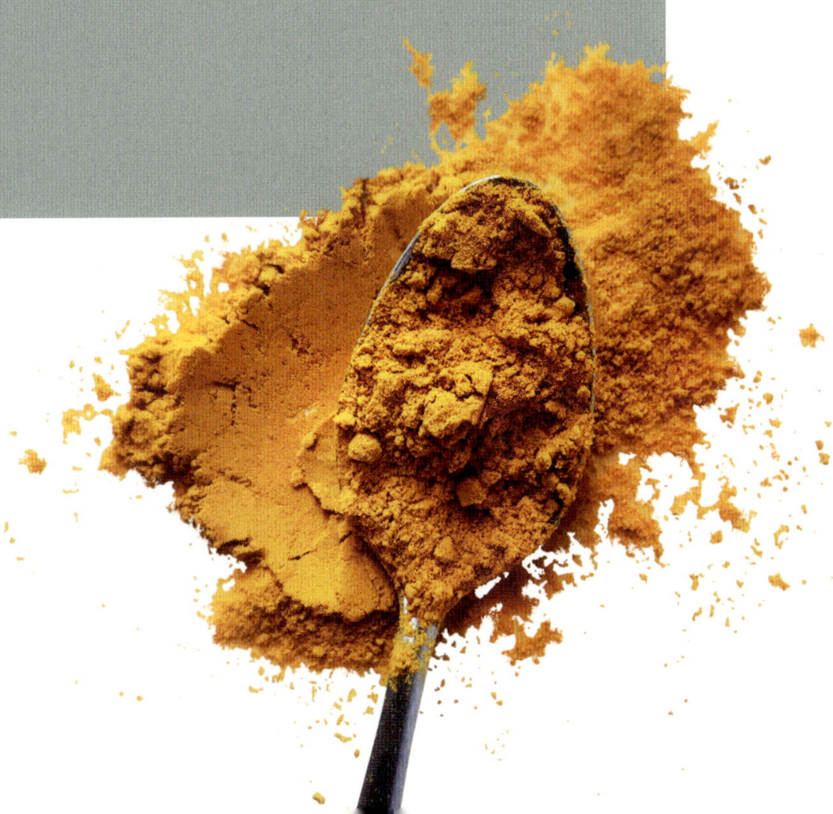

Kurkuma in der Wissenschaft

Die Kommission E gibt zwei Monografien für die Gelbwurz heraus: für *Curcuma longa* und *Curcuma xanthorrhiza*. In beiden Monografien beschränkt sich die Indikationsangabe auf dyspeptische Beschwerden. Aufgrund klinischer Daten klassifiziert die WHO *Curcuma longa* in der höchsten Kategorie für die Indikation „flatulente Verdauungsstörungen". In der zweiten Kategorie finden sich Zwölffingerdarmgeschwür, Schmerzen und Entzündungen bei rheumatoider Arthritis, Störungen der Menstruation, Durchfall, Schmerzen und Hautkrankheiten. Das HMPC formuliert unter „Traditional use" zusätzlich Völlegefühl und langsame Verdauung und ESCOP eine leichte Dysfunktion der Galle. Das Europäische Arzneibuch gibt getrennte Monografien für beide Kurkuma-Arten heraus. In einer Überblicksarbeit aus dem Bereich Phytotherapie im Institut für Rechtsmedizin der Universität Freiburg im Breisgau von Chrubasik-Hausmann wird angegeben: „In experimentellen (Labor, Tiermodelle) sowie humanpharmakologischen Untersuchungen können Wirkungen nachgewiesen werden, die den Einsatz beim Reizdarmsyndrom, bei Gallenblasendysfunktionen, Magen-Darm-Geschwüren, verschiedenen Krebserkrankungen (vor allem im Darm und im Mund) sowie entzündlichen Erkrankungen (zum Beispiel im Darm und in den Gelenken) sinnvoll erscheinen lassen." Quellenangaben siehe: www.worldmedicine.eu.

Die Forschung hinsichtlich unterschiedlicher Indikationen ist hoch aktiv.

Quellenangaben unter anderem: Chrubasik-Hausmann, S.: Kurkuma. Freiburg i. Br. 2015, zit. Titelseite der wissenschaftlichen Zusammenfassung (Uniklinik Freiburg im Breisgau).

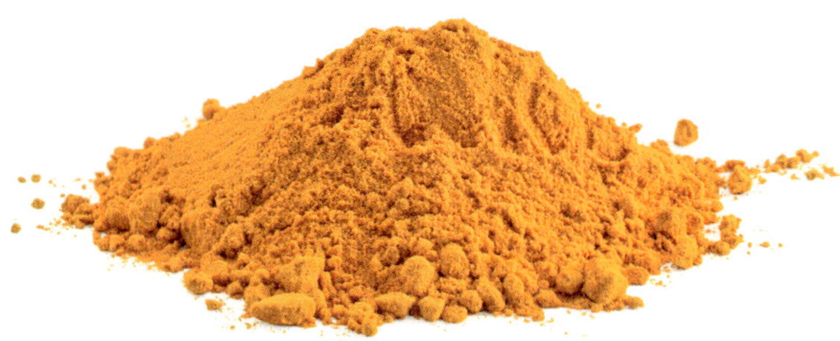

Kurkuma

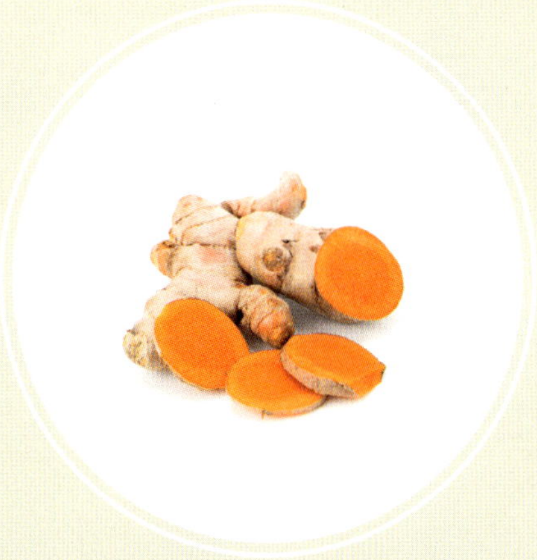

FAMILIE
Zingiberaceae (Ingwergewächse)

SYNONYME
Gelbwurzel, Gelbwurz

PFLANZENART/WUCHSFORM
Staude, bis zu 80 cm hoch

VERWENDETE TEILE
Wurzelstock (Rhizom)

INHALTSSTOFFE
gelbe Farbstoffe Curcumin (Dicinnamoylmethan-Derivate), Monodemethoxycurcumin und Bismethoxycurcumin, 2–7 % ätherisches Öl (hauptsächlich Turmeron, Zingiberen), 3–5 % Ferulasäure und Kaffeesäure, Stärke; Wurzel enthält immunologisch aktive Polysaccharide

EIGENSCHAFTEN
entzündungshemmend, entkrampfend, fettsenkend, antioxidativ, leberschützend, leberentgiftend, entblähend, gallensaftfördernd, gallenentleerungsstimulierend, antiviral, antibakteriell, immunmodulatorisch, Steigerung von Magensaftsekretion und Magen-Darm-Bewegung

DARREICHUNGSFORMEN/ PRÄPARATE
- Frischer Wurzelstock
- Wurzelstocktrockenextrakt
- Kapseln mit Kurkumatrockenextrakt
- Extrakt als Tee

BEZUGSQUELLEN

Apotheke
- Wurzelstocktrockenextrakt
- Kapseln mit Kurkumatrockenextrakt
- Extrakt als Tee (bio)

Supermarkt
- Frischer Wurzelstock (bio)
- Kurkuma als Gewürz (bio)
- Extrakt als Tee (bio)

Reformhaus
- Wurzelstocktrockenextrakt
- Kapseln mit Kurkumatrockenextrakt
- Frischer Wurzelstock (bio)
- Kurkuma als Gewürz (bio)
- Extrakt als Tee (bio)

REZEPTPFLICHTIG
nein

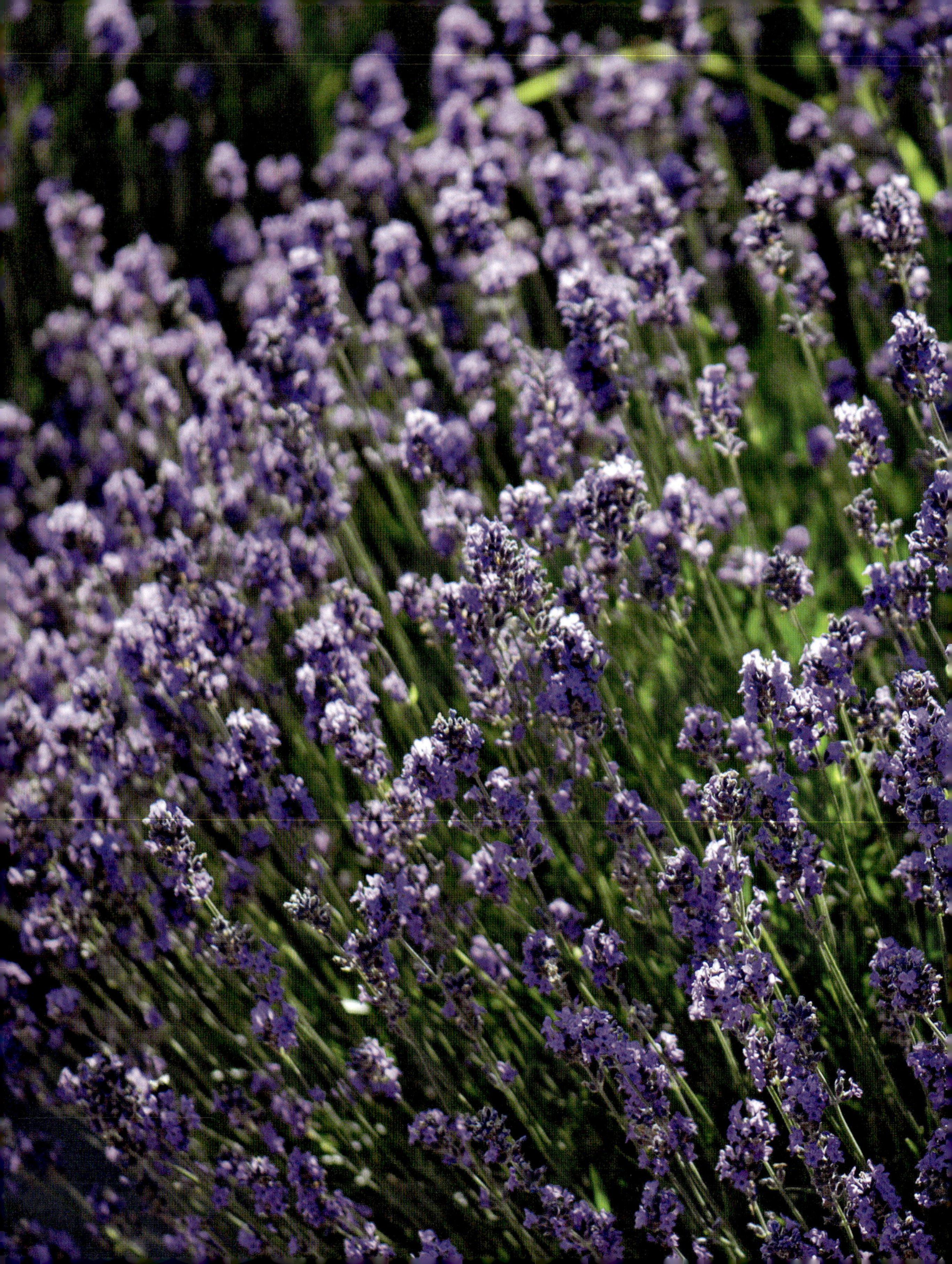

Lavendel

Lavandula angustifolia

Nerven, Psyche, Kopf

Magen, Darm, Verdauung

Blut, Herz, Arterien, Venen

Wenn Düfte und Farben heilen

Wer einmal die Lavendelfelder in der Provence gesehen und den Duft gerochen hat, weiß, welche Lebensfreude von diesem mediterranen Kraut ausgeht. Seit dem Altertum wird Lavendelduft zur Entspannung genutzt, insbesondere als Badezusatz. Schon der Name leitet sich vom lateinischen Wort „lavare" für „waschen" ab. Mittelalterliche Medizintexte erwähnen die beruhigende und angstlösende Eigenschaft des Lavendels. Als die „Blume der Medizin" wurde sie in der ersten medizinischen Universität der Welt in Salerno bei Neapel verehrt. Paracelsus verwendete Lavendel gegen Nervenleiden und als herzberuhigendes Mittel. Auch Darmbeschwerden wurden als Indikationen genannt. Außerdem empfahl Paracelsus Lavendel als harntreibendes Mittel.

HAUPTINDIKATIONEN

Innerlich

- *Einschlafstörungen, Unruhezustände, Schlaflosigkeit*
- *Nervöse Magen-Darm-Störungen*
- *Funktionelle Oberbauchbeschwerden wie Reizmagen, Roemheld-Syndrom, Blähungen (Meteorismus)*

Äußerlich

- *Funktionelle Kreislaufstörungen*

Das Parfum der Provence

Lavendel bleibt im Garten schön kompakt, wenn er direkt nach der Blüte geschnitten wird.

Der Echte Lavendel (*Lavandula angustifolia*) gehört zur Familie der Lippenblütler (*Lamiaceae*) und kommt wild auf sonnenbeschienenen kalkhaltigen Gebirgshängen im westlichen Mittelmeerraum vor. Insgesamt umfasst die Gattung *Lavandula* etwa 30 Arten. Beim phytotherapeutisch bedeutsamen Echten Lavendel handelt sich um einen 1 bis 2 Meter hohen Halbstrauch mit drahtigen, stark verästelten Trieben. Charakteristisch sind seine nadelförmigen, graugrünen, an den Rändern etwas eingerollten Blätter. Die meist blauvioletten, aromatisch duftenden Blütenstände bestehen aus mehreren quirlig angeordneten Blütenreihen. Der einzelne Blütenstand ist bis zu 8 cm lang und hat die Form einer Ähre. Die Blütezeit beginnt im Juni und reicht bis Ende August. Seit Jahrhunderten wird Lavendel zur kosmetischen und medizinischen Verwendung angebaut, berühmt ist der Parfum-Ort Grasse in der Provence (Foto unten). Hauptlieferanten der Droge sind Frankreich, Spanien und Osteuropa.

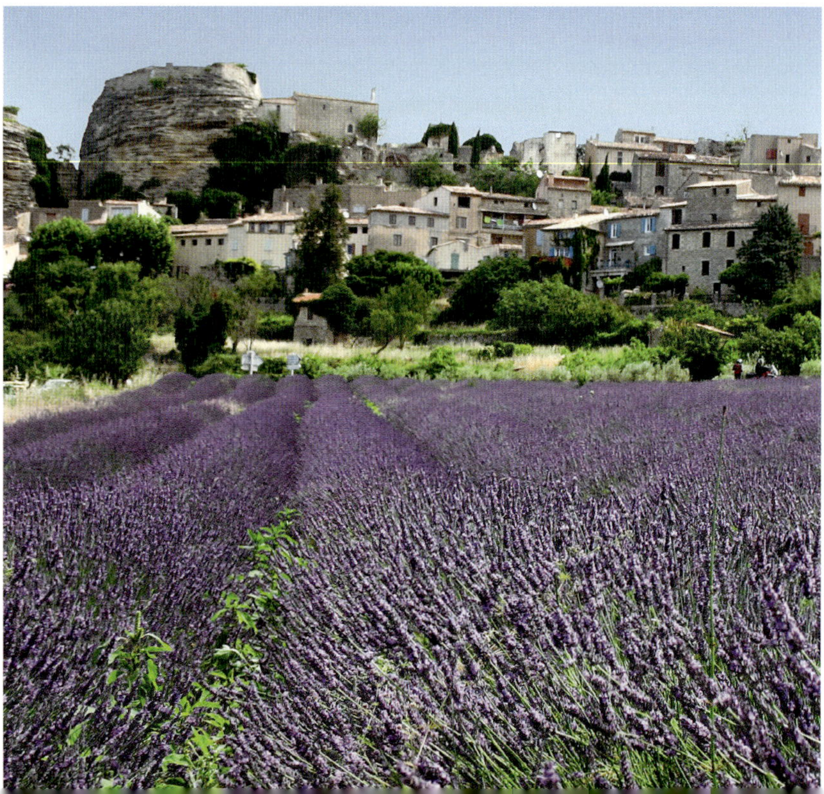

Anerkannte Hauptindikationen

Innerlich

- Einschlafstörungen, Unruhezustände, Schlaflosigkeit
- Nervöse Magen-Darm-Störungen
- Funktionelle Oberbauchbeschwerden wie Reizmagen, Roemheld-Syndrom, Blähungen (Meteorismus)

Äußerlich

- Funktionelle Kreislaufstörungen

Traditionelle Anwendungen

Innerlich

- Kopfschmerzen
- Erschöpfungszustände
- Nervosität, Angstzustände (Aromatherapie)
- Durchfall
- Steigerung des Harnflusses

Äußerlich

- Neuralgien (Schmerzsyndrom)
- Kopfschmerzen
- Verbrennungen, Sonnenbrand
- Wunden
- Unterleibs- oder Menstruationsschmerzen
- Erkältung

Anleitungen/Rezepte siehe Seite 224 ff.

Nebenwirkungen

Allergien gegen Lavendel oder Lippenblütler. Verlängerung der Reaktionszeit, zum Beispiel beim Autofahren oder bei der Bedienung von Maschinen.

Gegenanzeigen

Konzentrate und Öle sind nicht für Kleinkinder geeignet. Bitte nicht in der Schwangerschaft anwenden! Bei innerlicher Anwendung in höheren Dosen können Krämpfe und nervöse Zustände ausgelöst werden.

So wird Lavendel angewendet

Pharmazeutisch verarbeitet gibt es Lavendel in Apotheken als Kapseln oder Salben und Cremes, in Drogerien und Reformhäusern auch als Nahrungsergänzungsmittel, Seifen, Badezusätze, Parfums oder Kräuterkissen.

Lavendel wirkt allein durch das Einatmen des Duftes beruhigend.

Lavendel wirkt allein durch das Einatmen des Duftes beruhigend und kann somit auch bei schlechtem Einschlafen und Hyperaktivität von Kindern gezielt eingesetzt werden – mit einem Lavendelblütensäckchen oder durch einen Tropfen Öl auf einem feuchten Tuch/kleinen Kissen. Dampfbäder mit Lavendel helfen bei Husten, Hals- und Rachenentzündung bzw. Bronchitis. Belebend wirken heiße Lavendelbäder, was besonders bei niedrigem Blutdruck hilfreich sein kann. Ein anschließender Lavendelbrustwickel kann den blutdrucksteigernden Effekt verstärken (siehe Anleitung auf Seite 225). Nicht zu vergessen ist die schmerzlindernde Wirkung durch Inhalation bei Migräne oder feuchte Wickel bei Verbrennungen 1. Grades oder kleinen Wunden. Diese ist neben der antiseptischen Wirkung bekannt.

Schmerzlinderung bei Zerrungen und Verstauchungen ist eine weitere Indikation, ebenso die verdauungsfördernde, entblähende und gallenflussstimulierende Eigenschaft. Lavendel ist durch seine beruhigende Wirkung auf Körper und Nerven wohl der Klassiker in der Aromatherapie. Er wird sowohl äußerlich als auch innerlich angewendet.

Dank des Inhaltsstoffs Linalool, einem Bestandteil des ätherischen Öls, ist die Heilpflanze bei Einschlafstörungen, Ruhelosigkeit und Nervosität besonders wirksam.

Besonders wirksam ist die Heilpflanze bei Einschlafstörungen, Ruhelosigkeit und Nervosität.

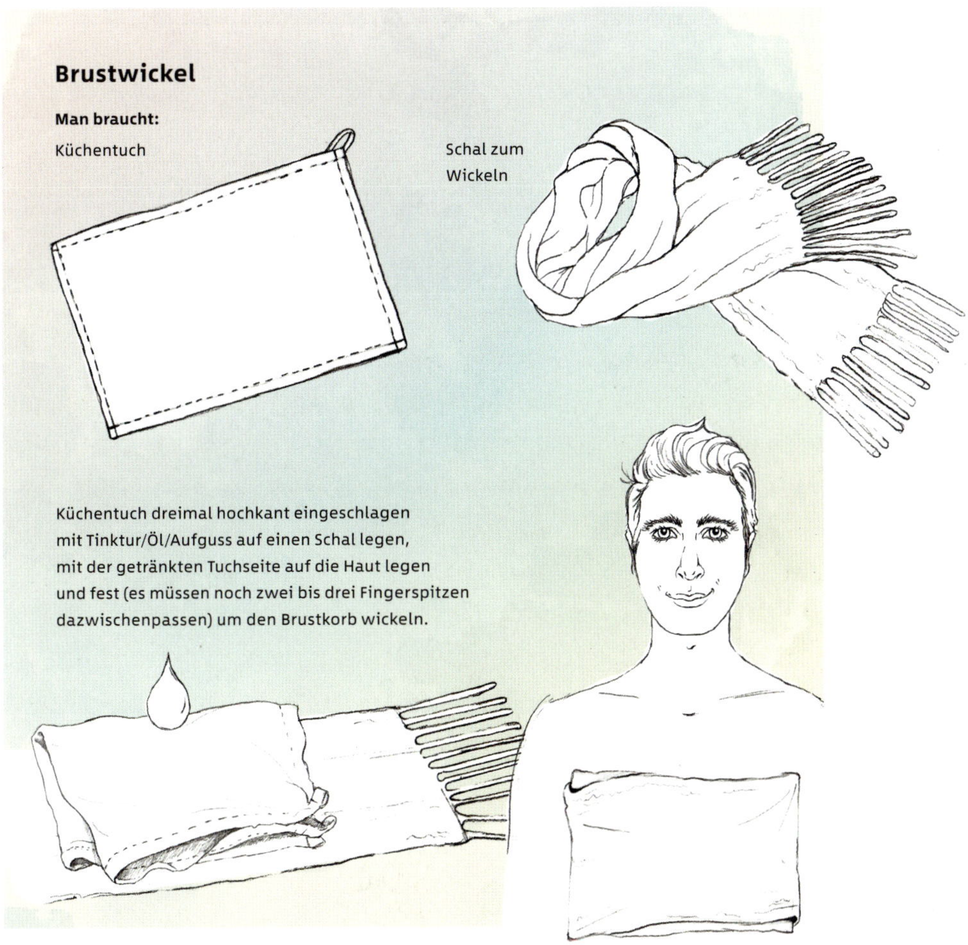

Bei nervlicher Erschöpfung, Verdauungsstörungen oder Blähungen.

TEE Mit dem Tee können nervliche Erschöpfung, Verdauungsstörungen oder Blähungen behandelt, aber ebenso Wunden ausgewaschen oder mit Kompressenauflagen 30 Minuten lang gereinigt werden. Gut gegen Wundschmerzen, auch bei Verbrennungen. Zubereitung: dreimal täglich 1–2 TL (0,8–1,6 g) getrocknete Lavendelblüten mit 200 ml 80 °C warmem Wasser aufgießen und abgedeckt 10 Minuten ziehen lassen. Anschließend abseihen und den Tee warm trinken oder als Kompresse auflegen.
ACHTUNG Kindern (4–10 Jahre) Tee mit 1 g Lavendelblüten verabreichen.

AUFGUSS Alternativ zum Tee kann auch ein selbst hergestellter Aufguss getrunken werden. Für 1 l Aufguss 30–40 g Blüten und Blätter aus der Apotheke in 1 l Wasser aufkochen. Abkühlen und täglich drei Tassen – mit Honig gesüßt – trinken.

TINKTUR Eine weitere Alternative ist eine Tinktur aus der Apotheke (Verhältnis 5:1). Davon dreimal täglich 2–4 ml (8–16 Tropfen) einnehmen.

Bei Unterleibskrämpfen und Menstruationsbeschwerden, funktionellen Kreislaufstörungen.

VOLLBAD Traditionell wird Lavendel auch bei Unterleibskrämpfen und Menstruationsbeschwerden eingesetzt. Hier kann das Vollbad mit Lavendelblüten lindernd wirken. Dafür 50–100 g Lavendelblüten aus der Apotheke mit 1 l heißem Wasser (80 °C) aufgießen und 10–15 Minuten abgedeckt ziehen lassen. Anschließend in ein gefülltes Wannenbad geben und 10–20 Minuten darin baden. Danach sollte man sich weitere 10–20 Minuten liegend ausruhen.
ACHTUNG Nicht baden mit großen offenen Wunden, bei hohem Fieber, Herzinsuffizienz und schweren Infekten! Vorsicht bei Bluthochdruck! Bei Verschlechterung während der Anwendung sollte ein Arzt hinzugezogen werden!

WICKEL Auch eine lokale Behandlung der schmerzenden Stelle mit einem Lavendelwickel kann aufgrund der durchblutungsfördernden Eigenschaften des Lavendelöls Linderung bringen. 12 Tropfen ätherisches Lavendelöl aus der

Apotheke mit 50 ml Mandel-, Oliven- oder Sonnenblumenöl mischen. Ein sauberes Tuch (zum Beispiel Geschirrtuch) dreifach zusammenlegen und 1-2 TL der Mischung darauf verteilen. Anschließend auf die betroffene Körperstelle legen und die Kompresse mit einem längeren Tuch fest umwickeln. Jedoch nur so fest, dass noch ein bis zwei Fingerspitzen dazwischenpassen. Mit dem Wickel 10–20 Minuten an einem gemütlichen Plätzchen ausruhen.

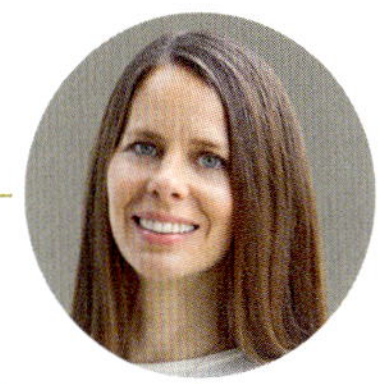

Tipp

Lavendelwickel hilft auch bei trockenem Reizhusten in der Nacht

Das ätherische Öl wirkt entkrampfend auf die Bronchialmuskulatur und gleichzeitig beruhigend und schlaffördernd. Kindern ab 2 Jahren kann ein Brustwickel gegeben werden. Dazu 3–5 Tropfen 10-prozentiges Lavendelöl auf ein dreifach zusammengelegtes Tuch (zum Beispiel Geschirrtuch) geben und auf die nackte Brust legen. Darüber einen Schal wickeln und feststecken. Ein T-Shirt oder Wollhemd darüberziehen. Das Kind sollte 10–20 Minuten ruhen. Mein vierjähriger Sohn (mit Disposition zu spastischen Bronchitiden und ständigem Reizhusten) fand damit besser in den Schlaf.

ACHTUNG Nicht bei hohem Fieber anwenden oder bei Kindern unter 2 Jahren! Bei an Asthma erkrankten oder allergieempfindlichen Kindern sollte vorher eine Rücksprache mit dem Kinderarzt erfolgen.

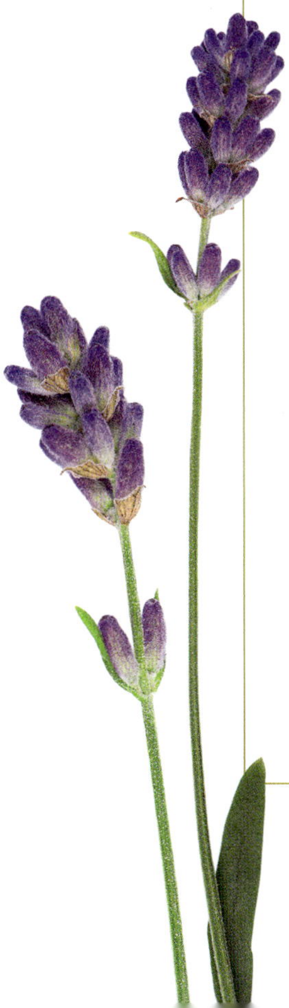

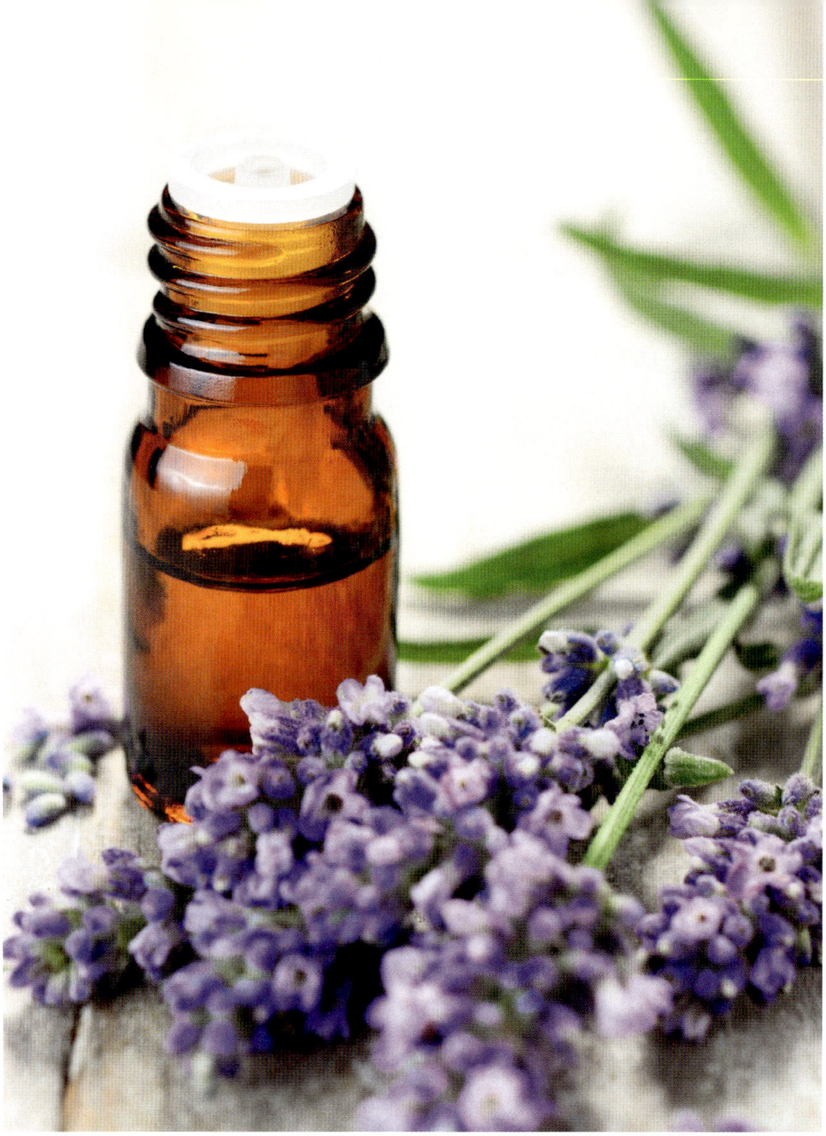

Auf schmerzende Stellen massieren oder als Wickel anwenden.

ÖLAUSZUG Der Auszug kann als Duft- oder Massage-Öl verwendet werden. Er ist jedoch nicht einem reinen ätherischen Öl aus der Apotheke oder dem Reformhaus gleichzustellen. Auf schmerzende Stellen massieren oder als Wickel oder Kompresse anwenden. Eine Handvoll frische Biolavendelblüten aus dem Garten kurz in den Händen reiben und in ein Glas (500 ml) mit Deckel geben. Direkt danach 200 ml Oliven- oder Mandelöl hinzufügen. Das Öl 3–4 Wochen bei Zimmertemperatur und dunkel aufbewahren. Ab und zu schütteln. Die Blüten können nach 4 Wochen abgeseiht und das Öl kann in eine Braunglasflasche gefüllt werden.

Fertige Präparate

ÄTHERISCHES ÖL Gut zur Beruhigung: 3–5 Tropfen ätherisches Lavendelöl aus der Apotheke oder dem Reformhaus auf ein Glas warmes Wasser, zwei- bis dreimal täglich. Gegen Gelenkschmerzen bei Arthrose, Gicht und Rheuma, bei Rücken- und Muskelschmerzen, Prellungen und Zerrungen: Einreibungen oder Kompressen: 3–5 Tropfen auf Wickel oder Kompresse geben. Bei Einschlafstörungen, Ruhelosigkeit und Nervosität einmal täglich am Abend 1–4 Tropfen (20–80 mg) auf einem Stück Zucker einnehmen oder in ein kleines Glas mit warmem Wasser (100 ml) geben und trinken.

Gut zur Beruhigung, gegen Gelenkschmerzen, bei Rücken- und Muskelschmerzen.

KAPSELN MIT ÄTHERISCHEM ÖL Alternativ eine Kapsel mit 80 mg Lavendelöl aus der Apotheke einmal täglich einnehmen. Bitte die Packungsbeilage beachten!

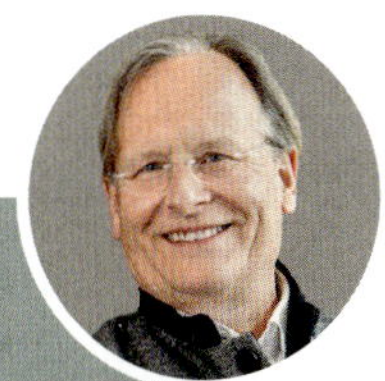

Info

Besonders hervorzuheben ist die Anwendung des Lavendels bei Angstzuständen. Eine multizentrische, doppelt verblindete und randomisierte klinische Studie zeigt, dass das Lavendelpräparat Silexan bei Patienten mit generalisierter Angststörung (GAD) genauso effektiv ist wie das Standardpräparat Lorazepam. Gleichfalls wurde in dieser Studie die Sicherheit des phytotherapeutischen Präparats demonstriert.[1] Neuere Studien weisen auch auf den signifikanten schmerzlindernden Effekt durch eine Aromatherapie mit Lavendel hin, beispielsweise eine Studie zur Behandlung der Migräne.[2]

Quellenangaben: **1** Woelk, H., Schläfke, S.: A multi-center, double-blind, randomised study of the Lavender oil Preparation Silexan in comparison to Lorazepam for generalized anxiety disorder. Phytomedicine 17 (2010) 94–99. **2** Sasannejad, P., Saeedi, M., Shoeibi, A., Gorji, A., Abbasi, M., Foroughipour, M.: Lavender essential oil in the treatment of migraine headache: a placebo-controlled clinical trial. Eur Neurol 2012; 67: 288–291.

Lavendel in der Wissenschaft

Als Indikation der Kommission E für die innerliche Anwendung werden Unruhezustände, Einschlafstörungen, funktionelle Oberbauchbeschwerden (nervöser Reizmagen, Roemheld-Syndrom, Meteorismus und nervöse Darmbeschwerden) angegeben. Die Balneotherapie wird äußerlich zur Behandlung funktioneller Kreislaufstörungen empfohlen. ESCOP fasst Blüte und Öl mit den Symptomen von Befindlichkeitsstörungen wie Ruhelosigkeit, Unruhe oder Schlaflosigkeit zusammen, außerdem noch funktionelle abdominale Beschwerden. Die WHO gibt eine Monografie für die Blüte und eine für das ätherische Öl heraus. In der zweiten Kategorie wird die symptomatische Behandlung von Ruhelosigkeit und Schlaflosigkeit eingeordnet, ebenso die Verwendung der Blüte als Karminativum und krampflösendes Mittel gegen Störungen nervösen Ursprungs im Gastrointestinaltrakt. Bei kardiovaskulären Störungen wird die Balneotherapie empfohlen. In der dritten Kategorie („Traditional use") erscheint der Lavendel als diuretisches, menstruationsförderndes Mittel, als Mittel gegen Verbrennungen, Durchfall, Kopfschmerzen, einen wunden Rachen und Wunden. Das Öl empfiehlt die WHO aufgrund des Vorliegens klinischer Daten im Rahmen einer Inhalationstherapie zur symptomatischen Behandlung von Angst und Ruhelosigkeit sowie zur Entspannung, als Balneotherapie bei Kreislaufstörungen. In der zweiten Kategorie wird das Öl zur symptomatischen Behandlung von Schlaflosigkeit und als Karminativum für die Behandlung gastrointestinaler Störungen nervösen Ursprungs empfohlen. Das HMPC führt Lavendel als Blüte und Öl noch zur Behandlung von mentalem Stress und Erschöpfung sowie als Schlafhilfe, das Europäische Arzneibuch gibt separate Monografien für die Blüte und das Öl heraus. Durch evidenzbasierte Studien ist der anxiolytische Effekt bei Angststörungen sehr gut dokumentiert. Quellenangaben siehe: www.worldmedicine.eu.

Durch evidenzbasierte Studien ist der angstlösende Effekt sehr gut belegt.

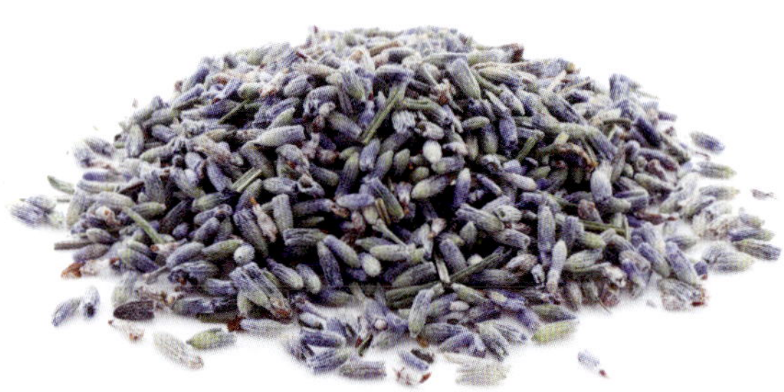

Lavendel

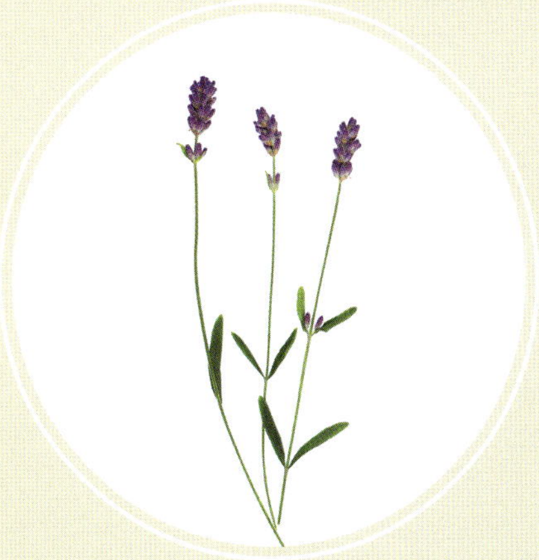

FAMILIE
Lamiaceae (Lippenblütler)

SYNONYME
Kleiner Speick, Lafengel, Lavander, Schwindelkraut, Spiker, Zöpfli

PFLANZENART/WUCHSFORM
Halbstrauch, 100–200 cm hoch

VERWENDETE TEILE
Blätter, Blüten (*Lavandulae flos*)

INHALTSSTOFFE
enthält neben dem ätherischen Öl Linalylacetat, Linalool, 1,8-Cineol (unter anderem Eucalyptol), Campher, Beta-Ocimen, Lamiaceen-Gerbstoffe

EIGENSCHAFTEN
beruhigend, schmerzlindernd, antibakteriell, antimykotisch, antikonvulsiv, entzündungshemmend, entblähend, krampflösend, äußerlich durchblutungsfördernd

DARREICHUNGSFORMEN/ PRÄPARATE
- Kapseln
- Selbst hergestellter Ölauszug
- Getrocknete Blätter und Blüten
- Ätherisches Öl
- Frische Blüten
- Tinktur (in 60-prozentiger ethanolischer Lösung)

BEZUGSQUELLEN

Apotheke
- Kapseln
- Ätherisches Öl
- Getrocknete Blätter und Blüten
- Tinktur (in 60-prozentiger ethanolischer Lösung)

Reformhaus
- Ätherisches Öl
- Tee (bio)

Drogeriemarkt
- Kapseln
- Ätherisches Öl
- Tee (bio)

Garten
- Frische Blüten (bio), Sammelzeit: Juli, August

REZEPTPFLICHTIG
nein

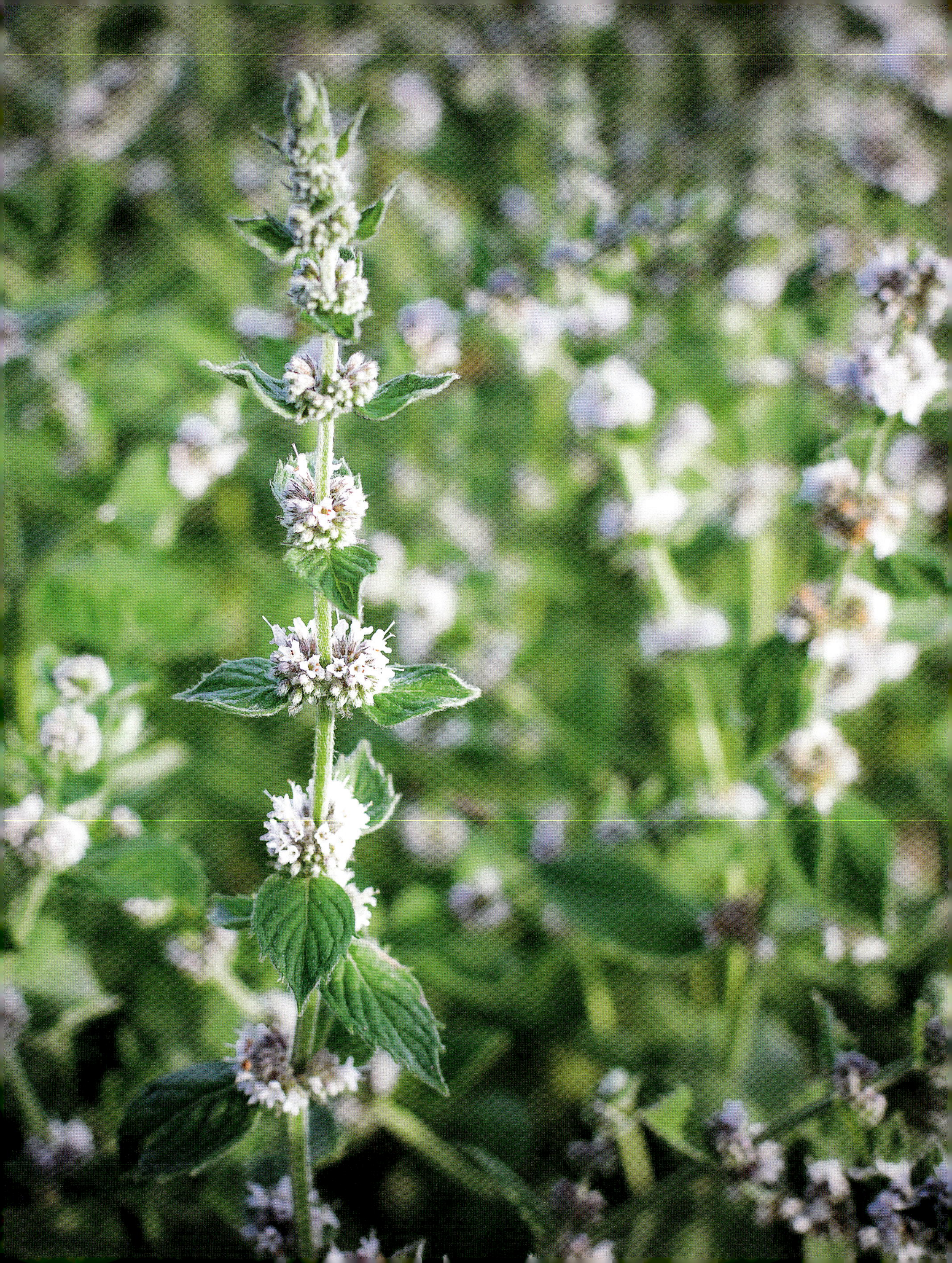

Melisse

Melissa officinalis

Magen, Darm, Verdauung

Haut, Haare

Entspannend und antibiotisch wirksam, nicht nur für Bienen

Bienen lieben Zitronenmelisse. Seit der Antike wird die Heilpflanze benutzt, um Insekten anzulocken. Vermutlich nutzen Bienen seit Millionen Jahren Melissenpollen und -nektar als natürliches Antibiotikum für Honig und Waben. Die keimtötende Wirkung der Melisse zum Beispiel gegen Viren ist heute nachgewiesen, ebenso der entspannende und krampflösende Effekt auf den Menschen. Griechen und Römer nutzten die Pflanze gegen Frauenleiden, arabische Ärzte gegen Kopfschmerzen und Angstzustände. Plinius empfahl Melissenhonig gegen Grauen Star. Hildegard von Bingen nutzte Melisse gegen Schlaflosigkeit und Melancholie sowie zur Vermittlung schöner Träume. Der Karmeliterorden entwickelte schließlich um 1600 den berühmten Melissengeist, der gegen Magenbeschwerden, Erkältung und Migräne helfen soll.

HAUPTINDIKATIONEN

Innerlich

- *Nervös bedingte Einschlafstörung*
- *Funktionelle Magen-Darm-Beschwerden*

Äußerlich

- *Herpes-simplex-Infektion*

Eine der ältesten Heilpflanzen

Bienen lieben Melisse als Futterpflanze.

Wie Pfefferminze gehört die Melisse zu den Lippenblütlern. Ihr Name leitet sich vom griechischen „Melissa" für „Honigbiene" ab; für die Bienen zählt sie zu den wichtigen und begehrten Futterpflanzen. Charakteristisch ist ihr zitronenartiger Geruch, wenn man die Blätter zwischen den Fingern zerreibt. Die ursprünglich aus dem östlichen Mittelmeerraum stammende Heilpflanze wird heute in Spanien, Südfrankreich und Osteuropa kultiviert. Die Staude wird je nach Boden zwischen 30 und 80 cm hoch, trägt kleine weiße Blüten und breite eiförmige Blätter. Der Standort sollte sonnig sein und humosen Boden haben. Die Melisse ist völlig winterhart, sie überwintert als Wurzelstock im Boden. Für die pharmazeutische Verwendung werden die Blätter der Melisse verarbeitet.

Als eine der ältesten Heilpflanzen überhaupt empfahlen sie bereits Hippokrates und Dioskurides bei diversen Leiden, etwa gegen Skorpion- und Spinnenstiche. Außerdem fördere sie die Menstruation als Zusatz bei einem Sitzbad, als Mundwasser sei sie gut gegen Zahnschmerzen und in Form eines Klistiers soll sie gut gegen Durchfall wirken. In der arabischen Kultur des Mittelalters erwähnte sie Avicenna als Tonikum und Antimelancholicum, eine Funktion, die auch Hildegard von Bingen erkannte. In der Neuzeit sind zudem Indikationen bei Verdauungsstörungen und Übelkeit sowie äußerliche Anwendungen bei Rheuma und Hautentzündungen dokumentiert. Die Melisse ist eine Vitamin-C-Bombe, fünfmal so stark wie Zitrone!

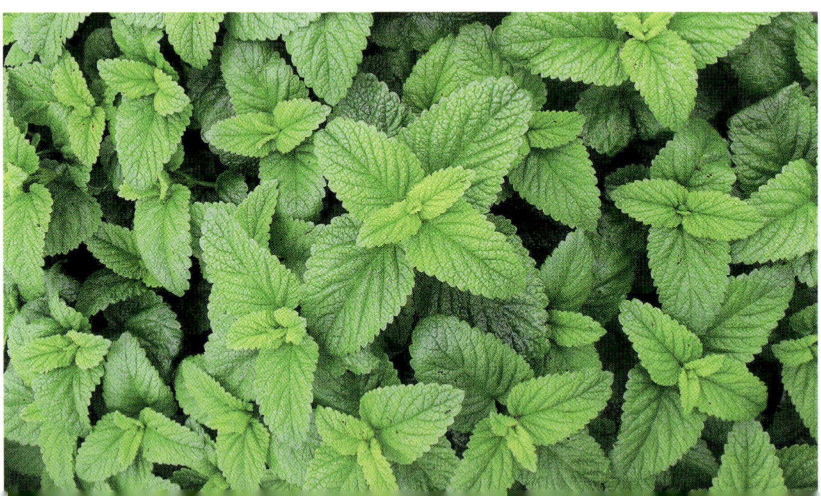

Anerkannte Hauptindikationen

Innerlich

- Nervös bedingte Einschlafstörung
- Funktionelle Magen-Darm-Beschwerden

Äußerlich

- Herpes-simplex-Infektion

Traditionelle Anwendungen

Innerlich

- Erkältungskrankheiten
- Beruhigend bei Verdauungsbeschwerden
- Nervöse Herzbeschwerden (Herzklopfen)
- Migräne-Kopfschmerz
- Frauenleiden wie Unterleibsschmerzen, Schlafstörungen
- Angespanntheit, Unruhe, Reizbarkeit

Anleitungen/Rezepte siehe Seite 236 ff.

Nebenwirkungen

Da Melisse-Produkte schläfrig machen können, ist das beim Führen von Fahrzeugen und Bedienen von Maschinen zu berücksichtigen.

Gegenanzeigen

Allergie oder Unverträglichkeit; bei Kindern, in Schwangerschaft und Stillzeit sollte medizinischer Rat eingeholt werden, da es hier nur unzureichende Erkenntnisse gibt.

So wird Melisse angewendet

Melisse ist im Arzneimittelgesetz als traditionelles Arzneimittel eingestuft. Medizinisch wird die Heilpflanze gegen nervös bedingte Einschlafstörungen und funktionelle Magen-Darm-Beschwerden angewendet. Dazu gehören auch Symptome wie Blähungen, Übelkeit und Bauchkrämpfe. Ihren zitronenartigen Duft verdankt die Heilpflanze ihrem Gehalt an ätherischem Öl, das eine beruhigende Wirkung auf das vegetative Nervensystem ausübt. Wärme unterstützt zusätzlich die beruhigende Wirkung der Heilpflanze auf Körper und Nerven (Tee/Bad).

Bei Einschlafstörungen, Magen-Darm-Beschwerden, Stress, Unterleibsschmerzen.

TEE Bei Einschlafstörungen, Magen-Darm-Beschwerden, Erkältungskrankheiten, nervösen Herzbeschwerden (Herzklopfen), Stress und Unterleibsschmerzen dreimal täglich 1,5–4,5 g (etwa 1 TL) getrocknete Melissenblätter aus der Apotheke oder dem Reformhaus mit 200 ml nicht mehr kochendem Wasser aufgießen und abgedeckt 10 Minuten ziehen lassen. Anschließend abseihen und trinken, bei Bedarf mehrmals täglich.

AROMABAD Alternativ auf ein warmes Vollbad 12–15 Tropfen ätherisches Melissenöl aus der Apotheke oder dem Reformhaus plus 2–3 EL Totes-Meer-Salz geben und idealerweise mit einem Glasstab verrühren. 10–20 Minuten darin baden. Einmal täglich abends. Dauern die Beschwerden länger als 2 Wochen an, wenden Sie sich bitte an die Ärztin oder den Arzt Ihres Vertrauens.

Bei leichten nervösen Einschlafstörungen.

ALKOHOLAUSZUG Frische Melissenblätter aus dem Garten: 100 mg in ein sauberes 500-ml-Marmeladenglas geben und mit 500 ml klarem Alkohol (45 Vol.-%) übergießen. Anschließend das Glas 3–4 Wochen gut verschlossen bei Zimmertemperatur ohne direkte Sonneneinstrahlung stehen lassen. Ab und zu das Glas schütteln. Danach die Kräuterreste abseihen und den Auszug in kleine Braunglasflaschen mit Tropfer oder Pipette abfüllen. Bei leichten nervösen Einschlafstörungen können dreimal täglich 15–20 Tropfen in etwas Wasser eingenommen werden. Die Wirkung ist nicht mit der Qualität entsprechender Produkte aus Apotheke oder Reformhaus zu vergleichen. Nur als Hausmittel verwenden! Tritt nach 2 Wochen keine Besserung ein, wenden Sie sich bitte an die Ärztin oder den Arzt Ihres Vertrauens.

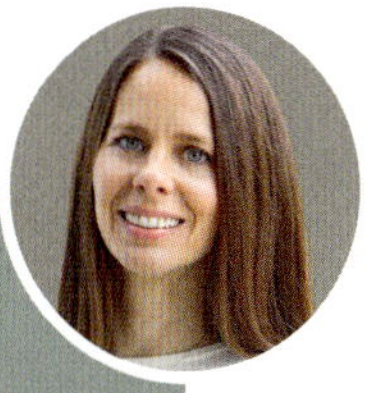

Info

In der traditionellen Medizin wird die Melisse seit Jahrhunderten bei weiteren Beschwerdebildern angewendet. Dabei sind Frauenleiden und nervöse Herzbeschwerden die häufigsten. Bei Unterleibskrämpfen und psychovegetativen Verstimmungen hilft die Melisse aufgrund ihrer entkrampfenden und beruhigenden Wirkung gut. Sowohl Melissentee als auch ein Melissen-Aromabad kann lindernd wirken. In der Anwendung bei nervösen Herzbeschwerden, beispielsweise bei verstärktem Herzschlagsgefühl bei negativem Stress, hat die Behandlung mit Melisse eine lange Tradition – ihr Volksname „Herztrost" zeugt davon seit den Zeiten von Hildegard von Bingen. Bei einer Aromatherapie mit Melisse kann mit ätherischem Melissenöl versucht werden, Unruhezustände bei demenziellen Erkrankungen zu behandeln. Eine wissenschaftliche Studie von C. Ballard et al. aus dem Jahr 2002 weist auf eine entsprechende Symptomverminderung hin.

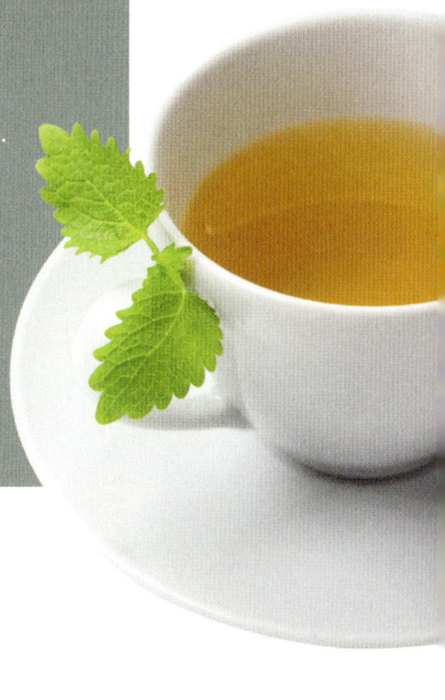

Fertige Präparate

Bei Einschlafstörungen, Magen-Darm-Beschwerden, Stress, Herzklopfen.

TINKTUR Bei Einschlafstörungen, funktionellen Magen-Darm-Beschwerden, Stress, nervösen Herzbeschwerden (Herzklopfen). Bis zu dreimal täglich 2-6 ml (etwa ½-1 TL) Melissentinktur mit 100 ml Wasser einnehmen. Bitte Packungsbeilage beachten!

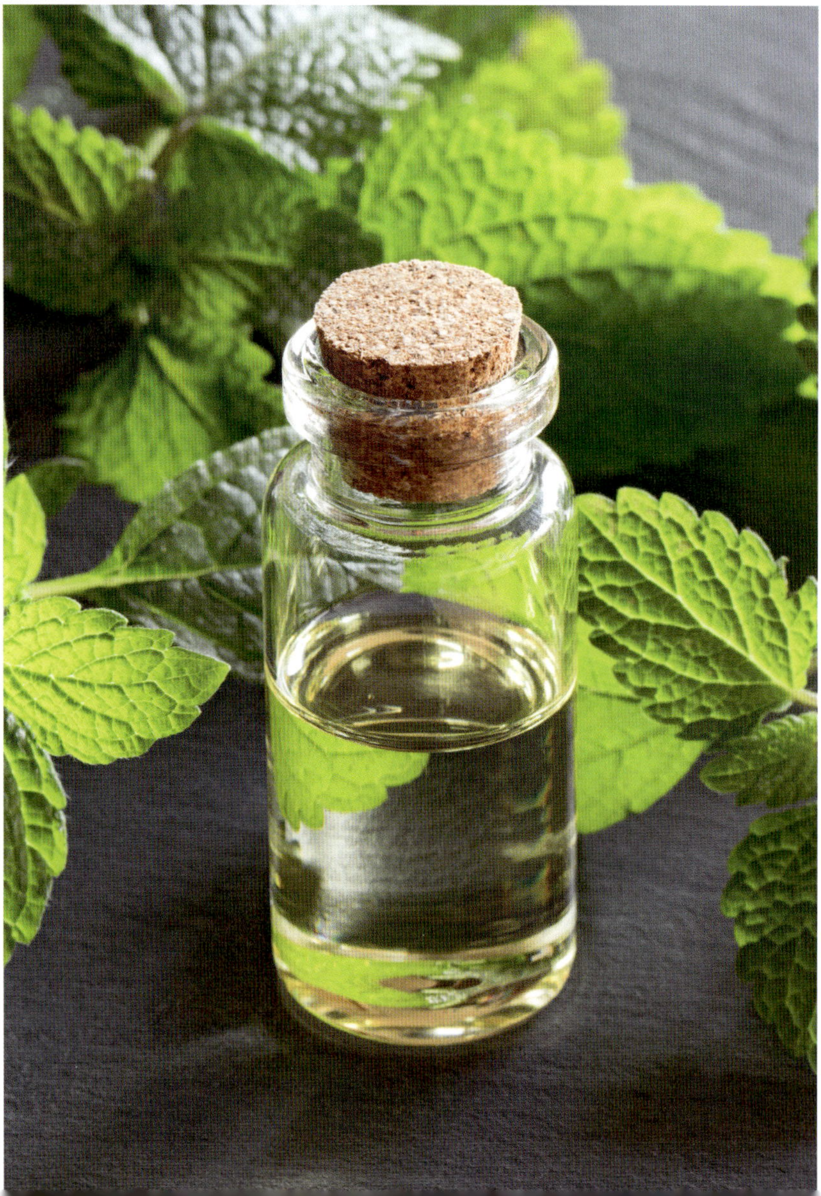

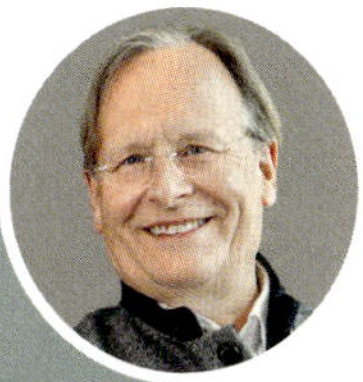

Info

Ätherisches Öl der Melisse scheint einen Effekt auf Schilddrüsenhormone zu haben

Für den beruhigenden Effekt des Melissendufts scheint das im ätherischen Öl enthaltende Citronellal ursächlich zu sein.[1] Natürlich eingeatmet, wirkt es schon entspannend und macht fröhlich. Zumindest empfinde ich das so. Die ätherischen Öle der Melisse sind im Kraut enthalten, vor allem in den Blättern. Nach traditionellen Überlieferungen scheint die Melisse auch einen Effekt auf die Steuerung der Schilddrüsenhormone zu haben. Diesen Hinweisen auf die Hormonreduzierung bei Überfunktion sollte wissenschaftlich unbedingt weiter nachgegangen werden. Menschen mit Schilddrüsenfunktionsstörungen sollten sich bei regelmäßiger Nutzung von Melisseprodukten fachärztlich beraten lassen.

Quellenangaben: **1** Steflitsch, W., Wolz, D., Buchbauer, G.: Aromatherapie in Wissenschaft und Praxis, Wiggensbach 2013, S. 337; vgl. die Studie von Santini, F. et al. In vitro assay of thyroid disruptors affecting TSH-stimulated adenylate cyclase activity J. Endocrinol. Invest. 26 (2003): 950–955.

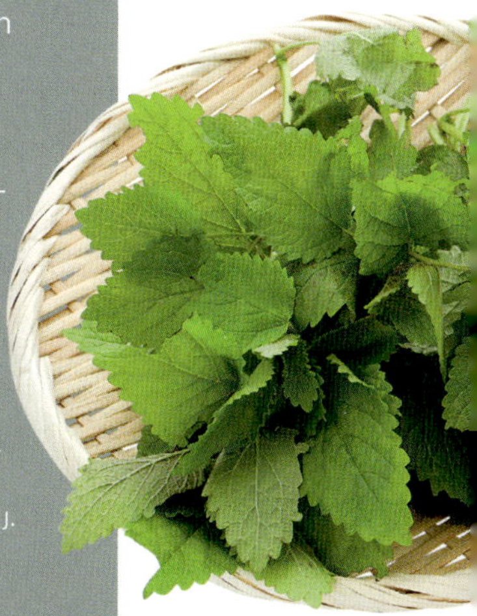

HERPESCREME Bei äußerlicher Infektion der Lippe durch Herpes simplex empfiehlt sich die Herpescreme aus der Apotheke: 1-prozentiger lyophilisierter (gefriergetrockneter) wässriger Extrakt. Die antivirale Wirkung von Melisse hilft nachweislich bei der Abheilung von Lippenherpes. 10–20 mg sollten zwei- bis viermal täglich aufgetragen werden. Anwendung bei Kindern ab 1 Jahr möglich. Bitte Packungsbeilage beachten!

Melisse in der Wissenschaft

Psychoaktive und gastrointestinale Indikationen stehen im Vordergrund.

In der modernen Phytotherapeutika-Literatur stehen psychoaktive und gastrointestinale Indikationen im Vordergrund, so auch in der Melisse-Monografie der Kommission E, die das Heilkraut bei nervös bedingten Einschlafstörungen und funktionellen Magen-Darm-Beschwerden empfiehlt. HMPC erwähnt in der Kategorie „Traditional use" die Linderung leichter Symptome von mentalem Stress, die Anwendung als Einschlafhilfe und die symptomatische Behandlung leichter gastrointestinaler Beschwerden einschließlich Blähungen und Flatulenz. Ebenso wie ESCOP verzeichnet die WHO zusätzlich die auf solidem wissenschaftlichem Fundament stehende Indikation *Herpes labialis* aufgrund der virostatischen Effekte des Melissenblattes (*Melissae folium*). In der Kategorie „Volksmedizin" erscheinen unter anderem Bienenstiche, Husten, Benommenheit, Dysmenorrhoe, Migräne, Zahnschmerzen, Bronchitis und Inkontinenz. ESCOP gibt außerdem Spannungsabfall, Ruhelosigkeit und Reizbarkeit sowie Verdauungsbeschwerden, zum Beispiel leichte Krämpfe, an. Das Europäische Arzneibuch gibt separate Monografien für das Blatt und für den aus dem Blatt gewonnenen Trockenextrakt heraus. Quellenangaben: www.worldmedicine.eu.

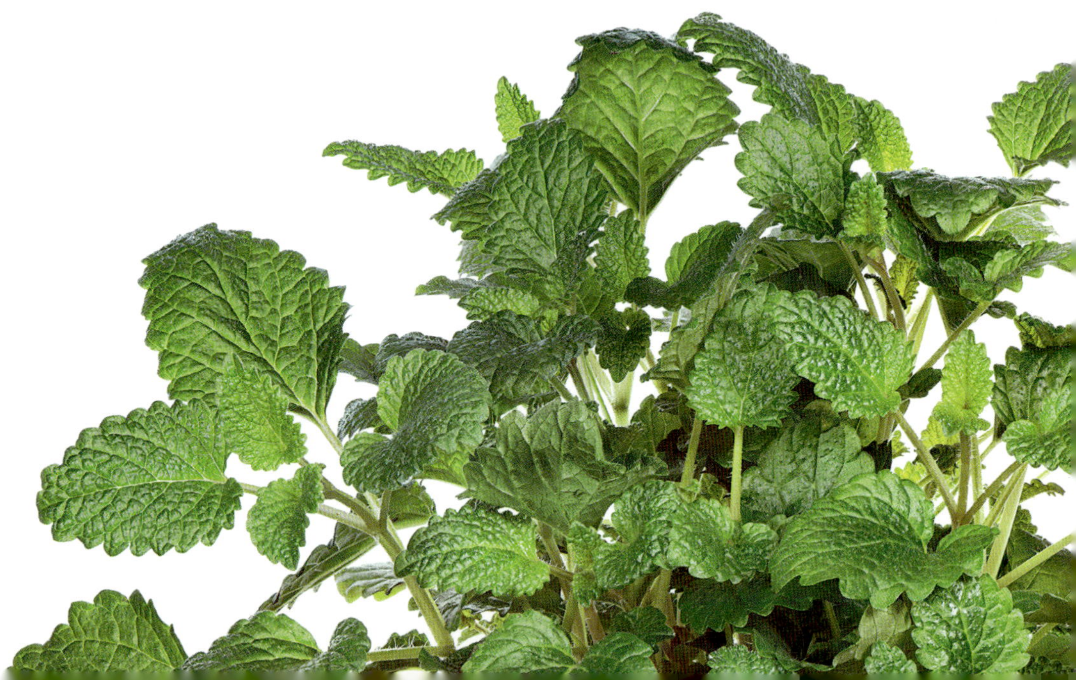

Melisse

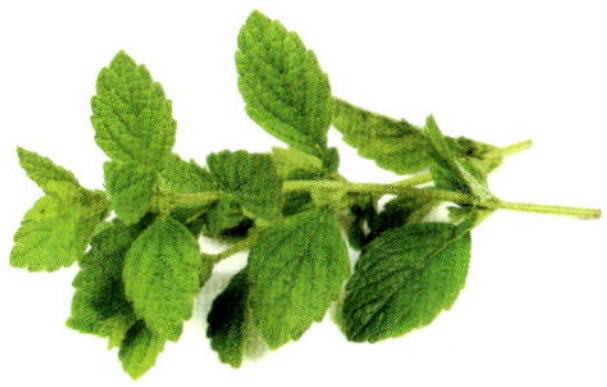

MD

HA

FAMILIE
Lamiaceae (Lippenblütler)

SYNONYME
Zitronenmelisse, Bienenkraut, Honigblume, Frauenwohl, Herzkraut

PFLANZENART/WUCHSFORM
Staude, bis zu 80 cm hoch

VERWENDETE TEILE
Blätter (*Melissae folium*) und ätherisches Öl der Melisse (*Melissae aetheroleum*)

INHALTSSTOFFE
ätherisches Öl (Citronellal [1–20 %], Citral [40–70 %]), Linalool, Mono-, Sesquiterpene, Lamiaceen, Gerbstoffe, Flavonoide, Triterpensäuren, Phenolcarbonsäuren sowie Rosmarinsäure, Thymol und Vitamin C (etwa 250 mg auf 100 g Frischgewicht)

EIGENSCHAFTEN
antiviral, beruhigend, schwach antibakteriell, verdauungsfördernd, krampflösend, entblähend

DARREICHUNGSFORMEN/ PRÄPARATE
- Getrocknete Blätter für Tee, Aufguss
- Frische Blätter für Tee, Aufguss
- Tinktur
- Herpescreme
- Ätherisches Öl

BEZUGSQUELLEN

Apotheke
- Getrocknete Blätter für Tee, Aufguss
- Tinktur
- Herpescreme
- Ätherisches Öl

Reformhaus/Drogeriemarkt
- Ätherisches Öl
- Getrocknete Blätter für Tee, Aufguss

Garten
- Frische Blätter für Tee, Aufguss

REZEPTPFLICHTIG
nein

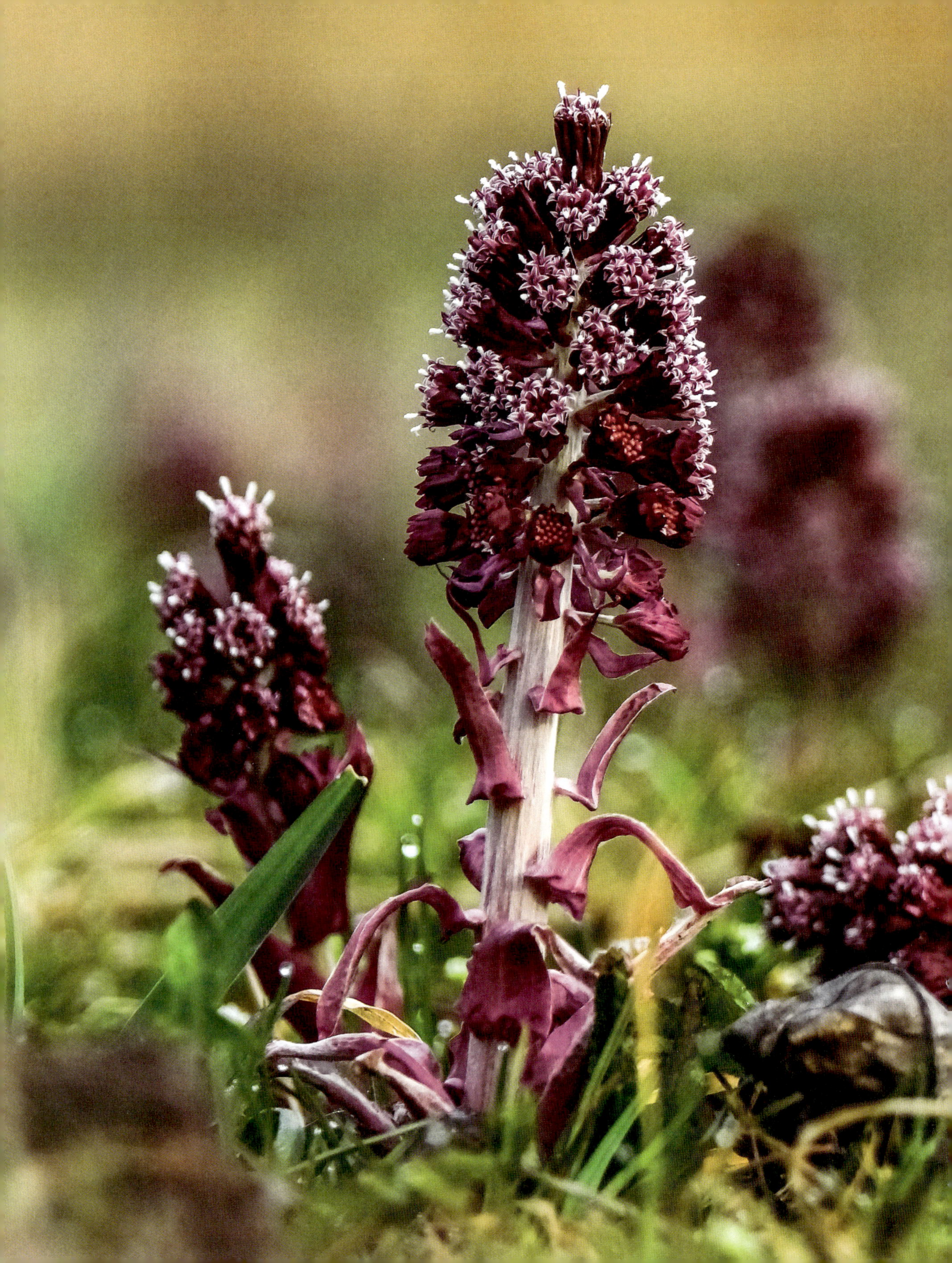

Pestwurz

Petasites hybridus

Nerven, Psyche, Kopf

Hals, Nase, Ohren, Zähne

Gegen Heuschnupfen und Migräne ist ein Kraut gewachsen

Die Pestwurz wurde schon in der Antike gegen vereiterte Wunden eingesetzt. Im Mittelalter hat man sie aufgrund ihrer schweißtreibenden Wirkung als ein Mittel gegen Pest angesehen. Im ostasiatischen Raum wird der aus Pestwurz gebrühte Tee traditionell gegen Husten- und Bauchkrämpfe eingesetzt. Der deutsche Naturforscher, Arzt und Botaniker Adamus Lonicerus empfahl Pestwurz 1594 als harntreibendes Mittel und zur Wurmkur. In den folgenden Jahrhunderten geriet das Heilkraut in Vergessenheit. Der wissenschaftliche Nachweis ihrer hustenlösenden Eigenschaften macht die Pestwurz jetzt wieder medizinisch interessant. Belegt sind vor allem Wirkungen gegen Migräne und Heuschnupfen. Außerdem wurden schon zahlreiche Patente angemeldet, unter anderem für die Behandlung von Gastritis und Colitis.

HAUPTINDIKATIONEN

Innerlich

- *Heuschnupfen (allergische Rhinitis)*
- *Migräne*

Wirksamer Wurzelstock

Pestwurz wächst besonders gern an feuchten Flussufern.

Die Pestwurz gehört zur Familie der Korbblütler (*Asteraceae*) und kommt natürlich in Europa, Nord- und Westasien vor. In die USA wurde sie als Neophyt eingeschleppt. Bevorzugt wächst sie auf nährstoffreichen, feuchten Böden an Bach- und Flussufern, häufig in großen Beständen. Im Frühjahr erkennt man sie an den kolbenartigen rötlichen Blütenköpfen. Für Bienen sind die Blütenstände eine der ersten Nektarquellen. Die rundlichen Blätter zeichnen sich durch eine ungewöhnliche Größe aus, der sie auch ihren botanischen Namen aus dem Altgriechischen verdankt: pétasos = „Hut mit breitem Rand"; Kinder nutzen sie als Sonnenschirme. Pharmazeutisch werden Blatt und Wurzel verwendet. Die Wirkstoffe sind im Wesentlichen Petasin, Isopetasin (Sesquiterpene), Flavonoide, Schleimstoffe und Gerbstoffe. Pyrrolizidinalkaloide, die ein krebserregendes Risiko beinhalten, sind unter kontrolliertem Anbau nicht mehr vorhanden.

Entzündungshemmend, entkrampfend und antiallergisch

Pestwurz entkrampft die glatte Muskulatur.

Die Qualitäten der Pflanze sind einzigartig. Vor allem der Wurzelstock verringert eine Verkrampfung der glatten Muskulatur. Dieser Muskulaturtyp findet sich zum Beispiel in den Wänden großer und kleiner Schlagadern, in der Muskulatur von Nasen-Rachen-Bronchial-System, Harnleitern und Gallengängen, Gebärmutter oder Magen- und Darmwänden. Bestandteile der Pestwurz hemmen entzündliche Botenstoffe wie Prostaglandine. Dieser Mechanismus ist dabei ähnlich dem der Acetylsalicylsäure (COX-2-Hemmung) und anderer antientzündlich wirkender Schmerzmittel wie die sogenannten nichtsteroidalen Antirheumatika (NSAR). Für die psychosomatische Entspannung existieren gute Kombinationspräparate mit Baldrian und Melisse. Für die Herstellung dieser Pestwurz-Fertigpräparate werden Extrakte aus einer speziell gezüchteten alkaloidarmen und giftfreien Sorte verwendet.

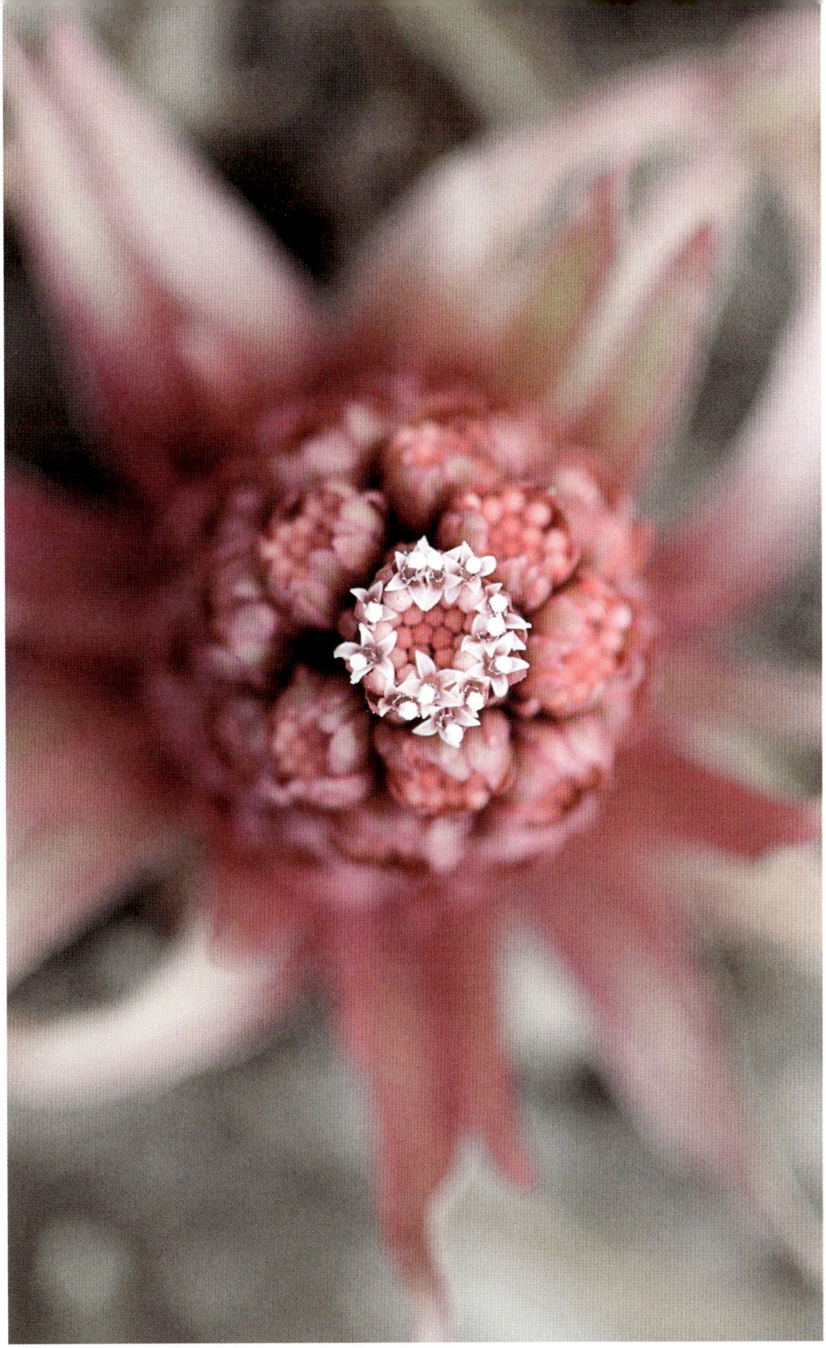

ACHTUNG Gezüchtete Pflanzen und Produkte müssen frei von Pyrrolizidinalkaloiden (PA) sein! Achten Sie bitte dringend darauf, dass in dem Produkt keine PA enthalten sind. Das zu erwerbende Fertigmittel muss mit „PA-frei" gekennzeichnet sein.

Pestwurz-Präparate unbedingt in der Apotheke kaufen!

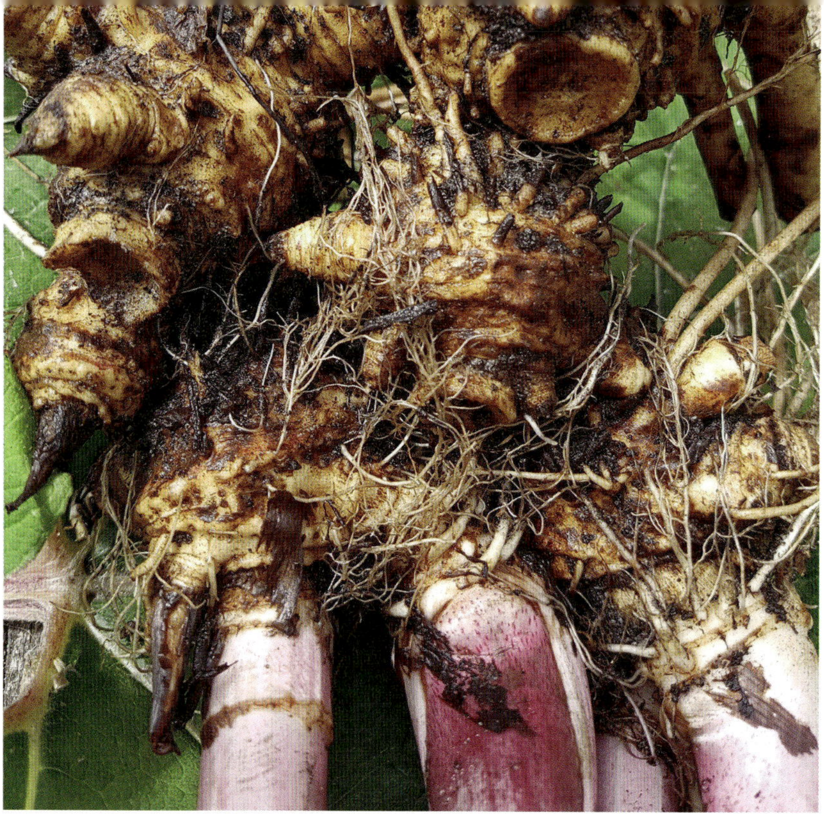

Anerkannte Hauptindikationen

Innerlich

- Heuschnupfen (allergische Rhinitis)
- Migräne

Traditionelle Anwendungen

Innerlich

- Heuschnupfen
- Erkältungen mit Husten und Schnupfen
- Krämpfe der Harnwege, Nierensteine
- Krämpfe der glatten Muskulatur (im ganzen Körper)

Anleitungen/Rezepte siehe Seite 247 f.

Nebenwirkungen

Kopfschmerzen, Augenjucken, Diarrhö, Asthma bronchiale, Juckreiz, Magenfunktionsstörungen, leichte Müdigkeit, leichte Benommenheit, Anstieg der Leberenzyme.

Gegenanzeigen

Lebererkrankungen, Überempfindlichkeit gegenüber Korbblütlern, Schwangerschaft, Stillzeit.

So wird Pestwurz angewendet

Fertige Präparate

Eine Prophylaxe für Migränepatienten.

PESTWURZ-WURZELSTOCKEXTRAKT Die Deutsche Gesellschaft für Neurologie (DGN) stuft Pestwurz als Migräneprophylaxe zweiter Wahl ein. Auch die Deutsche Migräne- und Kopfschmerzgesellschaft (DMKG) empfiehlt Pestwurz als Prophylaxe bei Migränepatienten. Behandlungsdauer: 4–6 Monate Migräneprophylaxe, dann 3–4 Monate Pause. Danach kann ein weiterer Behandlungszyklus erfolgen. Die DMKG empfiehlt eine Tagesdosis von 150 mg Pestwurz-Wurzelstockextrakt am Tag. Einzeldosis je nach Präparat aus der Apotheke zum Beispiel dreimal täglich 50 mg.

Eine Prophylaxe für Migränepatienten, Heuschnupfen.

TINKTUR ODER KRÄUTERTABLETTEN Bei Migräne oder Heuschnupfen können alternativ dreimal täglich 20 Tropfen Pestwurztinktur oder Pestwurzblätterextrakt als Filmtablette (zweimal täglich 8 mg Petasine; Extrakt aus der Pestwurz) helfen. Bitte Packungsbeilage beachten!

ACHTUNG Pflanzliche Produkte als Schmerzmittel (Analgetika) sind in ihrer unmittelbaren Wirkung nicht mit Synthetika vergleichbar, können diese aber bei leichten bis mittelschweren Schmerzen ersetzen, bei schweren die synthetischen Mittel in ihrer Dosis reduzieren. Ihr Nutzen-Risiko-Profil ist günstiger, Abhängigkeiten sind bisher nicht bekannt; daher zur Langzeittherapie geeignet (nach M. Wiesenauer: PhytoPraxis, Springer, Heidelberg, 2006, Seite 39).

Info

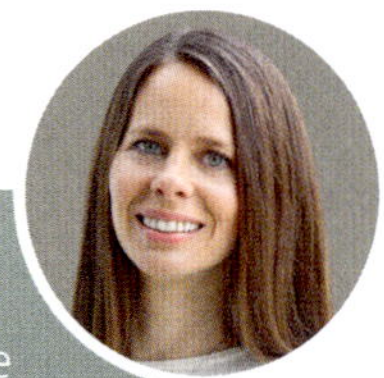

Die gute Wirkung von Pestwurz bei Heuschnupfen (allergische Rhinitis) mit Beschwerden in Augen, Nase und Rachenraum ist lange bekannt. Der Pflanzenextrakt bzw. die darin enthaltenen Sequiterpene (Petasine) hemmen vermutlich unter anderem Entzündungsmediatoren wie Histamin und Leukotriene. Die Wirkung ist mit dem Standard-Antiallergikum Cetirizin vergleichbar.[1] Pestwurz scheint jedoch weniger Müdigkeit hervorzurufen und weniger Nebenwirkungen zu haben. In der Schweiz gibt es bereits ein Fertigpräparat aus Pestwurzblättern gegen Heuschnupfen im Handel. Die Leukotrien-Hemmung von Pestwurz könnte auch bei anderen entzündlichen Krankheiten, bei denen die Botenstoffe involviert sind, einen Behandlungsansatz darstellen. Dazu gehören Allergien, Rheuma und Neurodermitis. Eine Studie von 2017 weist darauf hin.[2]

Quellenangaben: 1 Brattström, A.: A Newly Developed Extract (Ze 339) from Butterbur (Petasites hybridus L.) is Clinically Efficient in Allergic Rhinitis. Phytomedicine 2003; 10 Suppl IV: 50-52. **2** Steiert, S. A.: Anti-inflammatory effects of the petasin phyto drug Ze339 are mediated by inhibition of the STAT pathway. Biofactors. 2017 May 6; 43(3): 388-399.

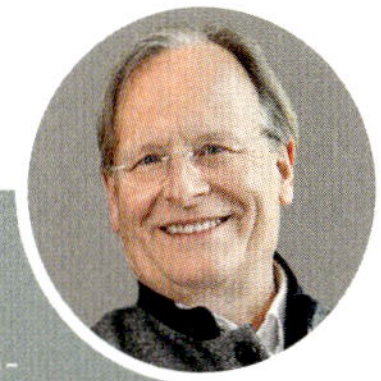

Info

Für die Migräne hat die Deutsche Gesellschaft für Neurologie (DGN) in Zusammenarbeit mit der Deutschen Migräne- und Kopfschmerzgesellschaft (DMKG) Pestwurz in die Behandlungsleitlinie zur Migräneprophylaxe aufgenommen. Sehr bedeutsam ist hierzu die Studie von Diener et al. aus dem Jahr 2004.[1] In einer bereits im Jahr 2000 durchgeführten randomisierten Doppelblindstudie von Grossmann et al. zeigte sich bei 58 Patienten, die über die Dauer von 12 Wochen täglich entweder einen Placebo oder einen Pestwurzextrakt von 100 mg erhielten, in der Medikamentengruppe eine signifikante Verminderung der Häufigkeit und der Zeitdauer von Migräneattacken.[2] Diese Ergebnisse motivieren enorm, die Forschungsanstrengungen zu forcieren.

Quellenangaben: 1 Diener, H. C., Rohlfs, V. W., Danesch, U., Eur Neurol 2004;51:89–97. **2** Grossmann, M., Schmidramsl, H.: An extract of Petasites hybridus is effective in the prophylaxis of migraine. Int J Clin Pharmacol Ther 2000; 38(9): 430–435.

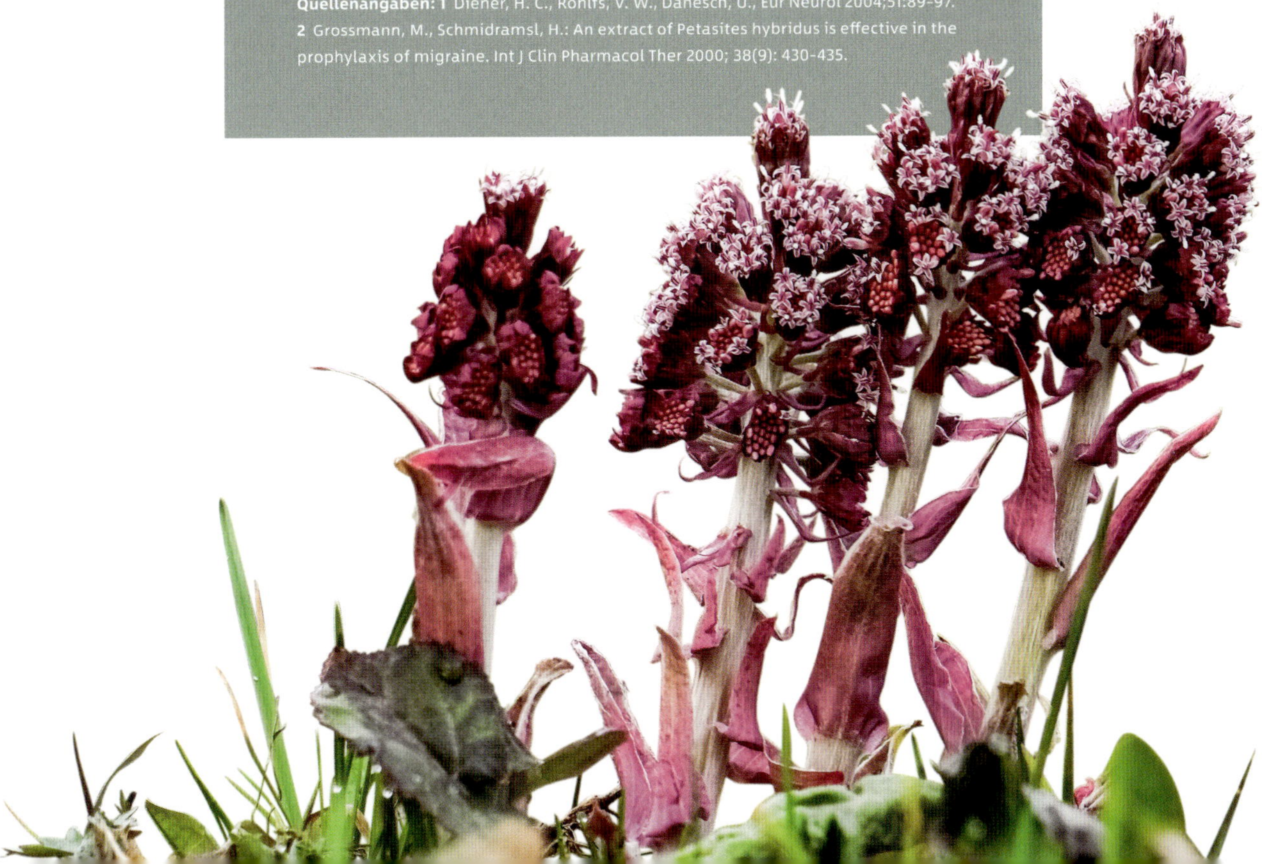

Pestwurz in der Wissenschaft

Die Deutsche Migräne- und Kopfschmerzgesellschaft führt Pestwurz in ihrer Leitlinie als alternatives Heilmittel auf.

Seit Beginn des Jahrhunderts gibt es zunehmend Studien, die die Wirksamkeit des Pestwurzextrakts aus Blättern und Wurzelstock bei Heuschnupfen (allergische Rhinitis) signifikant belegen (Brattström 2003). Für die Wurzel indiziert die Kommission E krampfartige Schmerzen im Bereich der ableitenden Harnwege, besonders bei Steinleiden, weiterhin Migräne und allergische Rhinitis. Hierzu liegen bedeutsame Studien vor. Als Prophylaktikum der Migräne ist die Pestwurz in eine DGN-Leitlinie aufgenommen worden (siehe Seite 249). Auch die Deutsche Migräne- und Kopfschmerzgesellschaft (DMKG) führt Pestwurz in ihrer Leitlinie als alternatives Heilmittel. Quellenangaben siehe: www.worldmedicine.eu.

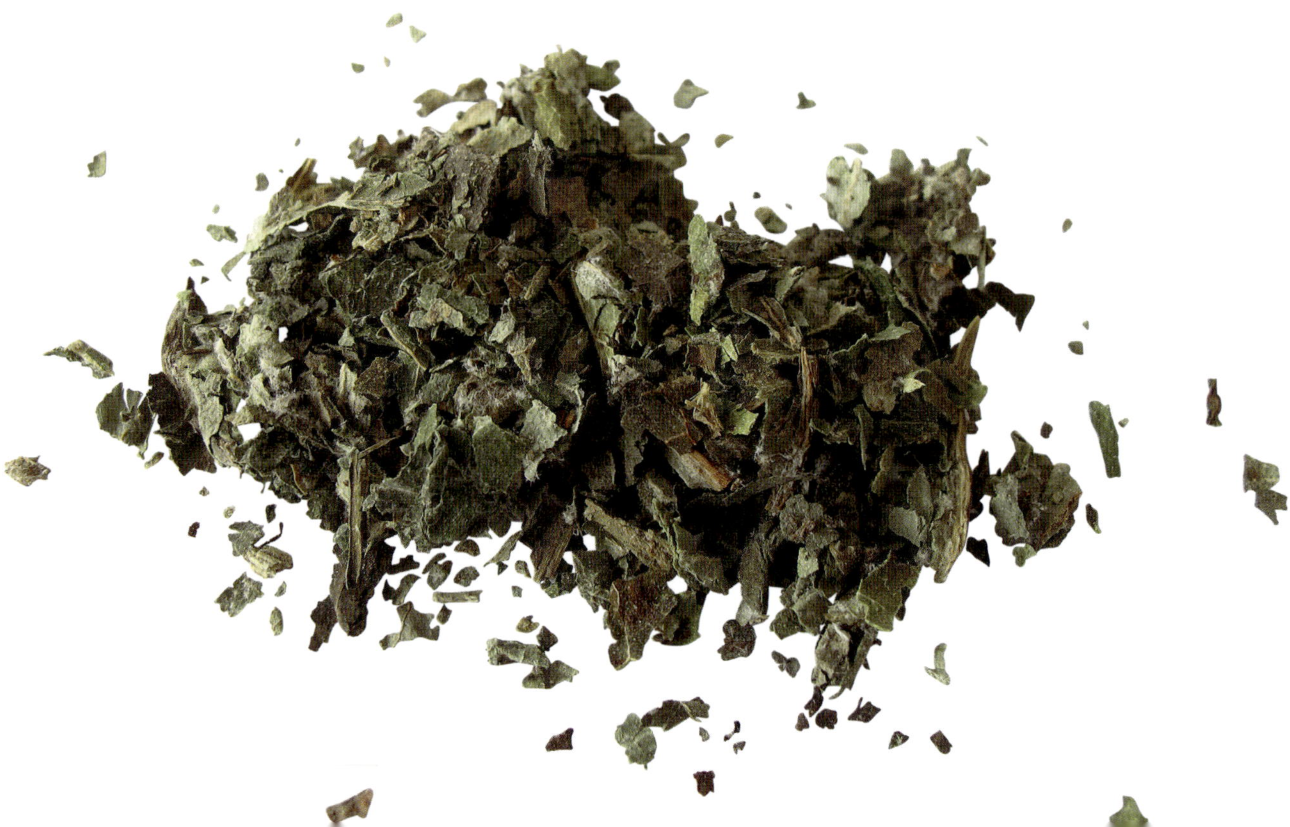

Pestwurz

* **PETASIN**
wirkt schmerzstillend, krampflösend und hemmend auf Leukotrien-Biosynthese.

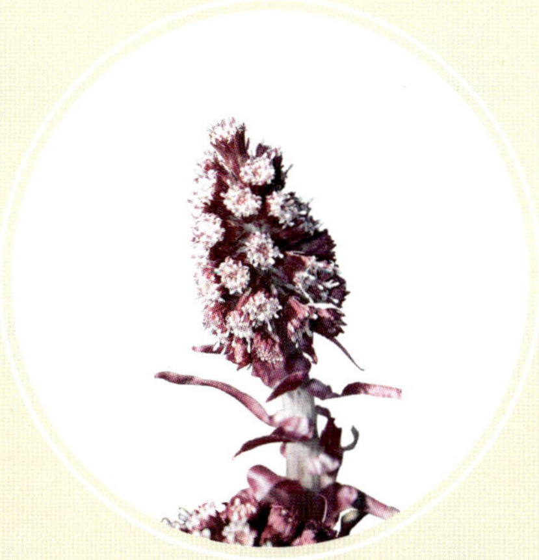

NP

HN

FAMILIE
Asteraceae (Korbblütler)

SYNONYME
Gemeine Pestwurz

PFLANZENART/WUCHSFORM
Staude, 40–120 cm hoch

VERWENDETE TEILE
Pestwurzblätter (*Petasitidis folium*), Wurzelstock/Rhizom (*Petasitidis rhizoma*)

INHALTSSTOFFE
0,1–0,4 % ätherisches Öl, Sesquiterpene (Petasin*, Neopetasin, Isopetasin), Gerbstoffe, Schleimstoffe, Flavonoide, Pyrrolizidinalkaloide und Stickstoffoxide

EIGENSCHAFTEN
krampflösend in glatter Muskulatur, schmerzstillend, beruhigend, abschwellend, entzündungshemmend, Hemmung der Leukotrien-Biosynthese, Hemmung des COX-2-Enzyms und der Freisetzung von Histamin und Serotonin

DARREICHUNGSFORMEN/ PRÄPARATE
- Kräutertabletten
- Präparat mit Pestwurz-Wurzelstockextrakt
- Selbst hergestellter Aufguss
- Getrocknete Blätter und Wurzeln
- Tinktur

BEZUGSQUELLEN

Apotheke
- Kräutertabletten
- Präparat mit Pestwurz-Wurzelstockextrakt
- Selbst hergestellter Aufguss
- Getrocknete Blätter und Wurzeln
- Tinktur

Reformhaus/Drogeriemarkt
nein

Garten
nein

REZEPTPFLICHTIG
nein

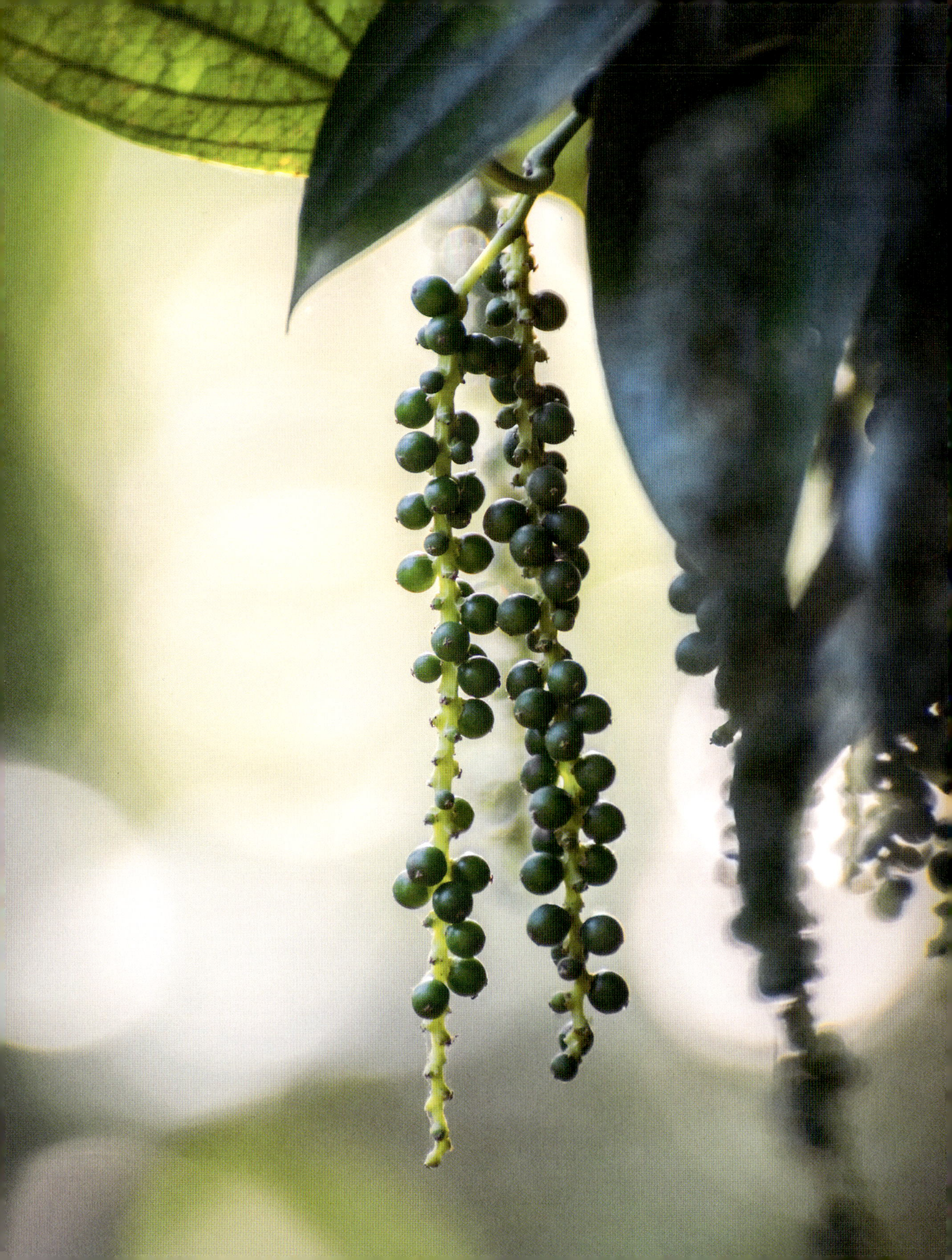

Pfeffer

Piper nigrum

Beim Pfeffer handelt es sich um eine Pflanze, die nicht wie alle anderen Pflanzen als pflanzliches Arzneimittel im deutschen Arzneimittelgesetz (AMG) gelistet ist.

Dennoch wird Pfeffer in diesem Buch aufgeführt, denn seine Wirkung ist - besonders als Wirkverstärker - einzigartig.

Pfeffer, der natürliche Wirkverstärker

Die antibakteriellen Eigenschaften und die Wirkungsverstärkung (Bioenhancement) von Heilkräutern bzw. deren Extrakten wurden in der ayurvedischen Medizin und Nahrungslehre schon vor über 4.000 Jahren genutzt. Bereits in der Antike blühte deswegen der Gewürzhandel zwischen Indien und Europa. Pfeffer wurde in Gold aufgewogen, so mancher „Pfeffersack" wurde steinreich damit. Phytotherapeutisch wird der Schwarze Pfeffer vor allem in der ayurvedischen Medizin angewendet. Heilpflanze des Jahres 2016 war in Deutschland eine weitere Pfefferart, der sogenannte Kubebenpfeffer (*Piper cubeba*). Die Wirkung des Kubebenpfeffers auf den Urogenitaltrakt war bereits den arabischen Ärzten des Mittelalters bekannt, später dann auch Hildegard von Bingen.

Viel mehr als nur ein Gewürz

Pfeffer verstärkt zum Beispiel die Wirkung von Kurkuma (Bioenhancement).

In unseren Breiten ist der Schwarze Pfeffer (*Piper niger*) die bekannteste Pfefferart. Der Strauch gehört zur Familie der Pfeffergewächse (*Piperaceae*). Es handelt sich um eine Kletterpflanze, die sich an Bäumen bis zu einer Höhe von 10 Metern emporrankt. In Kulturen werden allerdings selten Höhen über 4 Meter akzeptiert. Die Pflanzen haben eine ertragsreiche Lebensdauer von ungefähr 30 Jahren. Geerntet kann die phytotherapeutisch verwendete steinerne Pfefferfrucht (das Pfefferkorn) zweimal im Jahr. Die Heimat des Schwarzen Pfeffers ist der indische Subkontinent, aber schon in der Antike breitete er sich als Gewürz über Handelswege in die europäischen

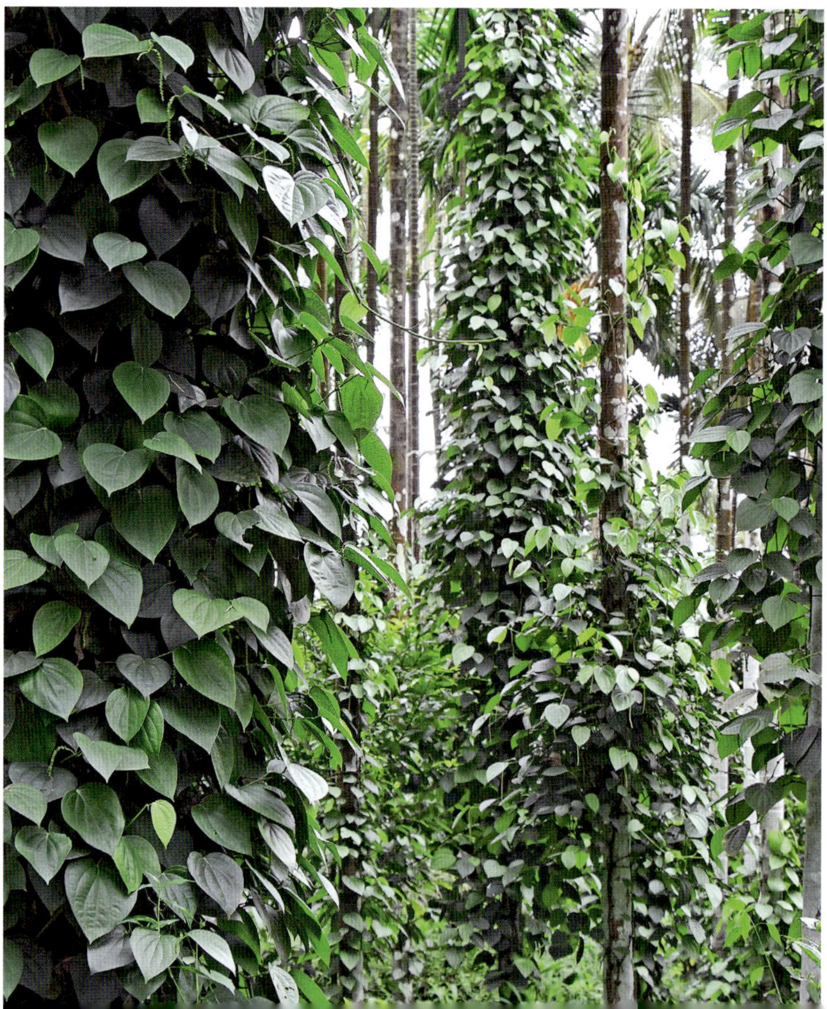

Hochkulturen aus. Der Pfeffer ist abgeleitet vom lateinischen Begriff „piper“ und dieser wiederum vom indischen Begriff von Langpfeffer („Pippali“). Es gibt viele verschiedene Pfeffersorten. Der schon erwähnte Schwarze Pfeffer, abgekürzt „Pfeffer“, wird auch als „Echter Pfeffer“ bezeichnet, um ihn von anderen Sorten zu unterscheiden. Heilpflanze des Jahres 2016 war in Deutschland eine weitere Pfefferart, der sogenannte Kubebenpfeffer (*Piper cubeba*). Dabei handelt es sich um eine strauchartige Kletterpflanze aus der Familie der Pfeffergewächse, die eine Höhe von etwa 6 Metern erreicht. Die Blätter sind ledrig eiförmig oder auch elliptisch und werden 15 cm lang. Die Blütenähren sind dagegen klein, die Blüten sind von weißer Farbe. Die Droge besteht aus den scharf und bitter schmeckenden Früchten. Der Kubebenpfeffer ist in Südostasien beheimatet, in kultivierter Form besonders auf Sri Lanka, und nicht so scharf wie der Schwarze Pfeffer und wird volksheilkundlich gegen Husten, Kopfschmerzen und bakterielle Harnerkrankungen eingesetzt.

Traditionelle Anwendungen

Innerlich

- Verbesserung der Verdauung
- Verdauungsstörungen
- Bronchitis
- Kopfschmerzen
- Gewichtsreduktion

Äußerlich

- Gelenk- und Rückenschmerzen
- Kopfschmerzen
- Nervenschmerzen (Neuralgien)

Anleitungen/Rezepte siehe Seite 257 f.

Nebenwirkungen/Gegenanzeigen

In Schwangerschaft und Stillzeit sollte die Anwendung nach medizinischer Rücksprache erfolgen. Auch bei Magen- oder Darmproblemen, zum Beispiel Schleimhautentzündung des Magens (Gastritis) und Darmes (Colitis), Geschwüre (Ulcus) des Magens und Darmes, Bluthochdruck und Hämorrhoiden ist die medizinische Anwendung von Pfeffer kontraindiziert. Erhöhung der Bioverfügbarkeit von manchen Antiarrhythmika, Antiepileptika, Antiasthmatika, Spartein, Phenotyoin, Propranolol und Theohhyllin.

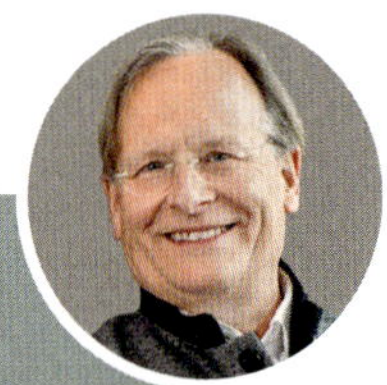

Info

Pfeffer in all seinen Farben ist ein und dieselbe Frucht

Grüner Pfeffer wird zu schwarzem Pfeffer, wenn er in der Sonne getrocknet wird. Entfernt man die Schale, erhält man weißen Pfeffer. Und roter Pfeffer ist vollreif und ungeschält. Langer Pfeffer (*Piper longum*) ist eine indische Art des Pfeffers (Pippali) und wird besonders in der ayurvedischen Medizin und Nahrungsherstellung genutzt. Spanischer Pfeffer allerdings (*Capsicum annuum*) gehört der Gattung Paprika (*Capsicum*) an, die als Gemüse unscharf ist. Der Cayennepfeffer, der gleichfalls zu den Paprikagewächsen gehört, ist scharf.

Quellenangaben: Brattström und Shapoval, Shapoval 2002. Steiert et al., 2017.

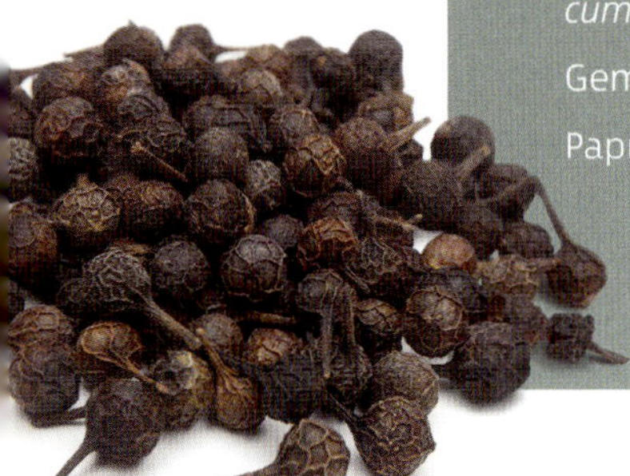

So wird Pfeffer angewendet

Pfeffer entfaltet ziemlich viele Wirkungen und ist neben Salz das meistgenutzte Gewürz im deutsch- und italienischsprachigen Raum. Wird er Speisen zugefügt, sollte er, wenn möglich, nicht mitgekocht, sondern am Ende zugegeben werden – am besten mit der großen Pfeffermühle, wie es die Italiener machen. Die Wirkung ist am besten, wenn die Körner frisch gemahlen werden. Der Körper nutzt die Funktionen des Pfeffers intelligent in Mund, Magen und Bauchorganen, unter anderem, um den Speichel- bzw. Enzymfluss zu aktivieren, die Aufnahme von Stoffen – auch heilsam wirkender Pflanzenbestandteile – im Darm zu erhöhen, den Stoffwechsel anzuregen oder selbst antimikrobiell zu wirken. Die Vitamine A, B, C und D sollen besser bioverfügbar werden, auch Eisen oder Selen sowie Aminosäuren, die Eiweißgrundstoffe. Zur medizinischen Anwendung muss die Konzentration des Pfeffers erhöht werden, zum Beispiel zur Herstellung der Goldenen Milch mit Kurkuma (siehe Seite 214) oder für heiße Soja-, Hafer-, Mandel-, Kuhmilch mit Blütenzucker, Agavendicksaft, Ahornsirup oder Honig bei einer Erkältung. Pfefferprodukte wirken außerdem bei Verdauungs- oder Schlafstörungen und Kopfschmerzen heilsam, unterstützen die Entspannung bei Stressreaktionen oder die Gewichtsreduktion. Äußerlich wird Pfeffer auch zur Behandlung von lokalen Schmerzen oder Pilzinfektionen eingesetzt.

GEWÜRZ Zu den Speisen mittags und abends frisch gemahlen hinzufügen. Er erleichtert die Eiweiß- und Fettverdauung. Der Bestandteil Caryophyllen wirkt antientzündlich im Rachen. Alternative: zwei bis drei Pfefferkörner in den Mund nehmen, langsam zerbeißen und mit dem Speichel vermischen. Etwas gurgeln und herunterschlucken.

Erleichtert die Eiweiß- und Fettverdauung und wirkt antientzündlich im Rachen.

ACHTUNG Piment, der Jamaikapfeffer (*Pimenta officinalis*), und die verschiedenen Chilisorten gehören ebenso wie der Cayennepfeffer anderen Pflanzenfamilien an. Sie sind schärfer und weisen andere Heilwirkungen und Indikationen als Schwarzer Pfeffer auf.

Verdauungsanregend, wärmend, gegen oxidativen Stress.

TEE Hierzu 0,5 g (1 TL) frisch gemahlene Pfefferkörner mit 150 ml heißem Wasser aufgießen und abkühlen lassen. Jetzt eine halbe Biozitrone auspressen und den Saft hinzufügen. Mit Honig oder Ahornsirup, Agavendicksaft oder Palmblütenzucker süßen. Wirkt basisch. Einige Tage als Kur dreimal am Tag eine Tasse trinken. Bei Unwohlsein oder Bauchschmerzen einen Arzt aufsuchen. Zur Anregung der Verdauung, gegen Frieren und zur Gewichtsreduktion. Gegen oxidativen Stress und frühzeitige Alterung von Zellen, Haut und Haaren.

Bei chronischen Gelenk- und Rückenschmerzen.

MASSAGE-ÖL Wärmende, durchblutungsfördernde und schmerzstillende Wirkung bei chronischen Nerven- und Rückenschmerzen. 100 ml Oliven- oder Mandelöl mit 20 Tropfen ätherischem Pfefferöl aus der Apotheke oder dem Reformhaus in einem sauberen Glas vermengen und gut mit einem Stab oder Teelöffel verrühren. Rücken oder Gelenke an der Beschwerdestelle zwei- bis dreimal täglich mit 1 TL Öl einmassieren. Wärmende, durchblutungsfördernde und schmerzstillende Wirkung bei chronischen Nerven- und Rückenschmerzen. Diese Maßnahme ist ein kurzfristiger Hausmittelversuch von bis zu 1 Woche.

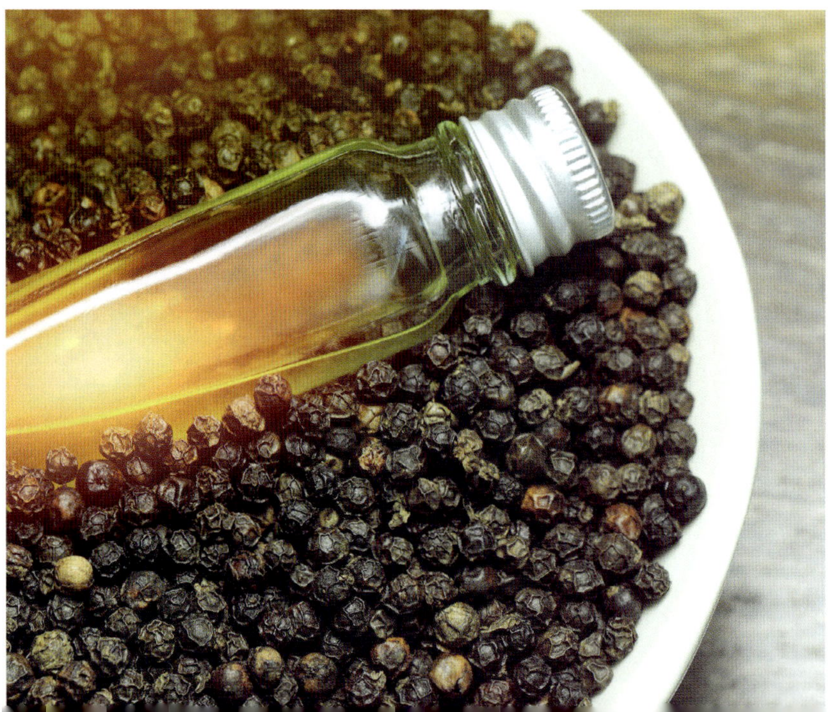

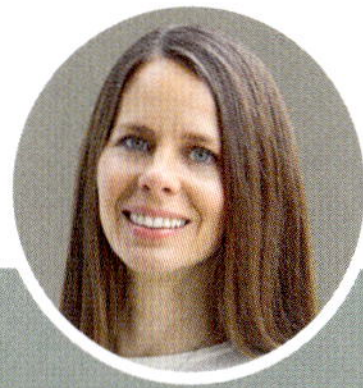

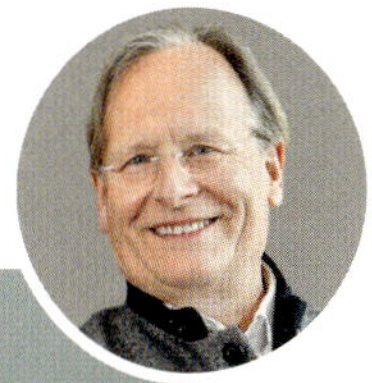

Info

Pfeffer, ein Schlüssel zur Verstärkung der Wirkung und zur Reduzierung der Dosis von Arzneien

Indische Studien weisen darauf hin, dass das Spektrum des Inhaltsstoffes Piperin, der die Schärfe des Pfeffers ausmacht, als Bioenhancer (siehe Seite 376) die Aufnahme und Wirkungen von Nährstoffen oder Vitaminen wie A, B oder C verbessert, beispielsweise die Resorption von Aminosäuren wie Tryptophan oder Mineralien wie Magnesium, Selen oder Eisen. Aber auch die Bioverfügbarkeit von Antibiotika wie Rifampicin soll bis zu 60%[1] verstärkt werden. Vielleicht wäre mit Pfeffer, seinen Extrakten oder anderen biologischen Wirkverstärkern auch eine Mengenverminderung vieler Arzneistoffe erzielbar.[2] Möglicherweise könnte hier ein wichtiger Schlüssel zur Verringerung der Resistenzentwicklung von Bakterien liegen? Langer Pfeffer wird seit Jahrtausenden zur antientzündlichen Wirkverstärkung von Kurkuma genommen. Eine bis zu 20-fache Steigerung wird diskutiert. Andere Bioenhancer sind Curcumin, ein Inhaltsstoff der Kurkuma selbst, Gingerole, wie im Ingwer enthalten, das Flavonoid Quercetin, zum Beispiel im Kümmel enthalten, oder das Allicin im Knoblauch. Mit den Erkenntnissen über pflanzliche Bioenhancer ist ein bedeutender Grundstein für zukünftige pharmakologische und ernährungswissenschaftliche Forschung gelegt.

Quellenangaben: 1 Atal, N., Bedi, K. L.: Bedi. Bioenhancers: Revolutionary concept to market, J Ayurveda Integr Med. 2010 Apr-Jun; 1(2): 96–99; **2** Shaikh, J. et al.: Nanoparticle encapsulation improves oral bioavailability of curcumin by at least 9-fold when compared to curcumin administered with piperine as absorption enhancer. Eur J Pharm Sci. 2009;37:223-230.

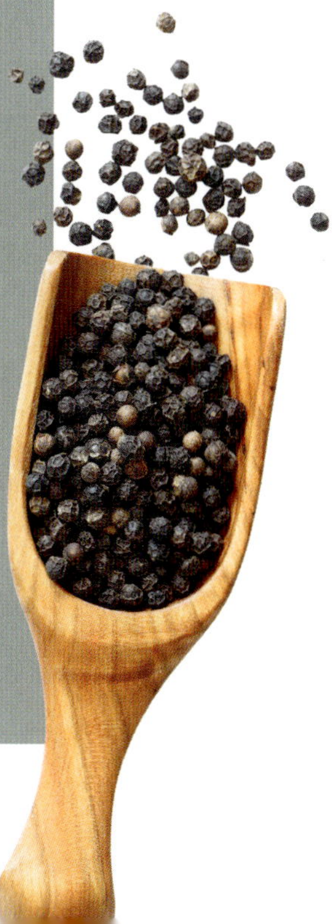

Pfeffer in der Wissenschaft

Das Europäische Arzneibuch verzeichnet eine Monografie für den Schwarzen Pfeffer. Er wird in der traditionellen Medizin zur Förderung der lokalen Durchblutung in Haut und Schleimhaut des Magen-Darm-Trakts und zur Anregung der Verdauungssäfte in Magen, Leber und Bauchspeicheldrüse sowie zur Anregung der Magen-Darm-Bewegung verordnet. Ebenso zur lokalen Schmerztherapie und Behandlung von Kopf- und Nervenschmerzen. Die Anwendung von Pfeffer findet sich auch in Programmen zur Gewichtsreduktion.

Die Anwendung von Pfeffer findet sich auch in Programmen zur Gewichtsreduktion.

Das HPMC befürwortet den Cayennepfeffer* (Chili, ein Paprikagewächs) zur Schmerzbehandlung des unteren Rückens und ESCOP grundsätzlich zur Linderung von Schmerzen an der Muskulatur und im Zuge degenerativer Gelenkerkrankungen (Arthrosen) sowie bei Schmerzen aufgrund diabetischer Erkrankung und von Gürtelrose (Herpes zoster), die Kommission E die juckreizlindernde Indikation bei Gürtelrose an Rücken, Armen und Schultern. Nach kurzer Zeit erhöht der Inhaltsstoff Capsaicin die lokale Durchblutung. Quellenangaben: www.worldmedicine.eu.

* **CAYENNEPFEFFER** *(Capsici fructus)* Chilischoten wurden bereits in uralten Indianergräbern als Beigabe entdeckt. Schriftlich bekannt wurden sie in Europa im 15. Jahrhundert als Spanischer Pfeffer, nachdem die Spanier sie von ihren Eroberungszügen aus Südamerika mitgebracht hatten. Das Nachtschattengewächs ist bereits seit Urzeiten Bestandteil volksheilkundlicher Therapien gegen Muskelschmerzen, Hexenschuss und Gelenkschmerzen. Eingesetzt wurde es auch innerlich gegen Magen-Darm-Beschwerden und zur Behandlung der Seekrankheit. Positiv befürwortet ist es zur lokalen Anwendung von ESCOP, HMPC und Kommission E. Anwendungen: Balsam, Wickel, Salben, Pflaster.

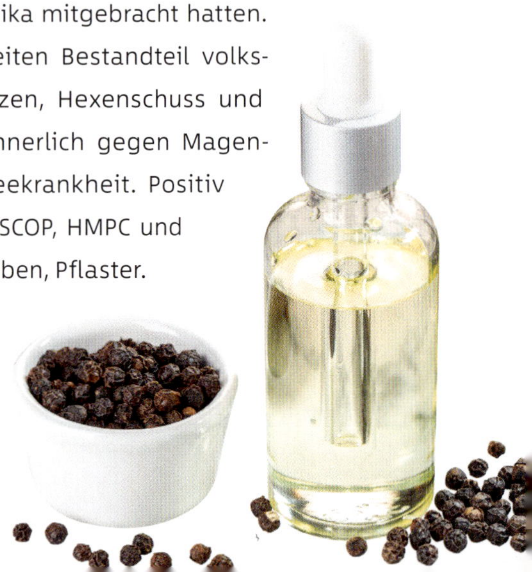

Pfeffer

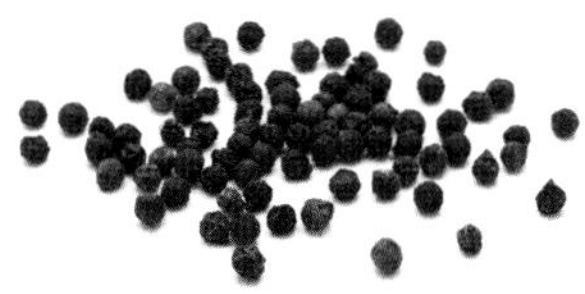

FAMILIE
Piperaceae (Pfeffergewächse)

SYNONYME
Pfeffer

PFLANZENART/WUCHSFORM
Kletterstrauch, bis zu 10 m hoch

VERWENDETE TEILE
Früchte mit (schwarz) und ohne Schale (weiß)

INHALTSSTOFFE
Alkaloid Piperin (5–8 %, bestimmt die Schärfe) und Derivate, ätherisches Pfefferöl als Aromastoff (unter anderem aus Sabinen, Limonen, Caryophyllen, Safrol), Flavonoide, Quercetin und Kaempferol

EIGENSCHAFTEN
verdauungsfördernd, schleimlösend, durchblutungssteigernd, entzündungshemmend, antimikrobiell, pilzabweisend, antiasthmatisch, schmerzlindernd, antioxidativ, appetitanregend, insektizid

DARREICHUNGSFORMEN/ PRÄPARATE
- Ätherisches Pfefferöl
- Pfefferkörner (bio)

BEZUGSQUELLEN

Apotheke
- Ätherisches Pfefferöl
- Pfefferkörner (bio)

Reformhaus/Drogeriemarkt
- Ätherisches Pfefferöl
- Pfefferkörner (bio)

REZEPTPFLICHTIG
nein

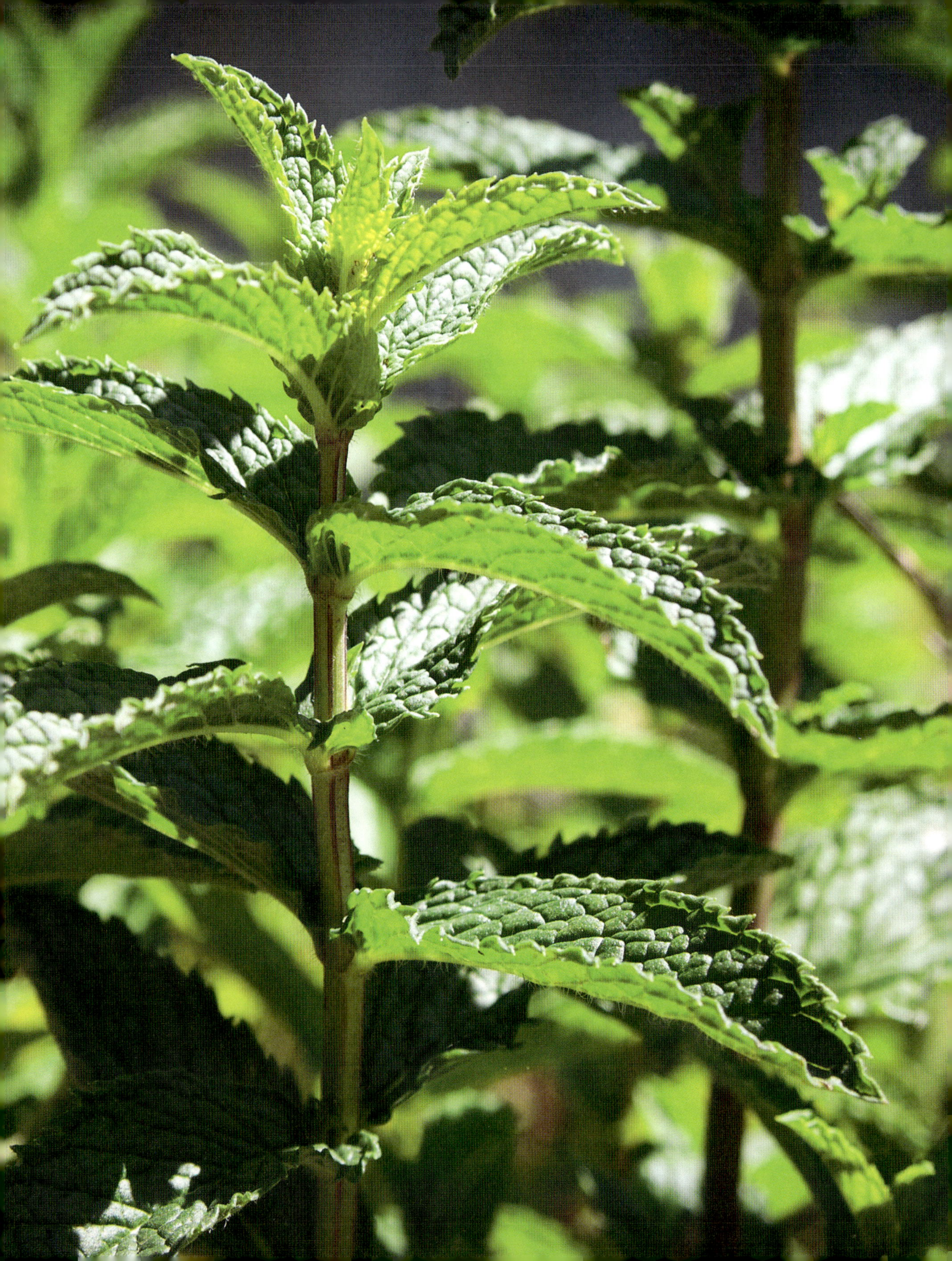

Pfefferminze

Mentha × piperita

Nerven, Psyche, Kopf

Hals, Nase, Ohren, Zähne

Magen, Darm, Verdauung

Rücken, Muskeln, Gelenke

Haut, Haare

Herrlich duftender Klassiker

Die reinigende und harntreibende Wirkung von Minze wurde bereits in der Antike gegen Verdauungsbeschwerden, Verschleimung, Husten und Kopfschmerzen eingesetzt. Als Zeichen der Freundschaft wurde Minze im Altertum zwischen Schriftrollen gelegt, die Ägypterinnen brachten auf duftenden Minzlagern ihre Kinder zur Welt. Ein Mythos erklärt die Entstehung der Minze literarisch: Ovid schreibt in seinen Metamorphosen, dass die Unterweltgöttin Persephone die Nymphe Minthe, die Geliebte ihres Gatten Hades, aus Eifersucht in eine Pflanze, die krause Minze, verwandelte. Im Mittelalter findet das Heilkraut bei Karl dem Großen und Hildegard von Bingen Erwähnung. Bis heute wird der duftende Tee der erfrischenden Pfefferminze zum Essen genossen. Sie regt die Verdauung an, lässt Gallensäfte sprudeln, wirkt gegen Muskelschmerzen, Blähungen sowie gegen Bakterien und faulige Gärungsprozesse.

HAUPTINDIKATIONEN

Innerlich

- *Magenschleimhautentzündungen*
- *Blähungen*
- *Krämpfe des Magen-Darm-Trakts und der Gallenwege*
- *Reizdarm*
- *Schleimabsonderung (Katarrhe) der oberen Atemwege (Inhalation und Einreibungen)*

Äußerlich

- *Spannungskopfschmerzen*
- *Empfindliche Haut, Juckreiz*
- *Nerven- und Muskelschmerzen*

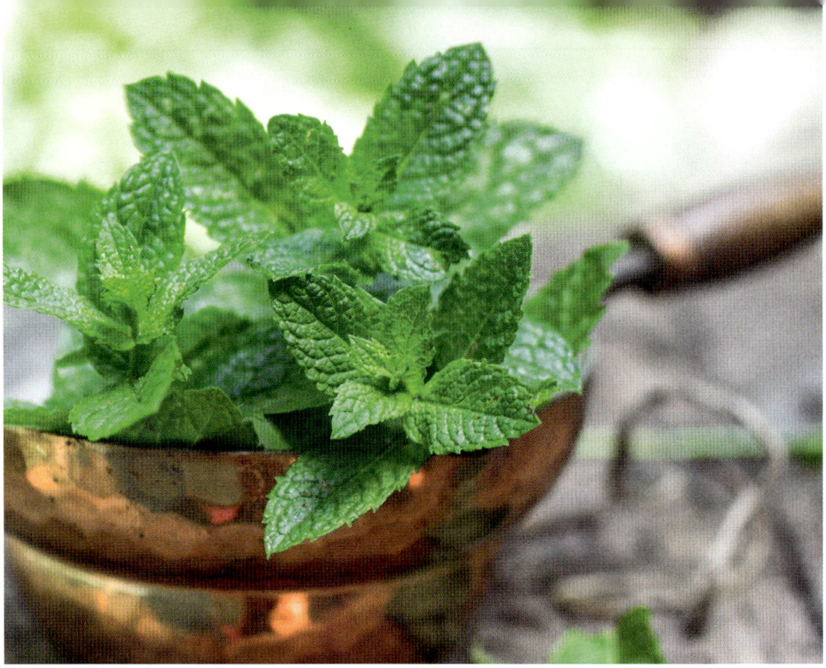

Heilkraut für jeden

Die Minze als Pflanzengattung umfasst je nach Definition zwischen 20 und 30 Arten. Die bekannte Pfefferminze ist eine natürliche Kreuzung aus Wasserminze (*Mentha aquatica*) und Grüner Minze (*Mentha × spicata*). Letztere wiederum ist eine Kreuzung aus Rossminze (*Mentha longifolia*) und Rundblättriger Minze (*Mentha rotundifolia*). Sie wurde Ende des 17. Jahrhunderts erstmals von John Ray in England beschrieben. Die Elternarten, besonders *Mentha longifolia*, hatten bereits eine lange Tradition als pflanzliches Arzneimittel (Phytopharmakon).

Wie alle Minzen gehört auch die Pfefferminze in die Familie der Lippenblütler (*Lamiaceae*). Sie gedeiht bei uns auf feuchten, locker humosen bis lehmigen Böden und wird 30–60 cm hoch. Die Pfefferminze wird in Mittel- und Süddeutschland in großen Kulturen gewerbsmäßig angebaut. Weitere Anbaugebiete liegen in England, Italien und auf dem Balkan. Die Ölgewinnung konzentriert sich auf die USA, Südamerika und Asien. Pharmazeutisch nutzbar sind die Blätter und blühende Triebe. Sie haben den höchsten Wirkstoffgehalt, vor allem an Menthol. Die Konzentration der Inhaltsstoffe kann stark variieren. Der Stängel der Pflanze enthält hingegen keine Wirkstoffe. Pfefferminze liebt Wärme, mag jedoch keine pralle Sonne. Ein Standort im feuchten Halbschatten mit ein paar Sonnenstunden ist ideal. Sie kann über Ausläufer leicht vermehrt werden. Eine Pfefferminzkultur im Topf sollte jährlich im Frühjahr mit neuer Erde versorgt werden. Durch die natürliche Kreuzung mehrerer Minze-Arten hat sich bei der Pfefferminze eine einzigartige Komposition an ätherischen Ölen ergeben.

Ein Standort im feuchten Halbschatten mit ein paar Sonnenstunden ist ideal.

Anerkannte Hauptindikationen

Innerlich

- Magenschleimhautentzündungen
- Blähungen
- Krämpfe des Magen-Darm-Trakts und der Gallenwege
- Reizdarm
- Schleimabsonderung (Katarrhe) der oberen Atemwege (Inhalation und Einreibungen)

Äußerlich

- Spannungskopfschmerzen
- Empfindliche Haut, Juckreiz
- Nerven- und Muskelschmerzen

Traditionelle Anwendungen

Innerlich

- Übelkeit, Erbrechen und Meteorismus (Gasansammlung im Bauch)

Äußerlich

- Erkältung

Anleitungen/Rezepte siehe Seite 266 ff.

Nebenwirkungen

Pfefferminzblätter: keine. Pfefferminzöl: Vorsicht bei empfindlichem Magen! Kann eventuell Magenbeschwerden auslösen! Bitte bei Kindern sehr umsichtig mit Minzöl umgehen. Eine Inhalation von großen Mengen Minzöl kann bei Kindern Kehlkopfkrämpfe auslösen. Erwachsene können bei innerlicher Anwendung höherer Dosen Minzöl mit Schlaflosigkeit, Nervosität oder Gereiztheit reagieren.

Gegenanzeigen

Nicht verwenden bei Gallenwegsentzündungen, Gallensteinen und schweren Leberschäden, bei Pfefferminze-Unverträglichkeit oder Allergie gegen einen der Inhaltsstoffe. Vor allem bei Asthmatikern ist Vorsicht geboten, deshalb sollte medizinische Rücksprache gehalten werden. Minzöl oder Minzextrakte, auch Salben nicht bei Kindern unter 3 Jahren anwenden.

So wird Pfefferminze angewendet

Bei Magenschleimhautentzündung, Übelkeit, Verdauungsstörungen und Blähungen.

TEE Bei Magenschleimhautentzündungen, Übelkeit, Erbrechen, symptomatischen Verdauungsstörungen, Blähungen und Koliken sowie Reizdarm wird die Anwendung von Pfefferminze empfohlen. Hierfür 150 ml kochendes Wasser auf 3 g getrocknetes Pfefferminzkraut gießen und 10 Minuten abgedeckt ziehen lassen. Das Ganze mindestens dreimal täglich trinken, um eine Wirkung zu erzielen.

ACHTUNG Den Tee in dieser Form nicht länger als 2 Wochen einnehmen.

ALKOHOLAUSZUG Alternativ zum Tee kann auch ein selbst hergestellter Pfefferminz-Alkoholauszug eingenommen werden. Für 500 ml Auszug mindestens eine Handvoll frische Pfefferminzblätter in ein 500-ml-Weckglas geben und mit etwa 400 ml Alkohol (45 Vol.-%; aus der Apotheke) aufgießen, bis alle Blätter mit Flüssigkeit abgedeckt sind. Das Behältnis gut verschließen und 4 Wochen an einem dunklen Ort bei Zimmertemperatur aufbewahren. Danach abseihen und in einem Braunglasbehältnis bei Zimmertemperatur aufbewahren. Bitte dreimal täglich 3 ml Auszug: 45 Tropfen in 100 ml Wasser geben und einnehmen.

Tipp

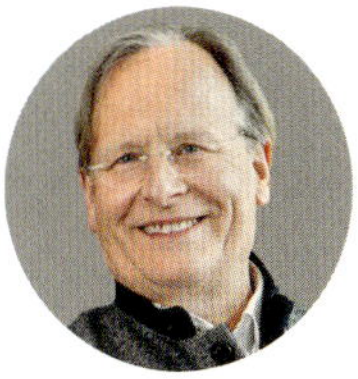

Pfefferminze statt Kopfschmerztabletten

Für mich gehören Pfefferminzblätter als Tee in jeden Haushalt und das Pfefferminzöl in jede Hausapotheke. Die Deutsche Gesellschaft für Schmerzmedizin hat dazu 2016 als Praxisleitlinie Folgendes niedergelegt: „Die kutane Applikation* von Pfefferminzöl (*Oleum menthae piperitae*) in 10-prozentiger ethanolischer Lösung ist wirksam zur Behandlung des episodischen Kopfschmerzes vom Spannungstyp. Die Wirkung ist der Einnahme von Paracetamol 1.000 mg oder Acetylsalicylsäure 1.000 mg ebenbürtig." Nebenwirkungen von herkömmlichen Schmerztabletten auf Magen, Leber und Niere können reduziert oder vermieden werden.

Quellenangabe: www.aerzteblatt.de/archiv/1799/Spannungskopfschmerz-Pfefferminzoel-ist-anderen-Analgetika-ebenbuertig.

* Auftragen auf die Haut.

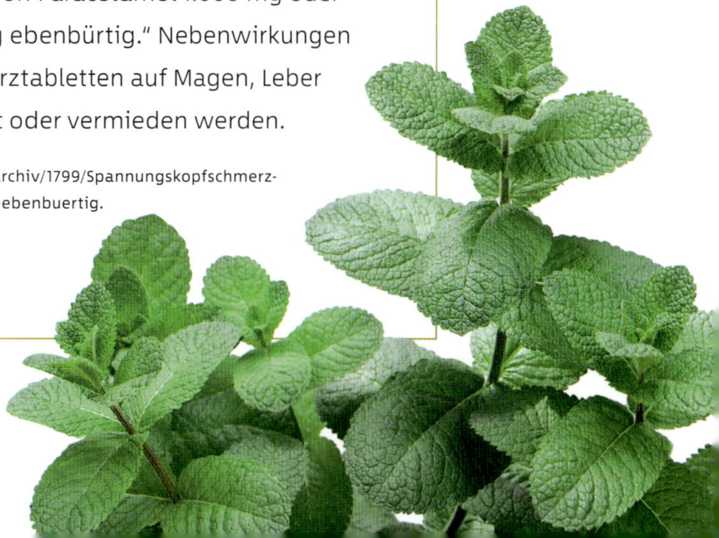

Fertige Präparate

Bei Kopf- und Muskelschmerzen.

ÄTHERISCHES ÖL Das ätherische Öl kann äußerlich bei Kopf- und Muskelschmerzen angewendet werden. Bei Kopfschmerzen maximal 1–2 Tropfen auf die Schläfen geben. Bei Muskelschmerzen 3–5 Tropfen auf die schmerzenden Körperstellen geben und einmassieren.

Bei Krämpfen, Blähungen im Magen-Darm-Bereich.

MASSAGE UND WICKEL Bei Krämpfen und Blähungen im Magen-Darm-Bereich wird eine äußerliche Anwendung mit ätherischem Pfefferminzöl empfohlen. Dafür kann eine 10-prozentige Pfefferminzlösung in Ethanol zur lokalen Selbstmassage oder -einreibung, besser noch als warmer Wickel angewendet werden. Hierfür werden ein Leinentuch als Innentuch des Wickels und ein Wollschal benötigt. Das Leinentuch in 1 l warmes Wasser (30 °C) tauchen, auswringen und ausbreiten. Dann 10 Tropfen

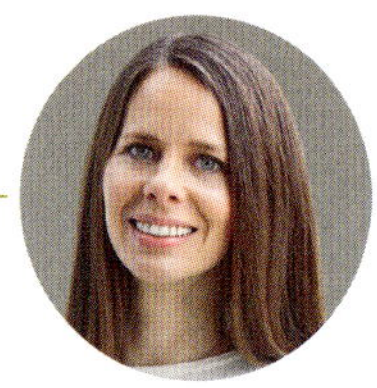

Tipp

Bei wiederkehrenden leichten bis mittelschweren Kopfschmerzen sollte das ätherische Pfefferminzöl in 10-prozentiger Pfefferminzöllösung aus der Apotheke die erste Wahl als Schmerzmittel sein. Auf Stirn und Schläfen aufgetragen (1–2 Tropfen, dreimal täglich), sollte nach 15–30 Minuten die Wirkung spürbar sein. Auch bei Muskel- und Spannungsschmerz des Bewegungsapparats, zum Beispiel bei Nackenverspannungen oder Wadenschmerzen, wird es auf die schmerzenden Stellen aufgetragen: 1–2 Tropfen, dreimal täglich. Danach: Hände waschen – Augenkontakt meiden! Auch für Kinder ab 6 Jahren geeignet!

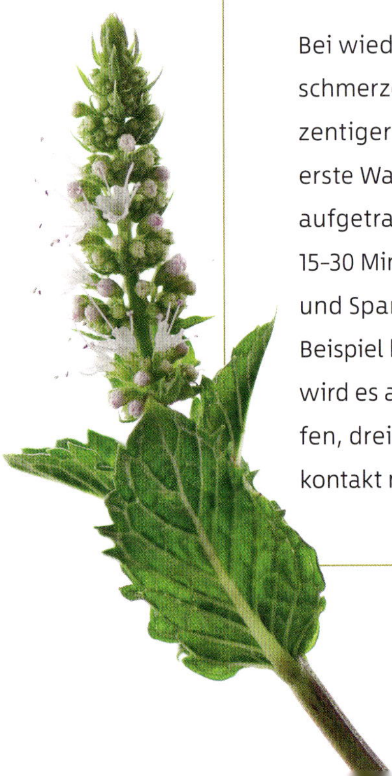

der Pfefferminzöllösung darauf verteilen. Das Innentuch auf den Wollschal legen und mit der feuchten Seite über dem schmerzenden Bereich des Bauches befestigen und sich in eine Decke kuscheln. Bis zu dreimal täglich wiederholen. Sollten sich die Beschwerden am dritten Tag nicht gebessert haben, muss medizinischer Rat eingeholt werden.

MINZKAPSELN Bei leichten Krämpfen der Gallenwege kann das ätherische Pfefferminzöl innerlich wie äußerlich angewendet werden. Die orale Aufnahme in Kapselform hat sich beispielsweise bei Magen-Darm-Krämpfen oder Reizdarm bewährt, denn das Menthol wirkt sonst bereits entkrampfend auf die Speiseröhre und den Mageneingang, was zu Sodbrennen führen könnte. Kinder ab 12 Jahren und Erwachsene sollten dreimal täglich eine Kapsel mit 0,2–0,4 ml (arzneilich wirksamer Bestandteil Pfefferminzöl) einnehmen, Kinder von 8 bis 12 Jahren dreimal täglich eine Kapsel mit 0,2 ml (arzneilich wirksamer Bestandteil Pfefferminzöl). Für die äußerliche Anwendung, zum Beispiel bei Spannungskopfschmerz oder Muskel- und Nervenschmerzen, sollte 5- bis 10-prozentiges ätherisches Pfefferminzöl angewendet werden.

Bei leichten Krämpfen der Gallenwege, Magen-Darm-Krämpfen oder Reizdarm.

Pfefferminze in der Volksheilkunde

Dass die Pfefferminze medizinhistorisch zu den weitverbreitetsten Heilpflanzen mit großer Anwendungsvielfalt gehört, belegt die WHO mit ihrer Auflistung traditioneller Indikationen der Volksmedizin, die allerdings bisher weder durch klinische noch durch experimentelle Daten gestützt werden: Durchfall, Wurmbefall, Diabetes, Fieber, Gelbsucht und Harnwegsinfektionen (Öl), Modulation der Regelblutung, Milchbildung, Bronchitis, bakterieller Durchfall, Diabetes, gewöhnlicher Durchfall, Fieber, Bluthochdruck, Gelbsucht, Übelkeit, Schmerzen und Infektionen der oberen Atemwege sowie Harnwegsinfektionen (Blätter).

Pfefferminze in der Wissenschaft

Pharmakologisch wirksam ist in der Minze als Hauptkomponente das Menthol.

Hauptinhaltsstoffe der verschiedenen Minze-Arten sind 45 % Menthol und Mentholester sowie Ketone (Menthon), Gerbstoffe, Flavonoide und Bitterstoffe. Die Konzentrationen können stark variieren. Das Öl der Japanischen Minze (*Mentha arvensis*) besteht zum Beispiel aus mindestens 42 % Menthol und 40 % Menthon. Pharmakologisch nachweislich wirksam ist das Menthol, dessen Duft die Bronchialmuskulatur entspannt und so tief inhalieren lässt. Außerdem wirkt es antibakteriell und desinfizierend. Im Magen-Darm-Trakt wirken die über 100 Einzelverbindungen der Pfefferminze verdauungsanregend, entkrampfend und entblähend. Deshalb wird die Pfefferminze klinisch vor allem bei Magenbeschwerden eingesetzt, meist als Tee oder Tinktur. Das wirkt entspannend auf die Muskulatur im Magen-Darm-Trakt. Äußerlich angewendet wirkt das Pfefferminzöl kühlend und durchblutungsfördernd. Die Kommission E führt für Tee und Tinkturen aus den Blättern (*Menthae piperitae folium*) eine krampflösende und entblähende Wirkung im Magen-Darm-Bereich sowie gallenflussfördernde Wirkungen an. Für das gleiche Beschwerdebild der Gallenblase und der Gallenwege werden die gleichen Wirkungen angegeben. Auch für das Pfefferminzöl (*Menthae piperitae aetheroleum*) gilt diese innere Anwendung bei krampfartigen Beschwerden und Reizdarm. Für die Indikation des Reizdarms gibt es randomisierte klinische Studien mit guten Ergebnissen (vgl. Pittler MH et al. 1998). Weitere Indikationen: Katarrhe der oberen Atemwege, Mundschleimhautentzündungen sowie die äußere Anwendung bei Muskelschmerzen (Myalgien) und Neuralgien. Für das Japanische Minzöl (*Menthae arvensis aetheroleum*) wird zusätzlich Meteorismus (Blähungen in Magen und Darm) als Indikation angegeben (Kommission E). Weitere Studien zeigen eine Wirksamkeit von 10-prozentigem Pfefferminzöl bei Spannungskopfschmerz (Göbel et al. 1996; Göbel et. al. 2002). Die WHO indiziert die innere Verwendung von Pfefferminzöl bei Verdauungsbeschwerden, Blähungen und Gastritis und die äußere Verwendung bei Muskel- und Kopfschmerzen. Experimentell wurden die antibakterielle Wirkung und der krampflösende Effekt von Blättern und Öl sowie die Zunahme der Gallenproduktion nachgewiesen. Quellenangaben siehe: www.worldmedicine.eu.

Pfefferminze

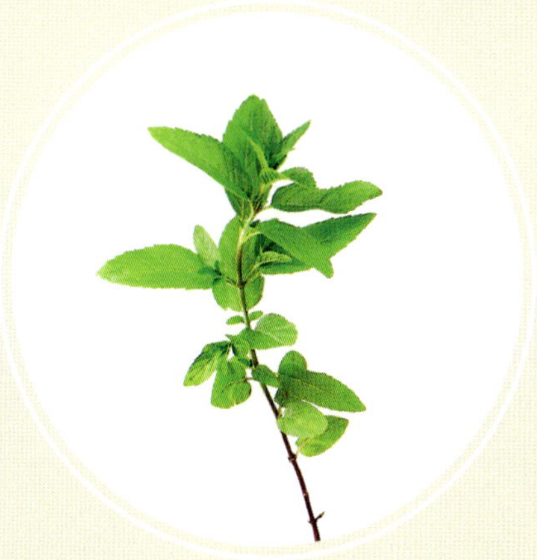

NP
HN
MD
RG
HA

FAMILIE
Lamiaceae (Lippenblütler)

SYNONYME
Gartenminze, Edelminze

PFLANZENART/WUCHSFORM
Staude, 40–50 cm hoch

VERWENDETE TEILE
Blätter (*Menthae piperitae folium*), blühende Triebe

INHALTSSTOFFE
im ätherischen Öl: Menthol und Mentholester, Ketone (Menthon), Gerbstoffe, Flavonoide und Bitterstoffe

EIGENSCHAFTEN
Magen-Darm-System: entkrampfend, entblähend und verdauungsanregend; Leber: gallenflusssteigernd, krampflösend; obere Atemwege: entzündungshemmend und die Einatmung verbessernd; Schmerzen: verringert Muskelschmerzen (Myalgien) und Spannungskopfschmerz

DARREICHUNGSFORMEN/ PRÄPARATE
- Minzkapseln
- Ätherisches Pfefferminzöl in 10-prozentiger ethanolischer Lösung
- Getrocknete Blätter für Tee
- Ätherisches ÖL
- Pfefferminzöl (zum Beispiel China-Öl aus der Apotheke)
- Selbst hergestellter Alkohol- und Ölauszug
- Frische Minze

BEZUGSQUELLEN

Apotheke/Reformhaus
- Kapseln
- Ätherisches Öl
- Ätherisches Pfefferminzöl in 10-prozentiger ethanolischer Lösung (nicht im Reformhaus!)
- Getrocknete Blätter

Drogeriemarkt
- Kapseln
- Ätherisches Öl
- Tee (bio)

Garten
- Frische Blätter

REZEPTPFLICHTIG
nein

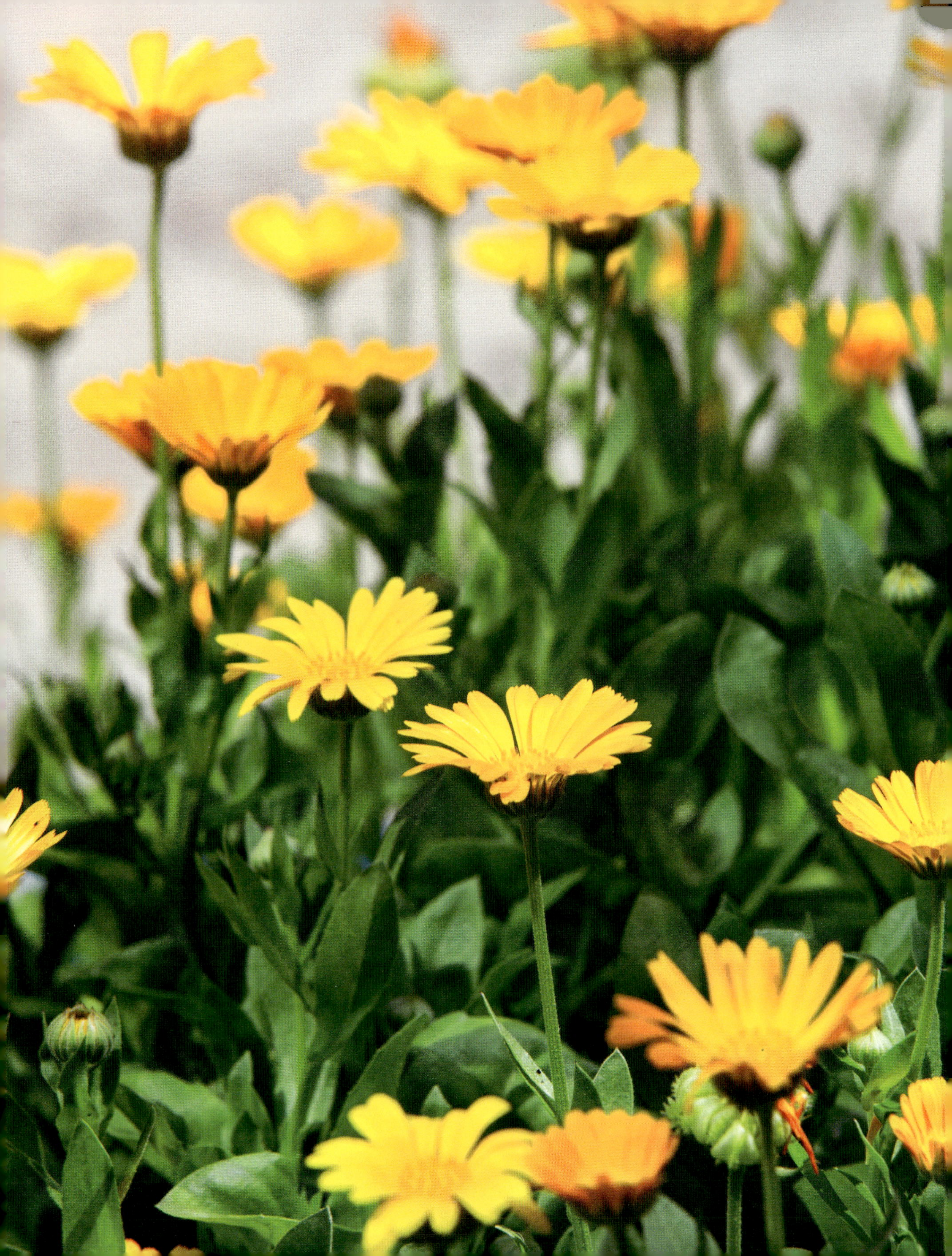

Ringelblume

Calendula officinalis

Hals, Nase, Ohren, Zähne

Haut, Haare

Calendula für Schönheit und Wundpflege

In der Antike wegen ihrer Schönheit und Anmut verehrt, war die Ringelblume im Mittelalter in den Gärten und auf den Friedhöfen ein Zeichen für die Unvergänglichkeit. Heute ist die Pflanze als antientzündliches Hausmittel zur Wund- und Hautpflege in der Volksmedizin bedeutsam. Ihre Blüten dienen zudem als gelber Farbstofflieferant und als preiswerter Safranersatz in der Küche. Erst ab dem 12. Jahrhundert finden sich sichere Belege für den Einsatz als Heilpflanze. Der Universalgelehrte Albertus Magnus (1200–1280) empfahl sie nach dem Biss wilder Tiere. Hildegard von Bingen (1098–1179) gibt als Indikation Verdauungsstörungen an und behandelt Ekzeme und entzündliche Hauterkrankungen damit. Zeitweise war sie so beliebt, dass Apotheker die Pflanze fassweise vorrätig hatten.

HAUPTINDIKATIONEN

Äußerlich

- *Entzündliche Veränderung der Mund- und Rachenschleimhaut*
- *Leichte Entzündungen von Haut und Schleimhaut*
- *Wunden mit schlechter Heilungstendenz wie Ulcus cruris (offenes Bein)*

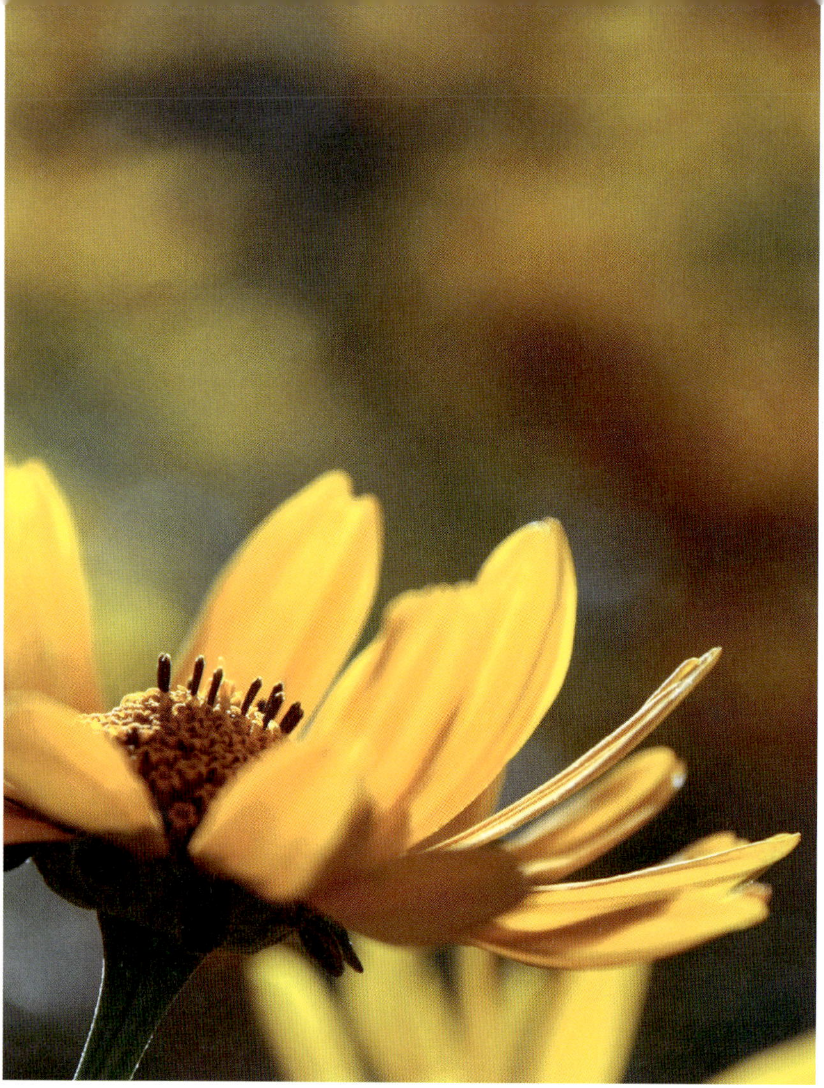

Das Wetterorakel

Bei drohendem Regen bleiben die Blüten geschlossen.

Die Ringelblume gehört zur Familie der Korbblütler (*Asteraceae*). Die herrlichen Blütenköpfe bestehen aus randständigen gelben bis orangegelben Zungenblüten und zahlreichen Röhrenblüten im Zentrum. Gemeinsam bilden sie von Juli bis Oktober den Blütenkorb am Ende der verzweigten Stängel, die zusammen wiederum eine sogenannte Trugdolde ergeben. Die Ringelblume wächst in der Regel einjährig und wird 50–60 cm hoch. Ihre Blüten öffnen und schließen sich mit der auf- und untergehenden Sonne. Damit hängt auch eine der Erklärungen ihres lateinischen Fachnamens zusammen: *Calendula* kann als „kleiner Kalender" übersetzt werden. Droht

Regen, bleiben die Blütenköpfchen auch geschlossen – daher ihr Ruf als Wetterorakel. Ihr deutscher Name bezieht sich auf die ringförmig angeordneten Früchte in der Korbblüte. Ursprünglich stammt die Ringelblume aus dem westlichen Mittelmeerraum (Spanien). Von dort wurde sie in die neue Welt und bis nach Ostasien verbreitet. Anbaukulturen finden sich historisch zuerst in Ägypten, später im Mittelmeerraum, auf dem Balkan und in Osteuropa. Als Zierpflanze wird sie in Deutschland besonders in naturnahen Gärten geschätzt. Die pharmazeutische Droge (zumeist aus der Blüte) wird heute aus Ägypten, Polen und Ungarn importiert.

Anerkannte Hauptindikationen

Äußerlich

- Entzündliche Veränderung der Mund- und Rachenschleimhaut
- Leichte Entzündungen von Haut und Schleimhaut
- Wunden mit schlechter Heilungstendenz wie Ulcus cruris (offenes Bein)

Traditionelle Anwendungen

Äußerlich

- Ekzeme, Furunkel
- Sonnenbrand, leichte Verbrennungen
- Hämorrhoiden
- Blutergüsse, Quetschungen
- Schürfwunden, Wundinfektionen, Windeldermatitis
- Trockene und beanspruchte Haut der Hände und Füße
- Hühneraugen, Warzen (laut Volksheilkunde)

Anleitungen/Rezepte siehe Seite 276 ff.

Nebenwirkungen

Es wurde von der Sensibilisierung der Haut berichtet.

Gegenanzeigen

(Laut HMPC 2018) Überempfindlichkeit gegen die aktive Substanz und gegen andere Pflanzen aus der Familie der Korbblütler. Aufgrund des Fehlens gesicherter Daten wird der Gebrauch in der Schwangerschaft und der Stillzeit nicht empfohlen.

So wird die Ringelblume angewendet

In der Volksmedizin findet die Ringelblume bei Darmentzündungen, Verstopfungen sowie gegen Würmer und andere Parasiten im Darm sowie bei Menstruationsbeschwerden und Infektionskrankheiten Anwendung. Die Hauptindikation ist die äußerliche Anwendung zur Wundheilung. Aufgrund des breiten Wirkungsspektrums kann sie bei fast allen Hautirritationen in Salbenform, als Ölauszug, Alkoholauszug oder Aufguss Linderung schaffen. Ihre Schleimstoffe legen sich wie ein Schutzfilm über Haut und Schleimhaut und wirken bei Wundschmerz sowie Juckreiz. Sie regt die Hautbildung an und fördert den Zellstoffwechsel – vor allem bei Wundverschluss – und wirkt Ödemen entgegen.

Zur Vorbeugung von Wundliegen beim Baby, Winterekzem.

ÖLAUSZUG Zur Vorbeugung von Wundliegen bei Babys und Kleinkindern und bei Hauttypen, die im Winter zur Ekzembildung neigen, oder als Badewasserzusatz, um einen hauterweichenden Effekt zu erzielen, ist das Ringelblumenöl zu empfehlen. Die Blüten der Ringelblume können

Tipp

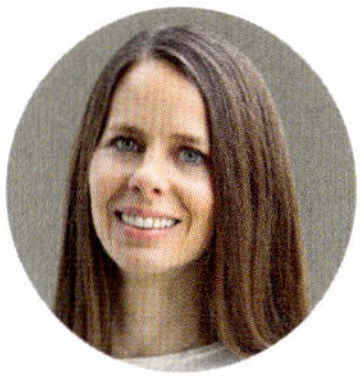

Bei Bienen- oder Wespenstich im Sommer auf der Wiese

Eine Ringelblumenblüte leicht quetschen und den Blütensaft um den Stich herumstreichen!

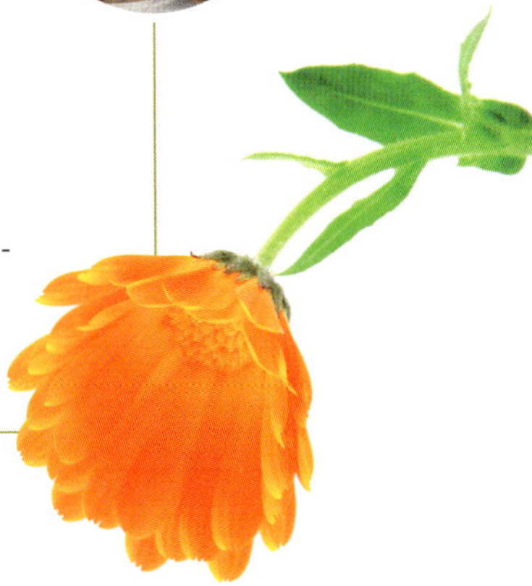

zwischen Juni und Oktober gesammelt werden. Am besten an einem sonnigen Tag unterhalb des Blütenkelchs abtrennen. Für die Herstellung des Öls ein sauberes, ausgekochtes Marmeladenglas mit Blüten füllen. Anschließend mit einem kalt gepressten Öl (zum Beispiel aus Olive oder Sonnenblume) aufgießen, bis alle Blüten mit Öl bedeckt sind. Dann 3–4 Wochen auf die Fensterbank stellen. In dieser Zeit darauf achten, dass die Blüten komplett mit Öl bedeckt sind. Bei Bedarf zwischendurch schütteln. Abschließend die Blütenreste in ein Tuch abseihen, in ein Braunglasgefäß füllen und kühl lagern. Bei Bedarf auf die betroffene Hautstelle auftragen.

ALKOHOLAUSZUG Äußerlich kann ein Ringelblumen-Alkoholauszug bei kleinen Verletzungen auch zur Wundreinigung genutzt werden. Blütenköpfe zu ¼ in eine Flasche füllen und zu ¾ mit Alkohol (40 Vol.-%) aufgießen. 3 Wochen an einem dunklen Ort ziehen lassen, zwischendurch schütteln. Dann die Pflanzenreste abseihen und den Auszug in eine Braunglasflasche füllen. Der Alkoholauszug kann sehr gut zum Gurgeln bei Entzündungen im Mund- und Rachenraum genutzt werden. Dazu 2 TL Auszug in ein halbes Glas Wasser geben und dreimal täglich verwenden.

Bei kleinen Verletzungen auch zur Wundreinigung.

ACHTUNG Der selbst gemachte Alkoholauszug ist nicht mit der Wirkung einer Tinktur aus der Apotheke gleichzusetzen. Der Wirkstoffgehalt kann beim selbst gemachten Produkt abweichen.

KOMPRESSEN Alternativ können Wunden mit Kompressen behandelt werden. Dosierung: Die Tinktur sollte 1:3 mit abgekochtem Wasser (zum Beispiel 2 TL (10 ml) Tinktur auf 6 TL (30 ml) steriles Wasser) verdünnt werden. Dafür ein steriles Baumwolltuch in der Tinktur tränken, leicht auswringen und anschließend auf die betroffene Körperstelle legen. Die Kompresse 30–60 Minuten auf der Stelle einwirken lassen. Anwendung bei Bedarf. Bestehen nach 1 Woche weiterhin Beschwerden, bitte kompetenten medizinischen Rat einholen.

Tipp

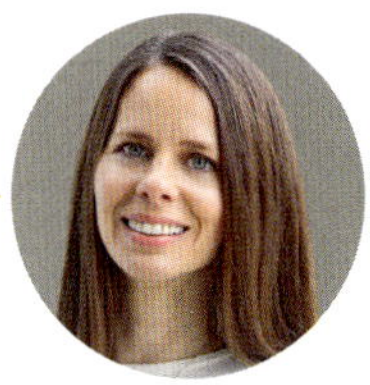

Schnelles Mundwasser

1 TL getrocknete Ringelblumenblüten aus der Apotheke oder dem Reformhaus in 150 ml heißes Wasser geben, 10–15 Minuten ziehen lassen und warm den Mund spülen oder gurgeln.

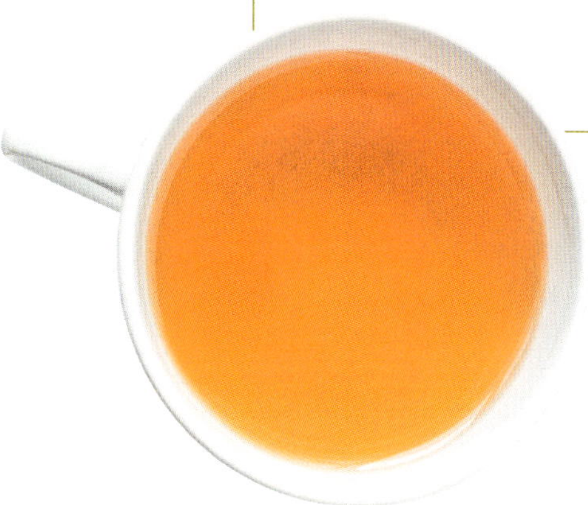

SALBE Als Alternative zur Vorbeugung von Wundliegen bei Babys/Kleinkindern genauso wie bei älteren Menschen oder Menschen, die auf Rollstühle angewiesen sind, sowie bei trockener, eingerissener Haut und zum Aufweichen von Hühneraugen/Hornhaut an den Füßen bietet sich Ringelblütensalbe an. Hierzu 100 ml selbst hergestellten Ölauszug mit 500 g Butter mischen. Auch Ghee (geklärte Butter), Vaseline oder ein anderes Fett wie Lanolin kann genommen werden. Anwendung bei Bedarf.

Bei trockener, eingerissener Haut, Hühneraugen, Hornhaut an den Füßen.

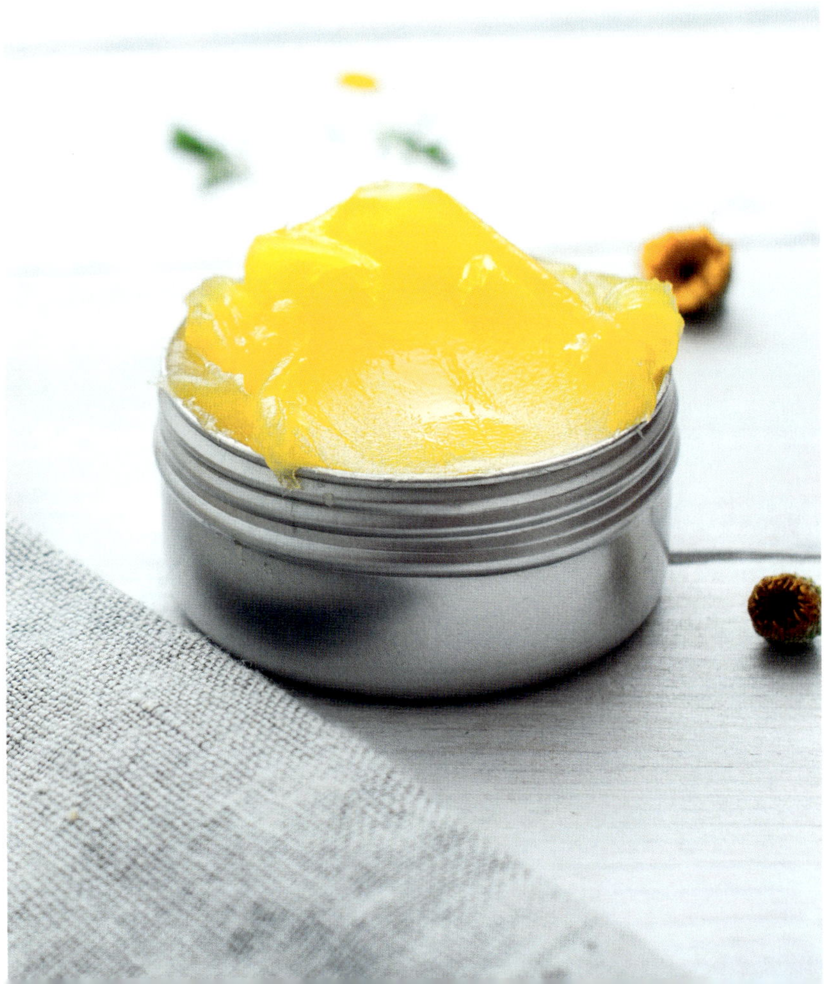

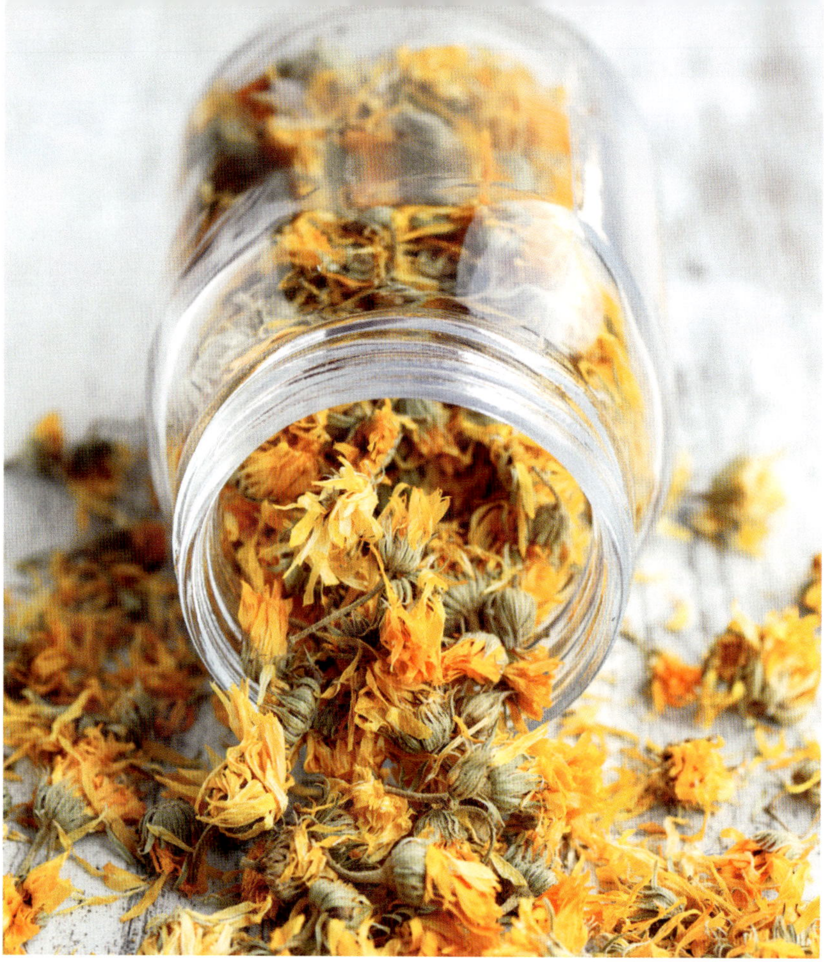

Bei Hämorrhoiden, Wunden, Quetschungen, Entzündungen im Mund.

SITZBAD 1 EL (1–2 g) getrocknete Blüten (zum Beispiel aus der Apotheke) in 300 ml heißes Wasser geben und abgedeckt 15 Minuten ziehen lassen. Nachdem die Pflanzenreste abgeseiht sind, kann der Aufguss für verschiedene Anwendungen genutzt werden. Bei Hämorrhoiden: Aufguss in eine Sitzwanne mit 37 °C warmem Wasser geben und 10–15 Minuten den Dammbereich spülen. Zweimal täglich. Wunden und Quetschungen: mit einem lauwarmen Aufguss behandeln. Gleiches gilt für Entzündungen im Mund.

Fertige Präparate

ALKOHOLAUSZUG/TINKTUR Zur Wundreinigung sowie zum Gurgeln bei Entzündungen im Mund kann eine fertige Tinktur aus der Apotheke verwendet werden. Im Mund: 2 TL Tinktur in ein halbes Glas Wasser geben und dreimal täglich gurgeln. Bei kleinen Verletzungen: ein paar Tropfen unverdünnt auf die Wunde geben. Bitte Packungsbeilage beachten!

ACHTUNG Bei schmerzenden, großflächigen oder eitrigen Wunden immer zuerst medizinische Rücksprache halten!

Bei Entzündungen im Mund und kleinen Verletzungen.

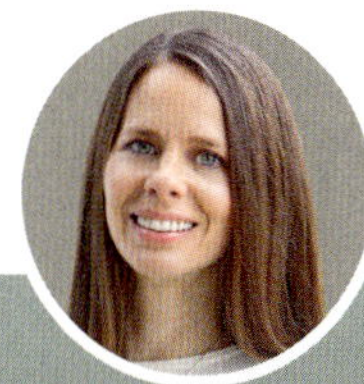

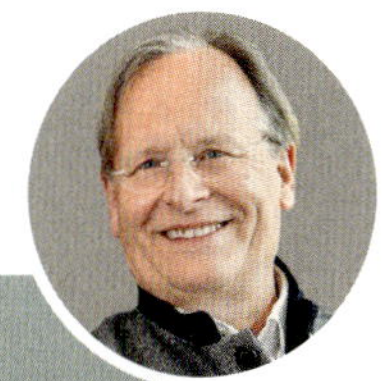

Info

Studien weisen darauf hin, dass das Wirkungsspektrum der Ringelblume breit ist. Herauszustellen ist die antimikrobielle Wirkung der ätherischen Öle der Heilpflanze gegen Bakterien, Viren und Pilze. Diese Öle hemmen das Wachstum von Mikroorganismen wie Escherichia coli, Staphylococcus aureus, Candida albicans. Die isolierten Flavonoide zeigen eine hemmende Wirkung, unter anderem auf E. coli und Klebsiella pneumoniae. Darüber hinaus werden antivirale Wirkungsmechanismen vermutet, wie die Hemmung des Herpes-Virus (WHO). Auch finden sich Hinweise zur Behandlung von Paradontitis, kardioprotektive und antitumoröse Wirkungen sind beschrieben. Wir halten es für wichtig, dass weitere Studien diesen Hinweisen nachgehen. Aus den volksmedizinischen Beschreibungen geht hervor, dass die innerliche Anwendung in Kombination mit Brennnesselextrakten gut bei Gastritis und Gastroenteritis sein soll.

Quellenangaben: Boucaud-Maitre, Y. et al.: Cytotoxic and antitumoral activity of Calendula officinalis extracts. Pharmazie. Mar 1988, 43(3): 220- 221; Ray D. et al. Amelioration of mycardial ischemic repercussion injury with calendula officials. Curt Pharm Biotechnik. 2010, 11(8): 849-845.

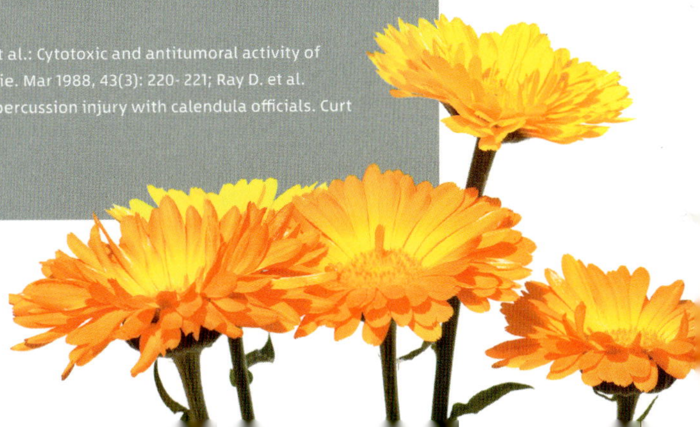

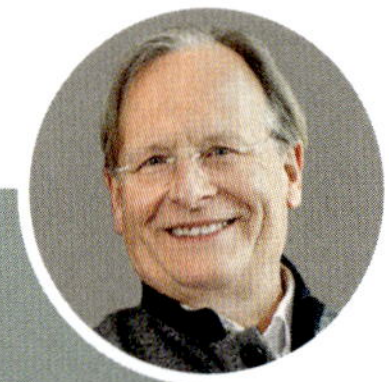

Info

Ermutigend für weitere Forschungsanstrengungen ist: In einer französischen klinischen, randomisierten, einfach verblindeten Vergleichsstudie wird die Überlegenheit einer *Calendula*-Salbe bei der Behandlung einer durch Brustkrebsbestrahlung erzeugten Hautreizung (Strahlendermatitis) gegenüber einem synthetischen Referenzprodukt gezeigt. Die Behandlung musste in keinem Fall wegen einer zu starken Hautreizung unterbrochen werden.

Quellenangabe: Pommier, Gomez et al., 2004.

Ringelblume in der Wissenschaft

Unterschiede in den Empfehlungen für Blüte und Kraut.

Die Kommission E indiziert die Blüte bei Entzündungen der Mund- und Rachenschleimhaut zur lokalen Anwendung. Zur äußeren Anwendung empfiehlt sie die Ringelblume gegen Wunden, auch gegen schlecht heilende Wunden, sowie gegen das offene Bein (Ulcus cruris) bei einer Venenentzündung. Auch die WHO empfiehlt nur die Blüte und nicht das Kraut. In der zweiten Kategorie findet sich in etwa die Indikation der Kommission E: oberflächliche Schnitte, leichte Entzündungen der Haut und Mundschleimhaut sowie Wunden und Ulcus cruris. Beim HMPC ist erst kürzlich die finale Monografie zur Blüte erschienen. In der zweiten Kategorie sind wie bei ESCOP zwei therapeutische Indikationen verzeichnet: kleinere Entzündungen der Haut (zum Beispiel Sonnenbrand) und die unterstützende Behandlung beim Heilprozess kleinerer Wunden sowie Entzündungen in Mund und Rachen. Quellenangaben siehe: www.worldmedicine.eu.

Ringelblume

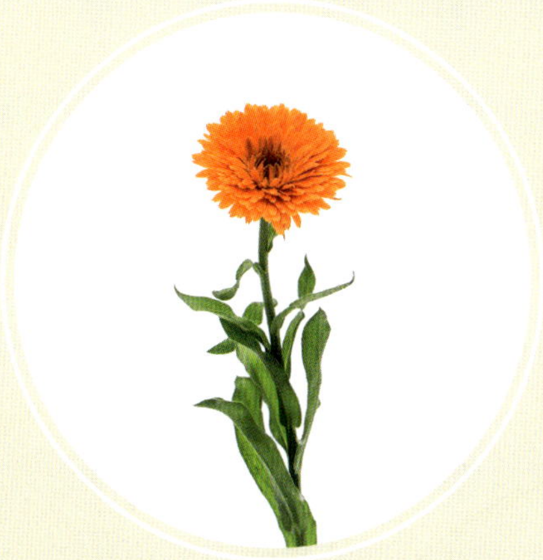

FAMILIE
Asteraceae (Korbblütler)

SYNONYME
Goldblume, Regenblume, Ringelrose, Totenblume, Kalenderblume

PFLANZENART/WUCHSFORM
Einjährige, bis zu 50 cm hoch

VERWENDETE TEILE
Blüte (*Calendulae flos*)

INHALTSSTOFFE
Triterpensaponine (Calenduloride), Lutein, Carotinoide, Cumarine, Flavonoide, ätherisches Öl, Polysaccharide (Schleimstoffe) und Triterpenalkohole (vor allem Faradiol), Polypen und Phenolcarbonsäure

EIGENSCHAFTEN
entzündungshemmend, wundheilungs- und granulationsfördernd, antiödematös, antibakteriell, fungistatisch und virustatisch, immunmodulierend

DARREICHUNGSFORMEN/ PRÄPARATE
- Getrocknete Blüten für Aufguss, Bad, Öl-, Alkoholauszug, Salbe
- Frische Blüten für Aufguss, Bad, Öl-, Alkoholauszug, Salbe

BEZUGSQUELLEN

Apotheke
- Getrocknete Blüten für Aufguss, Bad, Öl-, Alkoholauszug, Salbe
- Frische Blüten für Aufguss, Bad, Öl-, Alkoholauszug, Salbe

Reformhaus
- Getrocknete Blüten für Aufguss, Bad, Öl-, Alkoholauszug, Salbe

Garten
- Frische Blüten für Aufguss, Bad, Öl-, Alkoholauszug, Salbe

REZEPTPFLICHTIG
nein

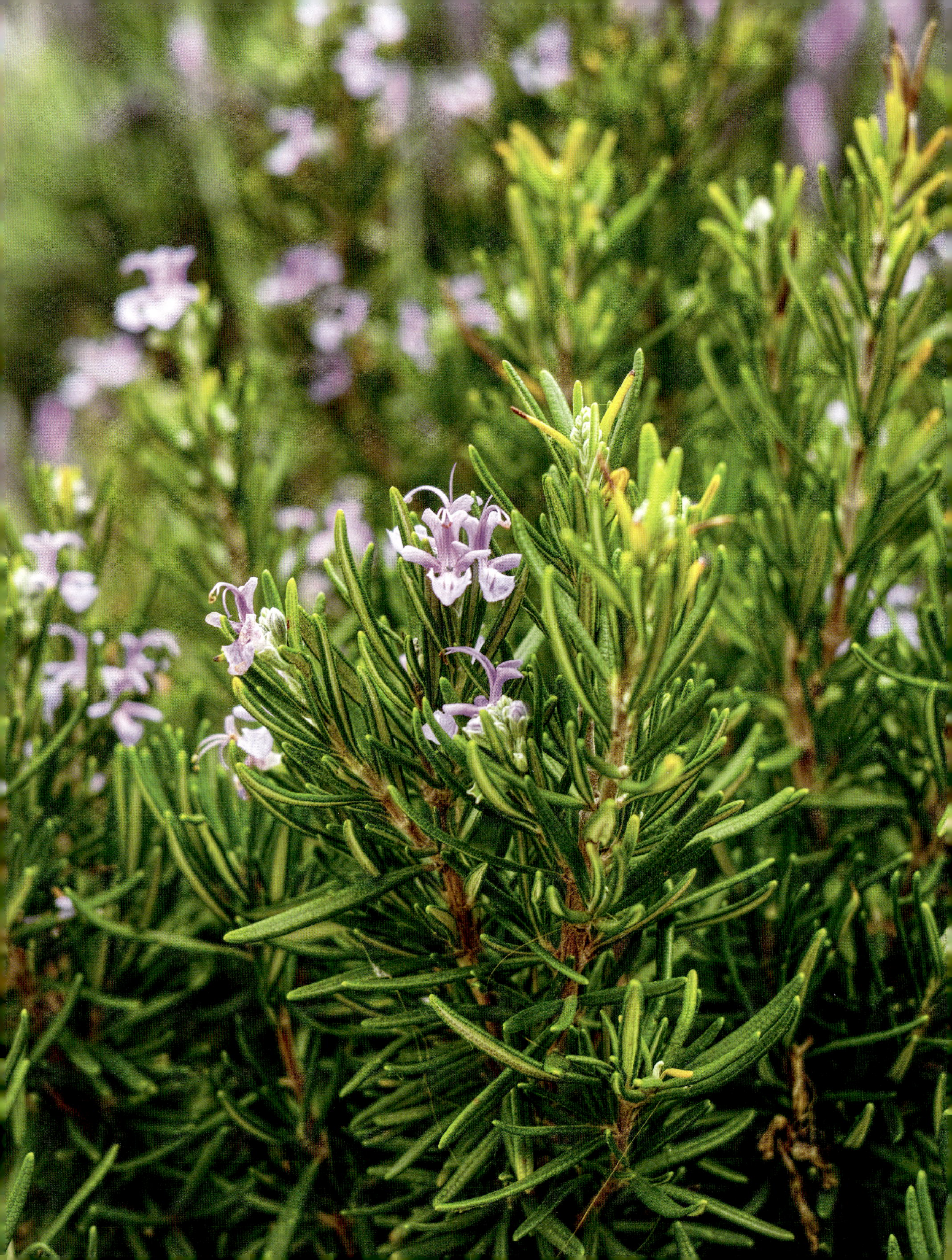

Rosmarin

Rosmarinus officinalis

Magen, Darm, Verdauung

Blut, Herz, Arterien, Venen

Leber, Galle

Rücken, Muskeln, Gelenke

Klarer Kopf geht durch den Magen

Rosmarin, das „Brautkraut" der Aphrodite, wurde seit jeher als Heil- und Schmuckpflanze geschätzt. So nutzten Studenten angeblich einen Zweig hinter dem Ohr, um ihre mentale Leistungsfähigkeit zu steigern. Im 8. Jahrhundert gewann der wohlriechende Halbstrauch auch bei uns als Heilpflanze an Bedeutung, sodass Karl der Große den Anbau auf allen Landgütern vorschrieb. Bei Pestepidemien wurde Rosmarin zur Desinfektion verräuchert und ab dem 16. Jahrhundert bei einer Vielzahl von Leiden empfohlen: zur Reinigung der Leber, zur Steigerung des Harnflusses und zur Anregung der Menstruation. Auch solle Rosmarin die Verdauung fördern, das Blut reinigen und schweißtreibend wirken. Im 18. Jahrhundert ergänzte der Apotheker Johann Wilhelm Weinmann das Sammelsurium an Indikationen mit Nerven- und Gedächtnisstärkung sowie diversen „Frauenleiden".

HAUPTINDIKATIONEN

Innerlich

- *Dyspeptische Beschwerden (Verdauungsstörungen)*
- *Verbesserung der Leber- und Gallenfunktion*

Äußerlich

- *Rheumatische Beschwerden (unterstützend)*
- *Niedriger Blutdruck, Kreislaufbeschwerden, kalte Glieder*

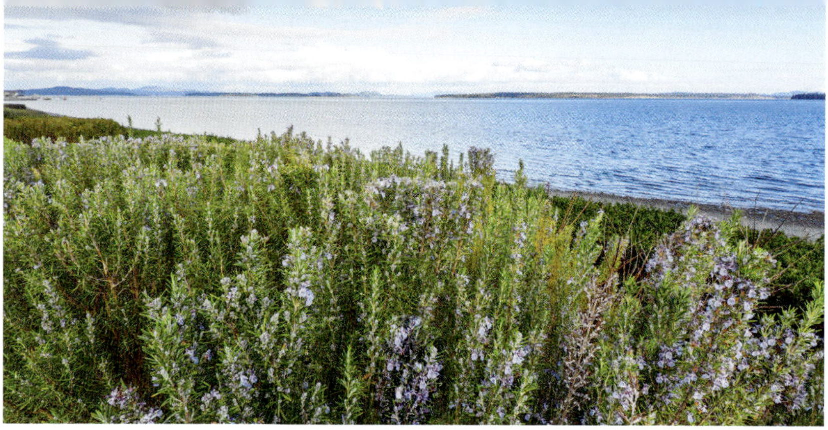

Der Tau des Meeres

Rosmarin wächst an den Küsten im gesamten Mittelmeerraum. Sein Name kommt aus dem Lateinischen und bedeutet „Tau (*ros*) des Meeres (*marinus*)", da sich nachts in Küstennähe Tautropfen auf den Blüten sammeln. Kultiviert werden Rosmarinsträucher außerdem in großen Teilen Asiens, in Südafrika und Australien. In Deutschland wird Rosmarin häufig als Gewürz- und Zierpflanze in Gärten gezogen. Bevorzugt wächst er auf nährstoffreichen, trockenen, kalkhaltigen Böden in voller Sonne. Im Frühsommer lassen sich aus 5–10 cm langen Trieben leicht Stecklinge zur Vermehrung herstellen: einfach die unteren Blätter entfernen und die Triebe dann zur Hälfte in ein Erde-Sand-Gemisch stecken. Die Kultur muss immer warm und feucht gehalten werden. Bereits nach 2–3 Wochen haben die Stecklinge Wurzeln gebildet. Neueste genetische Analysen haben übrigens ergeben, dass Rosmarin jetzt zur Gattung Salbei (*Salvia*) gehört. Der botanische Name wurde folglich von *Rosmarinus officinalis* in *Salvia rosmarinus* geändert. Arzneidrogen aus Rosmarin werden überwiegend aus Pflanzenkulturen in Spanien, Marokko, Tunesien und Südeuropa hergestellt. Verwendet werden dazu die Blätter (*folia*), aus denen auch das ätherische Öl (*aetheroleum*) gewonnen wird. Auch viele andere Mittelmeerkräuter haben in der Evolution ätherische Öle entwickelt, um sich durch Blütenstoffe vor Fraßfeinden zu schützen.

Genetisch gehört Rosmarin zur Gattung Salbei.

In der Volksmedizin wurde Rosmarin häufig innerlich bei Verdauungsstörungen oder Blähungen angewendet sowie äußerlich gegen schlecht heilende Wunden und als Öl – in die Haut eingerieben – zur Durchblutungssteigerung und Muskelentspannung (zum Beispiel zur Behandlung von Muskelkrämpfen und Hartspann) eingesetzt.

Rosmarin wurde traditionell bei Verdauungsstörungen und zur Muskelentspannung eingesetzt.

Anerkannte Hauptindikationen

Innerlich

- Dyspeptische Beschwerden (Verdauungsstörungen)
- Verbesserung der Leber- und Gallenfunktion

Äußerlich

- Rheumatische Beschwerden (unterstützend)
- Niedriger Blutdruck, Kreislaufbeschwerden, kalte Glieder

Traditionelle Anwendungen

Innerlich

- Krampflösend bei Magen- und Gallenbeschwerden
- Appetitmangel
- Digestivum (nach schwer verdaulichem Essen)
- Kopfschmerzen
- Müdigkeit
- Niedriger Blutdruck, Kreislaufbeschwerden, kalte Glieder
- Muskel- und Gliederschmerzen

Äußerlich

- Gicht (unterstützend)
- Gedächtnisleistungs- und konzentrationsfördernd, stimmungsaufhellend, vitalisierend (Duft, Verdampfung)
- Mundhygiene, Entzündungen (Mundspülung)
- Niedriger Blutdruck, Kreislaufbeschwerden, kalte Glieder
- Muskel- und Gliederschmerzen

Anleitungen/Rezepte siehe Seite 288 ff.

Nebenwirkungen

Konsum von größeren Mengen Öl führt zu Reizungen des Verdauungstrakts. Kontaktallergien und Asthma-Anfälle sind beschrieben.

Gegenanzeigen

Aufgrund fehlender Studien wird die Anwendung während Schwangerschaft und Stillzeit laut HMPC nicht empfohlen.

So wird Rosmarin angewendet

Zur Aktivierung, Stärkung des Gedächtnisses.

TEE Rosmarin kann als Kaffee-Ersatz und zur Aktivierung und Stärkung des Gedächtnisses verwendet werden. Dafür dreimal täglich 1 TL (2 g) getrocknete Rosmarinblätter aus der Apotheke oder dem Reformhaus mit 150 ml kochendem Wasser aufgießen und 15 Minuten abgedeckt ziehen lassen.

Bei Appetitlosigkeit, Völlegefühl und Blähungen.

Bei Appetitlosigkeit, Völlegefühl und Blähungen hilft Rosmarintee. Seine entkrampfenden und blähungslindernden (karminativen) Wirkungen auf die Magen-Darm-Funktion schaffen schnelle Erleichterung. Die Bitterstoffe regen die Verdauungssäfte an und die ätherischen Öle wirken sich entspannend auf die Muskulatur des Darms aus. 2 g getrocknete Rosmarinblätter aus der Apotheke mit 300 ml kochendem Wasser übergießen und abgedeckt 15 Minuten ziehen lassen. Dreimal täglich trinken. Tagesdosis: 4–6 g Rosmarinblätter. Tipp: Bei Appetitlosigkeit empfehlen wir zudem, den Tee 30 Minuten vor dem Essen zu trinken.

Bei Kreislaufbeschwerden.

Aufgrund seiner tonisierenden, durchblutungsfördernden Eigenschaften empfehlen wir Rosmarin bei Kreislaufbeschwerden oder bei niedrigem

Blutdruck. Auch in der Rekonvaleszenz eignet er sich, um dem Körper wieder auf die Beine zu helfen. Dreimal täglich 1 TL (2 g) getrocknete Rosmarinblätter aus der Apotheke oder dem Reformhaus mit 150 ml kochendem Wasser aufgießen und 15 Minuten abgedeckt ziehen lassen. Tipp: Wer gern Tee trinkt und die Wirkung unterstützen will, kann zusätzlich 15 Tropfen Tinktur (siehe Seite 290) in jede Tasse Tee geben. Merke: Ätherische Öle sind besser in Alkohol löslich als in Wasser und die Extraktion der Wirkstoffe ist in Rosmarintinktur zuverlässiger als im Rosmarintee.

ACHTUNG Tee bitte nicht länger als 2 Wochen anwenden!

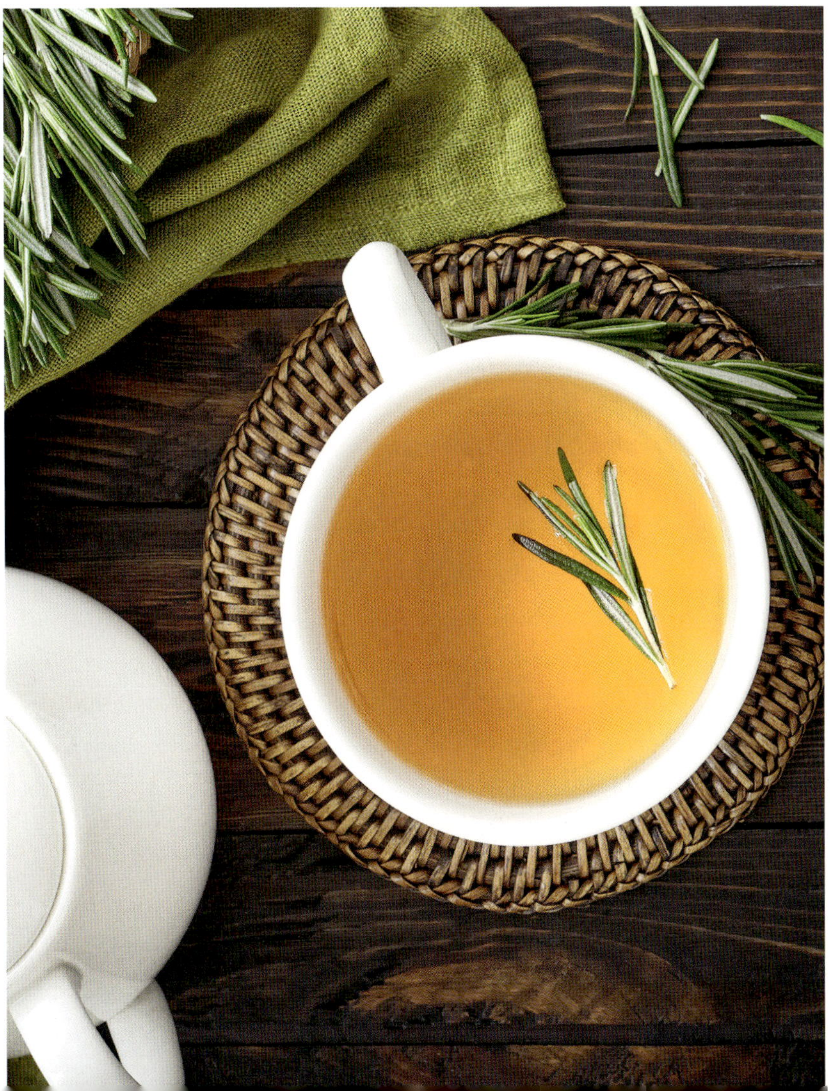

Zur Linderung leichter Muskel- und Gelenkbeschwerden, begleitend bei rheumatischen Beschwerden.

WANNENBAD Äußerlich kann Rosmarin begleitend bei der Behandlung rheumatischer Beschwerden angewendet werden. Die durchblutungsfördernden und krampflösenden Eigenschaften wirken sich in Kombination mit dem warmen Wasser positiv auf die Beweglichkeit aus und lindern so leichte Muskel- und Gelenkschmerzen. Dazu 50 g Rosmarinblätter aus der Apotheke mit 1 l Wasser kurz aufkochen und 15–30 Minuten ziehen lassen. Anschließend die Blätter abseihen und in das Badewasser (37 °C) geben. Bis zu 20 Minuten baden. Maximal zweimal pro Tag. Höchstens 2 Wochen lang.

MASSAGE-ÖL/AKTIVIERUNGSÖL Damit können schmerzende Gelenke und Muskeln behandelt werden. Dafür 5 ml ätherisches Rosmarinöl auf 50 ml Mandelöl (beides erhältlich in Apotheken, Reformhäusern oder Drogeriemärkten) in ein ausreichend großes Braunglasgefäß mit Deckel geben. Bei Bedarf ein paar Tropfen in die betroffenen Stellen einmassieren. Bei Müdigkeit und Konzentrationsschwäche ein paar Tropfen auf den Innenseiten des Handgelenks oder im Nackenbereich auftragen.

Fertige Präparate

SALBE Alternativ zum Massage-Öl kann eine Rosmarinsalbe (10 % Gehalt an ätherischem Öl) aus der Apotheke angewendet werden. Erwachsene/Jugendliche reiben sich ein- bis dreimal täglich einen Salbenstrang von 2 cm ein. Bitte Packungsbeilage beachten!

Schmerzende Gelenke und Muskeln, Kreislaufbeschwerden.

TINKTUR Bei leichten Gelenk- und Muskelschmerzen kann Rosmarin auch innerlich eingenommen werden. Ebenso kann er bei Kreislaufbeschwerden, niedrigem Blutdruck oder in der Rekonvaleszenz unterstützen. Hier wird die Anwendung von Rosmarintinktur aus der Apotheke empfohlen. Dreimal täglich 25 Tropfen (1,25 ml) auf einem Teelöffel, auf braunem Würfelzucker oder in etwas Wasser bzw. mit Tee verdünnt einnehmen. Tagesdosis: 2–4 ml. Bitte Packungsbeilage beachten!

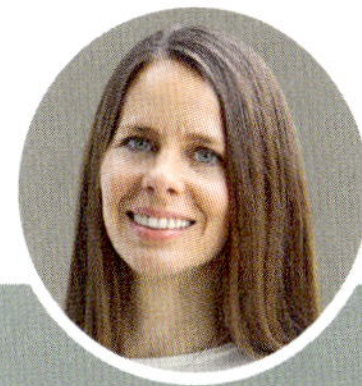

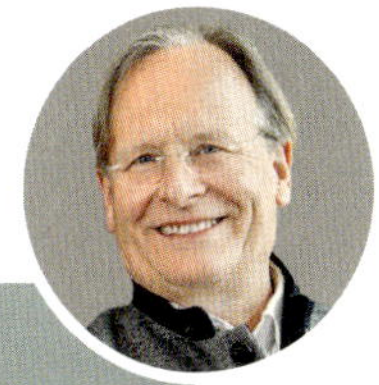

Info

Rosmarin präventiv gegen Vergesslichkeit?

Verschiedene Studien belegen, dass Inhaltsstoffe des Rosmarins sich positiv auf Konzentration und Gedächtnisleistung des Gehirns auswirken. Zwei Studien stellten fest, dass Teilnehmer unter nasaler Verabreichung von ätherischem Rosmarinöl signifikant besser mathematische Aufgaben lösen konnten („Journal of Neuroscience"). Auch die sekundäre Gedächtnisleistung (Langzeitgedächtnis) stieg an.[1] Weitere Studien zur Kognitionsförderung halten das in Rosmarin enthaltene 1,8-Cineol für diesen Wirkmechanismus für ursächlich.[2] Dieser Inhaltsstoff ließ sich anschließend bei den Teilnehmern im Blut nachweisen. Aktuelle Studien lassen sogar vermuten, dass Rosmarin über neuroprotektive Eigenschaften verfügt und in der Prävention von Gedächtnisstörungen und Vergesslichkeit hilfreich sein könnte.[3] Es wird vermutet, dass unter anderem der Wirkstoff Carnosinsäure dafür ursächlich ist. Dieser soll das Absterben von Neuronen hemmen.[4] Eine im Jahr 2018 erschienene Studie weist bei täglichen oralen Rosmaringaben auf gedächtnisfördernde und angstlösende Eigenschaften hin.[5] Das lässt hoffen!

Quellenangaben: 1 Diego et al., 1998, Moss et al., 2003 Jan; 113(1): 15-38. Aromas of rosemary and lavender essential oils differentially affect cognition and mood in healthy adults. **2** Mos, O., 2012, LIT. **3** Orhan et al., 2008. **4** Zhang et al., 2015. **5** Nematolahi et al.: Effects of Rosmarinus officinalis L. on memory performance, anxiety, depression, and sleep quality in university students: A randomized clinical trial, Complementary Therapies in Clinical Practice 30 (2018) 24-28.

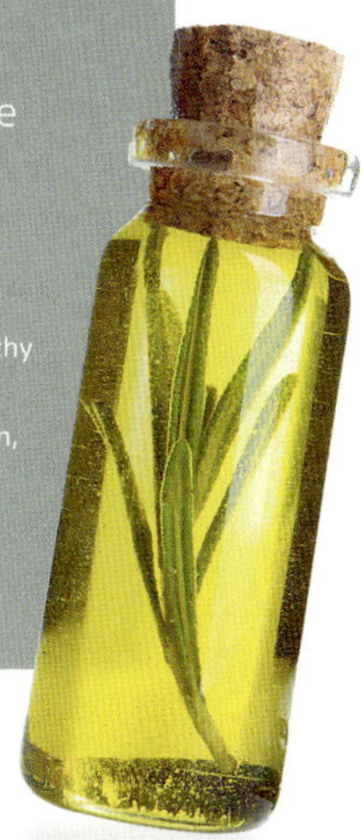

Tipp

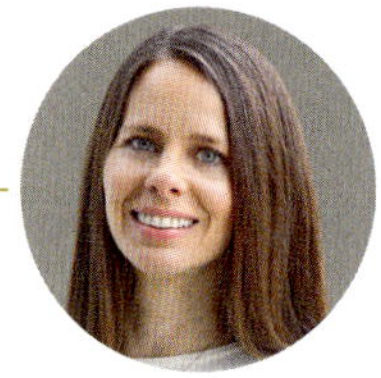

Kaffee-Ersatz für Studenten

Rosmarintee als Kaffee-Ersatz kann hervorragend als Wachmacher fungieren. Er nimmt die Müdigkeit und stärkt den Geist.

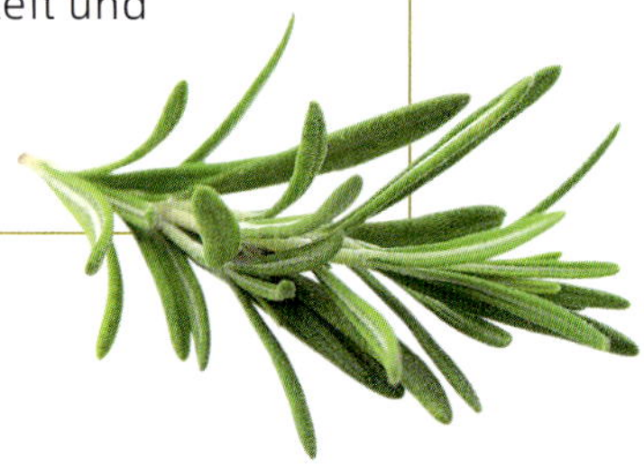

Rosmarin in der Wissenschaft

Die Kommission E indiziert das Blatt bei Kreislaufbeschwerden und rheumatischen Erkrankungen für die äußere Anwendung, bei Beschwerden im Oberbauch für die innere Anwendung. Die WHO führt zusätzlich das ätherische Öl mit gleichem Anwendungsspektrum auf. Außerdem erwähnt die WHO in dieser zweiten Kategorie eine Pilotstudie, die auf Kognitionsverbesserungen durch Anwendung von Rosmarin hindeutet. In dieser zweiten Kategorie wird die Rosmarinanwendung auch zur Behandlung von Blähungen und zur Krampflösung bei Verdauungsbeschwerden empfohlen. Unter „Traditional use" gibt das HMPC für Blatt und Öl zwei weitere Indikationen an: als Badezusatz bei leichten Muskel- und Gliederschmerzen sowie leichten Kreislaufproblemen und als Kompresse bei anderen Hautanwendungen. Nach ESCOP sollen Leber- und Gallenfunktion sowie Verdauungsbeschwerden durch die Nutzung des Rosmarinblatts verbessert werden. Die äußere Anwendung wird zur Unterstützung bei rheumatischen Beschwerden und Kreislaufstörungen sowie zur Förderung der Wundheilung und als leichte antiseptische Therapie beschrieben. Das Europäische Arzneibuch enthält zwei Monografien für Blatt und Öl. Quellenangaben siehe: www.worldmedicine.eu.

Leichte antiseptische Wirkung bei der äußeren Anwendung.

Rosmarin

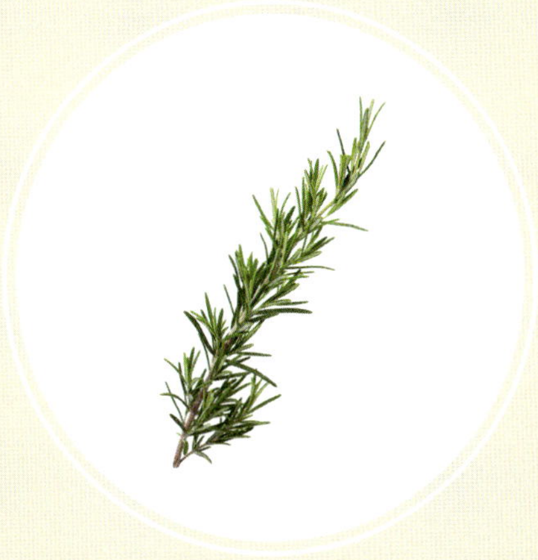

FAMILIE
Lamiaceae (Lippenblütler)

SYNONYME
Meerestau, Weihrauchkraut, Brautkraut

PFLANZENART/WUCHSFORM
Halbstrauch, bis 100 cm hoch

VERWENDETE TEILE
Blätter (*Rosmarini folium*)

INHALTSSTOFFE
ätherisches Öl (unter anderem Carnosol, Cineol, Campher, Alpha- und Beta-Pinen, Limonene, Verbonene), Lamiaceen-Gerbstoff (etwa Rosmarinsäure und Kaffeesäure), Diterpen (etwa Rosmanol, Rosmadial), Bitterstoffe, Flavonoide und Triterpen

EIGENSCHAFTEN
krampflösend, verdauungsfördernd, appetitanregend, kreislaufanregend, durchblutungsfördernd, antibakteriell, entzündungshemmend (antiphlogistisch), koronardurchflusssteigernd, antioxidativ, antimikrobiell, mental aktivierend, stimmungsaufhellend, schmerzlösend

DARREICHUNGSFORMEN/ PRÄPARATE
- Getrocknete Blätter für Tee
- Bad
- Salbe
- Ätherisches Öl

BEZUGSQUELLEN

Apotheke
- Getrocknete Blätter für Tee
- Bad
- Salbe
- Ätherisches Öl

Reformhaus
- Getrocknete Blätter für Tee
- Ätherisches Öl

Drogeriemarkt
- Getrocknete Blätter für Tee
- Bad
- Salbe
- Ätherisches Öl

REZEPTPFLICHTIG
nein

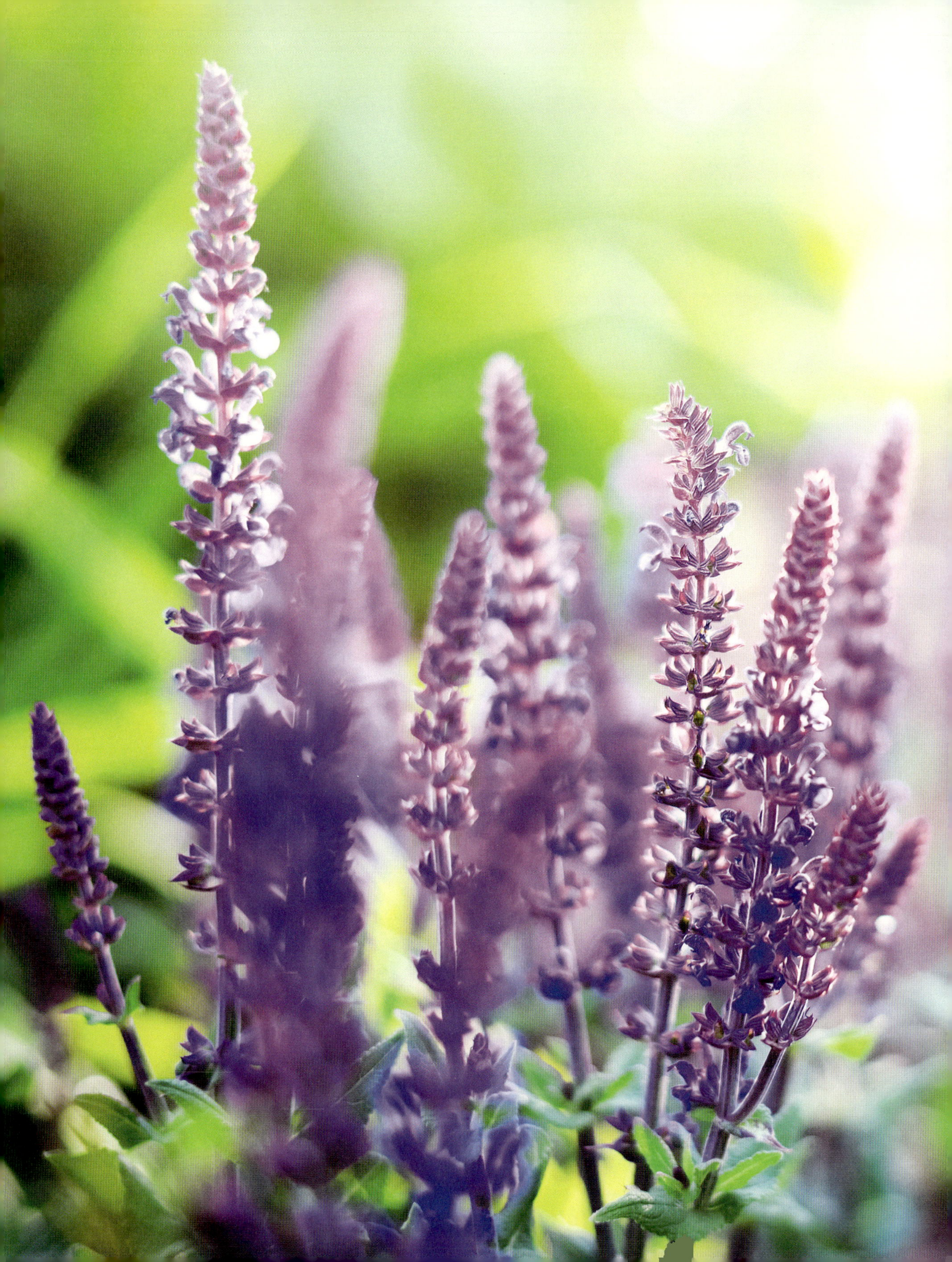

Salbei

Salvia officinalis

Hals, Nase, Ohren, Zähne

Magen, Darm, Verdauung

Haut, Haare

Wertvolle Heilkraft seit der Antike

Medizinhistorisch ist häufig nicht klar, welche Salbei-Art bei den einschlägigen Medizinschriftstellern gemeint ist. Die hippokratische Schule, Dioskurides, Plinius und Galen sprechen dem Salbei blutstillende, harntreibende, tonische und menstruationsfördernde Effekte zu. Walfridus Strabo preist den Salbei im 9. Jahrhundert als Allheilmittel an exponierter Stelle seines Lehrgedichts „Hortulus" über die heilende Kraft von Gartenpflanzen. Karl der Große beschäftigte sich mit dem Salbei ebenso wie die Ärzte der Medizinschule in Salerno im 10./11. Jahrhundert. *Salvia officinalis* wurde als Heiler und Vermittler der Natur verehrt. Hildegard von Bingen empfahl die Pflanze gegen Koliken. Seit den Kräuterbüchern des 16. Jahrhunderts werden dem Salbei diuretische, hustenlösende und wundheilende Eigenschaften zugeschrieben.

HAUPTINDIKATIONEN

Innerlich

- *Dyspepsie (Verdauungsstörungen)*
- *Hyperhidrosis (übermäßiges Schwitzen)*
- *Reizungen und Entzündungen in Mund und Rachen*

Äußerlich

- *Entzündungen in Mund und Rachen*
- *Leichte Hautirritationen*

Heilende Bitterstoffe aus der Macchia

Der Echte Salbei kann ab Juni über Stecklinge vermehrt werden.

Die Gattung *Salvia* gehört zur Familie der Lippenblütler (*Lamiaceae*) und umfasst mehr als 1.000 Arten. In unseren Breiten sind der sogenannte Echte Salbei (*Salvia officinalis*) und der Dreilappige Salbei (*Salvia fruticosa,* früher: *Salvia triloba*) phytotherapeutisch besonders relevant. Der Echte Salbei ist ein aromatisch duftender Halbstrauch, der zwischen 0,50 Meter und 1 Meter hoch wird. Charakteristisch für Halbsträucher sind die zum Boden hin verholzten Stängel. Die gestielten, länglich eiförmigen Blätter verbleiben auch im Winter am Strauch, wobei Stängel und Blätter filzig behaart sind. Die etwa 2 cm langen, violetten Lippenblüten stehen in Scheinähren von Mai bis Juli an den Haupttrieben. Beheimatet ist der Echte Salbei im westlichen Mittelmeerraum, von wo er sich über ganz Europa ausgebreitet hat. Er bevorzugt kalkreiche, mineralische und durchlässige Böden – typisch für die mediterrane Buschvegetation (*Macchia*). Kultiviert wird er in mediterranen Regionen Europas und in Nordamerika. Pharmazeutisch verarbeitete Salbeiblätter (*Salviae folium*) stammen im Wesentlichen aus Südeuropa.

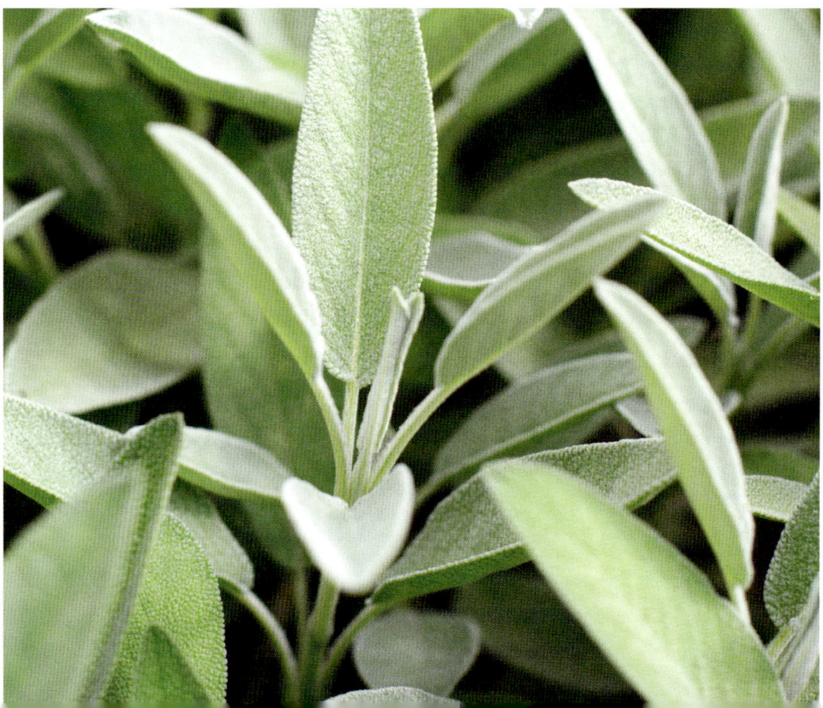

Anerkannte Hauptindikationen

Innerlich

- Dyspepsie (Verdauungsstörungen)
- Hyperhidrosis (übermäßiges Schwitzen)
- Reizungen und Entzündungen in Mund und Rachen

Äußerlich

- Entzündungen in Mund und Rachen
- Leichte Hautirritationen

Traditionelle Anwendungen

Innerlich

- Hemmung der Milchbildung

Äußerlich

- Leichte Hautirritationen
- Schweißhemmend und desodorierend

Anleitungen/Rezepte siehe Seite 298 ff.

Nebenwirkungen

Keine bekannt.

Gegenanzeigen

Allergien gegen Lippenblütler. Konzentrate und Öle sind nicht für Kleinkinder geeignet. Bitte nicht in der Schwangerschaft anwenden. In höheren Dosen innerlicher Anwendung können Krämpfe, Hitzeempfindungen, Herzklopfen, Schwindel und nervöse Zustände ausgelöst werden.

So wird Salbei angewendet

Bei Verdauungsbeschwerden.

TEE Beschwerden wie Blähungen und Sodbrennen können gelindert werden. Die Bitterstoffe stimulieren die Magensaftsekretion und fördern somit den Verdauungsprozess. Zusätzlich wirkt die Heilpflanze leicht entkrampfend auf die Magen-Darm-Muskulatur. Empfohlen wird hier Salbeiblättertee aus der Apotheke oder dem Reformhaus. Bei einer Tagesmaximaldosis von 3 bis 6 g sollten für eine Tasse Tee dreimal täglich 1–2 g Blätter mit 150 ml kochendem Wasser übergossen werden. 5 Minuten abgedeckt ziehen lassen und nach dem Essen oder zwischen den Mahlzeiten trinken.

Bei Entzündungen in Mund und Rachen.

MUNDSPÜLUNG RACHEN Die Heilpflanze verfügt über antibakterielle, abschwellende und entzündungshemmende Eigenschaften, die in der traditionellen Therapie schon lange Anwendung finden. Auch bei Zahnfleischentzündungen oder Aphthen ist die Anwendung von Salbei in Form einer Mundspülung zu empfehlen. Dafür 2,5 g Salbeiblätter aus der Apotheke oder dem Reformhaus mit 100 ml kochendem Wasser aufgießen und 15 Minuten abgedeckt ziehen lassen. Abseihen und abkühlen lassen. Mit dem kalten oder lauwarmen Sud den Mund spülen bzw. gurgeln. Dreimal täglich wiederholen. Alternative 1: 2–3 Tropfen ätherisches Salbei-Öl aus der Apotheke oder dem Reformhaus auf 100 ml Wasser geben und gurgeln. Dreimal täglich wiederholen. Alternative 2: 5 g Salbeitinktur (siehe Seite 300, etwa 1 TL) in einem Glas Wasser (250 ml) lösen, danach spülen und damit gurgeln. Dreimal täglich wiederholen. Die Salbeitinktur kann auch direkt und unverdünnt als Pinselung auf die schmerzenden Stellen aufgebracht werden, zum Beispiel mit einem Wattestäbchen oder einer Pipette.

ACHTUNG Bestehen nach 1 Woche weiterhin Beschwerden, bitte kompetenten medizinischen Rat einholen.

Bei Halsschmerzen und Kehlkopfentzündungen.

MUNDSPÜLUNG HALS Dank seiner entzündungshemmenden Eigenschaften kann Salbei Beschwerden im Hals und im Kehlkopfbereich schnell abklingen lassen. Dabei wird angenommen, dass das auf den

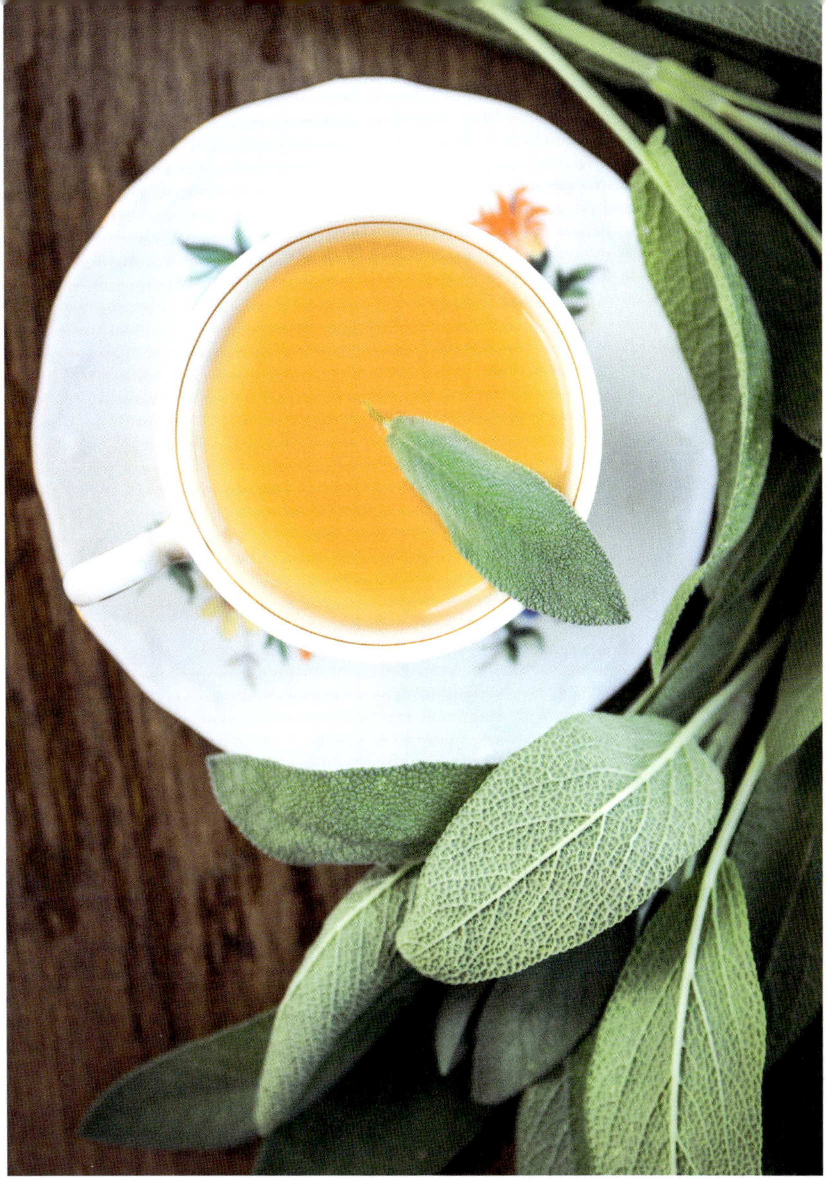

Gehalt an ätherischen Ölen und Flavonoiden zurückzuführen ist. Empfohlen wird eine Mundspülung mit Salbeiblättertee aus der Apotheke oder dem Reformhaus. Bei einer Tagesmaximaldosis von 3 bis 6 g sollten für eine Tasse Tee dreimal täglich 1–2 g Blätter mit 15 ml heißem Wasser aufgegossen und 10–15 Minuten abgedeckt ziehen gelassen werden. Alle 2 Stunden 1 Minute gurgeln! Alternative 1: 2,5 g Salbeiblätter aus der Apotheke mit kochendem Wasser aufgießen und ziehen lassen. Nach 15 Minuten abseihen, dann damit dreimal täglich lauwarm gurgeln. Alternative 2:

2–3 Tropfen ätherisches Salbeiöl aus der Apotheke oder dem Reformhaus auf 100 ml Wasser geben und damit gurgeln. Dreimal täglich wiederholen. Alternative 3: 5 g Salbeitinktur (siehe unten; etwa 1 TL) in einem Glas Wasser (250 ml) lösen, danach gurgeln. Dreimal täglich wiederholen.
ACHTUNG Bei anhaltenden Beschwerden im Hals in Kombination mit Fieber sollte ein Arzt aufgesucht werden, um eine bakterielle Infektion der Mandeln auszuschließen.

Bei übermäßigem Schwitzen.

TEE In der traditionellen Medizin ist die schweißhemmende Wirkung von Salbei-Extrakt lange bekannt. Die genauen Wirkmechanismen sind wissenschaftlich noch nicht geklärt. Die Heilpflanze hilft bei exzessivem Schwitzen in den Wechseljahren und auch bei anderen Ursachen der Hyperhidrosis. Dazu 1–2 g Salbeiblätter pro Tasse mit kochendem Wasser aufgießen, 10–15 Minuten ziehen lassen und über den Tag verteilt trinken.

Fertige Präparate

TINKTUR Alternativ kann eine Salbeitinktur für unterwegs verwendet werden. Dabei sollte ein Extrakt mit Ethanolverdünnung aus der Apotheke gewählt werden. Bei einer Tagesmaximaldosis von 2 bis 6 ml sollten dreimal täglich 30 Tropfen mit etwas Wasser eingenommen werden. Salbei kann dank seiner adstringierenden und entzündungshemmenden Eigenschaften auch bei leichtem Durchfall und leichter Darmschleimhautentzündung zusätzliche Abhilfe verschaffen.
ACHTUNG Bestehen die Beschwerden nach 2 Wochen weiterhin, wenden Sie sich bitte an Ärztin/Arzt oder Therapeutin/Therapeut Ihres Vertrauens!

KRÄUTERTABLETTEN Eine weitere Alternative stellt die Salbei-Kräutertablette aus der Apotheke oder dem Reformhaus (Kapseln) dar. Dreimal täglich etwa 100–300 mg pro Tablette mit etwas Wasser einnehmen. Packungsbeilage beachten! Nicht länger als 14 Tage anwenden.

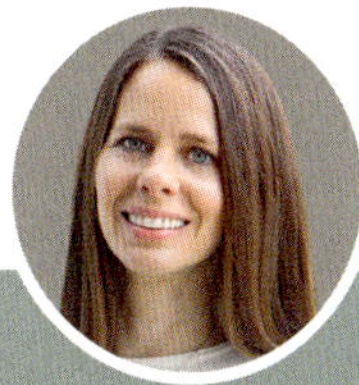

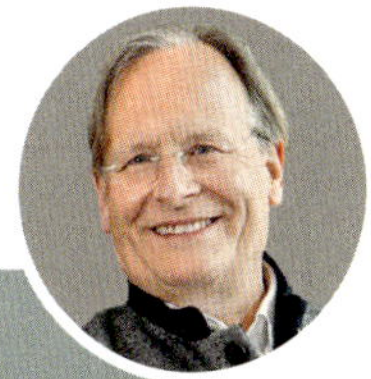

Info

Salbei ist eine Heilpflanze, die über bemerkenswerte Inhalts- und Wirkstoffe verfügt. Die ätherischen Öle enthalten unteranderem das Monoterpen 1,8-Cineol (ist auch in Eukalyptus und Rosmarin vorhanden). Nach neuesten Studien scheint dieser Wirkstoff eine direkte hemmende Wirkung auf Entzündungsmediatoren zu haben (Zytokine, Prostaglandine, Leukotriene). Im Kommentar des Europäischen Arzneibuches[1] wird zudem erwähnt, dass der Wirkstoff 1,8-Cineol eine abschwellende (antiinflammatorische) Wirkung bei der Therapie von Asthma habe und einer 3,8-Prednisolon-Dauertherapie vergleichbar sei. Auch eine schmerzhemmende Wirkung wird dem 1,8-Cineol nachgesagt[2] und in der Aromatherapie bereits für diese Indikation eingesetzt. Darüber hinaus konnte in neueren Studien eine neuroprotektive Wirkung bei der Alzheimer-Erkrankung beobachtet werden. Es wird vermutet, dass dieser Effekt auf den Wirkstoff von Rosmarinsäure und Kaffeesäure zurückzuführen ist.[3] Diese Wirkstoffe sind auch im Salbei enthalten. Weitere Studien sollten erfolgen, um eine solche Wirkung nachzuweisen und so möglicherweise Medikamente für die Behandlung von Alzheimer zu entwickeln.

Quellenangaben: 1 Cineol, in: Kommentar zum Europäischen Arzneibuch. Gesamtwerk mit 57. Aktualisierungslieferung, Stuttgart 2017. **2** Santos, F. A., Rao, V. S. (2000): Phytotherapy Research 14(4):240-244. **3** unter anderem Coelho et al., 2015. Mar;33(3):451-6. Epub 2010 Mar 30.

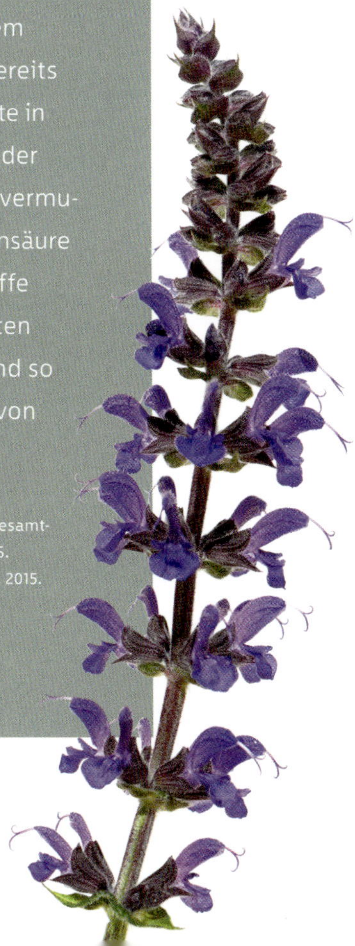

Tipp

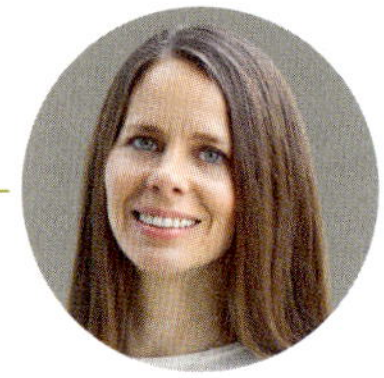

Schnelles Salbei-Aloe-Deogel

Wer schnell und viel schwitzt, kann sich ganz einfach ein Salbei-Aloe-Deogel mischen: 50 ml Aloe-Gel in ein ausgekochtes Marmeladenglas (100 ml) geben und 1–2 Tropfen ätherisches Salbei-Öl einträufeln. Mit einem sauberen Löffel oder Stab gut verrühren, bis sich das Gel gleichmäßig milchig verfärbt. In einen Pumpspender füllen. Nach dem Duschen eine haselnussgroße Menge auf die Achselhöhle auftragen. Hemmt das Schwitzen und die Geruchsbildung.

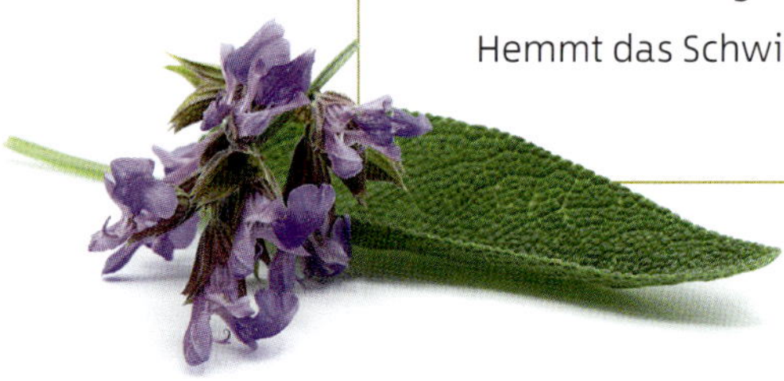

Salbei in der Wissenschaft

Besonders wirksam bei Entzündungen in Mund und Rachen.

Die Kommission E indiziert das Blatt bei Entzündungen der Mund- und Rachenschleimhaut sowie Beschwerden bei der Verdauung und vermehrter Schweißsekretion zur inneren Anwendung. Das HMPC gibt ausschließlich unter „Traditional use" vier therapeutische Indikationen an: Linderung von leichten Darmbeschwerden wie Sodbrennen und Blähungen, Linderung übermäßigen Schwitzens, Linderung von Entzündungen in Mund und Rachen sowie Linderung leichter Hautentzündungen. ESCOP benennt zusätzlich die Zahnfleischentzündungen. Das Europäische Arzneibuch gibt zwei Monografien zum Echten Salbei (Blatt und Tinktur) heraus. Quellenangaben siehe: www.worldmedicine.eu.

Salbei

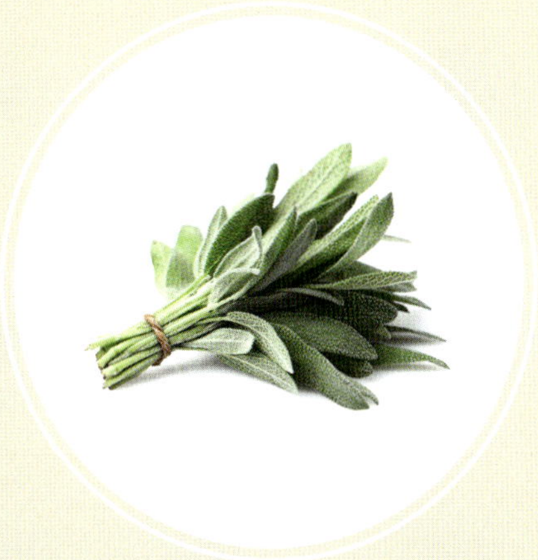

FAMILIE
Lamiaceae (Lippenblütler)

SYNONYME
Sabikraut, Scharlachkraut, Scharleikraut, Scharlei, Tugendsalbe, Altweiberschmecken, Gschmackblatteln, Salf, Salser, Selve, Zaffe

PFLANZENART/WUCHSFORM
Staude, bis zu 30 cm hoch, Wurzelrhizom, bis zu 3 m breit und 50 cm tief

VERWENDETE TEILE
Blätter (*Salviae folium, Salviae trilobae folium*)

INHALTSSTOFFE
ätherisches Öl (unter anderem Thujone, Campher, 1,8-Cineol), Lamiaceen-Gerbstoffe (Rosmarinsäure), Diterpenbitterstoffe wie Carnosol, Flavonoide, Phenylglykoside, Steoride, Triterpene, Gerbstoffe

EIGENSCHAFTEN
antibakteriell bei grampositiven und gramnegativen Keimen, bakeriostatisch, fungistatisch, virustatisch, adstringierend, entzündungshemmend (antiphlogistisch), antioxidativ sowie schweißsekretionshemmend

DARREICHUNGSFORMEN/ PRÄPARATE
- Getrocknete Blätter für Tee
- Tinktur
- Ätherisches Öl
- Kräutertabletten/Kapseln

BEZUGSQUELLEN

Apotheke
- Getrocknete Blätter für Tee
- Tinktur
- Ätherisches Öl
- Kräutertabletten

Reformhaus
- Getrocknete Blätter für Tee
- Ätherisches Öl
- Kapseln mit Salbeiextrakt

Drogeriemarkt
- Getrocknete Blätter für Tee

REZEPTPFLICHTIG
nein

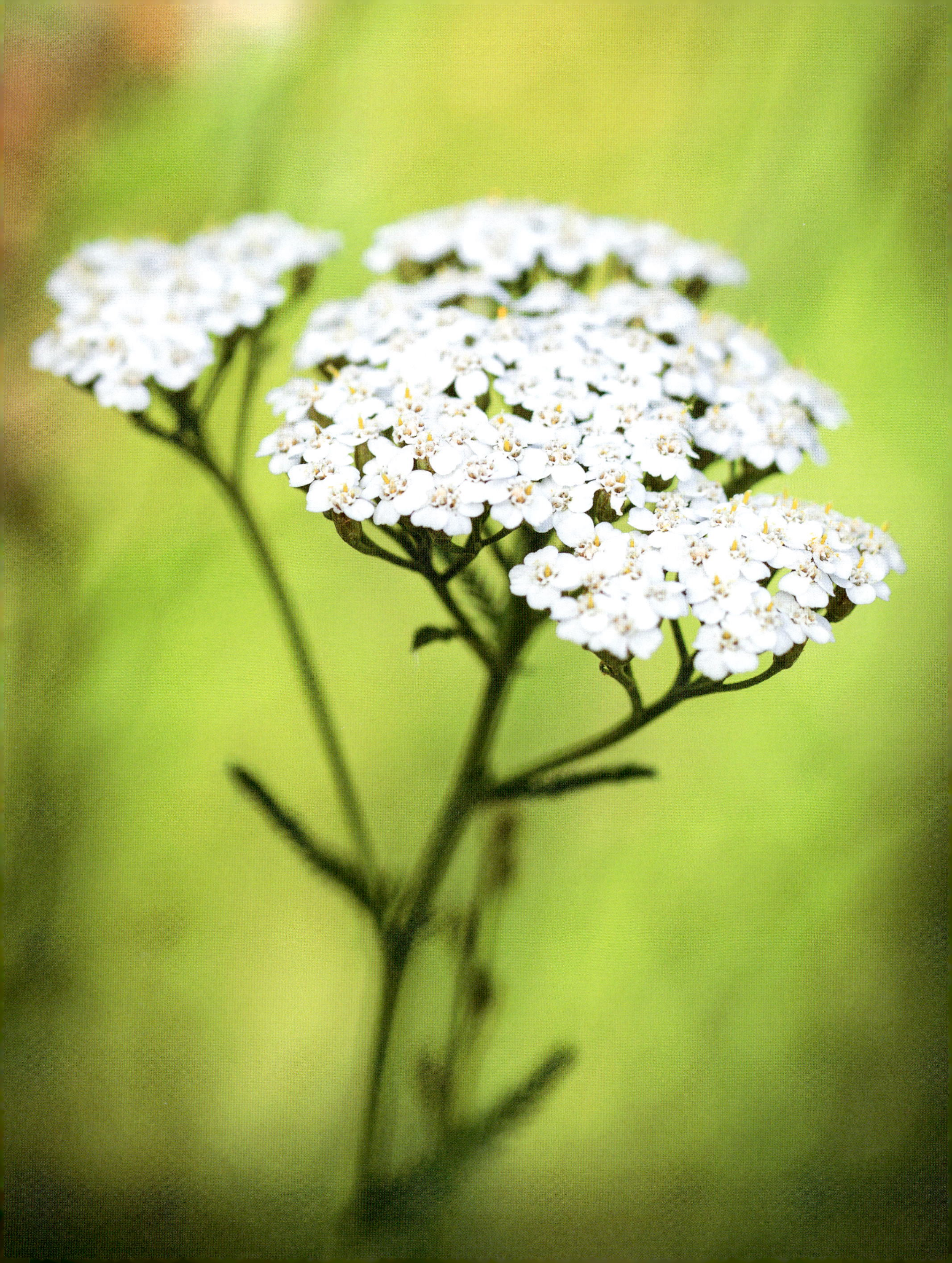

Schafgarbe

Achillea millefolium

Magen, Darm, Verdauung

Rücken, Muskeln, Gelenke

Das Kraut des Achilles

Der lateinische Fachname *Achillea millefolium* bezieht sich in seinem ersten Teil auf eine Passage in der „Ilias" (XI, 828–848), in der eine heilsame Salbe und eine bittere Wurzel zur Wundversorgung und Blutstillung erwähnt werden. (Achilleus soll den Gebrauch der Salbe von dem Zentauren Chiron erlernt haben.) Die Schafgarbe wird an dieser Stelle allerdings nicht erwähnt, es handelt sich also um eine spätere Zuschreibung. Der römische Gelehrte Dioskurides schrieb ihr eine heilende Wirkung bei Blutfluss, Geschwüren und Fisteln zu. Sie gehörte in die Apotheke der Legionen. In mittelalterlichen Kräuterbüchern sowie bei Hieronymus Bock und Petrus Andreas Matthiolus (16. Jahrhundert) wird sie als Wundkraut erwähnt. Belegt sind auch Verwendungen in der Gynäkologie und bei Verdauungsbeschwerden. Der Pflanzenheilkundler Dr. Maurice Mességué (1921–2017) spricht von der „Jodtinktur" der Wiesen, denn sie wirkt nicht nur adstringierend und sekretionsfördernd, sondern auch antibakteriell. Die Schafgarbe ist eine der meist eingesetzten Pflanzen in der Pflanzenheilkunde.

HAUPTINDIKATIONEN

Innerlich

- *Appetitlosigkeit*
- *Dyspepsie (Reizmagen)*
- *Krämpfe im Magen-Darm-Trakt*

Äußerlich

- *Krämpfe im kleinen Becken (Pelvipathia spastica, ~ vegetativa)*

Die „Jodtinktur" aus der Blumenwiese

Die Schafgarbe trägt eine Trugdolde als Blüte.

Der Blütenstand der Schafgarbe täuscht - man würde sie mit ihren tellerförmigen Blüten für einen Doldenblütler halten. Sie gehört jedoch zu den Korbblütlern (*Asteraceae*) und wächst als kurzlebige Staude mit einer langen Blütezeit von Mai bis Oktober. Ihr zartes gefiedertes Laub verleiht ihr ein charakteristisches Aussehen, sodass auch Laien sie leicht erkennen. Je nach Bodenverhältnissen erreicht sie Höhen von 20 bis 80 cm. Da sich der Wurzelstock kriechend ausbreitet, lässt sie sich im Herbst durch Teilung leicht vermehren. Die Blüten selbst sind meist weiß, bisweilen auch rosa, lila oder dunkelrot. Herrliche bunte Gartenformen sind als Züchtungen entstanden. Die Schafgarbe kommt wild auf der gesamten Nordhalbkugel vor und ist in Südamerika, Südafrika und Australien eingeführt worden. Sie ist nicht sehr anspruchsvoll und wächst einerseits auf trockenen Böden, auf Brachland und Schuttplätzen sowie an Wegesrändern, andererseits aber auch auf Äckern und Wiesen. Lediglich Böden mit Staunässe und überdüngte Flächen werden von ihr nicht vertragen. Zur pharmazeutischen Droge mit entzündungshemmenden Eigenschaften werden Blätter und Blüten verarbeitet. Hierzu werden wilde Schafgarben in Ost- und Südosteuropa gesammelt. Die Sammelzeit ist im Hochsommer (Juli–August).

Anerkannte Hauptindikationen

Innerlich

- Appetitlosigkeit
- Dyspepsie (Reizmagen)
- Krämpfe im Magen-Darm-Trakt

Äußerlich

- Krämpfe im kleinen Becken (Pelvipathia spastica, ~ vegetativa)

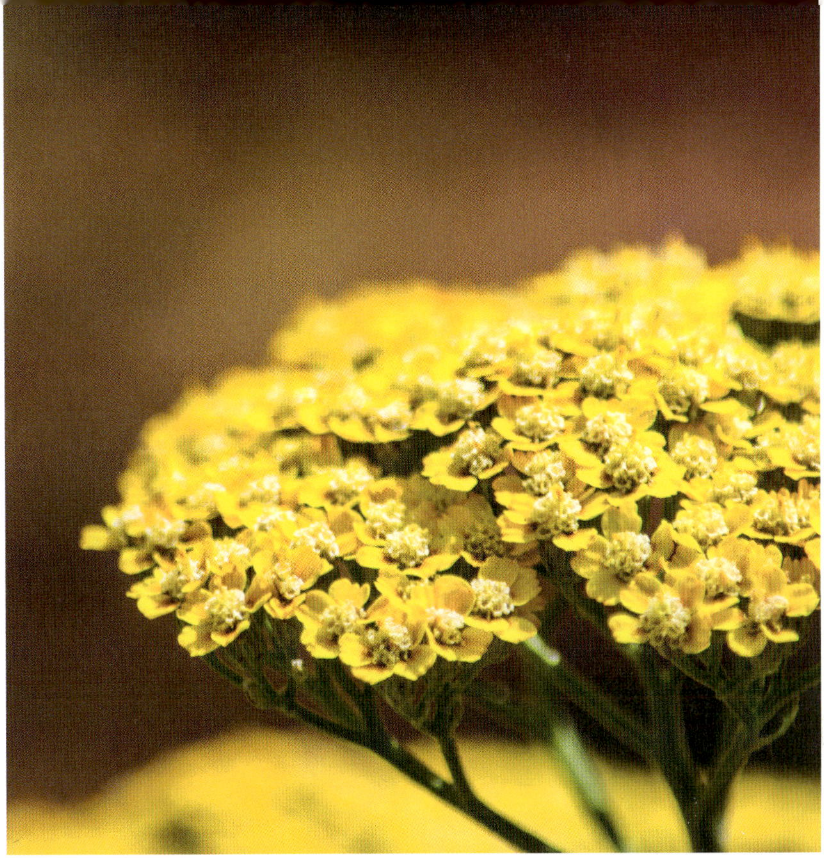

Traditionelle Anwendungen

Innerlich

- Sodbrennen
- Magenschleimhautentzündung (Gastritis) und allgemein Schleimhautentzündung im Magen-Darm-Trakt
- Unterleibskrämpfe

Äußerlich

- Blutstillung, Nasenbluten
- Hämorrhoiden
- Krampfadern
- Akne, Ekzem
- Schweißfüße

Anleitungen/Rezepte siehe Seite 308 ff.

Nebenwirkungen

Wiesendermatitis, Fotosensibilität, Schwindel, Kopfschmerzen.

Gegenanzeigen

Allergie gegen Korbblütler, Magengeschwür.

So wird Schafgarbe angewendet

Bei Appetitlosigkeit, Gastritis, Sodbrennen, Bauch- und Unterleibskrämpfen.

TEE Bei Appetitlosigkeit, Gastritis, Reizmagen (Dyspepsie), Sodbrennen, Bauch- und Unterleibskrämpfen wird ein Schafgarbenkraut-Tee empfohlen: 1 gestrichenen EL (1,5 g) Kraut mit 200 ml kochendem Wasser aufgießen, 10–15 Minuten ziehen lassen und abseihen. Bis zu dreimal täglich trinken. Tipp zur Einnahme: Falls der Geschmack des Tees nicht erträglich ist, den Tee auskühlen lassen und anschließend verschlossen 1 Stunde in den Kühlschrank stellen. Das Getränk schmeckt kalt weniger bitter und krautig! Am besten schon 1 l für die Tagesdosis vorbereiten. Bei Appetitlosigkeit den Tee mindestens 30 Minuten vor dem Essen trinken.
ACHTUNG Tagesdosis: 4,5 g Schafgarbenkraut als Tee.

Zur Aktivierung der Gallenfunktion.

DIGESTIVUM Aufgrund der sekretionsfördernden und gallenanregenden Eigenschaften der Schafgarbe kann der Tee nach dem Essen als Digestivum eingenommen werden, um die Gallenfunktionen zu aktivieren.

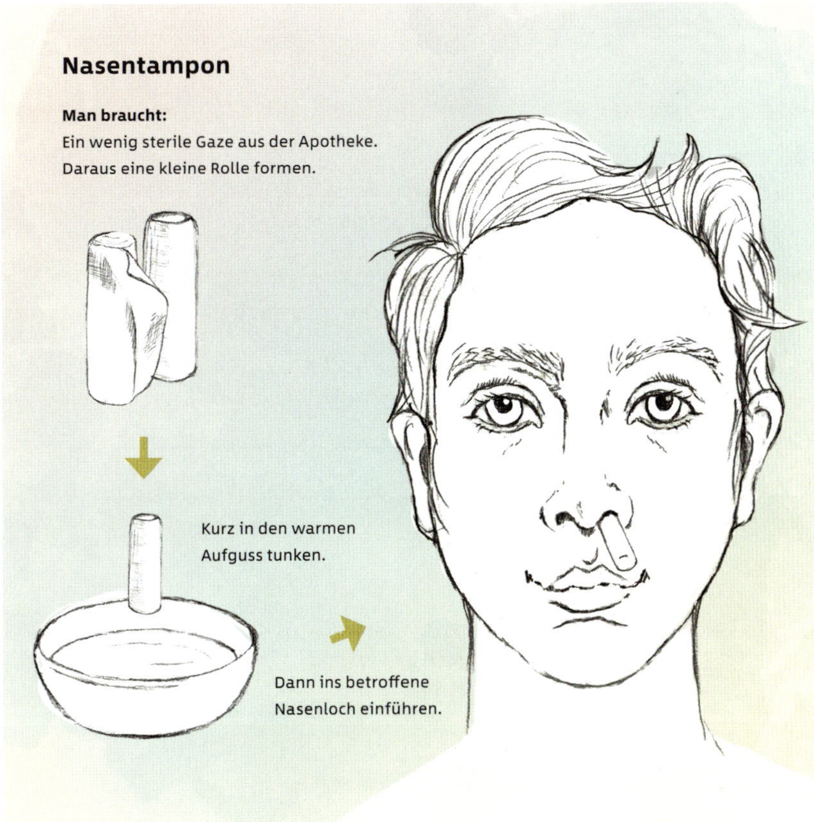

AUFGUSS Bei Nasenbluten (Nasentampons zur Blutstillung; siehe Abbildung oben), für Waschungen/Kompressen bei Wunden, Hämorrhoiden, Krampfadern, Akne, Schweißfüßen und Ekzemen. 30–40 g getrocknete, blühende Schafgarbespitzen mit 1 l heißem Wasser frisch aufgießen.

SPÜLUNGEN Bei Wunden, Ekzemen oder Entzündungen der Haut und der Füße sollte ein Tee (siehe Seite 308) angesetzt werden, allerdings nicht nur 10 Minuten, sondern 20 Minuten ziehen lassen. Dann dreimal täglich lauwarm als Spülung verwenden. Dauern die Beschwerden nach 1 Woche an, bitte ärztlichen Rat einholen.

Bei Ekzemen und Entzündungen der Haut.

Bei Krämpfen im kleinen Becken.

SITZBAD (VARIANTE 1) Bei Krämpfen im kleinen Becken (Palvipathia spastica/vegetativa), Hämorrhoiden oder Unterleibsbeschwerden. 100 g getrocknetes Schafgarbenkraut aus der Apotheke oder dem Reformhaus in 20 l Badewasser (37 °C) geben und 20 Minuten ziehen lassen. In dem Bad bis zu zweimal täglich 10 Minuten verweilen.

SITZBAD (VARIANTE 2) 100 g getrocknetes Schafgarbenkraut aus der Apotheke oder dem Reformhaus in einen Teebeutel oder ein Küchentuch geben und zubinden. Mit 1 l kochendem Wasser übergießen und abgedeckt 20 Minuten ziehen lassen. Ein Sitzbad mit 20 l Badewasser (37 °C) vorbereiten. Schafgarbenkraut-Sud abseihen und in das vorbereitete Sitzbad geben. 10–15 Minuten baden. Dann eine Ruhepause auf dem Sofa oder Bett einlegen.

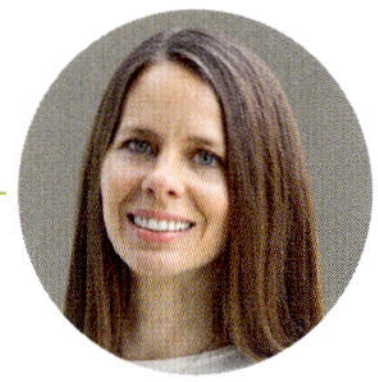

Tipp

Verlässlicher Helfer bei Sodbrennen und Oberbauchbeschwerden

Die Schafgarbe ist reich an Mineralien. Deshalb ist sie ein hervorragender natürlicher Säureblocker bei akuter Übersäuerung und Sodbrennen. Zudem wirkt sie entzündungshemmend und bakterizid, dadurch ist das Heilkraut bei leichter Magenschleimhautentzündung ein verlässlicher Helfer. Auch Magenkrämpfe gehören aufgrund ihrer krampflösenden Fähigkeiten zu einer Hauptindikation. Hier hilft es, regelmäßig über den Tag verteilt den Schafgarbentee zu trinken. **ACHTUNG** Nicht länger als 4 Wochen anwenden!

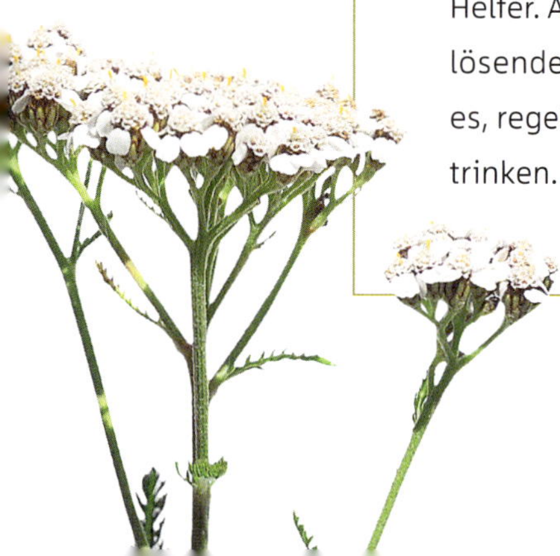

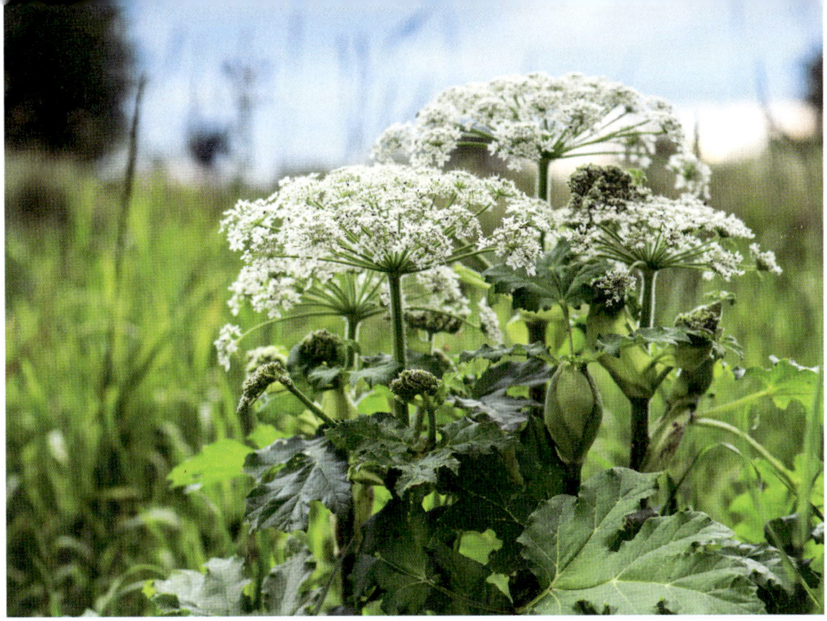

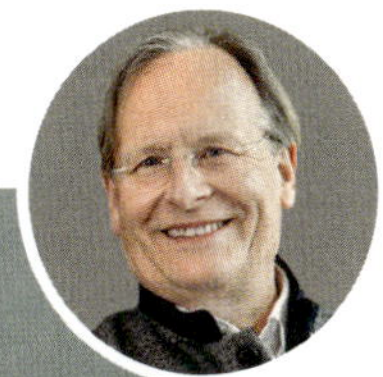

Info

ACHTUNG In der Natur kann die Schafgarbe mit giftigen Doppelgängern verwechselt werden! Beispielsweise mit dem Riesen-Bärenklau (siehe oben) oder dem Gefleckten Schierling, dessen Geruch an Mäuse-Urin erinnert. Er kann Schluckbeschwerden und Nervenlähmungen auslösen! Allen gemeinsam sind die weißen Doldenblüten. Besonders Kinder und unerfahrene Sammler müssen gewarnt werden, sie anzufassen! In Europa hat sich in den letzten Jahren der Bärenklau rasant ausgebreitet, vor allem an Straßen- und Wegesrändern. Er kann in der ersten Wachstumsphase verwechselt werden und schwerste Hautverbrennungen bei Berührung nach sich ziehen. Deshalb darf die Schafgarbe nur aus sicheren Quellen wie der Apotheke oder dem Reformhaus bezogen werden! Allergiker gegen Korbblütler sollten sich wegen möglicher Kreuzreaktionen medizinisch beraten lassen. Wichtig: Die Tagesdosis von Schafgarbenkraut als Tee oder als Teebeimischung ist 4,5 g!

Schafgarbe in der Wissenschaft

Bei Appetitverlust, Erkältung, dyspeptischen Beschwerden und leichten Krämpfen des Verdauungstrakts.

Bei der Kommission E findet man für das Blatt und das Kraut Appetitlosigkeit und Verdauungsprobleme wie leichte Krämpfe im Magen-Darm-Bereich als Indikationen. ESCOP gibt nur traditionelle Indikationen für das Kraut heraus: Zum innerlichen Gebrauch verzeichnet es den Appetitverlust und Verdauungsbeschwerden wie leichte Krämpfe im abdominalen Bereich, zum äußerlichen Gebrauch die unterstützende Behandlung kleiner Wunden sowie leichter Entzündungen von Haut und Schleimhäuten; ferner den Gebrauch als Insektenabwehrmittel, ebenso das Sitzbad bei Krämpfen des kleinen Beckens. Laut ESCOP gibt es keine klinischen Studien zur Schafgarbe. Umfänglicher gibt die WHO in der zweiten Kategorie zusätzliche Indikationen für das Kraut an: innerliche Anwendung bei gewöhnlicher Erkältung, Verdauungsbeschwerden, als galletreibendes Mittel und zur Behandlung von Fieber; äußerliche Anwendung bei Hautentzündungen und Wunden sowie Sitzbäder bei Schmerzen während der Regelblutung. Das HMPC verzeichnet als Indikation für die Blüte („Traditional use") noch: Appetitlosigkeit, leichte Bauchkrämpfe einschließlich Blähungen und Abgang von Darmgasen. Für das Kraut gibt das HMPC die gleichen Indikationen an. Das HMPC gibt zusätzlich nur Indikationen für die Blüte und das Kraut in traditioneller Verwendung an: Behandlung oberflächlicher Wunden, Appetitverlust, Blähungen und Flatulenz. Im Europäischen Arzneibuch findet sich eine Monografie für das Kraut. Quellenangaben siehe: www.worldmedicine.eu.

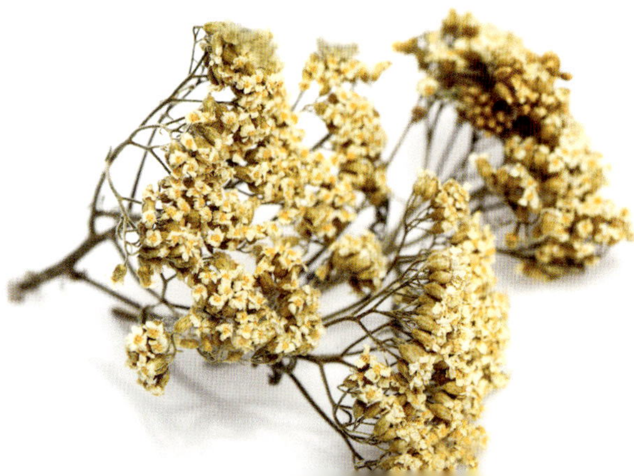

Schafgarbe

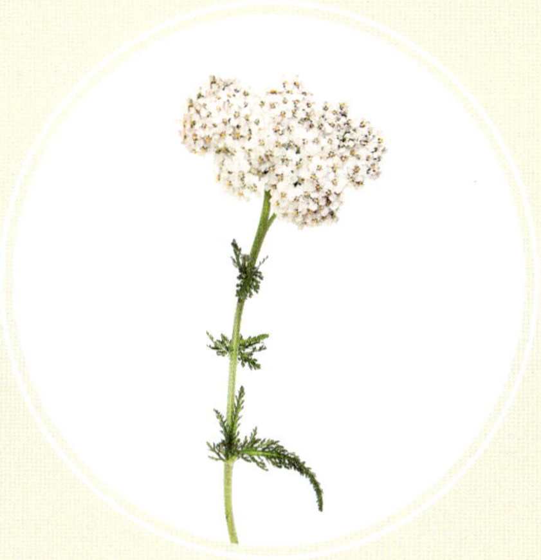

FAMILIE
Asteraceae (Korbblütler)

SYNONYME
Blutstillkraut, Frauenkraut, Tausendblatt

PFLANZENART/WUCHSFORM
Staude, bis zu 80 cm hoch

VERWENDETE TEILE
Blätter (*Millefolii herba*) und Blüten (*Millefolii flos*)

INHALTSSTOFFE
bis über 1 % ätherische Öle: 1,8-Cineol, Azulen, Geraniol, Linalool, Campher, Alkaloide (Bitterstoff: Achillein), Mineralstoffe, Bitterstoffe, Flavonoide, Terpene, Cumarine, Phenylcarbonsäure, Dicaffeoylchinasäure-Derivate

EIGENSCHAFTEN
antibakteriell, krampflösend, adstringierend, entzündungshemmend, gallenflussfördernd, blutstillend

DARREICHUNGSFORMEN/ PRÄPARATE
- Getrocknetes Kraut für Tee, Aufguss, Bad
- Getrocknete Blütenspitzen

BEZUGSQUELLEN

Apotheke
- Getrocknetes Kraut für Tee, Aufguss, Bad
- Getrocknete Blütenspitzen

Reformhaus
- Getrocknetes Kraut für Tee, Aufguss, Bad (bio)

REZEPTPFLICHTIG
nein

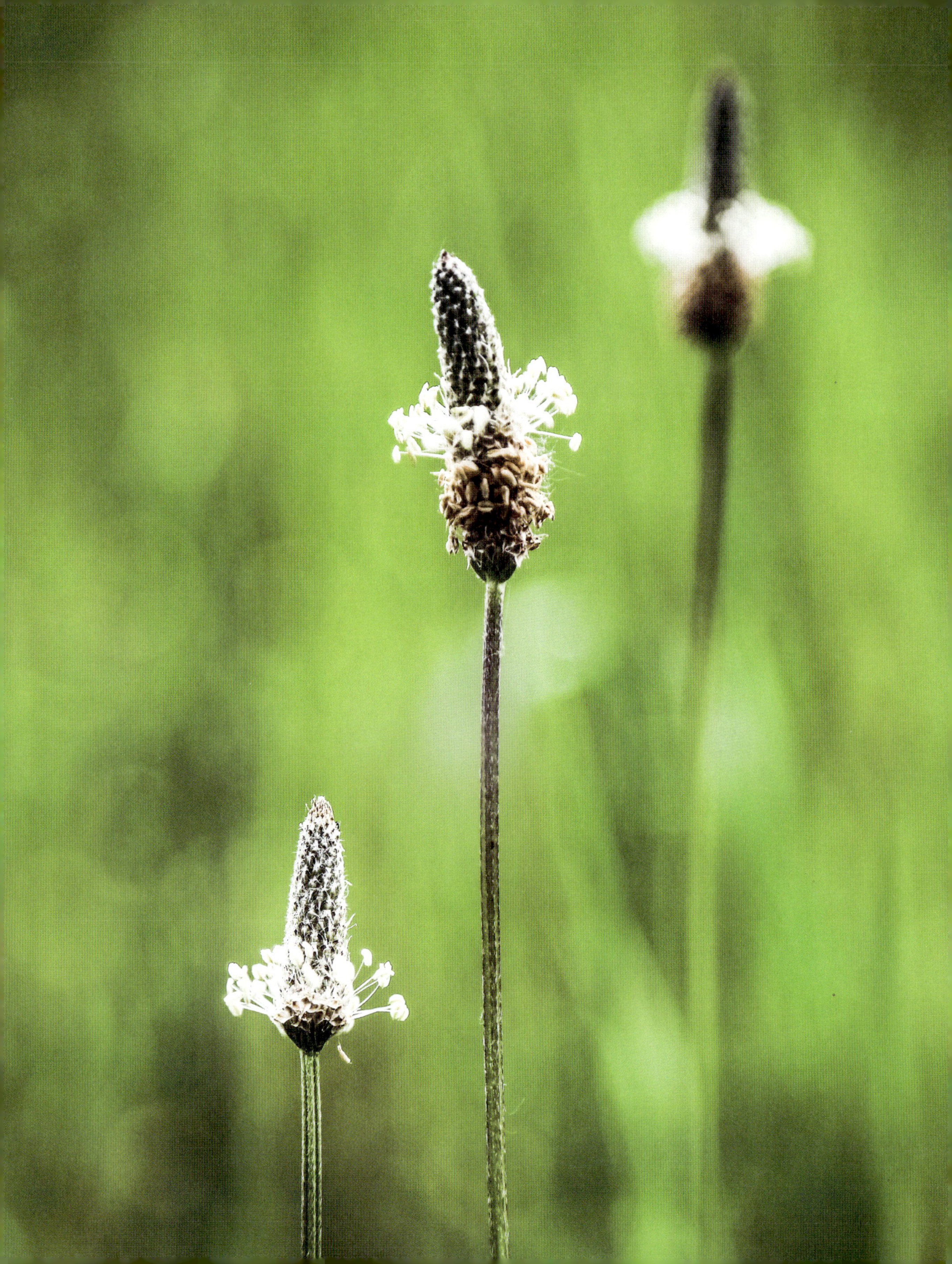

Spitzwegerich

Plantago lanceolata

Hals, Nase, Ohren, Zähne

Bronchien, Lunge

Haut, Haare

Für Schleim und Haut gibt es ein Kraut

Gegen Schweißfüße, Pilze und Schrunden legte man sich früher die Blätter zwischen die Zehen und in die Schuhe. Der Spitzwegerich wie der Breitwegerich finden sich immer wieder auf den Indikationslisten wichtiger medizinischer Schriftsteller der Antike. Therapeutisch wird er bereits seit dieser Zeit bei entzündlichen Hautkrankheiten eingesetzt, eine Indikation, die bis heute gilt. Im 16. Jahrhundert war er eine der meistverwendeten Heilpflanzen. Auch Shakespeare erwähnt „Plantain" gegen Hautverletzungen in seinen Werken. Seit dieser Zeit werden die hustenberuhigenden, auswurffördernden und wundheilenden Eigenschaften des Spitzwegerichs geschätzt. Seit Jahrhunderten ist *Plantago* ein volksheilkundlich beliebtes Heilmittel. Selbst Kinder nutzten beim Spielen Spitzwegerichblätter bei Verbrennungen mit Brennnesseln und Insektenstichen.

HAUPTINDIKATIONEN

Innerlich

- *Katarrhe der Atemwege*
- *Husten*
- *Entzündliche Veränderungen im Mund- und Rachenraum*

Äußerlich

- *Entzündliche Hautveränderungen*

Heilpflanze des Jahres 1991

Der Spitzwegerich ist eine der am weitesten verbreiteten Wildpflanzen.

Der Spitzwegerich ist eine der häufigsten Pflanzen in Deutschland und gehört zur Familie der Wegerichgewächse (*Plantaginaceae*). Er ist ein ausdauerndes Gewächs und findet sich an Wegesrändern, auf Wiesen und Feldern und bevorzugt eine trockene Bodenbeschaffenheit. Selbst an heißen Kalkfelsen ist er zu beobachten. Die schmalen und spitzen Blätter formen eine Rosette, aus der sich der Blütenstiel entwickelt. Die Blütenähre ist keulenförmig. An ihr befinden sich die kleinen weißlichen Blüten, aus denen die Staubgefäße herausragen. Der Spitzwegerich wird bis zu 50 cm hoch. Seine Heimat sind Europa und Nordafrika, aber auch große Teile Asiens. Heute findet er sich jedoch in allen gemäßigten Breiten der Erde. Kultiviert wird er auch in Deutschland, wobei die Arzneidroge (aus dem

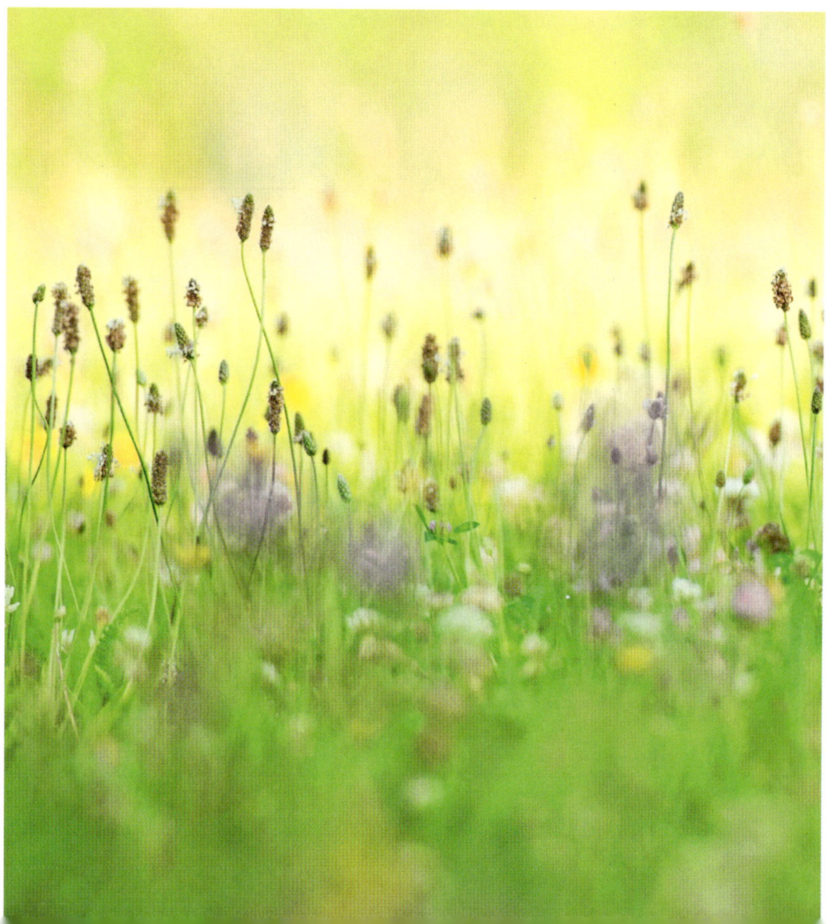

Kraut, bisweilen dem Blatt) zumeist importiert wird, zum Beispiel aus Osteuropa und den Niederlanden. *Plantago lanceolata* ist verwandt mit *Plantago major,* dem Breitwegerich, und *Plantago media,* dem Mittleren Wegerich. Beide haben ein ähnliches pharmakologisches Wirkungsprofil, aber der Spitzwegerich ist zumindest bei der inneren Anwendung das stärkere Mittel. Die Schleimstoffe wirken reizmildernd bei Husten, die Gerbsäure zusammenziehend (adstringierend), die Flavonoide entzündungshemmend und die Iridoide antibakteriell und die Kieselsäure festigt das Gewebe. Außerdem wirkt das in ihm enthaltene Glykosid Aucubin reizmildernd, antibakteriell sowie entzündungshemmend und verhindert das Verschimmeln (antifungizide Wirkung) des Pflanzensaftes.

Anerkannte Hauptindikationen

Innerlich

- Katarrhe der Atemwege
- Husten
- Entzündliche Veränderungen im Mund- und Rachenraum

Äußerlich

- Entzündliche Hautveränderungen

Traditionelle Anwendungen

Innerlich

- Trockener Reizhusten
- Stärkung der Atemwege

Äußerlich

- Insektenstiche
- Kleine Wunden

Anleitungen/Rezepte siehe Seite 318 ff.

Nebenwirkungen

Keine bekannt.

Gegenanzeigen

Schwangerschaft und Stillzeit.

So wird Spitzwegerich angewendet

Der Spitzwegerich wirkt bei Erkältungen in Mund und Rachen antientzündlich, abschwellend und auch hustendämpfend. Volksheilkundlich werden äußerlich kleine Wunden mit Umschlägen oder Spülungen behandelt, ebenso Entzündungen von Krampfadern, Verbrennungen, schlecht heilende Wunden, Pickel, Abszesse und Insektenstiche von Mücken, Zecken, Bienen oder Wespen.

ACHTUNG Die natürliche antibiotische Wirkung der Pflanze wird meist bei der Herstellung von Tees ziemlich vermindert, deshalb vielleicht besser Flüssigprodukte oder Presssaft aus der Apotheke oder dem Reformhaus verwenden. Auch gut bei Verbrennungen mit Brennnesseln.

Bei Katarrhen der Atemwege und Husten.

TEE 2 g getrocknetes Kraut in 150 ml kochendem Wasser aufkochen und 10 Minuten ziehen lassen. Zwei- bis dreimal täglich trinken. Abgekühlt kann der Tee mit Honig gesüßt werden. Tagesdosis: maximal 4–6 g. Bestehen nach 1 Woche weiterhin Beschwerden, bitte medizinische Rücksprache halten. Traditionell wird der Tee auch gegen Blähbauch und Entzündungen im Magen-Darm-Trakt sowie Verstopfungen genutzt.

ABKOCHUNG Bei Kindern von 1 bis 4 Jahren 2–4 g täglich zum Gurgeln (Darreichungsformen siehe Seite 323): In 1 l kaltes Wasser 20–30 g getrocknete Blätter oder etwa 30 g frische Blätter (wenn der Ursprung der Pflanze bekannt ist) geben. Erhitzen und 3–4 Minuten kochen. Dann die Pflanzenreste abseihen und bis zu viermal täglich 3 Minuten mit der lauwarmen oder kalten Abkochung gurgeln, idealerweise nach jeder Mahlzeit.

Bei entzündlichen Veränderungen im Mund- und Rachenraum.

WUNDVERBÄNDE Eine Handvoll Blätter aus kontrollierter Quelle waschen und zur Desinfektion 1 Minute in kochendes Wasser legen. Abgekühlt mit einer kleinen sterilen Zange oder Pinzette auf die Wunde oder Entzündung geben und mit einem Verband befestigen. Zwei- bis viermal am Tag wechseln. Man kann die Blätter auch pürieren und daraus einen Breiumschlag herstellen. Dafür die desinfizierten Blätter fein zerkleinern und die Paste mit einem Pflaster gezielt fixieren. Besonders gut bei Pickeln oder kleinen Hautabszessen bzw. Furunkeln. Bestehen nach 1 Woche weiterhin Beschwerden, bitte medizinischen Rat einholen.

Bei kleinen Wunden, Entzündungen, Abszessen und Pickeln.

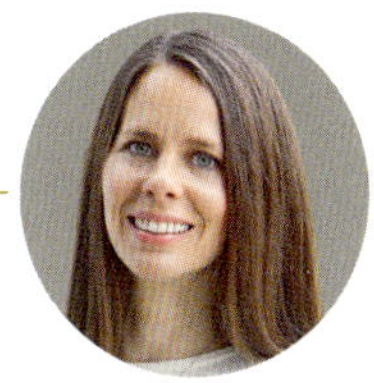

Tipp

Bei Bienen- und Wespenstichen mehrere Spitzwegerichblätter von der Wiese sammeln und in der Hand zerreiben, bis der Saft aus den Blättern tritt. Dann auf den Stich legen und mit etwas Verband oder Tuch 10–20 Minuten fixieren. Mindert Schwellungen und Juckreiz, auch nach Brennnesselberührung.

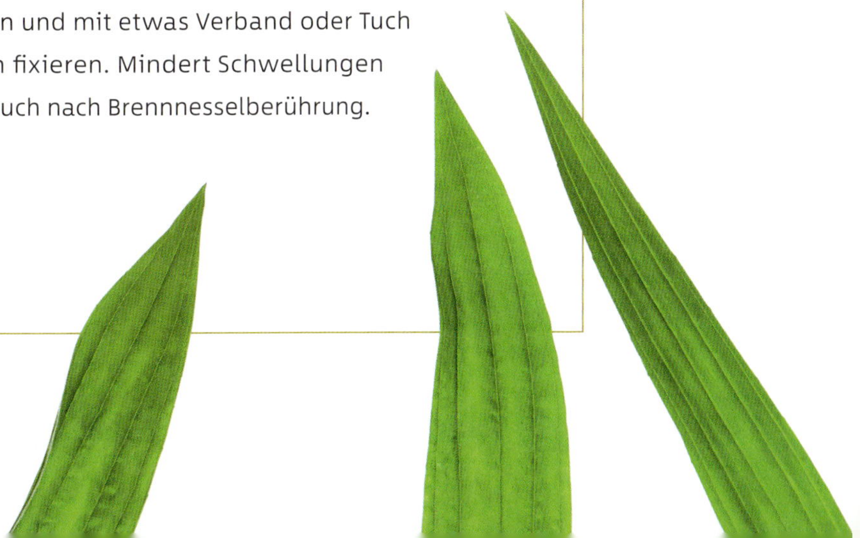

Fertige Präparate

Bei Husten, trockenem Reizhusten und gereiztem Kehlkopf.

HUSTENSAFT Neben Tee hilft bei Husten fertig hergestellter Hustensaft. Kinder von 3 bis 11 Jahren nehmen drei- bis viermal täglich 5 ml Hustensaft bei einer maximalen Tagesdosis von 15 bis 20 ml. Erwachsene und Kinder ab 12 Jahren: drei- bis viermal täglich 15 ml Hustensaft bei einer Tagesmaximaldosis von 45 bis 60 ml. Bitte Packungsbeilage beachten! Für Kinder

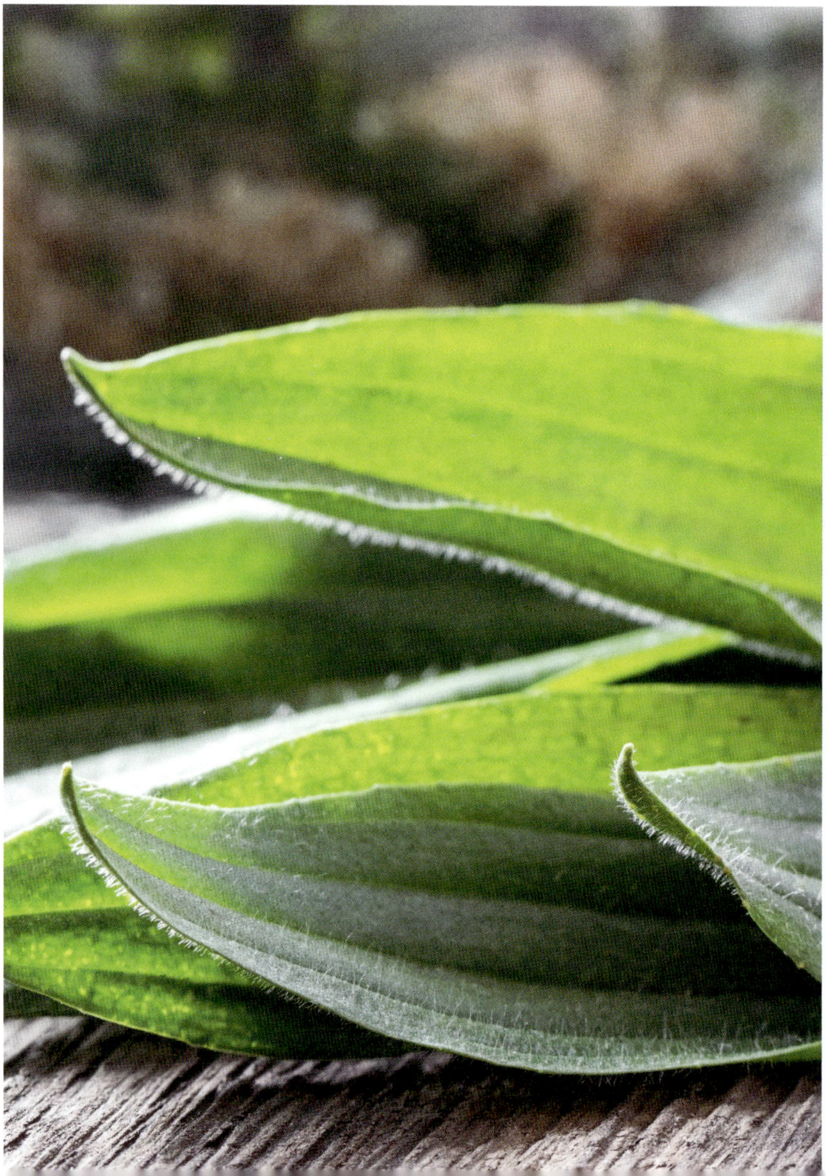

ist der Spitzwegerich als Hustensaft, je nach Hersteller, ab etwa 3 Jahren anwendbar und lindert trockenen Reizhusten und einen gereizten Kehlkopf. Dem Inhaltsstoff Aucubin wird eine antibiotische Wirkung nachgesagt (Wiesenhauer, M.: PhytoPraxis, 2. Auflage, Weinstadt (2006), Seite 127).

KOMBINATIONSPRÄPARATE, HUSTENSÄFTE UND FLUIDEXTRAKTE Spitzwegerich wird oft in Kombination mit anderen Heilpflanzen angeboten. Dazu zählen Frischpflanzensäfte und Kombinationspräparate wie Hustensäfte und Tees. Diese beinhalten häufig beispielsweise noch Pestwurz, Kapuzinerkresse, Meerrettich, Kamillenblüten oder Knoblauch.

Bei viral erzeugten Erkältungen, Schnupfen, Husten und bakteriellen Superinfektionen.

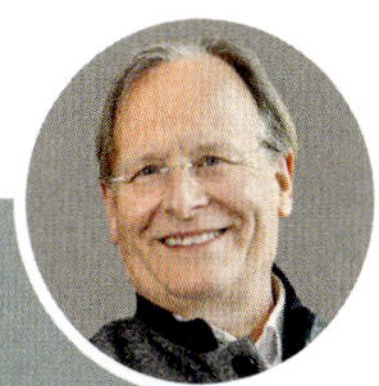

Info

Gute Studien von Professorin Karin Kraft vom Lehrstuhl für Naturheilkunde in Rostock belegen die Indikationen „Katarrh" und „Husten" für Kinder und Erwachsene (Kraft, 1996, 1997, 1998). Allerdings ist bis heute die antimikrobielle Wirkung noch nicht endgültig erforscht. Ein wichtiger wissenschaftlich gesicherter Effekt des Spitzwegerichs ist aber die Bildung von Schleim, der sich schützend und entzündungshemmend über Schleimhäute legt. Der Hustenreiz wird so gemildert, vor allem beim Reizhusten bzw. beim trockenen Husten – Husten, bei dem die kleinen Nerven in der obersten Schleimhautschicht durch Keime irritiert werden. Produkte aus oder Kombinationspräparate mit Spitzwegerichkraut, Eibisch, Malve, Salbei und auch Efeu helfen.

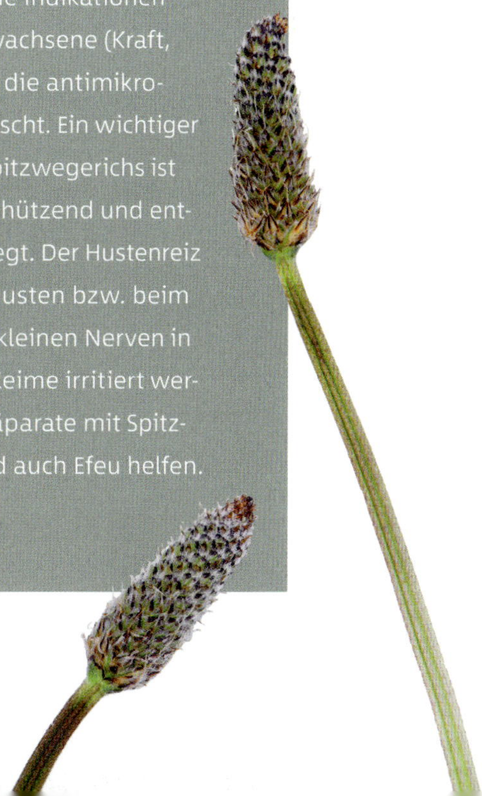

Spitzwegerich in der Wissenschaft

Indiziert bei Reizungen der Mund- und Rachenschleimhaut.

Die historischen und volksmedizinischen Hauptanwendungen spiegelt auch die Kommission E: Sie gibt in ihrer Monografie zum Kraut und zur inneren Anwendung Katarrhe der Atemwege und entzündliche Veränderungen der Mund- und Rachenschleimhaut als Indikationen an. Zum äußerlichen Gebrauch empfiehlt sie den Spitzwegerich gegen entzündliche Veränderungen der Haut. Das HMPC gibt ausschließlich eine Indikation für die innere symptomatische Anwendung des Blattes in der Kategorie „Traditional use" an: bei Mund- und Rachenreizungen und damit verbundenem Husten. ESCOP ebenfalls für Blatt und Kraut: Katarrhe der Atemwege und temporäre, leichte Entzündungen der Mund- und Rachenschleimhaut sowie in der aktualisierten Ausgabe von 2013 noch die äußere Anwendung bei Insektenstichen und Wundheilung. Das Europäische Arzneibuch gibt eine Monografie für das Blatt heraus. Quellenangaben siehe: www.worldmedicine.eu.

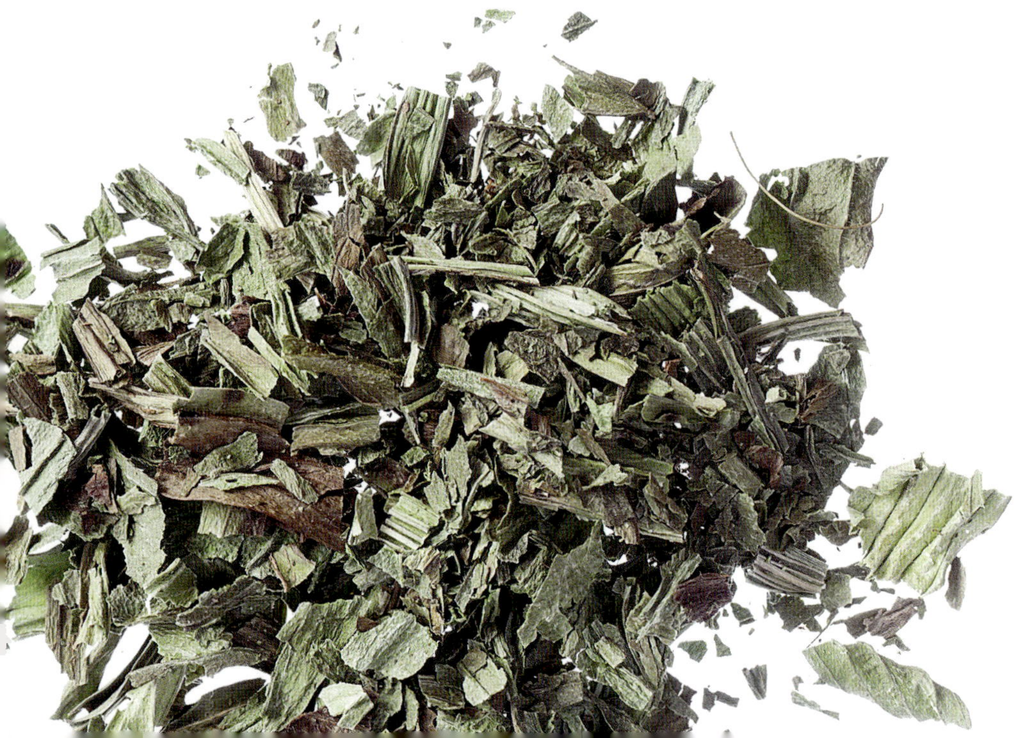

Spitzwegerich

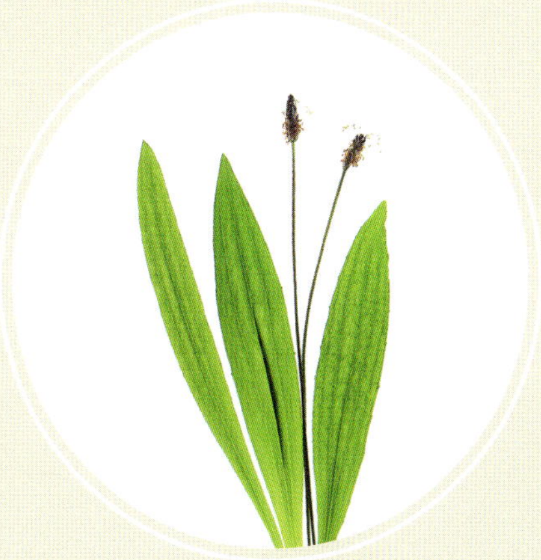

FAMILIE
Plantaginaceae (Wegerichgewächse)

SYNONYME
Katzenschwanz, Schafszunge, Heufresser

PFLANZENART/WUCHSFORM
Staude, bis zu 50 cm hoch

VERWENDETE TEILE
Kraut (*Plantaginis herba*), Blätter (*Plantaginis folium*)

INHALTSSTOFFE
Iridoidglykoside wie Aucubin, Phenylethanoide, Gerbstoffe, Flavonoide, Saponin und Kieselsäure, Phenolcarbonsäure, Mineralstoffe wie Kalium und Zink

EIGENSCHAFTEN
auswurffördernd, schleimlösend, entzündungshemmend, reizmildernd, hustenstillend, juckreizstillend, keimhemmend, antibakteriell, abschwellend

DARREICHUNGSFORMEN/ PRÄPARATE
- Frische Blätter (bio)
- Frisches Kraut (bio)
- Getrocknete Blätter, getrocknetes Kraut
- Hustensaft
- Fluidextrakt
- Vielstoffgemische

BEZUGSQUELLEN

Apotheke
- Getrocknete Blätter, getrocknetes Kraut
- Hustensaft
- Fluidextrakt
- Vielstoffgemische

Reformhaus
- Tee (bio)
- Vielstoffgemische

Garten
- Frische Blätter (bio)
- Frisches Kraut (bio)

REZEPTPFLICHTIG
nein

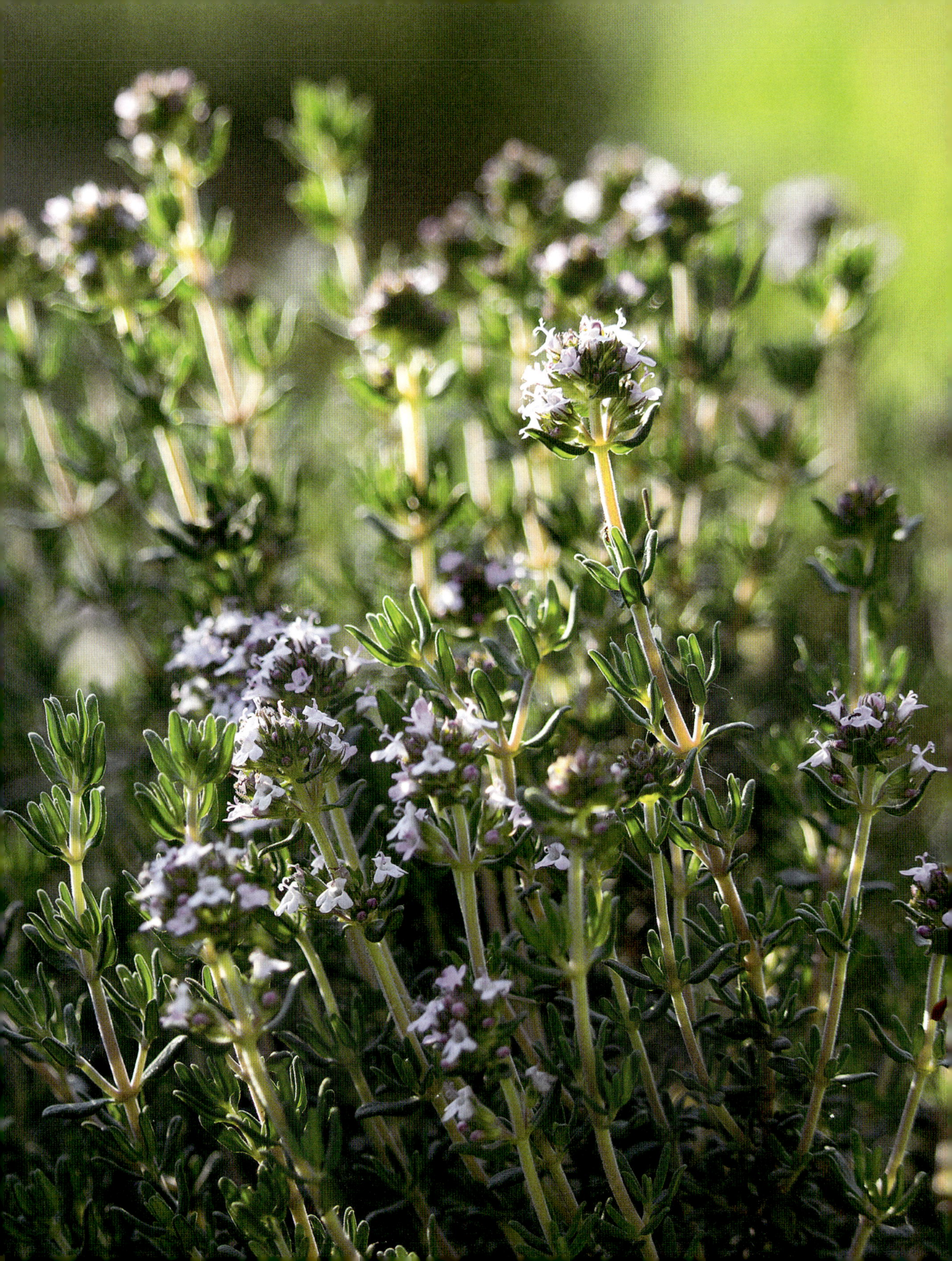

Thymian

Thymus vulgaris

Schon in der Antike

Die alten Ägypter verwendeten Thymian zum Einbalsamieren von Mumien. Auch im medizinischen Alltag machte man sich die antibiotischen Eigenschaften der Heilpflanze, wirksam gegen Fäulnis und mikrobielle Zerstörung, schon sehr früh zunutze. Als Antibiotika noch nicht verfügbar waren, wurde Thymian bereits zur Behandlung von infektiösen Erkrankungen eingesetzt, vor allem bei bakteriellen Erkrankungen der Atemwege, des Verdauungssystems und der ableitenden Harnwege.

HAUPTINDIKATIONEN

Innerlich

- *Symptome von Bronchitis*
- *Katarrhe der oberen Atemwege*
- *Unterstützende Behandlung von Keuchhusten*
- *Entzündungen der Mundschleimhaut und Mundgeruch*

Heilende Würze

Der Echte Thymian gehört zu den Lippenblütlern (*Lamiaceae*). Er wächst wild auf Strauchheiden an Berghängen in Frankreich, Spanien und Italien. Der etwa 40 cm hohe Halbstrauch bildet kleine blassrote bis rote Blüten. Der Stängel ist vierkantig und von der Basis her verholzt. Ätherisches Öl ist hauptsächlich in den grünen Zweigen und Blättern enthalten. Pharmazeutisch verwendet wird zum einen das sogenannte Thymiankraut (vom Trieb abgestreifte Blätter und Blüten), zum anderen das ätherische Öl, das aus frischem blühendem Thymian gewonnen wird. Gegenüber dem Gartenthymian enthält der wild vorkommende Echte Thymian mehr ätherische Öle. Der Feldthymian, auch Quendel genannt (*Thymus pulegioides*), ist in der Wirkung ähnlich, jedoch milder im Geschmack. Der Gattungsname *Thymus* bezieht sich einerseits auf das griechische Wort „thyein" für „räuchern", andererseits auf das griechische Wort „thymos" für „Lebenskraft".

Bei Entzündungen ist Thymian ähnlich wirksam wie ein Antibiotikum.

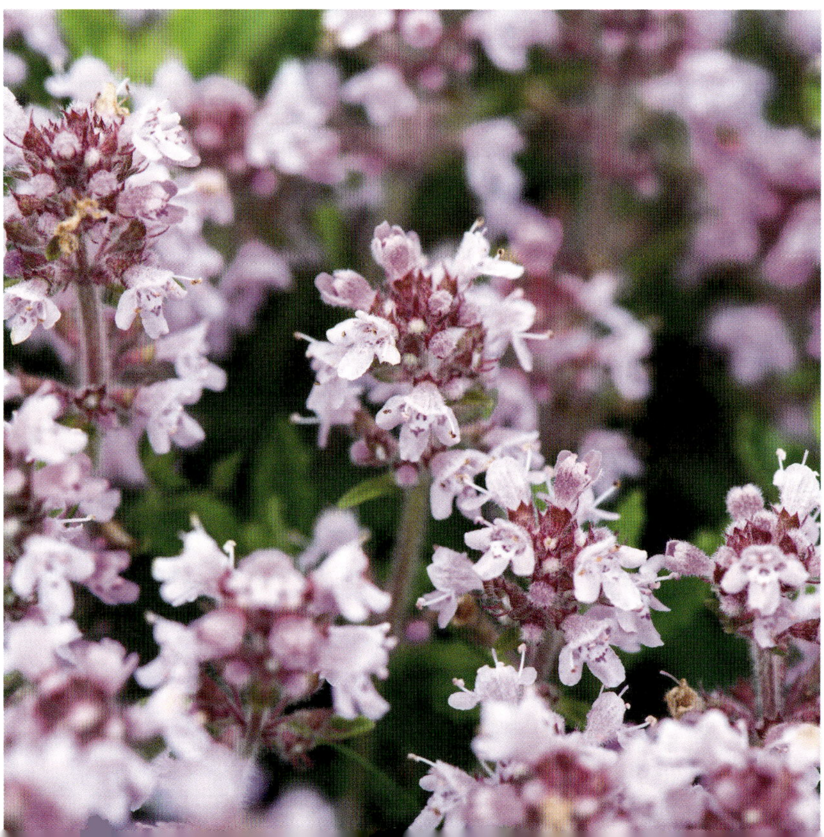

Anerkannte Hauptindikationen

Innerlich

- Symptome von Bronchitis
- Katarrhe der oberen Atemwege
- Unterstützende Behandlung von Keuchhusten
- Entzündungen der Mundschleimhaut und Mundgeruch

Traditionelle Anwendungen

Innerlich

- Beschwerden des Magen-Darm-Trakts
- Verdauungsstörungen (Dyspepsie)
- Erkältungen
- Bronchitis (akut und chronisch)
- Kehlkopfentzündungen
- Mandelentzündungen

Äußerlich

- Husten, Hustenkrämpfe, Bronchitis
- Entzündungen des Kehlkopfes (Laryngitis)
- Unterstützende Behandlung von Keuchhusten
- Furunkel und Wunden

Anleitungen/Rezepte siehe Seite 328 ff.

Nebenwirkungen

Eine Überdosierung kann motorische Störungen und eine erhöhte Reizbarkeit der Nerven erzeugen.

Gegenanzeigen

Nicht in der Schwangerschaft anwenden.

So wird Thymian angewendet

Bei Husten und Bronchitis, unterstützend bei Keuchhusten, Entzündungen im Magen-Darm-Trakt.

TEE Bei Husten, Hustenkrämpfen und Bronchitis und zur unterstützenden Behandlung von Keuchhusten sowie bei Entzündungen im Magen-Darm-Trakt. Mindestens dreimal täglich trinken. Durch regelmäßiges und mehrfaches Trinken des aufgebrühten Krautes gesundet der Organismus schneller! 1–2 g Thymiankraut (selbst getrocknete Blätter und/oder Blüten aus der Apotheke; etwa 1–2 TL) mit 150 ml kochendem Wasser aufgießen und abgedeckt 20 Minuten ziehen lassen. Maximal 1 Woche anwenden. Bestehen die Beschwerden weiterhin, bitte medizinischen Rat einholen.

Bei Husten, Hustenkrämpfen, Bronchitis, Entzündungen des Kehlkopfes.

DAMPFBAD Als Vertreter der Lippenblütler ist der Echte Thymian reich an ätherischen Ölen. Diese haben die Eigenschaft, durch höhere Temperaturen flüchtig und freigesetzt zu werden. Deshalb empfiehlt sich bei Atemwegsbeschwerden eine Inhalation mit Wasserdampf als Kopfdampfbad. Die ätherischen Öle und Dämpfe können so über die Lunge aufgenommen werden und die entzündungshemmende, sekretionsanregende und desinfizierende Wirkung kann direkt am erkrankten Organ erfolgen. Dafür mindestens dreimal täglich 1 EL getrocknetes Thymiankraut oder 2–3 Tropfen ätherisches Thymianöl mit 300 ml kochendem Wasser aufgießen und in eine Schüssel geben. Dann die Dämpfe 5–10 Minuten einatmen. Wer nicht kopfüber eingedampft werden möchte, kann den Aufguss alternativ in eine Flasche geben und einen Trichter umgekehrt daraufsetzen. So kann der Dampf direkt durch Mund und Nase eingeatmet werden. Maximal 1 Woche anwenden.

KALTINHALATION Alternativ zum Dampfbad 2–3 Tropfen ätherisches Thymianöl aus der Apotheke oder dem Reformhaus bis zu dreimal täglich auf den Handrücken oder ein Tuch geben und einatmen. Auch spezielle Nasensalben oder Inhalierstifte sind verfügbar, die noch andere Essenzen wie Campher und Minze beinhalten. Maximal 1 Woche anwenden.

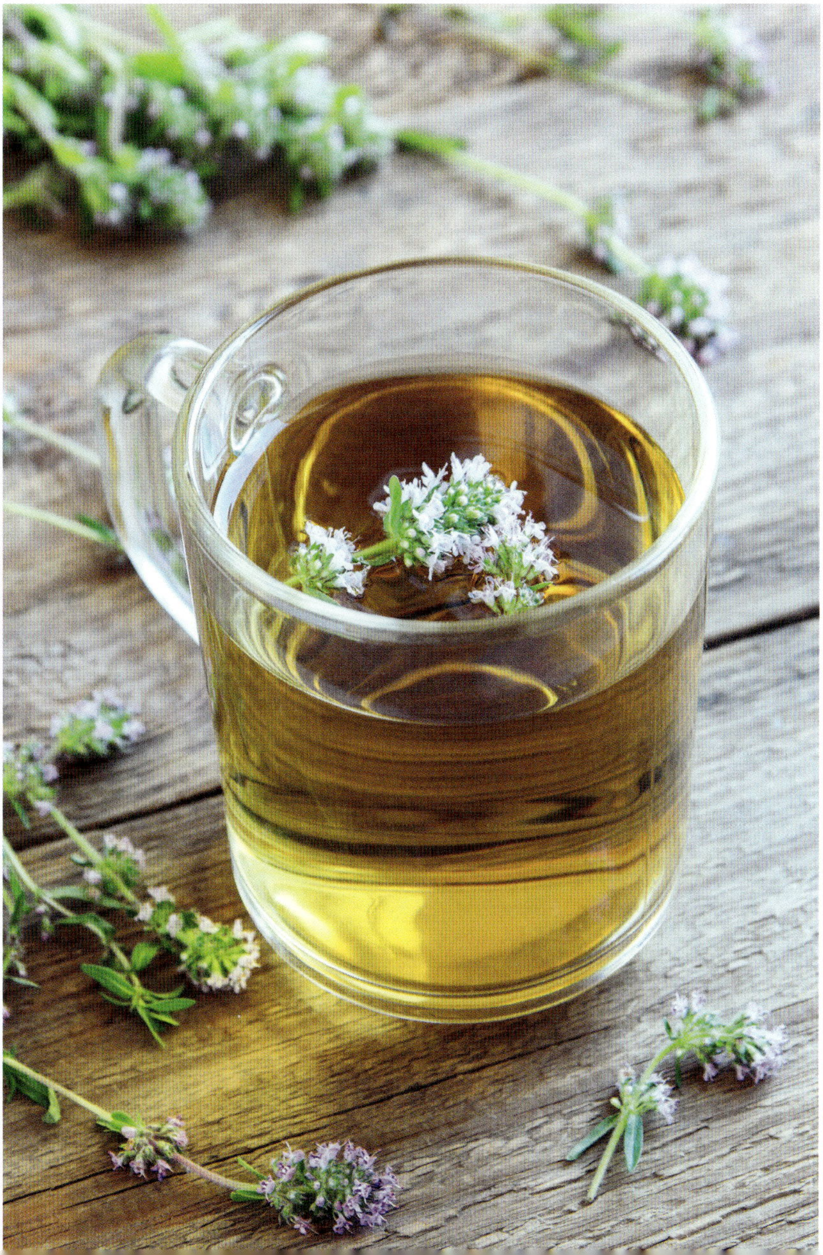

Bei Zahnfleischentzündungen, Aphthen, Entzündungen im Mund- und Rachenraum.

MUNDWASSER UND KOMPRESSEN Bei Zahnfleischentzündungen oder Aphthen 3 TL frisches oder getrocknetes Thymiankraut (aus dem Garten (bio) oder aus der Apotheke oder dem Reformhaus) mit etwa 500 ml kochendem Wasser aufgießen, 20 Minuten ziehen lassen und abseihen. In ein verschließbares Glasgefäß (zum Beispiel ausgekochtes Marmeladenglas oder Glasflasche) füllen. Bei Entzündungen im Mund- und Rachenraum empfiehlt es sich, mindestens dreimal täglich zwei bis drei Schnapsgläser zum Spülen und Gurgeln zu verwenden. Maximal 1 Woche anwenden. Bestehen die Beschwerden weiterhin, bitte medizinischen Rat einholen.

Bei Erkältung anwenden. Nicht bei Fieber!

BADEZUSATZ Bei Erkältungen ohne Fieber verwenden Erwachsene pro Wanne 15 Tropfen ätherisches Thymianöl aus der Apotheke oder dem Reformhaus (enthaltenes ätherisches Öl: 5–15 %), verdünnt mit 2 EL Meersalz oder mit 1–2 EL Honig als Trägerstoff. 10–20 Minuten darin baden. Einmal am Tag, drei- bis viermal wöchentlich. Maximal 1 Woche anwenden.

Fertige Präparate

Bei Husten und Bronchitis, unterstützend bei Keuchhusten, bei Beschwerden im Magen-Darm-Trakt.

TINKTUR Bei Husten, Hustenkrämpfen und Bronchitis, zur unterstützenden Behandlung von Keuchhusten sowie bei Beschwerden im Magen-Darm-Trakt. Dreimal täglich 2–6 ml (etwa 1 TL) Thymiantinktur aus der Apotheke oder dem Reformhaus in einem Glas Wasser einnehmen. Merke: Nicht nur die Anzahl der Tropfen ist wichtig, sondern auch die Frequenz der Einnahme ist von Bedeutung! Dazu Packungsbeilage beachten!

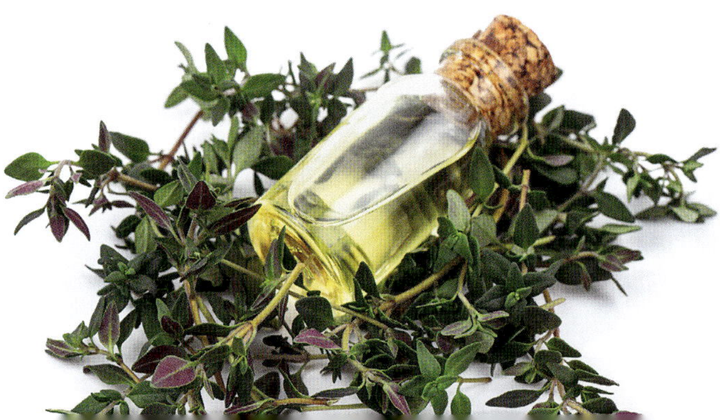

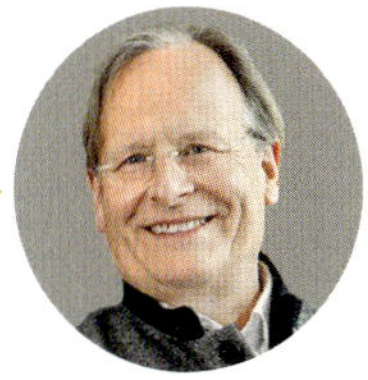

Tipp

Prophylaxe mit Gartenthymian

Gartenthymian ist aus meiner Küche nicht wegzudenken. Er passt perfekt zu Fisch, Fleisch und Gemüse. Auch gekocht bringt er viele positive gesundheitliche Effekte, stärkt das Immunsystem und liefert wertvolle sekundäre Pflanzenstoffe. Schon als Kind habe ich ihn geliebt und als Arznei bei beginnenden Erkältungen bekommen.

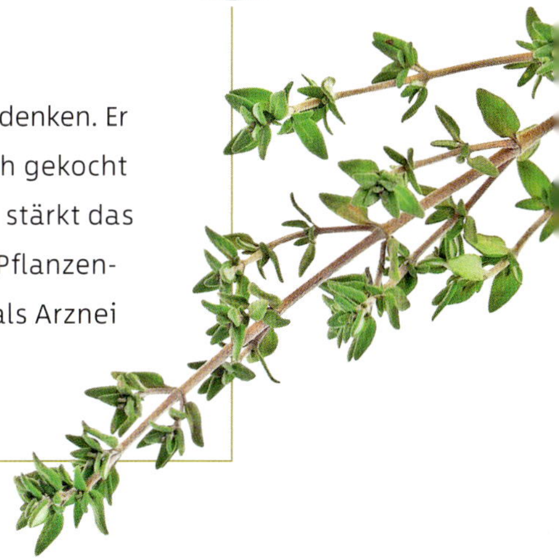

Thymian in der Wissenschaft

Wesentlich im Thymian ist das ätherische Öl (mindestens 1,2 %). Davon sind mindestens 30 % Thymol und 3–5 % Carvacrol. Weiterhin sind Linalool, Geraniol, Borneol, 1,8-Cineol, Gerbstoffe, Bitterstoffe und Flavonoide enthalten, die den Effekt des Öls verstärken. Thymian wird deshalb meist als ätherisches Öl verwendet. Es wirkt schleimlösend, antibiotisch und bronchienentkrampfend. Belegt ist auch seine allgemein entkrampfende (spasmolytische) Wirkung. Zubereitungsformen sind Tees, Tinkturen und Flüssigextrakte. Die Kommission E gibt als Anwendungsgebiete Symptome der Bronchitis und des Keuchhustens sowie Katarrhe der oberen Atemwege an. Aufgrund traditioneller Erfahrungswerte verzeichnet das HMPC bei der Europäischen Arzneimittel-Agentur als Indikation produktiven Husten bei Erkältungskrankheiten. Die WHO gibt die gleichen Indikationen wie die Kommission E an – aufgrund der Verwendung in traditionellen Systemen der Medizin. Eine Verwendung aufgrund klinischer Daten gibt es laut WHO jedoch nicht. Die ESCOP-Monografie zu Thymian von 2003 erwähnt jedoch eine multizentrische klinische Studie mit 154 Kindern im Alter von 2 bis 14 Jahren, die 7–14 Tage mit 15–30 ml Thymiansirup gegen Bronchialkatarrh oder Bronchitis behandelt wurden. 46 Patienten erhielten keine Co-Medikation. Eine Verbesserung der Symptomatik (Husten) wurde von 93,5 % der Patienten angegeben. Vergegenwärtigt man sich, dass Atemwegsinfektionen die häufigsten Erkrankungen des Menschen sind und nicht selten Antibiotika zur Therapie verschrieben werden, die entweder nicht wirken (da virale Infekte vorliegen) oder Nebenwirkungen verursachen (auch Entwicklung von Resistenzen), ist ein pflanzliches Mittel mit ähnlichem Wirkungsspektrum zur symptomatischen Behandlung von Erkältungskrankheiten eine sinnvolle Alternative. Quellenangaben siehe: www.worldmedicine.eu.

Alternative zum Antibiotikum.

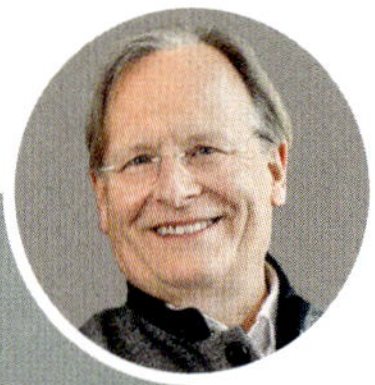

Info

„Die ätherischen Öle des Thymians sind noch in einer Konzentration von 1:3.000 keimwirksam und somit 20-mal keimhemmender und wirksamer als Phenol."

Das wird in der Medizin als Desinfektionsmittel genutzt. Sie scheinen sogar wirksamer zu desinfizieren als Wasserstoffperoxid. Mit dem Wissen um die so stark desinfizierende Wirkung von Thymol habe ich schon im Studium meinen Pharmakologie-Professor irritiert.

Quellenangabe: Wiesenhauer, M.: PhytoPraxis, Heidelberg (2006), Seite 109.

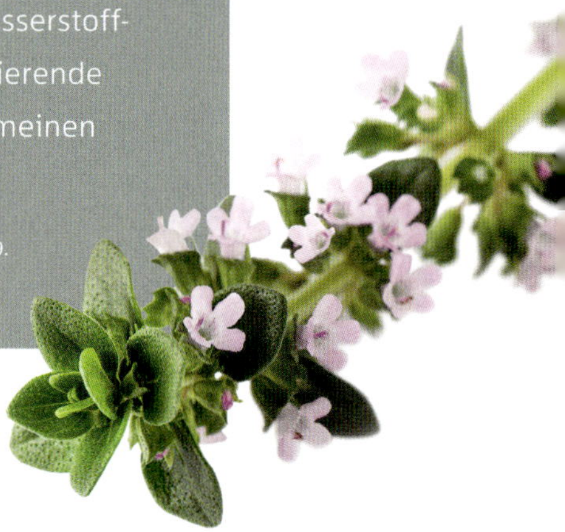

Thymian

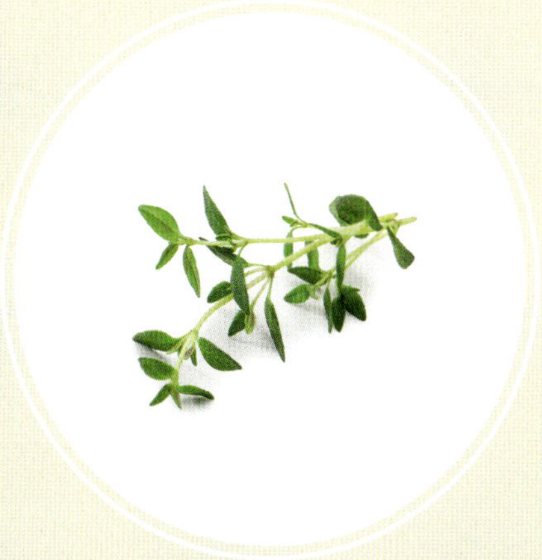

HN
BL

FAMILIE
Lamiaceae (Lippenblütler)

SYNONYME
Römischer Quendel,
Immenkraut

PFLANZENART/WUCHSFORM
Halbstrauch, bis zu 50 cm hoch

VERWENDETE TEILE
Thymiankraut, bestehend aus Blättern und Blüten (*Thymi herba*)

INHALTSSTOFFE
Thymol, Carvacrol, Geraniol, Borneol, Linalool, Gerbstoffe, Bitterstoffe, Flavonoide

EIGENSCHAFTEN
keimtötend, krampflösend, muskelentspannend, entkrampfend auf die Atemwegsmuskulatur (bronchospasmolytisch), auswurffördernd, antibakteriell

DARREICHUNGSFORMEN/ PRÄPARATE
- Blätter, Blüten (frisch, bio)
- Getrocknete Blätter und Blüten
- Ätherisches Öl
- Tinktur/Flüssigpräparat
- Brustsalbe
- Inhalierstift

BEZUGSQUELLEN

Apotheke
- Getrocknete Blätter und Blüten
- Ätherisches Öl
- Tinktur
- Brustsalbe
- Inhalierstift

Reformhaus
- Tee (bio)
- Ätherisches Öl
- Tinktur/Flüssigpräparat

Supermarkt
- Blätter, Blüten (frisch, bio)

Garten
- Blätter, Blüten (frisch, bio)

REZEPTPFLICHTIG
nein

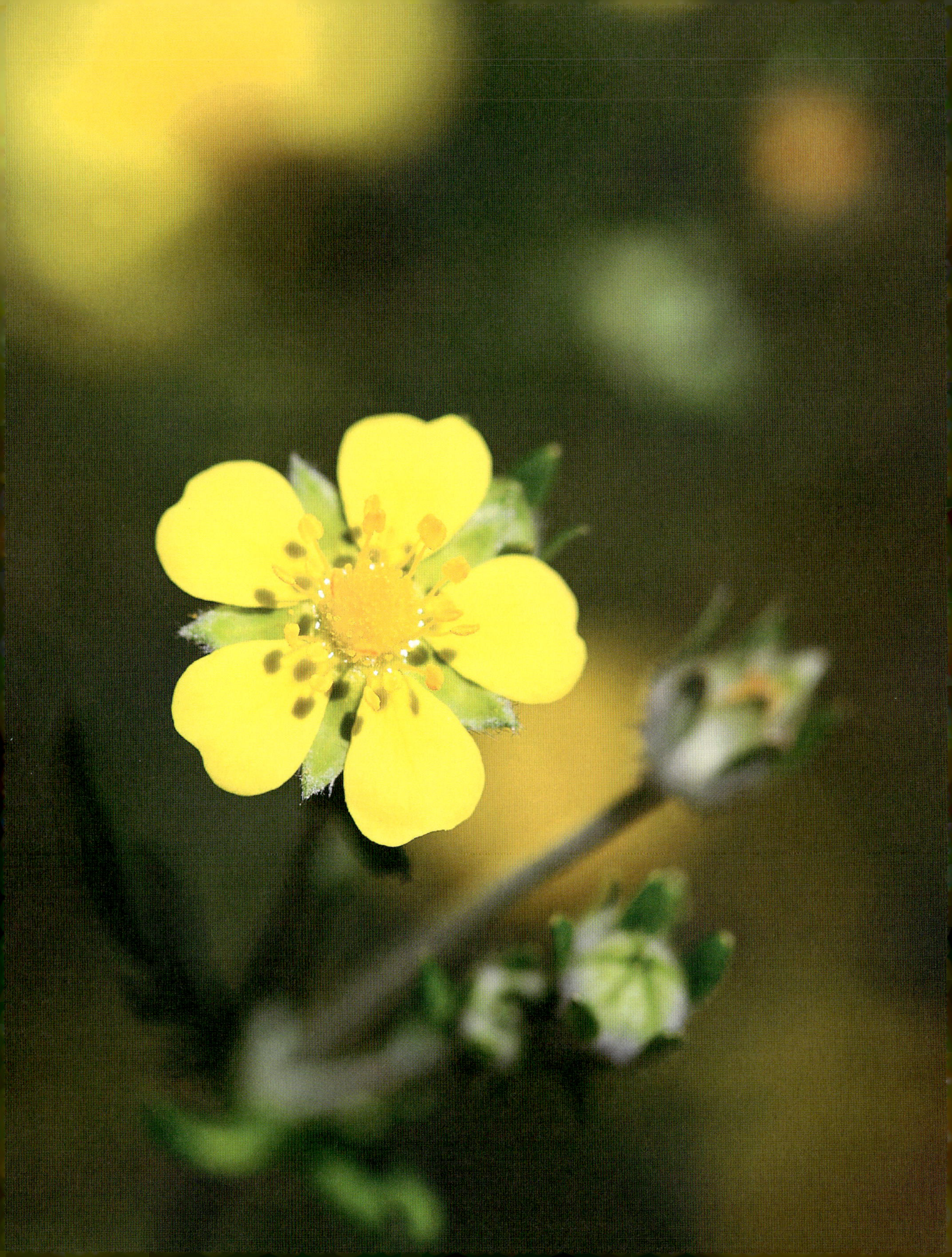

Tormentill

Potentilla erecta

Hals, Nase, Ohren, Zähne

Magen, Darm, Verdauung

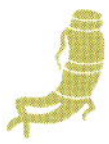

Ein Röslein gegen Blut und Durchfall

Tormentill wurde über Jahrhunderte als Färberpflanze geschätzt. Wissenschaftlich erstmals beschrieben hat die Heilpflanze Carl von Linné (1753). Aufgrund des hohen Gerbstoffgehalts besitzt das Naturheilmittel eine stark zusammenziehende (adstringierende) Wirkung. Der Arzt und Botaniker Otto Brunfels (1488–1534), einer der Väter der Botanik, hatte bereits im 16. Jahrhundert die blutstillende Eigenschaft bei übermäßiger Menstruation erwähnt. In der Volksmedizin wurde Tormentill schon lange vorher bei den Indikationen „Durchfall" und „Blutungen" angewendet.

HAUPTINDIKATIONEN

Innerlich

- *Unspezifischer und akuter Durchfall*
- *Leichte Entzündungen von Mundschleimhaut, Zahnfleisch, Kehlkopf und Rachen*
- *Unterstützend bei akuter und subakuter Darmentzündung (Colitis und Enterocolitis)*

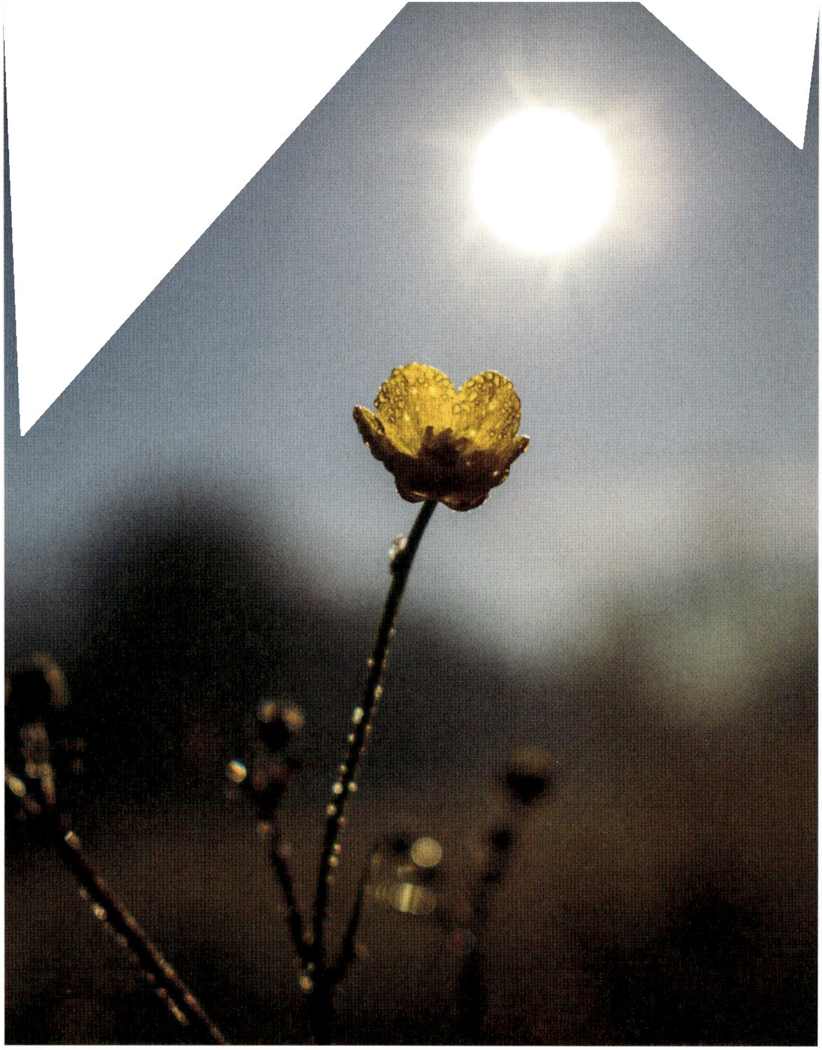

Ein Rosengewächs mit blutstillender Wirkung

Tormentill, auch als Blutwurz bekannt, gehört zur Familie der Rosengewächse (*Rosaceae*) und kommt bei uns wild auf feuchten Wiesen und Heideflächen oder an Waldrändern vor. Die dort vorhandenen Böden sind schwach sauer. Dementsprechend ist die Pflanze kalkempfindlich. Sie kommt mit mäßig trockenen bis feuchten Bedingungen zurecht, bevorzugt aber sandige, humose Böden in halbschattiger Lage. Im Garten gedeiht *Potentilla erecta* am besten im Halbschatten unterhalb höherer Gehölze. Einmal etabliert, verbreitet sie sich leicht und braucht keine besonderen Dünger- oder Wassergaben.

Tormentill hat typischerweise nur vier Blütenblätter.

Von Mai bis Oktober zeigen sich hübsche, leuchtend gelbe Schalenblüten. Im Gegensatz zu den meisten Rosengewächsen haben die Blutwurzblüten aber nur vier statt fünf Blütenblätter. Die Laubblätter sind an ihren Rändern gezahnt und handförmig gefiedert. Die Pflanzen der gesamten Gattung *Potentilla* werden deshalb auch als Fingerkräuter bezeichnet. Wie bei Stauden typisch, sterben die oberirdischen Pflanzenteile im Winter ab. Die Rhizome überdauern in der Erde, es ist kein besonderer Winterschutz nötig. Das Wurzelsystem kann in der Breite bis zu 3 Meter betragen und bis zu 50 cm tief reichen. Frische Wurzeln werden kurz vor oder nach der Blütezeit geerntet. Schneidet man die Wurzeln an, tritt ein roter Saft aus, der früher zum Färben von Wolle verwendet wurde. Heutzutage wird das Wurzelmaterial für die pharmazeutische Verarbeitung meist aus Anbaukulturen in Osteuropa importiert.

Anerkannte Hauptindikationen

Innerlich

- Unspezifischer und akuter Durchfall
- Leichte Entzündungen von Mundschleimhaut, Zahnfleisch, Kehlkopf und Rachen
- Unterstützend bei akuten und subakuten Darmentzündungen (Colitis und Enterocolitis)

Traditionelle Anwendungen

Äußerlich

- Hämorrhoiden, Nasenbluten

Anleitungen/Rezepte siehe Seite 338 f.

Nebenwirkungen

Die Einnahme kann bei empfindlichem Magen zu leichten Magenbeschwerden führen.

Gegenanzeigen

In Schwangerschaft oder Stillzeit. Bei Kinder unter 12 Jahren.

So wird Tormentill angewendet

Bei unspezifischem und akutem Durchfall.

ABKOCHUNG Bei unspezifischem und akutem Durchfall kann innerlich ein Tormentill-Tee angewendet werden. Tormentill ist aktuell die Heilpflanze mit dem höchsten Gerbstoffgehalt, weshalb sie den Flüssigkeitsverlust bei akuten Durchfallerkrankungen eindämmen kann. Bei einer Tagesdosis von 4 bis 6 g sollten für eine Tasse Tee dreimal täglich 2 g (etwa 1 TL) zerkleinerter Tormentill-Wurzelstock mit 150-200 ml kaltem Wasser in einem Topf zum Sieden - nicht zum Kochen - gebracht werden. Anschließend 5 Minuten abgedeckt ziehen lassen und abseihen. Dauert der Durchfall länger als 3 Tage, muss ein Erwachsener den Arzt aufsuchen, Kinder eher.

Bei Entzündungen von Mundschleimhaut und Rachen.

ABKOCHUNG (VARIANTE 1) Bei Entzündungen in Mund und Rachen: 8 g getrockneten Tormentill-Wurzelstock in 1 l Wasser sieden und dann 5 Minuten ziehen lassen. Abseihen, in eine Flasche füllen und direkt verwenden. Entzündungen von Mundschleimhaut und Rachen: zimmerwarm nach jeder Mahlzeit spülen und gurgeln, mindestens dreimal täglich.

Bei Hämorrhoiden und Nasenbluten.

Bei Hämorrhoiden: 1 l Abkochung in eine mit handwarmem Wasser gefüllte Wanne als Sitzbad geben und den Dammbereich 10-15 Minuten spülen. Bei Nasenbluten: bei Bedarf kalte Kompression mit einem

Nasentampon (siehe Seite 309) durchführen. Eine kleine Gaze aus der Apotheke einrollen, dann in dem selbst hergestellten, abgekochten Tormentill-Aufguss tränken und vorsichtig in die vordere Nasenöffnung einführen! Maximal 10 Minuten dort lassen und ruhen. Vorsichtig entfernen!

Fertige Präparate

TINKTUR Alternativ zum Tee kann bei Durchfall eine fertige Tormentill-Tinktur eingenommen werden. Drei- bis viermal täglich 30–50 Tropfen Tinktur in etwa 50 ml kaltem Wasser einnehmen. Bitte die Packungsbeilage beachten!

Bei unspezifischem und akutem Durchfall.

ACHTUNG Die Anwendung von Tormentill sollte nicht länger als 7 Tage erfolgen. Durchfall, der länger als 3 Tage dauert, ist ärztlich zu versorgen.

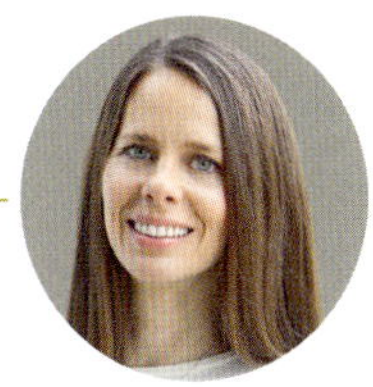

Tipp

Für die Reiseapotheke

Die Tormentill-Tinktur sollte in der Reiseapotheke nicht fehlen. Gerade bei Reisen in wärmere Länder und außerhalb von Europa kann die Heilpflanze schnell bei akuten Durchfällen helfen. In der traditionellen Medizin wird Tormentill auch zur Behandlung von Hämorrhoiden (Sitzbad; siehe Seite 338) genutzt. Bitte medizinischen Rat einholen!

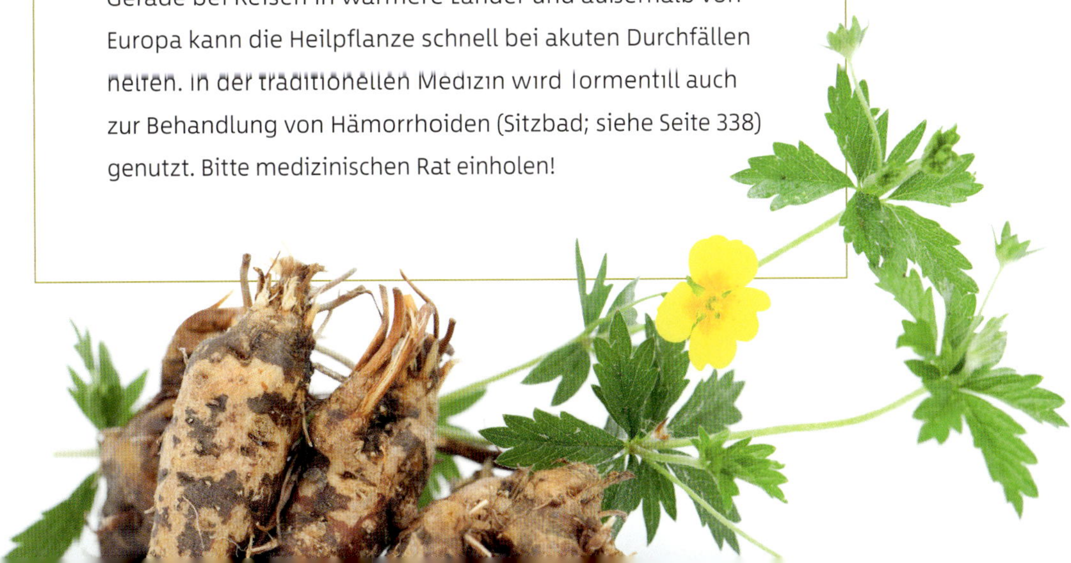

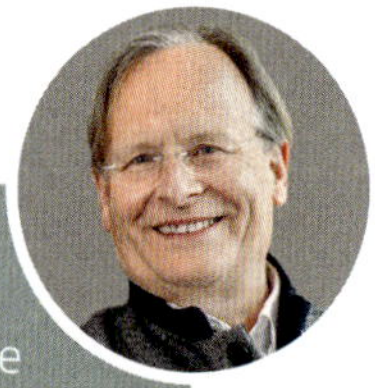

Info

Eine russische RCT-Studie belegte gute Erfolge bei Kindern, die aufgrund einer Infektion mit dem Rotavirus an Durchfall litten (Subbotina et al., 2003). In Laborversuchen ist bereits bestätigt, dass Tormentill auf Viren und Bakterien hemmend wirkt. Eine hochspannende Ausgangslage also für die weitere Finanzierung von Forschungs- und Produktionsaktivitäten in Europa nach Vorgaben des Europäischen Arzneibuches!

Quellenangaben: Subbotina et al.: Effect of oral administration of tormentil root extract (Potentilla tormentilla) on rotavirus diarrhea in children: a randomized, double blind, controlled trial. Pediatr Infect Dis J, 2003;22:706-10.

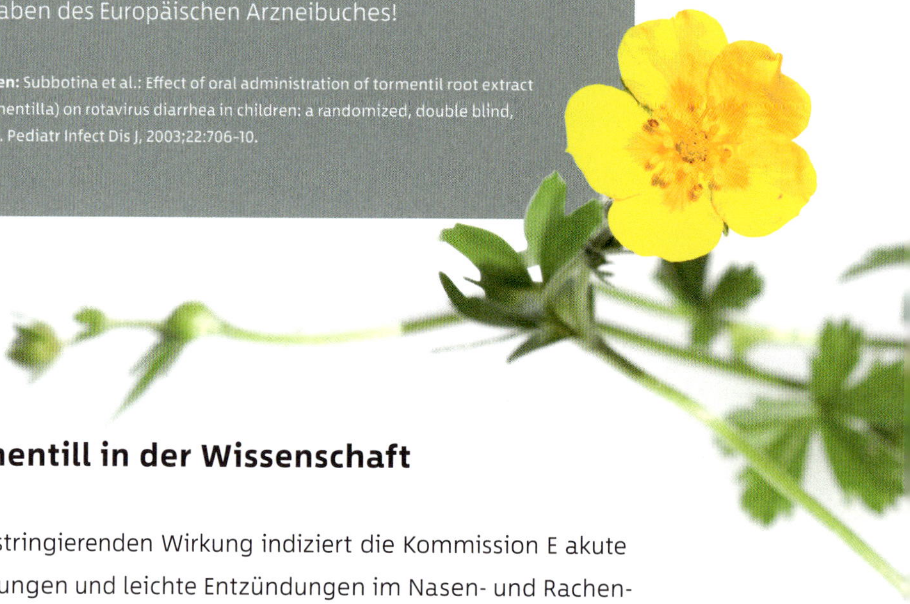

Tormentill in der Wissenschaft

Gesichert ist unter anderem die Anwendung bei akutem Durchfall.

Aufgrund der adstringierenden Wirkung indiziert die Kommission E akute Durchfallerkrankungen und leichte Entzündungen im Nasen- und Rachenraum. Das HMPC bestätigt beide Indikationen. Die ESCOP-Monografie ebenso – mit einer Ergänzung: nicht spezifischer, akuter Durchfall und zur unterstützenden Behandlung von akuten sowie subakuten Darmentzündungen (Enterocilitis, Colitis, also Dünn- und Dickdarmentzündungen). Die zweite Indikation ist die leichte Entzündung der Mundschleimhaut und des Rachens. Das Europäische Arzneibuch formuliert als Grundlage für eine vorschriftsmäßige Identifikation und Herstellung separate Monografien für Wurzelstock und Tinktur. Quellenangaben siehe: www.worldmedicine.eu.

Tormentill

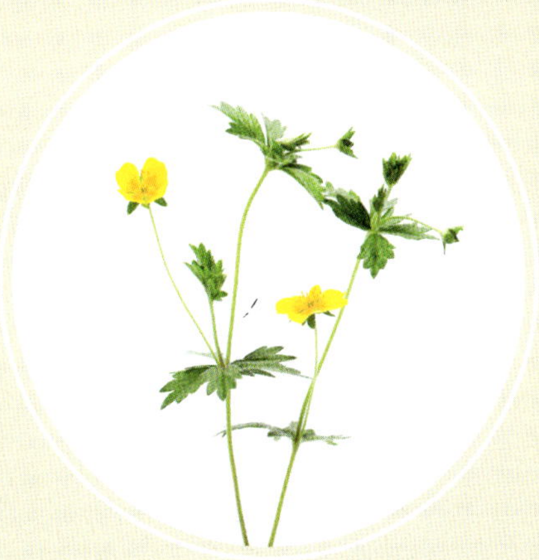

HN

MD

FAMILIE
Rosaceae (Rosengewächse)

SYNONYME
Blutwurz, Aufrechtes Fingerkraut

PFLANZENART/WUCHSFORM
Staude, bis zu 30 cm hoch; Wurzelrhizom bis zu 3 m breit und 50 cm tief

VERWENDETE TEILE
frischer Wurzelstock (*Tormentillae rhizoma*)

INHALTSSTOFFE
Tormentol (roter Farbstoff), hoher Gerbstoffgehalt (15–20 % Catechin-Gerbstoffe), Tormentosid (Glykosid), Phenolcarbonsäure, Saponine, Flavonoide, ätherische Öle

EIGENSCHAFTEN
entzündungshemmend, austrocknend, zusammenziehend, stopfend, bakteriostatisch, blutstillend

DARREICHUNGSFORMEN/ PRÄPARATE
- Zerkleinerter, getrockneter Wurzelstock
- Tinktur

BEZUGSQUELLEN

Apotheke
- Zerkleinerter, getrockneter Wurzelstock
- Tinktur

REZEPTPFLICHTIG
nein

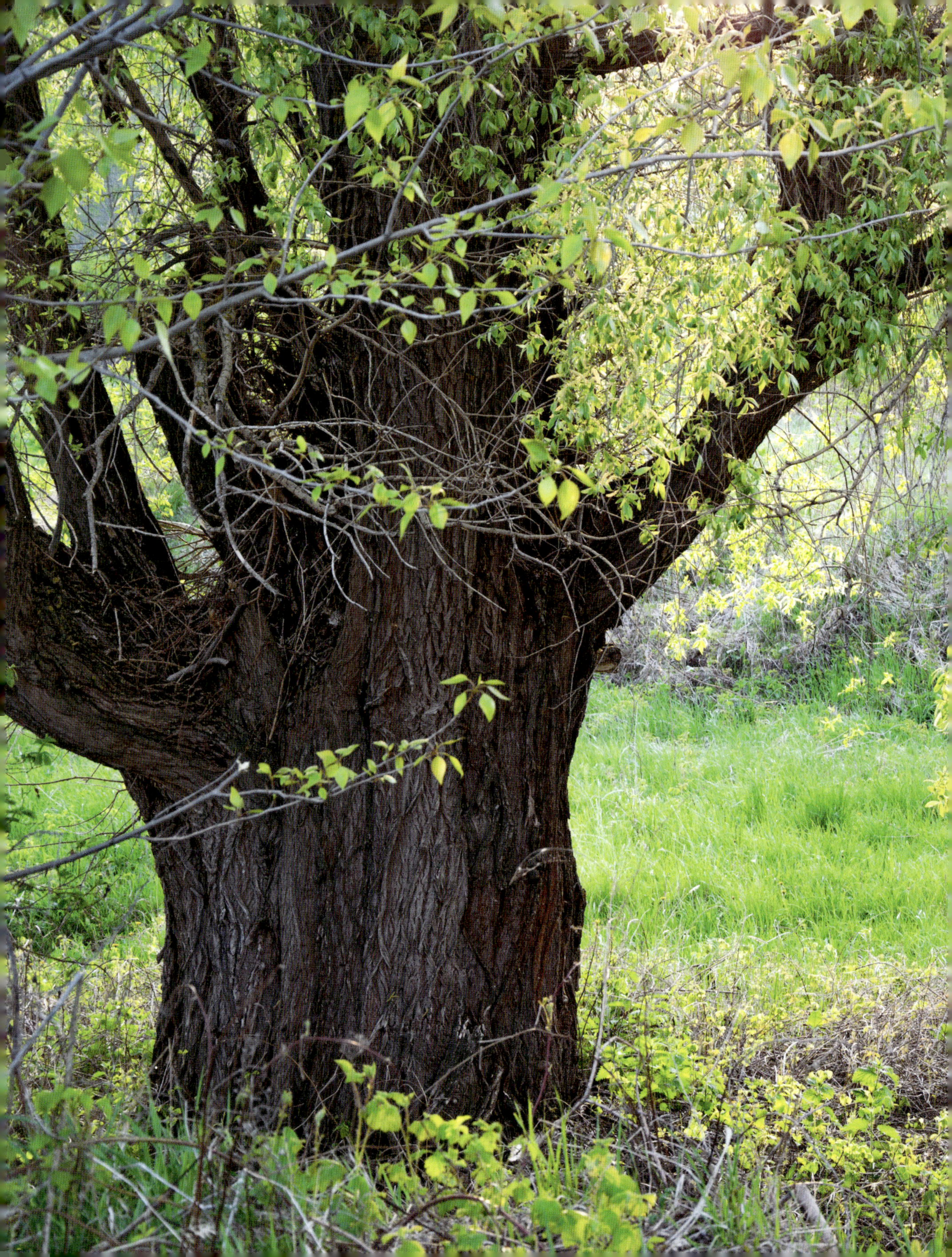

Weidenrinde

Salix alba, S. purpurea, S. daphnoides, S. fragilis

Das „Aspirin®" der Weltmedizin

ASS oder Acetylsalicylsäure kennt jeder, die Weidenrinde kennen dagegen nur Eingeweihte. Dabei ist der Wirkstoff eigentlich nichts anderes als eine chemische Kopie der Natur. Salicin aus der Weidenrinde wurde als Reinextrakt erfolgreich zu Acetylsalicylsäure (ASS) synthetisiert. In der Pflanzenheilkunde der Weltmedizin hatte es in vielen Kulturen schon immer einen festen Platz. Historisch standen die schmerzstillenden Eigenschaften eher im Hintergrund. Weidenrinde als entzündungshemmendes und zusammenziehendes (adstringierendes) Mittel kannten aber bereits ägyptische Ärzte. Unser medizinischer Urvater Hippokrates verordnete sie bereits 400 vor Christus. Hildegard von Bingen (1098–1179) setzte Weidenrinde im Mittelalter gegen Gelenkschmerzen und Rheuma ein.

HAUPTINDIKATIONEN

Innerlich

- *Fieber*
- *Leichte Kopfschmerzen*
- *Leichte rheumatische Beschwerden*
- *Leichte Rückenschmerzen*

Schmerzmittel aus Baumrinde

Weidenrinde ist das stärkste phytotherapeutische Analgetikum.

Pharmazeutisch relevant ist die Rinde.

Die Weide gehört zur Familie der Weidengewächse, deren über 1.000 Arten sowohl über 20 Meter hohe Bäume als auch 10 cm niedrige Kriechsträucher umfasst. In Deutschland finden sich 25 Weidenarten. Ein Hauptvertreter ist die Silberweide (*Salix alba*), die von Europa (ohne Skandinavien) bis Zentralasien in Höhen bis 850 Meter vorkommt. Ähnlich verbreitet ist die Purpurweide (*Salix purpurea*), jedoch bis Höhen von 1.200 Metern. Die Bruchweide (*Salix fragilis*) stammt ursprünglich aus Osteuropa und hat sich von dort in ganz Europa bis in Höhen von 1.800 Metern verbreitet. Die Reifweide (*Salix daphnoides*) wiederum findet sich in ganz Europa und bevorzugt gebirgiges Gelände mit feuchten, steinigen Böden. Ähnlich feuchte Standortbedingungen gelten für die meisten Weiden. Sandige, steinige Böden an Bächen, Flüssen, Seen und Überflutungsgebieten sind typische Weidenstandorte. Pharmazeutisch relevant ist die Rinde, aus der die Arzneidroge hergestellt wird. Zur Drogengewinnung sind alle Weidenarten zugelassen, deren Rinde mindestens 1 % Salicin enthält. Das Salicin wird in der Leber zu schmerzlindernd (analgetisch) wirksamer Salicylsäure oxydiert. Weidenrinde ist das stärkste phytotherapeutische Analgetikum (Schmerzmittel). Außerdem wirkt sie entzündungshemmend und fiebersenkend, indem sie aktiv Gewebshormone (Prostaglandine) hemmt, die an der Entstehung von Fieber, Schmerzen und Entzündungen beteiligt sind.

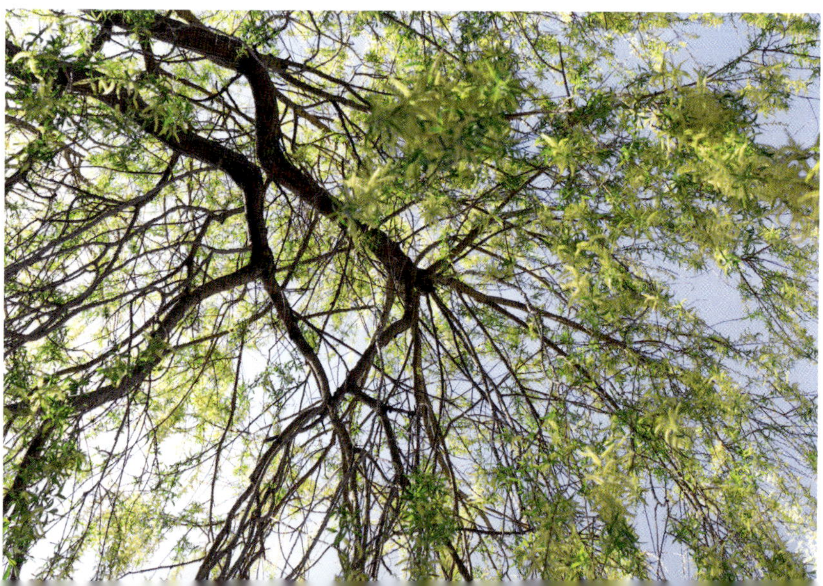

Anerkannte Hauptindikationen

Innerlich

- Fieber
- Leichte Kopfschmerzen
- Leichte rheumatische Beschwerden
- Leichte Rückenschmerzen

Traditionelle Anwendungen

Innerlich

- Erkältungen
- Verstopfung
- Inkontinenz
- Arthrose
- Unterleibsschmerzen bei Menstruation
- Leichte Schmerzen der Lendenwirbelsäule
- Leichte Gelenkschmerzen

Äußerlich

- Warzen

Anleitungen/Rezepte siehe Seite 346 ff.

Nebenwirkungen/Gegenanzeigen

Allergie/Unverträglichkeit gegenüber der in der Pflanze enthaltenen Inhaltsstoffe wie Salicin oder ASS. Schwangerschaft, Stillzeit, Thrombozytendysfunktion, Kinder unter 14 Jahre, Nieren- oder Leberdysfunktion, Magengeschwüre.

So wird Weidenrinde angewendet

Weidenrinde ist das stärkste phytotherapeutische Analgetikum. Die Weidenrinde ist eine besondere Heilpflanze, deren Inhaltsstoff Salicin einen heute unentbehrlichen Wirkstoff im medizinischen Alltag zur Behandlung von Entzündungen und Schmerzen enthält. Eine Interaktion mit blutverdünnenden Mitteln ist nicht bekannt, kann aber nicht ausgeschlossen werden.

Bei chronischen Kopfschmerzen, grippalen Infekten, Menstruationsschmerzen.

TEE Bei chronischen Kopfschmerzen und Menstruationsbeschwerden kann Weidenrinde den Schmerz lindern. Auch bei grippalen Infekten eignet sich Tee besonders gut. So wird gleichzeitig eine ausreichende Flüssigkeitszufuhr gewährleistet. Dafür getrocknete Weidenrinde aus sicheren Quellen nutzen. Zubereitung für eine Tasse Tee: 1 TL Weidenrinde mit etwa 300 ml Wasser aufkochen und abgedeckt 5 Minuten ziehen lassen. Anschließend die Rinde abseihen. Täglich zwei bis drei Tassen trinken. Die Tagesdosis sollte 6–12 g Rinde betragen, um die gewünschte schmerzstillende Wirkung zu erzielen.

Tipp: Um genau zu sein, kann zum Abwiegen der Weidenrinde eine Digitalwaage verwendet werden. Merke: Reine Weidenrinde wirkt etwas langsamer als eine herkömmliche Schmerztablette.

Es wird angenommen, dass das in der Weidenrinde enthaltene Salicin zunächst in der Leber zu Salicylsäure verstoffwechselt werden muss. Bei grippalen Infekten kann die Tagesdosis von 12 mg Weidenrinde morgens auf 1 l in einer Thermoskanne vorbereitet werden. Bei fieberhaften Infekten 3 Tage verwenden. Bei chronischen Kopfschmerzen bis zu 4 Wochen verwenden, nicht länger! Wenn nach den genannten Anwendungszeiten die Beschwerden weiterbestehen oder sich verstärken, suchen Sie bitte die Ärztin oder den Arzt Ihres Vertrauens auf.

ACHTUNG Die Wirkung des Tee-Aufgusses ist eher schwach. Die Extraktion der Wirkstoffe von Weidenrinde im Teewasser kann stark variieren.

Fertige Präparate

Bei chronischen Kopfschmerzen.

TROCKENEXTRAKT/TINKTUR Bei chronischen Kopfschmerzen kann als Alternative zum Tee für die innerliche Anwendung eine Tinktur oder ein Trockenextrakt verwendet werden (nach WHO und ESCOP). Das ermöglicht eine sichere Dosierung und Zuführung des in der Weidenrinde enthaltenen Wirkstoffs Salicin. Die Salicin-Tagesdosis sollte bei 120–240 mg liegen. Bitte nach den Angaben auf dem Beipackzettel des Herstellers dosieren!

ACHTUNG Nachteil des natürlichen Weidenrindenextrakts: Die schmerzlindernde Wirkung der Weidenrinde tritt erst nach 2–3 Stunden ein. Der Vorteil: Die Wirkung kann bis zu 12 Stunden andauern und löst keine Reizungen oder Blutungen der Magenschleimhaut aus.

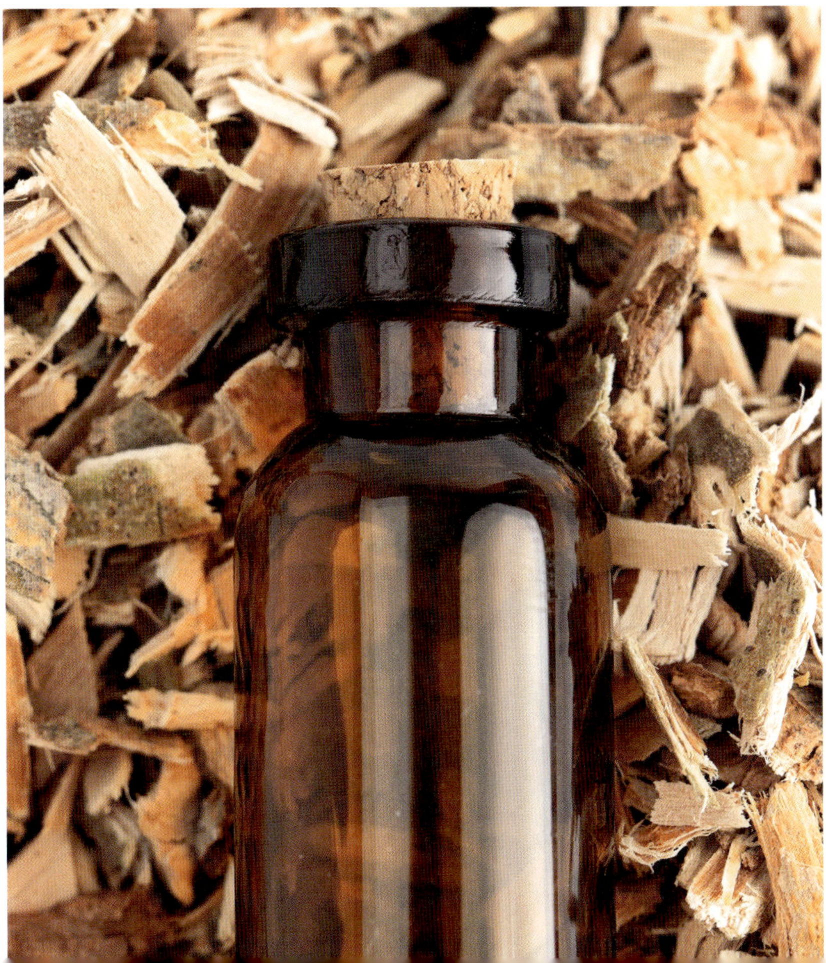

Bei chronischen Rücken- und Gelenkschmerzen.

Bei Rückenschmerzen konnte die schmerzstillende Wirksamkeit wissenschaftlich belegt werden. Hier wird eine Anwendung von Weidenrindepräparaten eher bei chronischem als bei akutem Krankheitsverlauf empfohlen. Allerdings muss deutlich darauf hingewiesen werden, dass bei hochakuten und entzündlichen Prozessen eine alleinige pflanzliche Monotherapie nicht ausreicht. Bitte holen Sie sich bei länger als 5 Tage anhaltenden Schmerzen medizinischen Rat! Die Tagesdosis von 120 bis 240 mg Salicin ist auch bei Rückenschmerzen einzuhalten. Die Gabe des Pflanzenmittels sollte in zwei Dosen im Abstand von 12 Stunden erfolgen. Diese Art der Verabreichung gewährleistet eine andauernde schmerzstillende Wirkung!

ACHTUNG Trotzdem sollten Menschen mit anhaltenden Rücken- oder Gelenkbeschwerden sich zuerst in ärztliche Behandlung begeben.

Bei leichten rheumatischen Beschwerden.

Die Weidenrinde ist auch bei leichten rheumatischen Beschwerden indiziert. Durch ihre schmerzlindernden, abschwellenden und entzündungshemmenden Eigenschaften wirkt sie dreifach: gegen den Schmerz, gegen die Schwellung und gegen die entzündlichen Prozesse in den Gelenken. Dabei scheint nicht nur das Salicin als alleiniger Inhaltsstoff verantwortlich zu sein, sondern die Kombination der verschiedenen Inhaltsstoffe der Weidenrinde, vor allem die entzündungshemmende Wirkung der Flavonoide, die in der Heilpflanze enthalten sind. Tagesdosis: zweimal täglich Weidenrindenextrakt oder -tinktur mit sicherem 120-mg-Salicingehalt. Bitte Packungsbeilage beachten!

Bei grippalen Infekten.

Alternativ zum Tee kann bei grippalen Infekten auch ein Präparat mit Weidenrindenextrakt eingenommen werden. Grippale Infekte treten häufig in Kombination mit Fieber sowie Kopf- und Gliederschmerzen auf. Wenn eines der Symptome vorhanden ist, ist die Weidenrinde indiziert. Zweimal täglich Weidenrindenextrakt so einnehmen, dass die Tagesdosis von insgesamt 240 mg Salicin erreicht wird. Empfohlen wird, die zwei Dosen auf den frühen Morgen und den Nachmittag aufzuteilen, um eine möglichst durchgängige Wirkungsdauer zu erzielen.

ACHTUNG Bei anhaltendem Fieber über mehr als 3 Tage bitte die Ärztin oder den Arzt des Vertrauens aufsuchen!

Genau wie bei Kopf-, Rücken- und Gliederschmerzen wird empfohlen, Weidenrinde auch bei Menstruationsbeschwerden einzunehmen. Dafür darf die gleiche Dosierung verwendet werden: Tagesdosis bei 120–240 g salicinhaltigem Weidenrindenextrakt.

Bei Menstruationsbeschwerden.

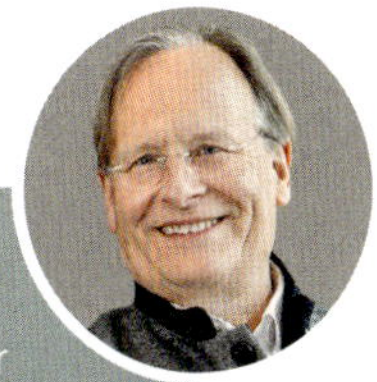

Info

Ich bin ein Fan der Weidenrinde, also vom „Aspirin®" der Natur ebenso wie von der synthetisierten Acetylsalicylsäure (ASS). Je nach Schweregrad empfehle ich ASS kurzfristig bei starken Kopfschmerzen oder verordne es bzw. Abkömmlinge davon und ebenso andere Blutverdünner gezielt zur Blutverdünnung bei thrombotischen Erkrankungen, nach Infarkten, Schlaganfällen oder bei Herzrhythmusstörungen. Es wirkt viel schneller und die Dosis eines bestimmten Acetylsalicylsäure-Präparats ist immer exakt dieselbe. Allerdings ist die Weidenrinde eine wunderbare Alternative für alle, die ab und zu unter leichten Kopf- oder Nackenschmerzen leiden oder wegen chronischer Schmerzen langfristig Schmerzmittel nehmen müssen. Denjenigen empfehle ich, Tees oder Tinkturen bzw. Extrakte aus Weidenrinde zu versuchen – eine wirkliche Alternative, wie es auch kontrollierte Doppelblindstudien bei Schmerzen aufgrund von Hüft- und Kniegelenksarthrose sowie im Bereich der Lendenwirbelsäule dokumentieren (Lardos et al., 2004, Chrubasik et al., 2001). Auch die Magen-Darm-Verträglichkeit ist bei der Weidenrinde deutlich besser, was mir viele Patienten berichtet haben. Die Blutgerinnung wird nicht beeinträchtigt und Leber und Nieren werden besser geschont. Ich empfehle, die ESCOP-Dosierung einzuhalten: 120–240 mg pro Tag. Sprechen Sie das unbedingt mit der Ärztin oder dem Arzt Ihres Vertrauens ab! **ACHTUNG** Größte Vorsicht bei Acetylsalicylsäure-Allergikern und Kindern unter 14 Jahren!

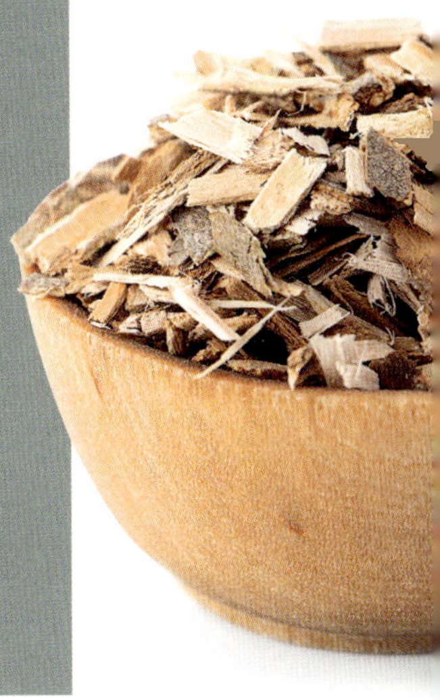

Weidenrinde in der Wissenschaft

Die WHO berücksichtigt die neueste Studienlage, die evidente Ergebnisse für die innere Einnahme zur symptomatischen Behandlung bei Fieber mit Schmerzen und leichten rheumatischen Beschwerden liefert. Die Kommission E gibt fieberhafte Erkrankungen, rheumatische Beschwerden und Kopfschmerzen an. In der zweiten Kategorie zur traditionellen Medizin wird die Verwendung zur Behandlung von leichten Erkältungskrankheiten, Verstopfung und Inkontinenz sowie die äußere Behandlung von Warzen angegeben. 2017 empfiehlt das HMPC aufgrund der aktuellen Studienlage unter „Well-established use" die kurzzeitige Behandlung von Schmerzen der Lendenwirbelsäule („Low Back Pain"). Und in der zweiten Kategorie: leichte Gelenkschmerzen, Fieber, das bei einer gewöhnlichen Erkältung auftritt, sowie Kopfschmerzen. Ebenso geht ESCOP darauf ein und erweitert noch um osteoarthritische und rheumatische Beschwerden. Das Europäische Arzneibuch gibt zwei Monografien für die Rinde und den Rindentrockenextrakt heraus. Interessant ist eine randomisierte, doppelverblindete Studie aus dem Jahr 2004 (Lardos et al., 2004), die bei Patienten mit Hüft- und Kniegelenksarthrose eine gleich gute Schmerzlinderung mit Weidenrinde belegte wie mit dem gängigen Wirkstoff Diclofenac. Ein Vorteil ist die gute Verträglichkeit. Zu ähnlichen Ergebnissen kamen 2001 Chrubasik et al. für Schmerzen im Bereich der Lendenwirbelsäule. Quellenangaben siehe: www.worldmedicine.eu.

Ein Vorteil ist die gute Verträglichkeit.

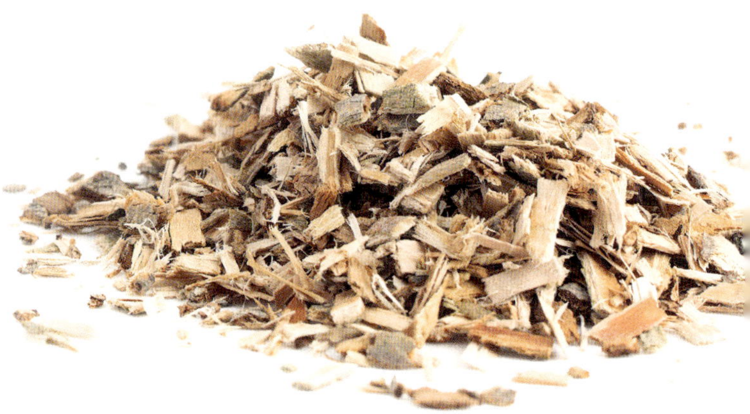

Weidenrinde

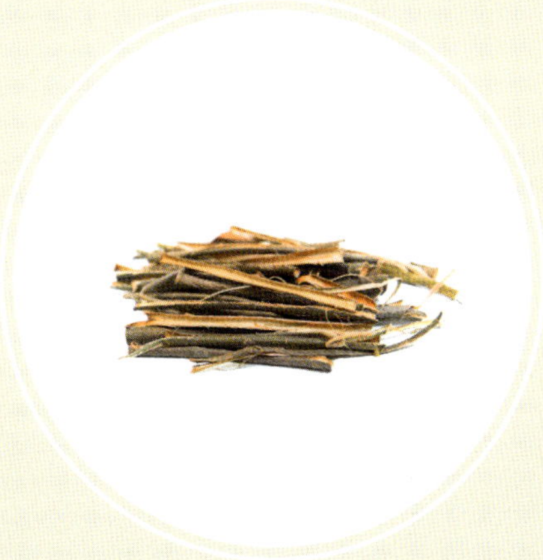

FAMILIE
Salicaceae (Weidengewächse)

SYNONYME
europäische Fieberrinde

PFLANZENART/WUCHSFORM
Gehölz, 5–15 m hoch

VERWENDETE TEILE
Rinde der jungen Zweige (*Salicis cortex*), 2–3 Jahre alt

INHALTSSTOFFE
Salicin, Katechin-Gerbstoffe, Kaffeesäure-Derivate, Flavonoide, Salicortin, Fragilin und Populin
Achtung Die Weidenrinde enthält keine Acetyle, die für die Blutverdünnung verantwortlich sind.

EIGENSCHAFTEN
entzündungshemmend (antiphlogistisch), schmerzlindernd (analgetisch), fiebersenkend (antipyretisch), abschwellend

DARREICHUNGSFORMEN/ PRÄPARATE
- Getrocknete Weidenrinde für Tee
- Weidenrindentrockenextrakt
- Tinktur

BEZUGSQUELLEN

Apotheke
- Getrocknete Weidenrinde für Tee
- Weidenrindentrockenextrakt
- Tinktur

REZEPTPFLICHTIG
nein

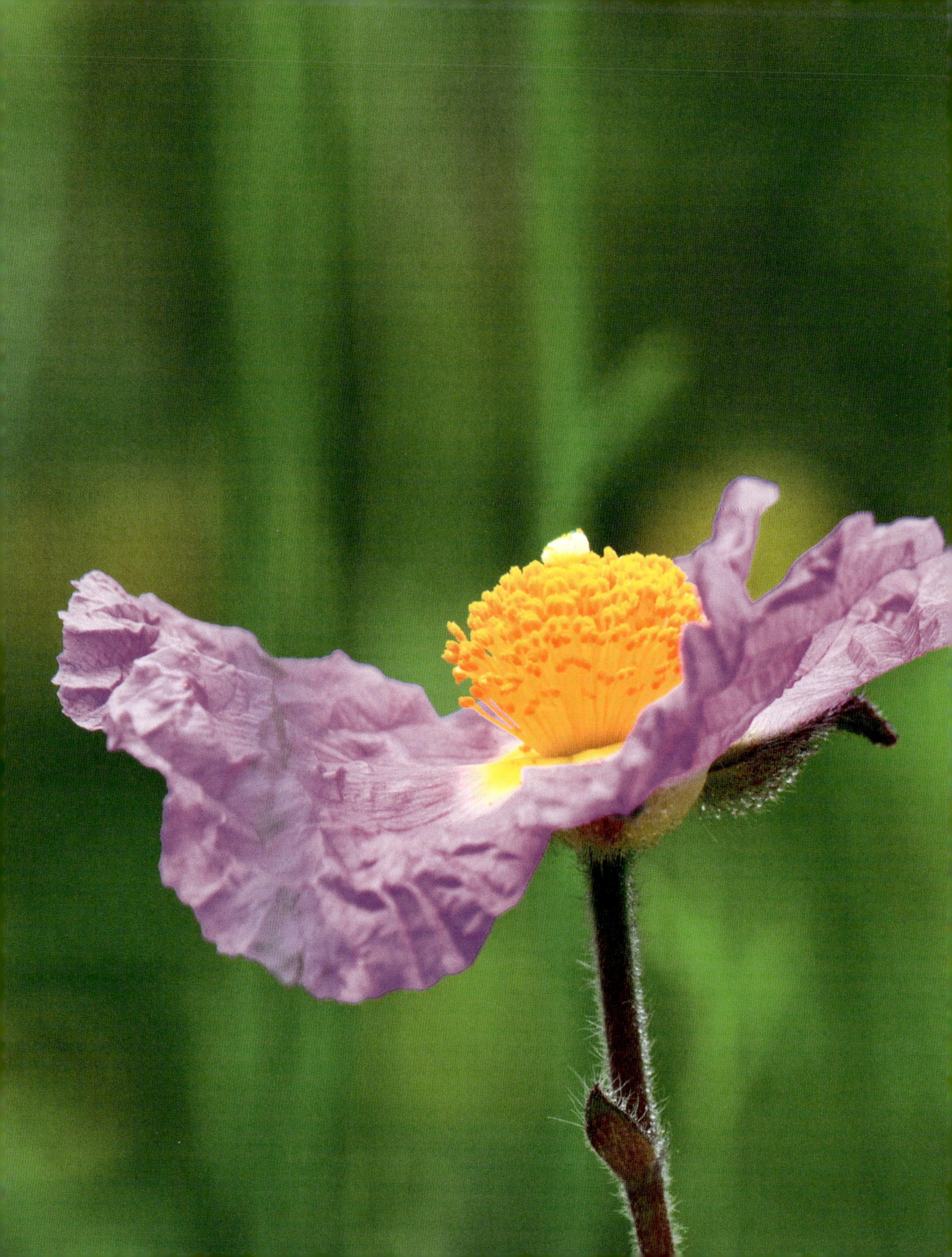

Zistrose

Cistus incanus L. Pandalis

Neu entdeckte Power gegen Infekte

Bereits seit dem 4. Jahrhundert vor Christus ist die äußerliche Verwendung des Pflanzenextrakts aus Zistrose zur Wundheilung und bei Körperwaschungen bekannt. In der traditionellen Anwendung wurden Abkochungen der *Cistus*-Pflanzen bei lokalen bakteriellen Infektionen sowie zur Infektionsprophylaxe und zur Juckreizlinderung bei Hämorrhoiden und Allergien eingesetzt. Schon vor über 2.500 Jahren war die Pflanze ein adstringierendes Mittel bei Durchfall und Ruhr. Bekannt war die Zistrose in der griechischen Antike aufgrund des Harzes, des sogenannten Ladanums, dessen desinfizierende Effekte und Duft besonders in Tempeln, später auch in Kirchen zusammen mit Weihrauch genutzt wurden. Heute finden die verschiedenen Wirkungen der Zistrosevarietät *Cistus incanus L. Pandalis* zunehmend wissenschaftliche Bestätigung.

HAUPTINDIKATIONEN

Innerlich

- *Erkältungskrankheiten (präventiv, akut)*
- *Durchfall*
- *Entzündungen im Mund- und Rachenraum (Tonsillopharyngitis)*

Wilde mediterrane Schönheit

Die Zistrose der Art *incanus* wächst in einem etwa 1 Meter hohen Busch und gehört zur Familie der Zistrosengewächse (*Cistaceae*). Sie gedeiht wild im gesamten Mittelmeerraum, bevorzugt in Südosteuropa. Die weiß-rosa Blütenblätter stehen in einem Strauch gräulich-grüner, leicht in Längsrichtung gefalteter schmaler Blätter.

Das duftende Harz der Zistrose wird schon lange für die Herstellung von Parfum genutzt.

Im Laufe der Evolution haben sich etwa 24 Arten der Zistrose und deren Unterarten an ihren jeweiligen Lebensraum angepasst, was sich in ihren morphologischen und biochemischen Eigenschaften widerspiegelt. Die genetisch ähnlichen Pflanzen einer Art werden durch ihre jeweiligen Standortbedingungen geprägt. Man spricht von verschiedenen Varietäten. So können sich ähnlich aussehende und nahe verwandte Zistrosepflanzen je nach Standort erheblich in ihren biochemischen Eigenschaften unterscheiden. Deshalb sind zum Beispiel in der Türkei geerntete Pflanzen der Art *Cistus incanus* nicht identisch mit *Cistus incanus L. Pandalis*.

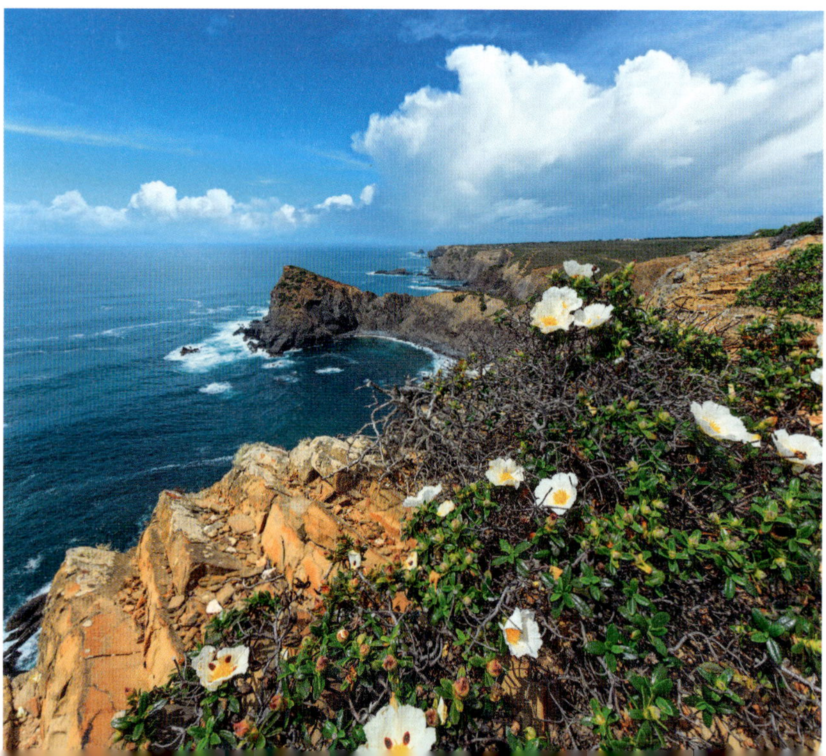

Anerkannte Indikationen

Innerlich

- Erkältungskrankheiten (präventiv, akut)
- Durchfall
- Entzündungen im Mund- und Rachenraum (Tonsillopharyngitis)

Traditionelle Anwendungen

Innerlich

- Durchfall
- Schwermetallausleitung: Aluminium, Quecksilber, Kadmium

Äußerlich

- Akne
- Ekzeme
- Windeldermatitis

Anleitungen/Rezepte siehe Seite 356 ff.

Nebenwirkungen

Keine bekannt.

Gegenanzeigen

Keine! Bei Lutschtabletten aus der Apotheke oder dem Reformhaus den Beipackzettel beachten: siehe Schwangerschaft und Stillzeit, Kinder unter 12 Jahren. Bei Durchfällen, die länger als 3 Tage andauern, sollte Rücksprache mit der Ärztin oder dem Arzt des Vertrauens gehalten werden.

So wird Zistrose angewendet

Wie aus der Geschichte überliefert, eignet sich *Cistus incanus L. Pandalis* dank der antibakteriellen Wirkung sowohl zur innerlichen als auch zur äußerlichen Anwendung. Die enthaltenen Polyphenole besitzen herausragende antivirale Eigenschaften und vermögen zudem, Schwermetalle zu binden, sodass die Zistrosepräparate bei einer Vielzahl von Beschwerden effektiv einzusetzen sind.

Bei Erkältungen, grippalen oder bakteriellen Infekten, Durchfall und Entzündungen im Mund- und Rachenraum.

TEE Bei Erkältungen, grippalen oder bakteriellen Infekten, Durchfall und Entzündungen im Mund- und Rachenraum eignet sich das getrocknete Kraut von *Cistus incanus L. Pandalis* aus der Apotheke oder dem Reformhaus für die Herstellung eines Tees. Zweimal täglich 1,5 g (etwa 1 TL) Zistrosekraut mit 200 ml kochendem Wasser übergießen und abgedeckt 15 Minuten ziehen lassen. Danach abseihen und den Tee trinken. Die tägliche Verzehrempfehlung beträgt 3 g. Wem der Tee zu krautig schmeckt, der kann sich selbst eine Teemischung herstellen, zum Beispiel: 150 g Zistrosekraut mit 50 g Pfefferminzkraut oder 50 g Orangenblüten aus der Apotheke oder dem Reformhaus mischen. Zubereitung: zwei- bis dreimal täglich eine Tasse Tee mit 4 g Teemischung (gut durchmischt) und 200 ml kochendem Wasser aufgießen. Abgedeckt 10–15 Minuten ziehen lassen. Abschließend abseihen.

Tipp: Die Wirkung kann nur dann erfolgen, wenn der Extrakt in direkten Kontakt mit den Bakterien bzw. Viren kommt. Deshalb ist eine regelmäßige Einnahme des Zistroseextrakts sinnvoll. Das kann gut durch die Anwendung von Lutschtabletten umgesetzt werden, die in jeder Apotheke und jedem Reformhaus besorgt werden können.

Bei Neurodermitis, Ekzemen, Herpes und Akne.

KOMPRESSE Bei Neurodermitis, Ekzemen, Herpes und Akne können Kompressen mit Abkochungen/Sud Linderung verschaffen. Dreimal täglich 2 g Zistrosekraut mit 200 ml kochendem Wasser übergießen und abgedeckt 30 Minuten ziehen lassen. Anschließend abseihen und eine sterile Gaze oder ein frisch gewaschenes und gebügeltes Küchentuch in dem

Sud tränken. Die Kompresse auf die betroffene Stelle aufbringen und 10–15 Minuten liegen lassen (siehe auch Seite 53).

Tipp

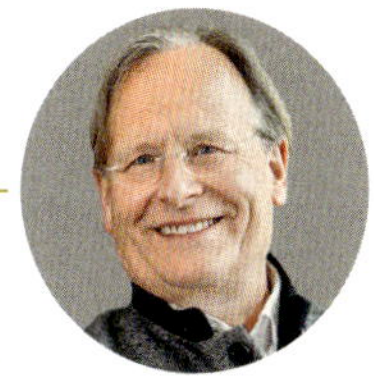

Bei einer Infektion mit Helicobacter pylori

Bei einem Infekt des Magens mit Helicobacter pylori eignet sich der Aufguss/Sud zur innerlichen Anwendung. Zweimal täglich 2 g Zistrosekraut mit 200 ml kochendem Wasser übergießen und abgedeckt 30 Minuten ziehen lassen. Von dem Sud sollen morgens und abends auf nüchternen Magen je etwa 50 ml getrunken werden. Anschließend wird eine Rollkur durchgeführt, je 5 Minuten pro Seite. Dazu dreht man den Körper von der Rückenlage jeweils eine Viertelumdrehung über die Seitenlage in die Bauchlage und über die andere Seite zurück in die Rückenlage.

ACHTUNG Ein Helicobacter-Infekt kann einen schweren Krankheitsverlauf haben und erfordert auf jeden Fall vor Beginn dieser Maßnahme Rücksprache mit der behandelnden Ärztin oder dem behandelnden Arzt.

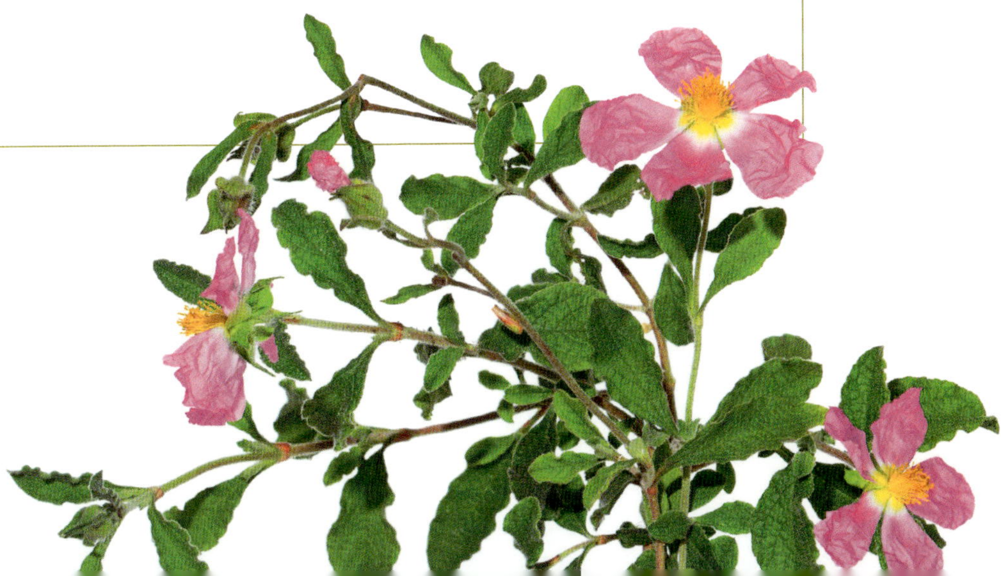

Zur Schwermetall-ausleitung.

SUD Zur Schwermetallausleitung steht mit dem spezifischen Sud aus *Cistus incanus L. Pandalis* ein gebrauchsfertiges Produkt zur Verfügung, das über die Apotheke bezogen werden kann. Von dem Sud sollen auf nüchternen Magen morgens und abends je etwa 50 ml getrunken werden.

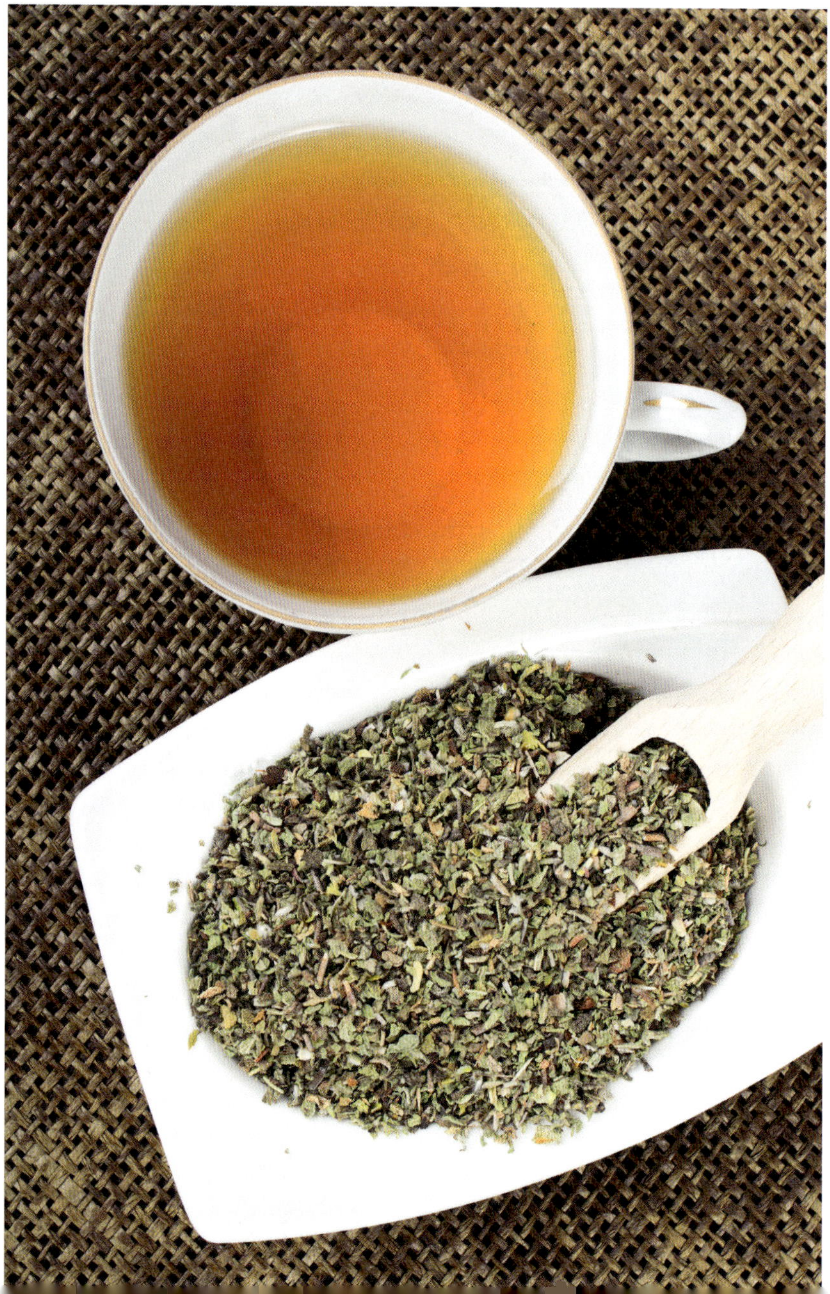

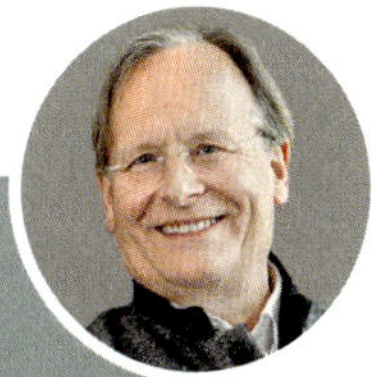

Info

Auch wenn die Studienlage noch nicht so umfangreich ist und Monografien zur Zistrose von WHO, ESCOP oder HMPC fehlen, ist die Studienlage, die besonders an deutschen Universitäten wie in Berlin, Münster oder Tübingen entstanden ist, eindrucksvoll. Sie lässt hoffen, dass die Forschung sich auf diesem Gebiet weiter intensiviert. Neue Arzneimittel zu entwickeln oder neue Wirkmechanismen von Medikamenten oder Pflanzen zu entdecken, ist dringend erforderlich, da immer weniger Medikamente gegen Infektionen zur Verfügung stehen. Die seit Jahrtausenden bekannte Wirkung der Zistrose könnte hier eine Lücke schließen. Trotzdem ist wie immer mit Augenmaß zu behandeln. Eine Streptokokken-Angina zum Beispiel lässt sich nur mit Antibiotika therapieren, zu groß ist die potenzielle Gefahr für die Beeinträchtigung von Herz, Ohren und anderen Organen. Prophylaktisch ist ein Versuch mit der Zistrose lohnenswert, wie es eine Patientin gemacht hat, die ihr Kind 2 Tage mit einem Zistrosepräparat behandelt hat, bevor sie zu einem Antibiotikum gegriffen hat. Trotzdem muss bei Zunahme der Beschwerden oder bei Fieber der Arzt aufgesucht werden. Eine weitere Eigenbehandlung könnte fatal enden.

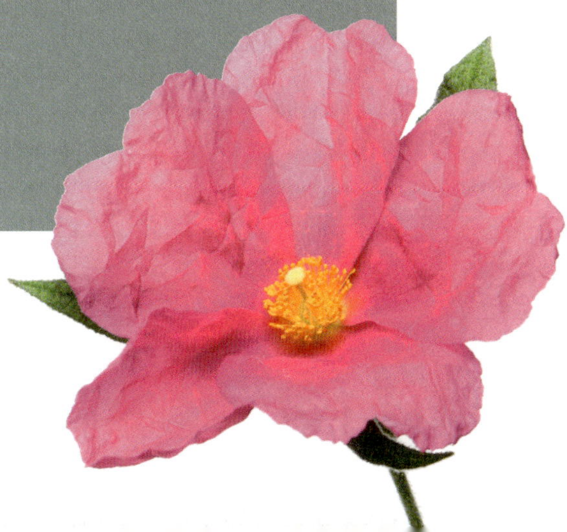

Zistrose in der Wissenschaft

Verschiedene Studien weisen auf antibakterielle und antivirale Wirkungen hin.

Stand in der Medizingeschichte das aus der Pflanze gewonnene Harz im Mittelpunkt medikamentöser Anwendung, so hat sich in der modernen evidenzbasierten Medizin der hochpolymere Polyphenolextrakt der Zistrose als wirksames Mittel gegen Infektionen der oberen Atemwege erwiesen, auch wenn die Studienlage, was klinische Studien betrifft, noch recht dünn ist. In vivo wurde bereits 2006 gezeigt, dass Mäuse, die dem Influenza-A-Virus (H7N7) ausgesetzt wurden, unter der Behandlung mit einer speziellen Zistrosezubereitung keine Krankheitszeichen einer Grippe-Infektion entwickelten.[1] In vitro wurde in derselben Studie zudem gezeigt, dass präinkubierte MDCK-Zellen eine 90-prozentige Reduktion der viralen Ablagerungen erfuhren. Verabreicht wurde bei diesen Versuchen ein Zistrose-Aerosol aus *Cistus incanus L. Pandalis*. Eine zweite Studie aus dem Jahr 2007[2] bestätigte die in vitro gewonnenen Ergebnisse und stellte keine toxischen Nebenwirkungen und keine Entwicklungen von Resistenzen unter der Behandlung von Zellkulturen fest. 2009 wurde dann von der Berliner Charité eine randomisierte, placebokontrollierte klinische Studie veröffentlicht[3], die die bisher in vitro und in vivo nachgewiesene antivirale und antibakterielle Wirkung an 160 Patienten mit Infektionen der oberen Atemwege untersuchte. Das Ergebnis war eine signifikante Abnahme der Erkältungsbeschwerden gegenüber der Patientengruppe, die mit dem Placebo behandelt wurde. Ferner zeigte sich auch bei der labortechnischen Untersuchung von Entzündungsmarkern, dass das C-reaktive Protein am intensivsten von *Cistus incanus L. Pandalis* beeinflusst wurde und signifikant abnahm.[4] Quellenangaben siehe: www.worldmedicine.eu.

Quellenangaben: **1** Droebner, E. et al., 2007. **2** Hrincius et al., 2007. **3** Kalus, G. et al., 2009. **4** Kalus, U. et al., 2009.

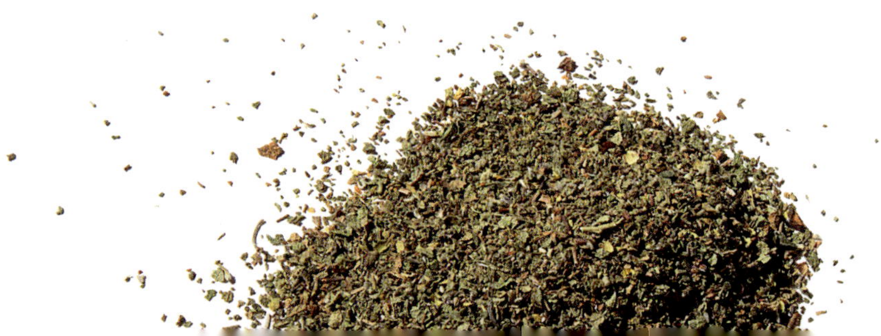

Zistrose

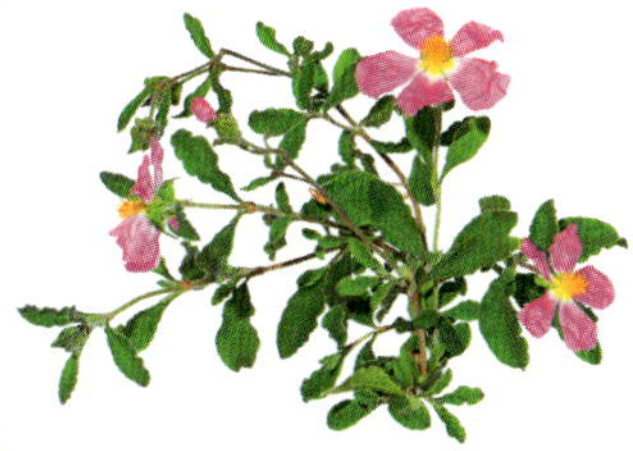

FAMILIE
Cistaceae (Zistrosengewächse)

SYNONYME
Ladan (klebriges Kraut, Griechenland), Labdanum, Graubehaarte Zistrose

PFLANZENART/WUCHSFORM
Strauch, bis zu 100 cm hoch

VERWENDETE TEILE
einjährige Triebe zur Blütezeit (*Cisti incani herba*), alternativ nur die Blätter (*Cisti folium*), Sammelzeit: April, Mai; traditionelles Heilmittel: Kraut (*Cistus incani herba L. Pandalis*)

INHALTSSTOFFE
ätherisches Öl, Gerbstoffe, Polyphenole, Phenolcarbonsäuren, Flavonoide, Glykoside, Harze

EIGENSCHAFTEN
antiviral, antibakteriell, antioxidativ, entzündungshemmend, gefäßschützend, adstringierend, schwermetallausleitend, juckreizstillend

DARREICHUNGSFORMEN/ PRÄPARATE
- Getrocknetes Kraut (*Cistus incanus L. Pandalis*)
- Lutschtabletten
- Fertiger Sud

BEZUGSQUELLEN

Apotheke
- Getrocknetes Kraut (*Cistus incanus L. Pandalis*)
- Lutschtabletten
- Fertiger Sud

Reformhaus
- Getrocknetes Kraut (*Cistus incanus L. Pandalis*)
- Lutschtabletten

REZEPTPFLICHTIG
nein

Weitere wichtige Heilpflanzen

In Kurzporträts

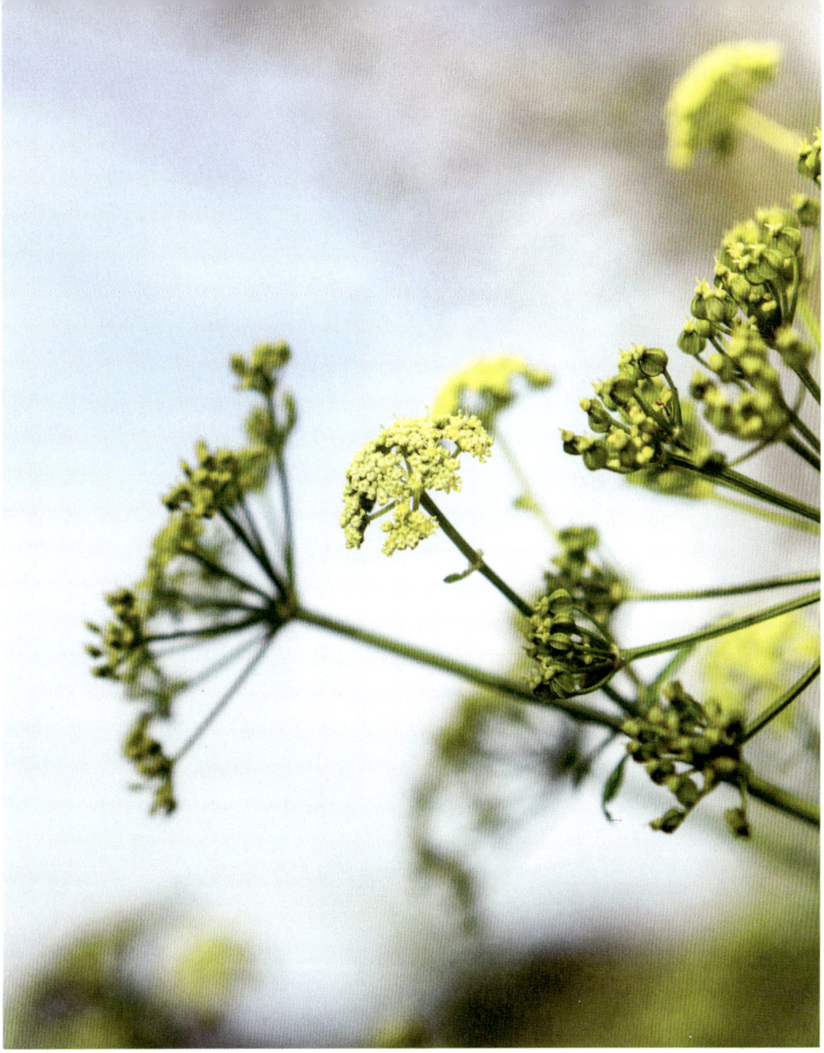

Anis

Pimpinella anisum

Anis erinnert an Petersilie und wird auch als süßer Kümmel bezeichnet. Seit bald 5000 Jahren wird die Heilpflanze in der Volksmedizin genutzt, schon bei den Pharaonen bei Verdauungsproblemen und Zahnschmerzen. Heute haben Kommission E und ESCOP die wissenschaftlich belegte Wirkung zur Behandlung von Bronchitis und Rachenentzündungen sowie bei Problemen im Magen-Darm-Trakt geprüft und die Heilpflanze zur Behandlung empfohlen.

Anwendungen: Samen, Tinkturen, Tee oder Dampfbad.

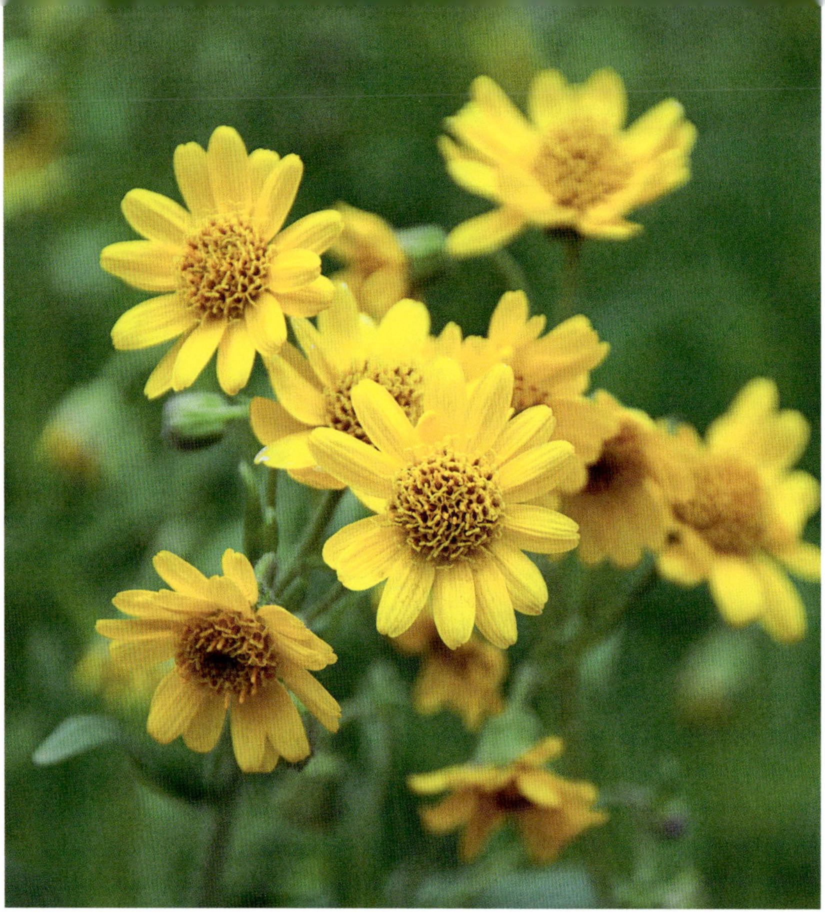

Arnika

Arnica montana

Diese Gebirgspflanze ist gefährdet. Zu Heilzwecken sollte sie nur aus angebauten und geprüften Kulturen genutzt werden. In der europäischen Volksmedizin wurden ihr große Heilkräfte zugesprochen. Sie wirkt gegen Bakterien und Pilze und hemmt Entzündungen sowie Wassereinlagerungen im Gewebe. Die Blüten wurden von Kommission E und ESCOP zur Behandlung von Wunden, Entzündungen der Haut oder Furunkel, Schleimhautentzündungen in Mund und Rachen, Muskel- und Gelenkschmerzen sowie Prellungen freigegeben. Innerliche Anwendungen sind verboten. Allergiker sollten vorsichtig sein, wenn sie auf Korbblütler reagieren.
Anwendungen: Salben, Öl und Tinkturen zur Spülung von Mund und Haut sowie für Kompressen oder Verbände.

Heidelbeere

Vaccinium myrtillus

Die Beeren unterstützen die Wundheilung durch die zusammenziehende Wirkung ihrer Gerbstoffe - sowohl innerlich wie bei Entzündungen in Mundhöhle und Rachen als auch äußerlich, zum Beispiel bei Hämorrhoiden und Wundheilungsstörungen. Kommission E, HMPC und WHO empfehlen bei diesen Indikationen getrocknete Beeren als Heilmittel, außerdem auch bei Durchfall. In der Volksmedizin wird die Heidelbeere als Anti-Aging-Pflanze eingesetzt. Hildegard von Bingen nutzte die zerstoßenen Beeren für verschiedene dieser Indikationen.

Anwendungen: Tee, Präparate und Müsli.

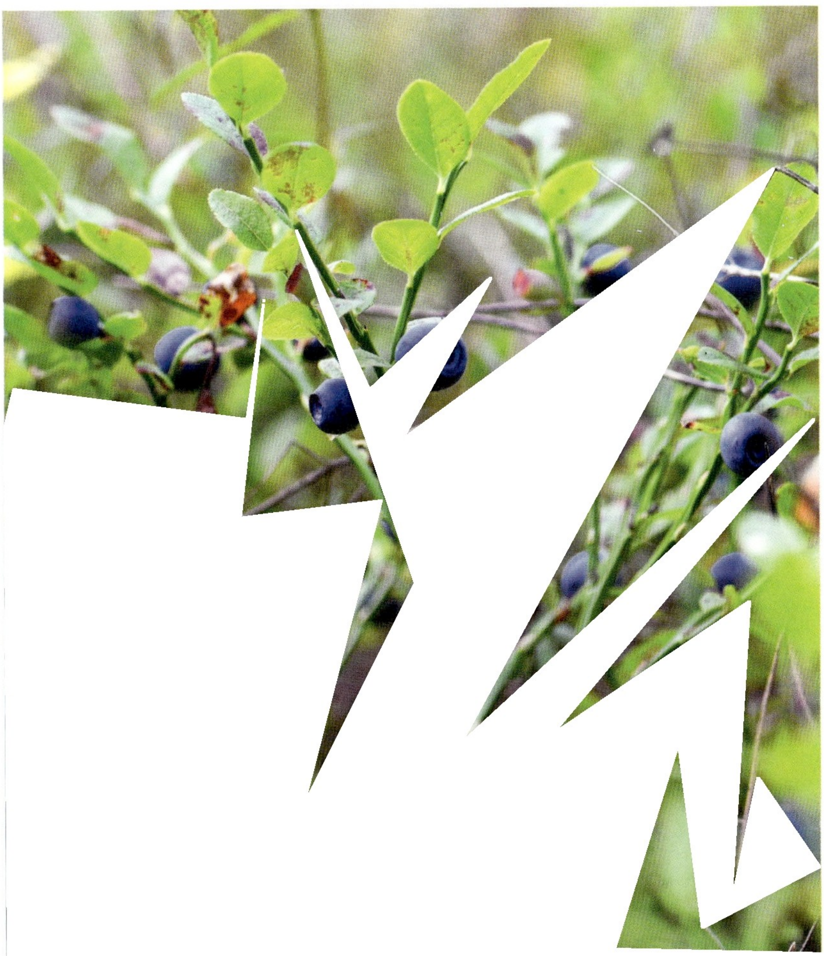

Hopfen

Humulus lupulus

War schon den Babyloniern und Ägyptern bekannt, vor allem wegen der beruhigenden Wirkung. Damals wurden Getränke damit gebraut. Mönche nannten den Hopfen „Seele des christlichen Bieres". Die Inhaltsstoffe Humulon und Lupulon sind wesentlich für die beruhigende Wirkung. Kommission E und ESCOP geben Empfehlungen gegen Schlafstörungen, innere Unruhe, Angst- und Nervositätszustände. Traditionell auch bei Menstruations- und Wechseljahresbeschwerden, außerdem bei Entzündungen im Magen-Darm-Trakt und äußerlichen Wunden.

Anwendungen: Fertigprodukte sind allein oder häufig in Kombination mit Baldrian und/oder Melisse erhältlich. Präparate nicht vor dem Führen von Kraftfahrzeugen und Maschinen nutzen, auch nicht während der Schwangerschaft und in Stillzeiten einnehmen. Frische Pflanzen können allergisieren.

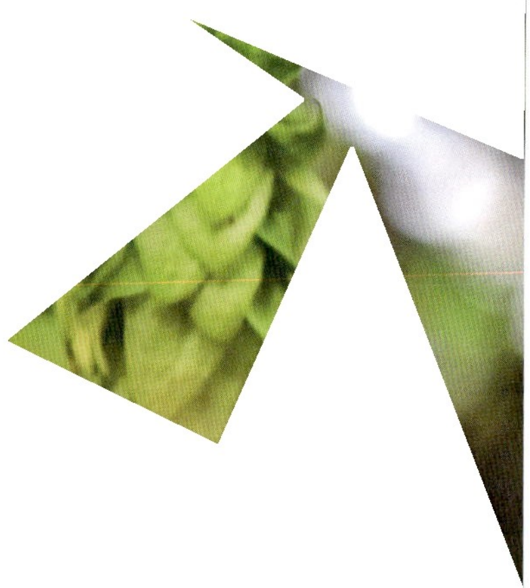

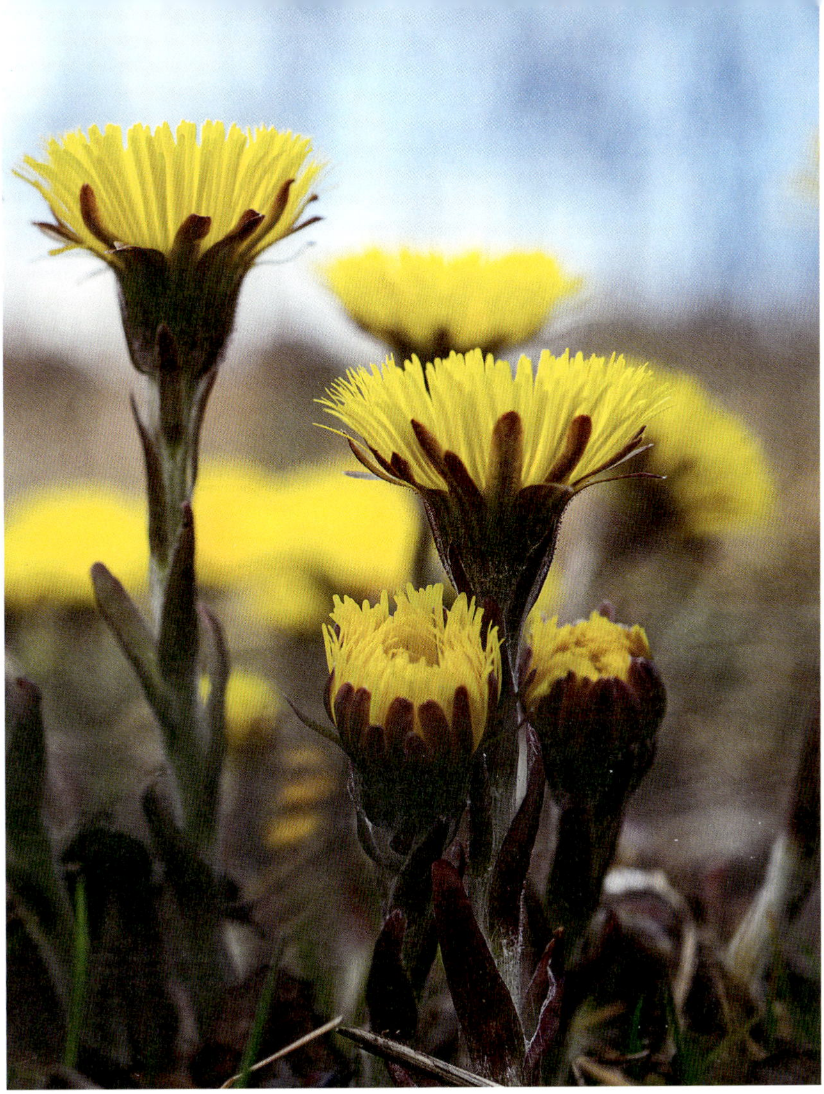

Huflattich

Tussilago farfara

Die auswurffördernde und beruhigende Wirkung bei Husten, Bronchitis und Asthma ist lange bekannt, ebenso die zur Wundheilung. Huflattich hat in größeren Mengen eine lebertoxische Wirkung, eine mögliche krebsfördernde Eigenschaft wird diskutiert. Nicht in Schwangerschaft und Stillzeit einnehmen! Die Anwendung bitte mit Apothekerin/Apotheker bzw. Ärztin/Arzt des Vertrauens absprechen und Fertigpräparate nutzen.
Anwendungen: Säfte und Tabletten.

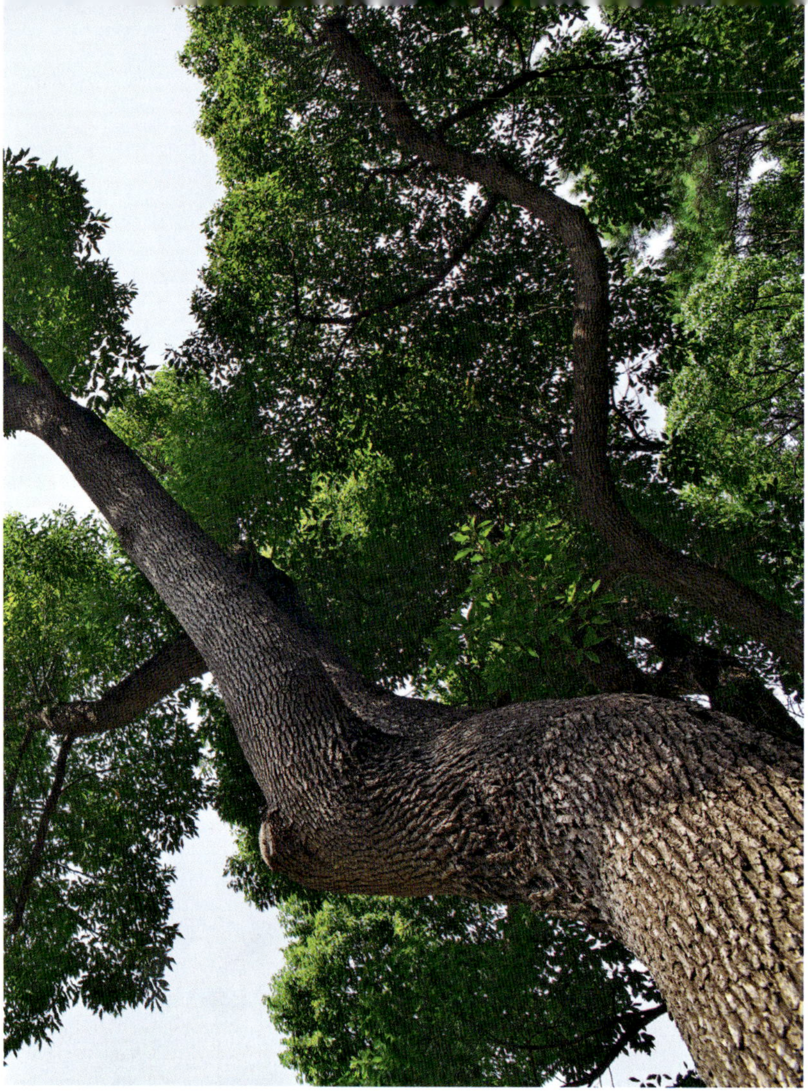

Kampferbaum (Campher)

Cinnamomum camphora

Ein bis zu 50 Meter hoher Baum aus Asien. Seit über 2.000 Jahren wird aus seiner Rinde Campher gewonnen. Balsam und Duft sind wirksame Heilmittel in der TCM. Die Kommission E hat ihn zur äußerlichen Behandlung von Erkältungen, Muskelschmerzen und niedrigem Blutdruck empfohlen. Nicht während des Stillens und für Kinder unter 4 Jahren geeignet! Nicht bei Keuchhusten, krampfartigem (Krupp-)Husten und Asthma anwenden! **Anwendungen:** Salben und Balsam.

Kapland-Pelargonie

Pelargonium sidoides

Sie ist eine südafrikanische Geranienart und wächst auch nur dort. Die Zulu tauften sie „Umckaloabo". Sie gehört in die Apotheke der traditionellen afrikanischen Medizin, besonders zur Behandlung von Erkältungs- und Atemwegserkrankungen. Wissenschaftliche Studien weisen auf die gute Wirkung bei akuter Bronchitis hin. Angewendet werden Tropfen, die als Fertigpräparate erhältlich sind. Bei Leber- und Nierenbeeinträchtigungen und bei Blutungsstörungen oder gleichzeitiger Einnahme von Blutverdünnern müssen Sie mit der Ärztin oder dem Arzt Ihres Vertrauens die Nutzungsmöglichkeiten abwägen.

Anwendungen: Tinkturen als Fertigpräparate.

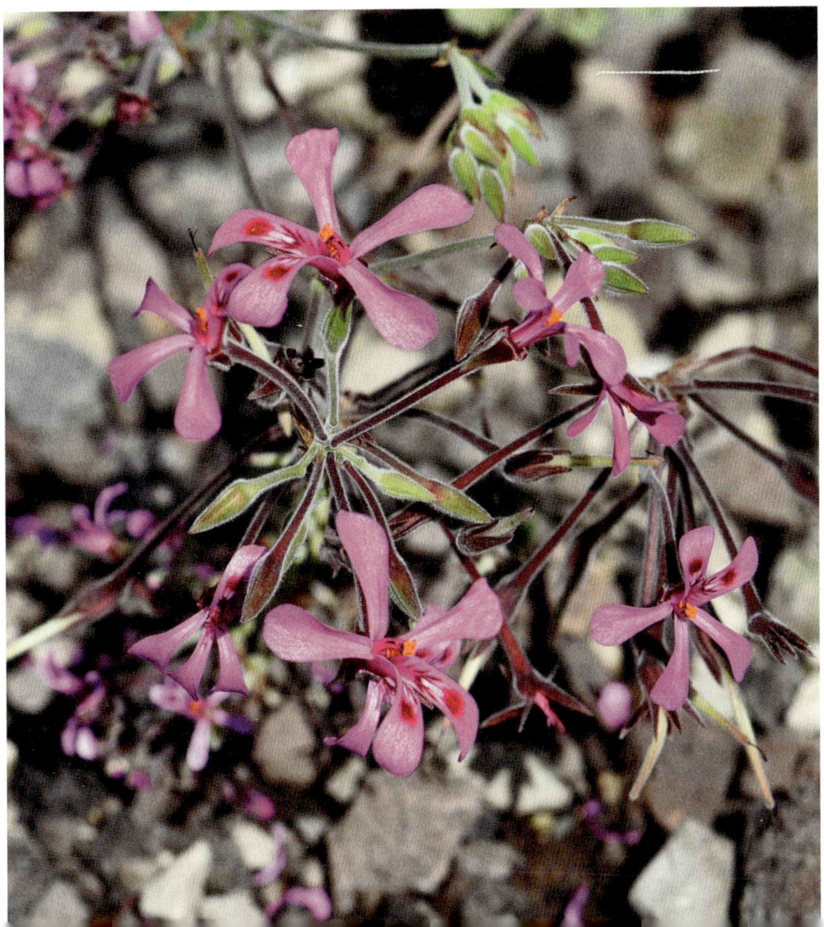

Mädesüß

Filipendula ulmaria

Mädesüß ist eine uralte Heilpflanze, die auf Wiesen wächst und süßlich schmeckt. Sie enthält die Vorläuferstoffe der Salicylsäure (auch in Weidenrinde enthalten; siehe Seite 343). Diese entsteht im Körper aus den Salicylbestandteilen der Pflanze. Wegen der Süße versetzten die alten Germanen ihren Met, ein bierähnliches Getränk, damit und nutzten Mädesüß gegen Schmerzen. Es wirkt auch fiebersenkend, antibakteriell und antientzündlich, die Blüten mehr als die Blätter. Die Kommission E und ESCOP befürworten den Einsatz bei Erkältungskrankheiten und zur Verstärkung der Harnausscheidung. HMPC stuft die Blüte und das Kraut als traditionelles Heilmittel ein. Im Europäischen Arzneibuch sind die Qualitätsmerkmale festgelegt. Nicht bei Überempfindlichkeit gegen Salicylate anwenden! Größere Dosen können schleimhautreizend wirken. Nicht empfohlen während Schwangerschaft und Stillzeit, bei Jugendlichen unter 18 Jahren reichen die Erkenntnisse nicht aus (Kooperation Phytopharmaka: www.koop-phyto.org).
Anwendungen: Die getrocknete Pflanze wird als Tee, Tinktur oder Creme eingesetzt.

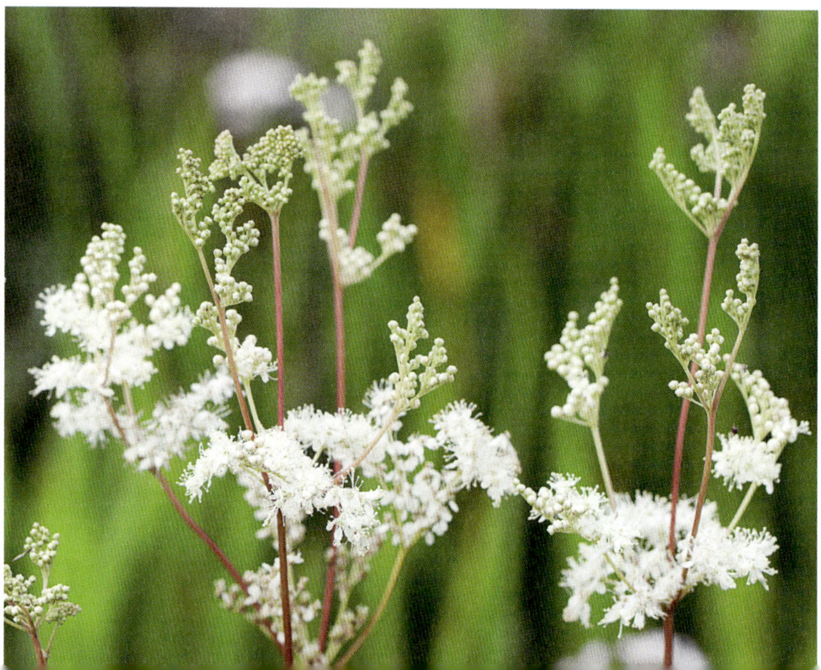

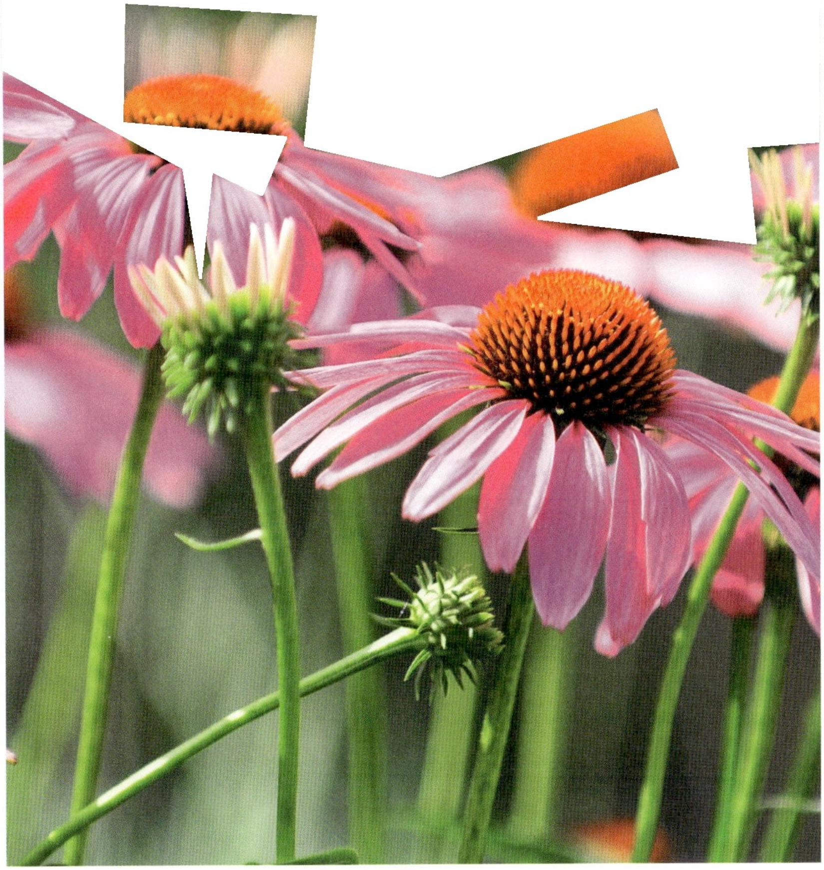

Sonnenhut

Echinacea purpurea

Die entzündungshemmende, immunstimulierende, antibakterielle sowie antivirale Wirkung des Sonnenhuts ist wissenschaftlich untersucht. Besonderen Einsatz findet die Heilpflanze bei der Behandlung von Entzündungen der oberen Atemwege und zur Erkältungsvorbeugung. Wegen der Überstimulierung des Immunsystems dürfen *Echinacea*-Präparate nicht bei Autoimmunerkrankungen verordnet werden, zum Beispiel bei einer Hashimoto-Schilddrüsenerkrankung. Vorsicht bei Allergikern!

Anwendungen: Tabletten und Säfte.

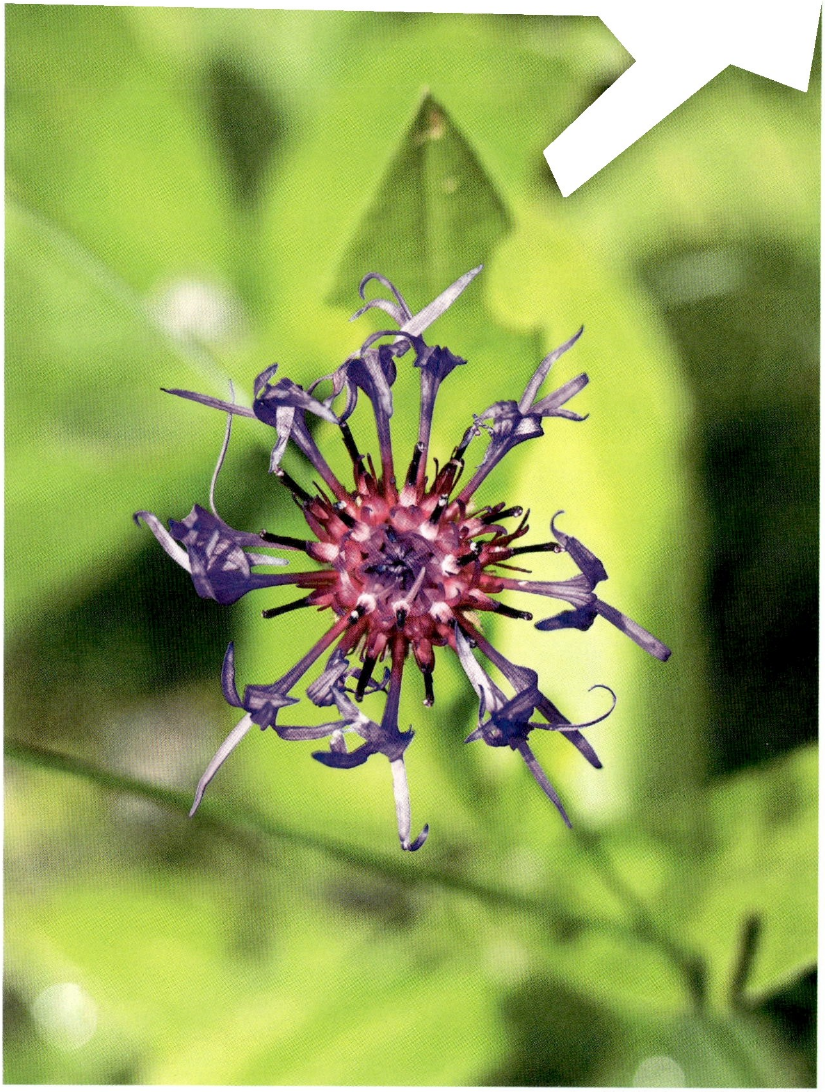

Teufelskralle

Harpagophytum

Die Teufelskralle ist ein traditionelles südafrikanisches Heilmittel und wurde schon in Frühzeiten - so die Überlieferung der Medizinmänner und -frauen - gegen Rheuma und Rückenschmerzen verordnet. Von ESCOP und Kommission E empfohlen. Traditionell wird sie auch zur Fiebersenkung, bei Verstopfungen, Blähungen und Hautleiden eingesetzt.

ACHTUNG Nicht bei Magen- und Darmgeschwüren einnehmen!

Anwendungen: Tabletten und Salben.

Quecke

Agropyron repens

Die Quecke wächst als Gras überall auf der nördlichen Halbkugel. „Quick" bedeutet auf Althochdeutsch „lebendig". Medizinisch genutzt wird der Wurzelstock, die notwendige Qualität ist im Europäischen Arzneibuch definiert. Die Quecke ist vom HMPC als traditionelles Heilmittel eingestuft und wird von ESCOP zur Behandlung von Störungen der ableitenden Harnwege und der Harnblase befürwortet. Die Kommission E empfiehlt sie zusätzlich zur vorbeugenden Durchspültherapie bei Nierengrieß. Traditionelle Anwendungen sind auch Harnwegsinfekte, Prostatitis und die Aktivierung der Harnausscheidung. Die Pflanze lebt in Symbiose mit Vitamin-B_{12}-herstellenden Bakterien. Inhaltsstoffe der Quecke sind unter anderem Kieselsäure, Schleimstoffe, Polysaccharide wie Fructan und Tridicin, Zuckeralkohole und je nach Herstellung Vitamin B_{12}.

Anwendungen: Der geschnittene Wurzelstock wird als Tee, Tabletten, Fluide oder Tinkturen verordnet. Bei schonender Produktherstellung kann angeblich das Vitamin B_{12} erhalten werden.

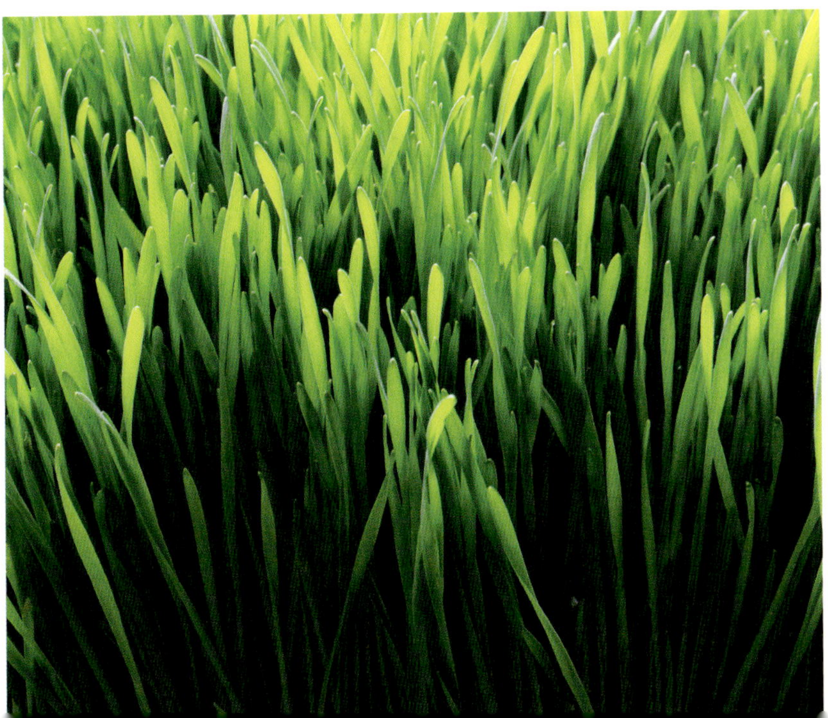

Übersicht über die Anwendungsgebiete der anerkannten Hauptindikationen der Heilpflanzen

Nerven, Psyche, Kopf

Baldrian (Seite 107)

Ginseng, Sibirischer (Seite 147)

Johanniskraut (Seite 167)

Lavendel (Seite 221)

Pestwurz (Seite 243)

Pfefferminze (Seite 263)

Weidenrinde (Seite 343)

Hals, Nase, Ohren, Zähne

Eibisch, Echter (Seite 129)

Fenchel (Seite 137)

Pestwurz (Seite 243)

Pfefferminze (Seite 263)

Ringelblume (*Calendula*) (Seite 273)

Salbei (Seite 295)

Spitzwegerich (Seite 315)

Thymian (Seite 325)

Tormentill (Seite 335)

Zistrose (Seite 353)

Bronchien, Lunge

Kamille, Echte (Seite 177)

Kapuzinerkresse (Seite 187)

Spitzwegerich (Seite 315)

Thymian (Seite 325)

Magen, Darm, Verdauung

Aloe, ~ *vera*, ~ *ferox* (Seite 97)

Eibisch, Echter (Seite 129)

Fenchel (Seite 137)

Ingwer (Seite 157)

Kamille, Echte (Seite 177)

Kümmel (Seite 199)

Kurkuma (Seite 209)

Lavendel (Seite 221)

Melisse (Seite 233)

Pfefferminze (Seite 263)

Rosmarin (Seite 285)

Salbei (Seite 295)

Schafgarbe (Seite 305)

Tormentill (Seite 335)

Zistrose (Seite 353)

Blut, Herz, Arterien, Venen

Lavendel (Seite 221)

Rosmarin (Seite 285)

Leber, Galle

Kurkuma (Seite 209)

Rosmarin (Seite 285)

Nieren, Harnwege, Geschlechtsorgane

Brennnessel (Seite 117)

Kamille, Echte (Seite 177)

Rücken, Muskeln, Gelenke

Brennnessel (Seite 117)

Kapuzinerkresse (Seite 187)

Pfefferminze (Seite 263)

Rosmarin (Seite 285)

Schafgarbe (Seite 305)

Weidenrinde (Seite 343)

Haut, Haare

Aloe, ~ *vera*, ~ *ferox* (Seite 97)

Johanniskraut (Seite 167)

Kamille, Echte (Seite 177)

Melisse (Seite 233)

Pfefferminze (Seite 263)

Ringelblume (*Calendula*) (Seite 273)

Salbei (Seite 295)

Spitzwegerich (Seite 315)

Glossar

Kleines ABC „medizinchinesischer" Begriffe

A

absorbierend substanzenanziehend
adstringierend zusammenziehend, auch: blutstillend
alkalisierend basisch machend
analgetisch schmerzstillend
AMG Gesetz über den Verkehr mit Arzneimitteln, „Arzneimittelgesetz"
anästhetisierend betäubend
antianämisch behebt Blutarmut
antiasthmatisch bronchienerweiternd
antibiotisch bakterienabtötend (Mikroorganismen)
antidiabetogen lindert Diabetes
antidiarrhoisch wirksam gegen Durchfall
antiemetisch wirksam gegen Brechreiz
antifebril fiebersenkend (besser antipyretisch)
antimykotisch pilzvermehrungshemmend
antipyretisch fiebersenkend
antirheumatisch rheumabehandelnd
antiseptisch keimabtötend
antiviral hemmt Virenvermehrung
anxiolytisch angstlindernd
aperitiv appetitanregend
aphrodisierend geschlechtstriebfördernd

B

Bioenhancer Sie können wohl die Aufnahme anderer Wirkstoffe von Pflanzen und Medikamenten optimieren.

C

cholagog Gallenfluss in den Zwölffingerdarm fördernd
choleretisch Gallenbildung – in Leber zur Fettverdauung fördernd

D

desinfizierend keimabtötend
depurierend (gift)ausscheidend (z. B. Harnstoff, Harnsäure, Gifte)
digestiv verdauungsfördernd
diuretisch Harnbildung in der Niere fördernd
Droge Als Drogen bezeichnete man getrocknete Pflanzen bzw. Pflanzenteile, die verarbeitet zur Heilung von Krankheiten verwendet werden.

E

emetisch erbrechenfördernd
emmenagog menstruationsfördernd
ESCOP European Scientific Cooperative on Phytotherapy, 1989 gegründeter Dachverband nationaler europäischer Gesellschaften für Pflanzenheilkunde
expektorierend auswurffördernd (auch: schleimlösend)

F

fotosensibilisierend Empfindlichkeit für Sonneneinstrahlung erhöhend

G

galaktogog Magensaft- und Milchsekretion fördernd

H

hämostatisch blutstillend
HMPC Herbal Medicinal Product Committee (HMPC), ein Gremium der europäischen Zulassungsbehörde EMA (European Medicines Agency) für die vereinfachte Registrierung traditioneller Arzneimittel. Das HMPC unterscheidet zwischen „Traditional use" und „Well-established use" bei der Bewertung der Phytopharmaka.
hypoglykämisch blutzuckersenkend

I

immunisierend abwehrsteigernd
Indikation Die Indikation gibt an, warum eine Behandlungsmaßnahme angemessen ist. Im Bereich der Arzneimittel sind auch oft Anwendungsgebiete gemeint.
insektizid insektenbekämpfend

K

karminativ entblähend

Kommission E Kommission des früheren Bundesgesundheitsamts (BGA in Berlin), heute Bundesinstitut für Arzneimittel und Medizinprodukte (BfArM in Bonn)

L

laktagog milchbildungsanregend

laxierend abführend

laktifug milchbildungshemmend

lipidsenkend Blutfette reduzierend

M

Miktionsbeschwerden Beschwerden beim Wasserlassen

Monografie einzelne Abhandlung mit Anwendungsempfehlungen für eine pharmazeutische Droge aus einer Pflanze

mukolytisch schleimverflüssigend

N

narkotisch schlaferzeugend

O

obstipierend verstopfend

P

Ph. Eur. European Pharmacopeia, Referenzwerk für die Qualitätskontrolle von Arzneimitteln in Europa, Hersteller ist die EU

purgierend abführend

phytotherapeutisch mit Pflanzen behandeln

Pschyrembel klinisches Wörterbuch, Nachschlagewerk

R

reduzierend vermindernd

remineralisierend Mineralien/Spurenelemente zuführend

S

sedierend beruhigend

S3-Richtlinie Die Leitlinie hat alle Elemente einer systematischen Entwicklung durchlaufen (Logik-, Entscheidungs- und Outcome-Analyse, Bewertung der klinischen Relevanz wissenschaftlicher Studien und regelmäßige Überprüfung).

spasmolytisch entkrampfend, krampflösend

stimulierend anregend

stomachisch appetitanregend

T

tonisierend stärkend, anregend

toxisch giftig, für Menschen schädlich

Traditional use Zulassung nur als traditionelles pflanzliches Arzneimittel in der EU.

V

vermifug würmervertreibend

vermizid wurmtötend

W

Well-established use mehr als zehnjährige allgemeine medizinische Verwendung in der EU

WHO Weltgesundheitsorganisation (World Health Organisation). Die WHO unterscheidet drei Kategorien der Bewertung von Phytopharmaka:

1. Kategorie WHO-Indikationen, die im Rahmen klinischer Studien untersucht wurden

2. Kategorie WHO-Indikationen, die in anerkannter medizinischer Fachliteratur dokumentiert sind

3. Kategorie WHO-Indikationen, die in der Volksmedizin beschrieben sind

Stichwortverzeichnis mit Beschwerderegister

Bildquellen

123RF GmbH
S. 16: © Petro Perutskyi; S. 18: © Agata Gładykowska; S. 26: © splinex; S. 31: © subbotina; S. 35: © Alisa Foytik; S. 37: © Alexander Raths; S. 40, links unten: © Sirichai Asawalapsakul; S. 42: © melpomen; S. 48–49: © Olga Larionova; S. 105: © Boonchuay Iamsumang; S. 111, 114: © handmadepictures; S. 115: © Jolanta Dabrowska; S. 116: © katerinanikolaevna; S. 127: © Mikhail Kokhanchikov; S. 128: © lianem; S. 130: © Dovicsin Andr; S. 135: © virtexie; S. 151: © marilyna; S. 153: © bbtreesubmission; S. 154: © Marilyn Barbone; S. 155: © happy8790; S. 181: © aliasemma; S. 184: © serezniy; S. 185: © Dmytro Pauk; S. 191, 192: © tunedin123; S. 193: © Mykola Lunov; S. 195, 196: © tunedin123; S. 207: © Jolanta Dabrowska; S. 219: © Sirichai Asawalapsakul; S. 227: © vrozhko.com; S. 228: © 2015 MiaoMiao Lv, All rights reserved; S. 238: © madeleinesteinbach; S. 239: © kariphoto; S. 241: © digifuture; S. 242, 249: © Artur Bociarski; S. 256: © Olga Popova; S. 258: © Thanasak Boonchoong; S. 260: © Andres Victorero; S. 262: © timhester; S. 267: © Antonio Gravante; S. 271: © hsagencia; S. 272: © Aleksandr Prokopenko; S. 274: © Pawel Horazy; S. 283: © Oleksandr Kostiuchenko; S. 284: © barmalini; S. 286: © pr2is; S. 293: © Alfio Scisetti; S. 294: © Victoria Shibut; S. 303: © Anton Ignatenco, dionisvera@gmail.com; S. 304: © www.pixachi.com, Achiartistul; S. 313: © Richard Griffin; S. 319: © Alfio Scisetti; S. 320: © madeleinesteinbach; S. 321: © richpav; S. 322: © Chad Zuber; S. 334: © Christian Wei; S. 339, 341: © Jolanta Dabrowska; S. 351: © kalcutta; S. 354: © Yuriy Brykaylo; S. 357: © Martina Osmy; S. 358: © czarnybez ; S. 359: © Richard Griffin.

Adobe Stock (vormals Fotolia)
S. 4: © Schlierner; S. 5: © amy_lv.

iStockphoto LP
S. 9: © Silvia Jansen; S. 11: © portishead1; S. 12: © PhilSigin; S. 15: © republica; S. 21: © efetova; S. 22: © Andrew Linscott; S. 25: © Grigory Fedyukovich; S. 29: © Magdalena Juillard; S. 32, Montage aus: © hudiemm, © Jeja; S. 39: © al_ter; S. 40, rechts unten: © robynmac; S. 41, links unten: © Vitalina Rybakova; S. 45: © Santje09; S. 46: © Rocky89; S. 50: © CatLane; S. 54: © Antonel; S. 55: © canyonos; S. 56: © atoss; S. 57: © DKart; S. 58: © StGrafix; S. 61: © ineskoleva; S. 69: © aloha_17; S. 85: © unpict; S. 86: © KMNPhoto; S. 96: © Rinat_Dasajev; S. 99: © stock_colors; S. 100: © ALEAIMAGE; S. 103: © phive2015; S. 106: © Gregory_DUBUS; S. 108: © Whiteway; S. 113: © unpict; S. 118: © LeDantu; S. 121: © alpaksoy; S. 123, 125: © gojak; S. 133: © unpict; S. 134: © VIDOK; S. 138: © sebastianosecondi; S. 141: © bdspn; S. 142: © Diana Taliun; S. 143: © emer1940; S. 144: © fcafotodigital; S. 145: © osoznaniejizni; S. 146: © Gratysanna; S. 148: © myistock88; S. 151: © np-e07; S. 152: © Gobbaphotographer; S. 156: © 35007; S. 158: © triocean; S. 161: © Maya23K; S. 162: © etienne voss; S. 164: © Luis Echeverri Urrea; S. 165: © Natikka; S. 166: © aga7ta; S. 168: © Nel_Dragon; S. 172: © scisettialfio; S. 173: © Avalon_Studio; S. 174: © fotoco-istock; S. 175: © Tetiana Rostopira; S. 176: © aimintang; S. 178: © Murat Deniz; S. 182: © subjug; S. 186: © mtreasure; S. 188: © DuxX; S. 194: © carterdayne; S. 197: © unpict; S. 198: © Henrik_L; S. 200: © tm_zml; S. 203: © DipakShelare; S. 205: © MahirAtes; S. 206: © mirzamlk; S. 208: © chuchart; S. 210: © southtownboy; S. 213: © udra; S. 214: © Foxys_forest_manufacture; S. 215: © Willowisp; S. 216: © yokeetod; S. 217: © bgwalker; S. 218: © yorkfoto; S. 222: © simon gurney; S. 230: © subjug; S. 232: © Natalya Vilman; S. 234: © UroshPetrovic; S. 237: © letty17; S. 240: © AntiMartina; S. 245: © hekakoskinen; S. 246: © emer1940; S. 250: © HeikeRau; S. 251: © kazakovmaksim; S. 252: © PamelaJoeMcFarlane; S. 254: © natbits; S. 259: © DustyPixel; S. 264: © La_vanda; S. 268: © pullia; S. 277: © Nenov; S. 278: © OksanaKiian; S. 279: © S847; S. 280: © Quanthem; S. 281: © emer1940; S. 289: © YelenaYemchuk; S. 291: © belchonock; S. 292: © Volosina; S. 296: © letty17; S. 299: © vicuschka; S. 301: © Manfred Ruckszio; S. 302: © Martin Keiler; S. 307: © MRaust; S. 310: © rbiedermann; S. 311: © DERO2084; S. 312: © pepifoto; S. 314: © Dejan Kolar; S. 316: © Zwilling330; S. 323: © jopelka; S. 324: © Antonella Lussardi; S. 326: © DiyanaDimitrova; S. 329: © Mizina; S. 330: © Esin Deniz; S. 331: © domnicky; S. 332: © scisettialfio; S. 333: © RedHelga; S. 336: © www.tadej-skofic.com; S. 340: © :emer1940; S. 342: © :GZKele; S. 344: © MichalRenee; S. 347, 349, 350: © pamela_d_mcadams; S. 352: © Mmaxmax; S. 360: © wektorygrafika; S. 363: © sitox; S. 364: © np-e07; S. 365: © Aliaksandr Bukatsich; S. 366: © SvetlanaSF; S. 367: © alder7; S. 368: © igaguri_1; S. 369: © emer1940; S. 370: © magicflute002; S. 371: © Ralf Blechschmidt; S. 372: © Mantonature; S. 373: © john shepherd.

Jürgen Becker
S. 136, S. 220.

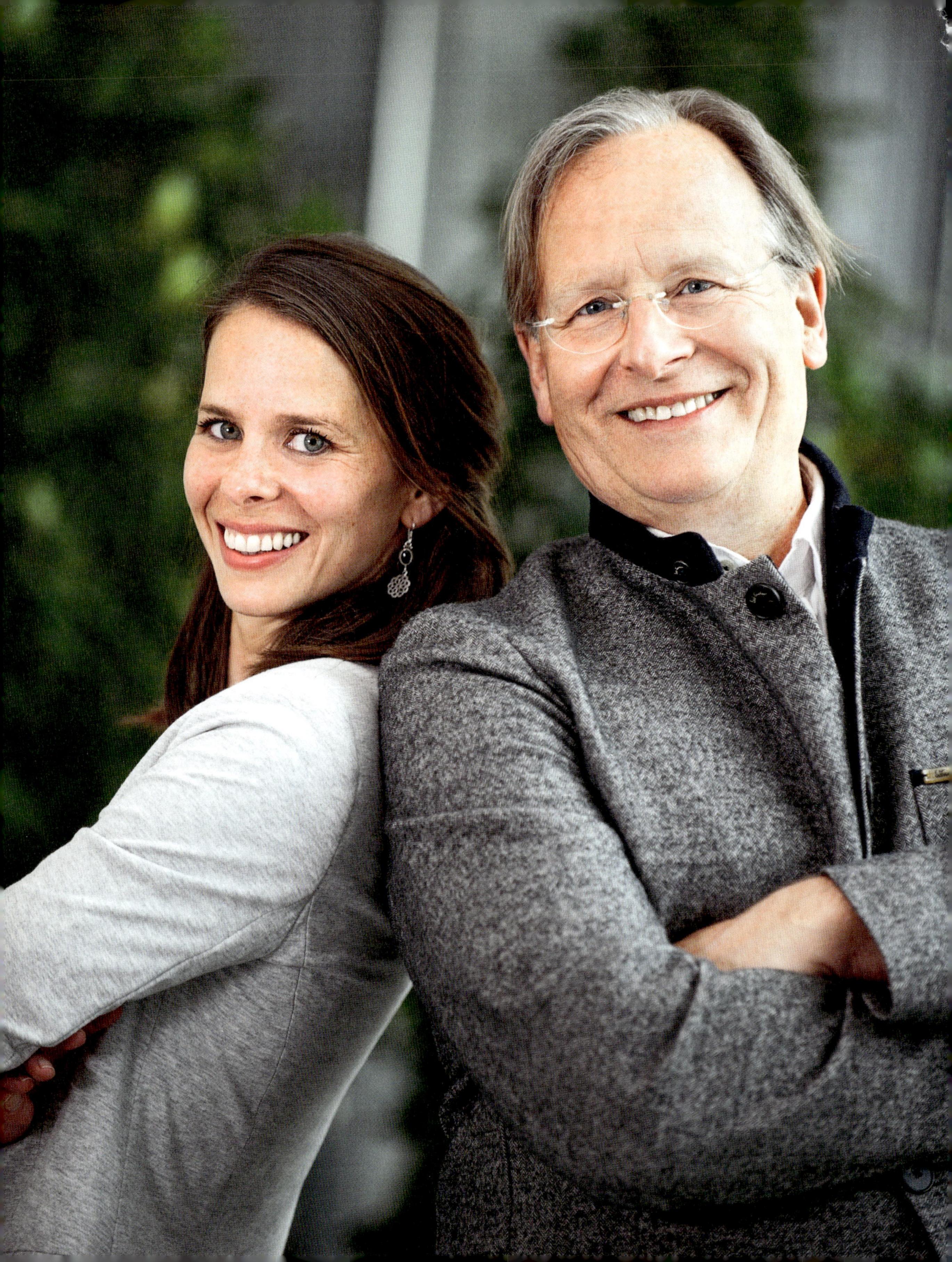

Friederike Grönemeyer

Friederike Grönemeyer, Tochter von Dietrich Grönemeyer, ist Psychologin und Heilpraktikerin für Pflanzenheilkunde. Gemeinsam mit ihrem Vater arbeitet sie am Grönemeyer Institut in Berlin. Durch ihre Ausbildung zur Phytotherapeutin in Kombination mit ihrem Studium der Psychologie an der Freien Universität Berlin ist ihr therapeutischer Ansatz stark interdisziplinär und psychosomatisch geprägt. Ein großes Therapiepotenzial sieht sie vor allem in wissenschaftlich erwiesenen Pflanzenwirkstoffen und plädiert deshalb für mehr Forschung und Entdogmatisierung auf diesem Gebiet.

Prof. Dr. Dietrich Grönemeyer

Dietrich Grönemeyer wurde 1952 in Clausthal-Zellerfeld geboren und wuchs in Bochum auf. Er ist praktizierender Arzt, Professor em. für Radiologie und Mikrotherapie an der Universität Witten/Herdecke und Verfasser zahlreicher Bestseller, unter anderem „Mensch bleiben", „Mein Rücken", „Dein Herz", „Lebe mit Herz und Seele", „Der kleine Medicus" und „Weltmedizin". Er steht für das Teamwork der verschiedenen medizinischen Disziplinen genauso wie für die ganzheitliche Wahrnehmung von Körper, Seele und Geist zum Wohl der Patienten. 1997 gründete der Rückenexperte das Grönemeyer Institut für Mikrotherapie in Bochum. Seit Jahren ist er Vorstand des Wissenschaftsforums Ruhr e. V., einem Zusammenschluss von circa 40 universitären und außeruniversitären Einrichtungen wie Max-Planck- oder Fraunhofer-Institute. Das ZDF strahlt seit 2012 viermal jährlich die Sendung „Dietrich Grönemeyer - Leben ist mehr!" aus. Seit Herbst 2019 erscheint viermal jährlich das Magazin „Prof. Dr. Dietrich Grönemeyer - Medizin mit Herz und Seele".

Impressum

Originalausgabe

Becker Joest Volk Verlag GmbH & Co. KG

Bahnhofsallee 5, 40721 Hilden, Deutschland

1. Auflage September 2019

ISBN 978-3-95453-163-9

Text: Friederike Grönemeyer und Prof. Dr. Dietrich Grönemeyer

in Kooperation mit der Grönemeyer Stiftung für Weltmedizin

Wissenschaftliche und pharmazeutische Mitarbeit: Thomas Welt und Pascal dos Santos

Botanisches Lektorat: Dr. Markus Phlippen

Porträtfoto Friederike Grönemeyer, Titel und Tipp- bzw. Infokästen: Marie Galinsky

Porträtfoto Prof. Dr. Dietrich Grönemeyer, Titel: Claudio Di Lucia

Foto Friederike Grönemeyer, Prof. Dr. Dietrich Grönemeyer Seite 382

und kleines Foto Prof. Dr. Dietrich Grönemeyer in Tipp- bzw. Infokästen: Sascha Reichert

Projektleitung: Johanna Hänichen

Layout, Gestaltung: Dipl.-Des. Anne Krause, Dipl.-Des. Melanie van Bentum

Buchsatz, Covergestaltung, Illustrationen: Dipl.-Des. Melanie van Bentum

Bildbearbeitung und Lithografie: Ellen Schlüter und

Makro Chroma Joest & Volk OHG, Werbeagentur

Lektorat: Doreen Köstler

Druck: Mohn Media Mohndruck GmbH

BECKER
JOEST
VOLK
VERLAG

www.bjvv.de

Weitere Bildquellen Titel **123rf GmbH** unten links: © madeleinesteinbach; **iStockphoto LP** unten rechts: © GZKele; Mitte rechts, © yokeetod; Mitte links, © Whiteway; oben links, © vicuschka; oben rechts: © ALEAIMAGE.

Ein großes Dankeschön …

… an alle, die uns so wunderbar emotional und hoch kompetent unterstützt und begleitet haben. Sie haben uns die Kraft und die Freude, aber auch den Mut gegeben, dieses so wichtige, umfangreiche und ambitiöse Werk für die Zukunft der Weltmedizin zu realisieren. Danke dem Verleger und allen Mitarbeitern des Verlags sowie all den hoch kompetenten und tollen wissenschaftlichen, pharmazeutischen, botanischen, fotografischen und Bücher produzierenden sowie lektorierenden Wegbegleiterinnen und -begleitern. Danke, danke, danke auch unseren Lieben, unseren Lebenspartnern, Kindern und Enkeln, die über viele, viele Monate sehr häufig auf uns verzichten mussten und uns trotzdem mit so viel Verständnis motiviert und unterstützt haben.

Dietrich und Friederike Grönemeyer
September 2019